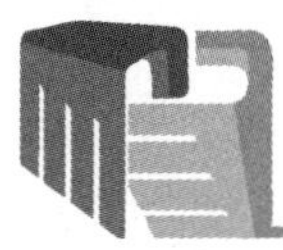

“十四五”职业教育国家规划教材

供高等职业教育药学类、药品制造类、食品药品管理类等相关专业使用

药 理 学

（第四版）

主　编　樊一桥　曹　红

副主编　邓庆华　李振新　王国明

编　者　（按姓氏汉语拼音排序）

曹　红　山东医学高等专科学校
邓庆华　重庆医药高等专科学校
樊一桥　中国药科大学
顾海铮　中国药科大学
李振新　山东药品食品职业学院
彭　电　长沙卫生职业学院
苏　岚　四川护理职业学院
谭东明　江苏护理职业学院
唐敏芳　山东医学高等专科学校
王　颖　天津医学高等专科学校
王国明　沧州医学高等专科学校
徐真真　滨州职业学院
郑　丹　山东药品食品职业学院

科学出版社

北　京

内 容 简 介

本教材为“十二五”职业教育国家规划教材。教材分八篇：药理学总论、作用于传出神经系统的药物、作用于中枢神经系统的药物、作用于心血管系统的药物、作用于内脏系统的药物、作用于内分泌系统的药物、化学治疗药物及实践技能篇等。本轮修订在保持第三版的特色基础上，还配套了数字化资源，如 PPT 课件、视频、动画等。数字资源与传统纸质教材的融合，使教学内容的展现更加丰富、形象，也有利于学生利用碎片化时间进行学习。

本教材可供高等职业教育药学类、药品制造类、食品药品管理类等相关专业使用。

图书在版编目（CIP）数据

药理学 / 樊一桥，曹红主编. —4 版. —北京：科学出版社，2021.1
“十四五”职业教育国家规划教材
ISBN 978-7-03-066933-9

Ⅰ. ①药… Ⅱ. ①樊… ②曹… Ⅲ. ①药理学–高等职业教育–教材 Ⅳ. ①R96

中国版本图书馆 CIP 数据核字（2020）第 227291 号

责任编辑：段婷婷 / 责任校对：杨 赛
责任印制：霍 兵 / 封面设计：涿州锦晖

科 学 出 版 社 出版
北京东黄城根北街 16 号
邮政编码：100717
http://www.sciencep.com
天津文林印务有限公司 印刷
科学出版社发行 各地新华书店经销
*
2004 年 9 月第 一 版 开本：850×1168 1/16
2021 年 1 月第 四 版 印张：20
2023 年12月第三十一次印刷 字数：599 000
定价：69.80 元
（如有印装质量问题，我社负责调换）

前　言

Preface

党的二十大报告指出："人民健康是民族昌盛和国家强盛的重要标志。把保障人民健康放在优先发展的战略位置，完善人民健康促进政策。"贯彻落实党的二十大决策部署，积极推动健康事业发展，离不开人才队伍建设。党的二十大报告指出："培养造就大批德才兼备的高素质人才，是国家和民族长远发展大计。"教材是教学内容的重要载体，是教学的重要依据、培养人才的重要保障。本次教材修订旨在贯彻党的二十大报告精神和党的教育方针，落实立德树人根本任务，坚持为党育人、为国育才。

本轮修订在第 3 版教材的基础上，经过层层遴选，组成了新的编写团队，集中了全国多个院校有丰富教学和药学实际工作经验的双师型教师协作编写，参编教师多为骨干教师或专业带头人，并多数都在教学实践中积累了丰富的编写《药理学》教材的经验。

本轮修订紧扣药学专业人才培养目标和职业工作岗位需要，结合国家基本药物政策，新修订的《中华人民共和国药典》（2020 版）以及国家执业药师资格考试大纲，广泛征求医院药学专家和药品企业专家相关意见编写而成。内容上以"适度、够用、实用"为原则，以国家基本药品目录为基准，做了适当增删。例如，增加了新型抗抑郁药、抗痛风药、新型口服降血糖药、抗肿瘤靶向药等内容，以满足临床用药需求。

本轮修订保持了原有板块特色，"考点"突出重点、有的放矢；全书附有链接、案例和自测题，有利于培养高职学生的学习能力、思维能力和实践能力，为学生可持续发展奠定基础。"链接"在拓展知识面的同时，增强了教材内容的趣味性和可读性，有利于提升学习兴趣，开阔学生视野。"案例"突出技能，与职业教育紧密相连，同时结合案例教学法，寓实践于课堂。"自测题"有助于学生掌握教学内容，同时紧扣国家执业药师资格考试大纲，题目有效覆盖国家执业药师资格考试知识点。同时，在此基础上，还配套了大量数字化资源，如 PPT 课件、视频动画等。数字资源与传统纸质教材的融合，使教学内容的展现更加丰富、形象，也有利于学生利用碎片化时间进行学习。

自测题选择题答题说明：【A 型题】（最佳选择题），题干在前，选项在后。每道题的备选项中，只有一个最佳答案。【B 型题】（配伍选择题），一组试题共用一组备选项，备选项在前，题干在后。备选项可重复选用，也可不选用，每道题只有一个最佳答案。【X 型题】（多项选择题），题干在前，选项在后。每道题的备选项中有两个或多个答案。

本轮教材的修订能如期编辑出版得到了各参编单位的大力支持，各位编者尽职尽责，在此一并致谢。本版教材虽经反复审核，但疏漏之处在所难免，恳请广大师生批评指正。

编　者

2023 年 4 月

配 套 资 源

欢迎登录“中科云教育”平台，**免费** 数字化课程等你来！

本系列教材配有图片、视频、音频、动画、题库、PPT 课件等数字化资源，持续更新，欢迎选用！

“中科云教育”平台数字化课程登录路径

电脑端

- 第一步：打开网址 http://www.coursegate.cn/short/5VFL3.action
- 第二步：注册、登录
- 第三步：点击上方导航栏“课程”，在右侧搜索栏搜索对应课程，开始学习

手机端

- 第一步：打开微信“扫一扫”，扫描下方二维码

- 第二步：注册、登录
- 第三步：用微信扫描上方二维码，进入课程，开始学习

PPT课件，请在数字化课程中各章节里下载！

目　录

Contents

第一篇　药理学总论

第二篇　作用于传出神经系统的药物

第三篇　作用于中枢神经系统的药物

第四篇 作用于心血管系统的药物

第五篇 作用于内脏系统的药物

第六篇 作用于内分泌系统的药物

第七篇 化学治疗药物

第八篇 实践技能篇

第一篇
药理学总论

第1章

总　　论

第1节　绪　　论

一、药理学的性质与任务

药理学（pharmacology）是研究药物与机体（包括病原体）相互作用及作用规律的一门学科。药物（drug）是指能够影响机体器官生理功能和（或）细胞代谢活动，用于预防、诊断、治疗疾病的化学物质。药物与食物、毒物之间并无本质区别，通常只是量的不同，任何药物剂量过大都可产生毒性反应。

药理学研究的内容包括药物效应动力学（pharmacodynamics，PD）和药物代谢动力学（pharmacokinetics，PK）两个方面。药物效应动力学是研究药物对机体的作用及作用机制，简称药效学；药物代谢动力学是研究机体对药物的处置，包括药物在体内的吸收、分布、生物转化和排泄等体内过程，以及血药浓度随时间变化的规律，简称药动学。

药理学是一门桥梁学科，是联系医学与药学的纽带。药理学以生理学、生物化学、微生物学、免疫学、病理学等为基础，为指导临床合理用药提供理论依据。药理学的学科任务是为阐明药物作用机制、改善药物质量、提高药物疗效、开发新药、发现药物新用途并为探索细胞生理生化及病理过程提供实验资料。

药理学的研究方法是实验性的，应该在严密控制的条件下，从整体、器官、组织、细胞和分子水平，观察药物与机体的相互作用及其作用机制。

二、药理学的发展简史

药理学的发展是与药物的发现、发展紧密联系在一起的。远古时代人们为了生存，从生产和生活经验中认识到很多天然物质可以防病治病，这是人类认识药物的开始。这些实践经验有不少流传至今，如饮酒止痛、大黄导泻、楝实祛虫、柳皮退热等。但更多的发展是将民间医药实践经验累积和流传集成本草，这在我国及埃及、罗马、希腊、印度等均有记载。古埃及的《埃伯斯纸草文》（Ebers' Papyrus）（公元前1552年），载药700余种，处方800多个，是世界上最早的药物治疗手册之一。古罗马底奥斯考里德（公元40～90年）编写的《药物学》，收载药物900多种，其中100多种如今仍在使用（如姜、乌头、芦荟等）。早在公元1世纪前后我国就著有《神农本草经》，其中系统地总结了我国古代劳动人民所积累的药物知识，是我国现存最早的药物专著，收载药物365种。唐朝的《新修本草》是我国第一部由政府颁布的药典，也是世界上最早的药典。明朝李时珍历时27年所著的《本草纲目》（1596年）是我国古代药物发展成熟的代表作，在药物发展史上有着巨大贡献，是我国传统医学的经典著作，全书共52卷，约190万字，收载药物1892种，插图1160帧，药方11 000余条，是现今研究中药的必读书籍，被译成英、日、朝、德、法、俄和拉丁等7种文字，在世界上广为传播。在西欧文艺复兴时期（14世纪开始），人们的思维开始摆脱宗教束缚，认为事各有因，只要客观观察都可以认识其规律。瑞士医生Paracelsus（1493～1541）批判了古希腊医生Galen的恶病质唯心学说，结束了医学史上1500余年的黑暗时代。后来英国解剖学家W.Harvey（1578～1657）发现了血液循环，开创了实验药理学的新纪元。

药理学发展成为一门独立的科学与现代科学技术的发展密不可分。18 世纪，意大利生理学家

F.Fontana（1720～1805）通过动物实验对千余种药物进行了毒性测试，得出了天然药物都有其活性成分，并选择作用于机体某个部位而引起典型反应的客观结论。1804年德国药剂师F.W.Serturner（1783～1841）从罂粟中分离出吗啡，并用犬进行实验证明其具有镇痛作用；1819年法国F.Magendi用青蛙进行实验，证明士的宁的作用部位在脊髓；1805～1835年，有30种重要的有效成分从天然药物中分离出来，如依米丁（吐根碱）、士的宁（马钱子碱）、奎宁、咖啡因等。这些研究为药理学的发展提供了可靠的实验方法。

1846年德国R. Buchheim（1820～1879）建立了第一个药理实验室，并写出第一本药理学教科书，也成为世界上第一位药理学教授，为开创实验药理学奠定了基础。其学生O. Schmiedeberg（1838～1921）继续发展了实验药理学，开始研究药物的作用部位，开创了器官药理学。1878年英国生理学家J.N.Langley（1852～1925）在研究阿托品与毛果芸香碱对猫唾液腺分泌的作用时发现，这些药物的作用不是通过作用于神经或腺体，而是通过作用于体内某些"接受物质"而起效的。1909年由Ehrlich首先提出受体这一概念，并提出药物只有与"受体"结合才能产生效应，由此为"受体学说"的产生奠定了基础，推动了药物作用理论的发展。此后药理学得到飞跃发展。

20世纪30～50年代是新药发展的鼎盛时期，1935年德国药理学家Domagk研究发现"百浪多息"对多种细菌感染有效，从而开启了磺胺类药物的研究。1928年英国的Fleming发现了青霉素，随后Florey和Chain成功分离提取出了青霉素，并证实其抗菌疗效显著。青霉素和磺胺类抗菌药物的发现，为治疗细菌性疾病做出了杰出贡献，是药理学发展史上的里程碑，促进了化学治疗学的发展。这一时期发明或发现的镇痛药、抗精神失常药、抗高血压药、抗疟药、抗肿瘤药、激素类药和维生素类药等，许多仍是目前临床常用的基本药物。

1953年DNA双螺旋结构的发现，为其他学科的发展提供了基础，如生物化学、细胞生物学、分子生物学等，而这些学科的发展又促进了药理学的发展。近年来药动学的发展使临床用药从单凭经验发展为科学计算，并促进了生物药学的发展。药效学方面逐渐向微观世界深入，阐明了许多药物作用的分子机制，也促进了分子生物学本身的发展。随着科学研究的深入，逐渐形成了许多各具特色的药理学分支学科，如分子药理学、临床药理学、时辰药理学、遗传药理学、受体药理学、免疫药理学等。20世纪90年代，启动了人类基因组计划，其中与药理学相关的是基因的多态性与药物的个体差异的关系，导致新的分支学科——基因组药理学的出现。

近代我国在药品生产、新药开发和理论研究方面都有了极大提高，为祖国医药事业和世界医药发展做出了杰出贡献。特别是在中药药理研究方面，如青蒿素的抗疟、喜树碱和紫杉醇的抗癌、黄芪甲苷的强心、罗通定的镇痛等。中国科学家屠呦呦因为发现了青蒿素，有效降低了疟疾患者的死亡率，挽救了全球特别是发展中国家数百万人的生命而荣获2015年诺贝尔生理学或医学奖，成为第一个获此殊荣的中国人。

三、药理学在新药研究与开发中的地位

新药指未曾在我国境内外上市销售的药品。对已上市药品改变剂型、改变给药途径、增加新适应证的，均不属于新药，但药品注册可以按照新药申请的程序进行申报。

化学药品注册共分为5个类别，具体如下。

1类：境内外均未上市的创新药。指含有新的结构明确的、具有药理作用的化合物，且具有临床价值的药品。

2类：境内外均未上市的改良型新药。指在已知活性成分的基础上，对其结构、剂型、处方工艺、给药途径、适应证等进行优化，且具有明显临床优势的药品。

3类：境内申请人仿制境外上市但境内未上市原研药品的药品。该类药品应与原研药品的质量和疗效一致。

原研药品指境内外首个获准上市，且具有完整和充分的安全性、有效性数据作为上市依据的药品。

4类：境内申请人仿制已在境内上市原研药品的药品。该类药品应与原研药品的质量和疗效一致。

5类：境外上市的药品申请在境内上市。

新药的研究与开发是一个非常严格而复杂的过程，投资多、周期长、风险大、效益高。新药研究包括临床前研究、临床研究和上市后监测三个阶段。临床前研究包括工艺学研究、制剂研究、质量控制及以实验动物为研究对象的药效学、药动学和毒理学研究。临床前研究是新药从实验研究过渡到临床应用必不可少的阶段，但由于种属差异的存在，以动物为研究对象得出的结论最终必须依靠以人为研究对象的临床研究才能对药物的安全性、有效性做出准确而科学的评价。

新药的临床研究一般按其目的分为四期。①Ⅰ期临床试验：为初步的临床药理学和人体安全性评价试验。主要目的是观察人体对新药的耐受程度和药代动力学，为制订安全有效的给药方案提供依据。Ⅰ期临床试验一般是在20～30例正常成年志愿者身上进行。②Ⅱ期临床试验：为治疗作用初步评价阶段。其目的是初步评价药物对目标适应证患者的治疗作用和安全性，也包括为Ⅲ期临床试验研究设计和给药剂量方案的确定提供依据。观察病例不少于100例。③Ⅲ期临床试验：为治疗作用确证阶段。目的是进一步验证药物对目标适应证患者的治疗作用和安全性，评价利益与风险关系，最终为药物注册申请的审查提供充分依据。观察病例不少于300例。④Ⅳ期临床试验：为新药上市后的应用研究阶段。其目的在于进一步考察在广泛使用条件下的药物的疗效和不良反应，评价在普通或者特殊人群中使用的利益与风险关系，以及改进剂量等。观察病例不少于2000例。

药理学研究是新药研究的主要内容，为寻找和发现新药提供线索，也通过临床前研究和临床研究为新药的安全性和有效性提供依据。

考点：药理学、药效学、药动学、药物、新药

第2节　药物效应动力学

药物效应动力学简称药效学，主要研究药物对机体的作用及作用机制，为临床合理用药和新药研究提供依据。

一、药物作用和药理效应

药物作用（drug action）是指药物与机体细胞间的初始作用。药理效应（pharmacological effect）是药物作用的结果，是继发于药物作用之后所引起机体器官原有功能的变化。功能的提高称为兴奋、亢进，功能的降低称为抑制、麻痹。凡能使机体原有生理、生化功能增强的作用称为兴奋作用；反之称为抑制作用。

二、药物作用的选择性

药物进入机体后，只对少数组织或器官发生较明显的作用，而对其他组织或器官的作用不明显或完全没有作用，此称为药物作用的选择性，如缩宫素主要作用于子宫平滑肌。由于大多数药物都具有各自的选择性，所以它们各有不同的适应证和毒性，这就构成了药物分类的依据和选择用药的基础。药物的选择性一般是相对的，且与用药剂量有关。小剂量只作用于个别组织器官，大剂量则能引起较多组织器官反应。一般而言，选择性高的药物不良反应少，但应用范围窄；而选择性低的药物作用广泛，应用范围广，但不良反应常较多。

三、药物作用的两重性

药物对机体既可呈现有利的防治作用，也会产生不良反应（untoward reaction），体现了药物作用的两重性。

（一）防治作用

防治作用包括预防作用和治疗作用。预防作用是指未出现疾病症状之前用药，以防止疾病发生的作用。治疗作用是指出现疾病症状之后用药，以达到治疗效果的作用。根据治疗效果，又可将治疗作

用分为两类。

1. 对因治疗（etiological treatment） 用药目的在于消除原发致病因子，彻底治愈疾病的治疗称为对因治疗，或称治本，如抗生素消除体内致病菌。

2. 对症治疗（symptomatic treatment） 用药目的在于改善症状、减轻患者痛苦的治疗称为对症治疗，或称治标。对症治疗不能根除病因。一般情况下，对因治疗比对症治疗重要，但在某些重危急症如休克、惊厥、心力衰竭、高热、剧痛时，对症治疗可能比对因治疗更为迫切。

考点：对因治疗和对症治疗

（二）不良反应

凡不符合用药目的并为患者带来痛苦与危害的反应统称为药物不良反应。主要包括以下类型。

1. 副反应（side reaction） 指在治疗量下产生的与用药目的无关的效应，通常也称副作用（side effect）。由于药物作用选择性低，涉及多个效应器官，当某一效应用作治疗目的时，其他效应就构成副反应。副反应是在治疗量下发生的，是药物本身固有的作用，一般危害小，可预知，但是难以避免。副反应和治疗作用可因用药目的不同而相互转变，如阿托品具有松弛内脏平滑肌和抑制腺体分泌等作用，当用于解除胃肠痉挛时，其抑制腺体分泌引起口干就成为副反应；当用于麻醉前给药时，其松弛内脏平滑肌引起腹气胀、尿潴留的作用就构成副反应。

2. 毒性反应（toxic reaction） 是指在剂量过大或长期反复用药过程中产生的危害性反应。一般比较严重，但也可以预知，也是应该避免发生的不良反应。毒性反应可因剂量过大立即发生，称为急性毒性（acute toxicity），多损害呼吸、循环及神经系统功能；也可因长期用药，药物在体内蓄积后逐渐产生，称为慢性毒性（chronic toxicity），多损害肝、肾、骨髓、内分泌等功能。

3. 后遗效应（residual effect） 是指停药后血药浓度已降至阈浓度以下时残存的药理效应。例如，夜间服用苯巴比妥催眠后次晨仍有嗜睡、头晕、乏力等现象。

4. 停药反应（withdrawal reaction） 是指患者长期服用某种药物，突然停药后原有疾病的加剧，又称回跃反应（rebound reaction）或反跳现象。例如，长期服用可乐定降血压，突然停药将导致血压急剧回升。

5. 变态反应（allergic reaction） 通常也称过敏反应，是一种病理性免疫反应。为非肽类药物作为半抗原与机体蛋白结合为抗原后，经过接触 10 天左右敏感化过程而发生的反应。反应性质与药物原有效应无关，用药理性拮抗药解救无效，与药物剂量也无关。反应严重程度差异很大，从轻微的皮疹、发热至造血系统抑制、肝肾功能损害、休克等。致敏物质可能是药物本身，可能是其代谢物，也可能是药物制剂中的杂质。由于变态反应大多不易预知，因此对于易致敏的药物或过敏体质的患者，用药前应详细询问患者的过敏史，并做过敏试验，凡有过敏史或过敏试验阳性者禁用。

6. 特异质反应（idiosyncrasy reaction） 少数特异体质患者对某些药物反应特别敏感，反应性质也可能与常人不同，但与药物固有药理作用基本一致，反应严重度与剂量成比例，药理拮抗药救治可能有效。现在知道这是一类先天遗传缺陷所致的反应，如少数红细胞葡萄糖-6-磷酸脱氢酶缺乏的患者，在应用有氧化作用的伯氨喹、磺胺类药物时，可能引起溶血。

7. 继发反应（secondary reaction） 是指继发于药物治疗作用之后的一种不良反应，是治疗量下治疗作用本身带来的不良后果，又称为治疗矛盾。例如，长期应用广谱抗生素引起的二重感染就属于继发反应。长期使用广谱抗生素，正常肠道菌群的共生关系被破坏，敏感菌被抑制，不敏感菌趁机大量繁殖从而导致新的感染，称为二重感染。

8. 三致反应 即致癌（carcinogenesis）、致畸（teratogenesis）、致突变（mutagenesis），属于慢性毒性范畴。药物损伤 DNA 或干扰 DNA 复制引起的基因变异或染色体畸变称致突变；基因突变发生于胚胎生长细胞可致畸；药物作用使得机体抑癌基因失活或原癌基因激活，导致正常细胞转为癌细胞的作用称为致癌。故新药上市前必须要做三致试验。

链 接 反应停事件

反应停通用名为沙利度胺（thalidomide），化学名为酞胺哌啶酮。本药是德国一名科学家研制的镇静药，并能够显著抑制孕妇的妊娠反应（如呕吐和失眠）。20世纪60年代在德国、英国、澳大利亚、日本等17个国家被广泛用于治疗妊娠期的妊娠反应，结果导致12 000多名海豹肢畸胎。患儿四肢发育不全，短得就像海豹的四个鳍足。至此，反应停在世界各国陆续被强制撤回，该德国公司被迫倒闭。

考点：药物不良反应（副作用、毒性反应、后遗效应、停药反应、变态反应、继发反应和特异质反应等）

四、量-效关系

药物的效应与剂量关系密切，药理效应与剂量在一定范围内成比例，这就是量-效关系（dose-effect relationship）。药物的剂量太小，可能不引起任何效应，只有剂量达到一定数值时才开始出现效应，能引起效应的最小剂量称最小有效量（阈剂量）。随着剂量的增加，效应增强。能引起最大效应而不引起中毒的剂量称为最大治疗量（又称极量）。出现中毒症状的最小剂量称最小中毒量。剂量继续增加，引起死亡的剂量称致死量。

由于药理效应与血药浓度的关系较为密切，故在药理学研究中更常用浓度-效应关系。用效应为纵坐标、药物浓度（或剂量）为横坐标作图得量-效曲线（图1-1A）。如将药物浓度（或剂量）改用对数值作图则呈典型的对称S形曲线（图1-1B）。从量-效曲线上可以看出，当浓度（或剂量）增加到一定限度时，效应就不再增强，即达到最大效应（E_{max}），此最大效应就是该药的效能（efficacy）。当比较作用性质相同的药物之间的作用强度时，可用效价强度（potency）表示，即产生相同的药理效应时所对应的药物浓度或剂量，常用50%E_{max}所对应的浓度或剂量表示。达到相同效应所需的浓度或剂量越大，则效价强度越小。效能与效价强度从不同角度反映药物作用的强度，但两者并不完全平行，即效能大的药物效价强度并不一定大，反之亦然。例如，利尿药以日排钠量作为效应指标进行比较，从图1-2看出，氢氯噻嗪的效价强度大于呋塞米，而呋塞米的效能大于氢氯噻嗪。一般而言，药物的效能更具有实际意义。

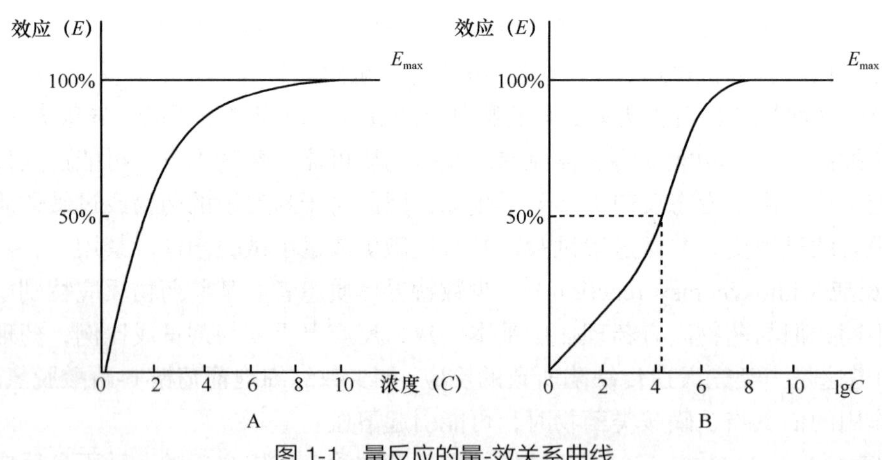

图1-1 量反应的量-效关系曲线

药理效应强弱有的是连续增减的量变，称为量反应（graded response），如血压的升降、平滑肌舒缩等，用具体数量或最大反应的百分率表示。有些药理效应只能用全或无、阳性或阴性表示，结果以反应的阳性率和阴性率的方式作为统计量，称为质反应（qualtiative response），如死亡与存活、抽搐与不抽搐等，必须用多个动物或多个实验标本以阳性率表示。用累加阳性率对数剂量（或浓度）作图也呈典型对称S形曲线（图1-3）。在量-效关系曲线的中央部位，可得到50%反应率的相应剂量。引起半数实验动物出现某一效应的剂量，称作半数有效量（50% effective dose，ED_{50}）。引起半数实验动物死亡的剂量，称为半数致死量（50% lethal dose，LD_{50}）。LD_{50}与ED_{50}的比值称为治疗指数（therapeutic index，TI）。治疗指数是评价药物安全性的指标之一，一般来说，治疗指数越大的药物，安全性越高。较好的评价药物安全性的指标是 ED_{95}～LD_5 的距离，称为安全范围（margin of safety），其值越大越安全。

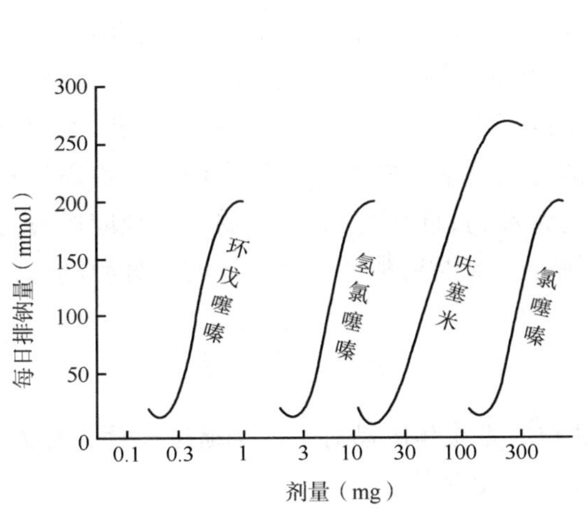

图 1-2 几种利尿药的效能和效价强度比较

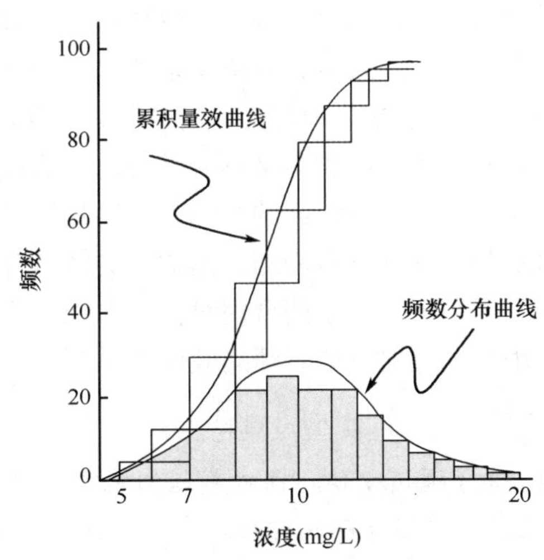

图 1-3 质反应的量-效关系曲线

考点：量反应、质反应、最小有效量、效价、效能、半数有效量和半数致死量、治疗指数、安全范围的概念；治疗指数及安全范围的临床意义

五、药物作用机制

药物作用机制（mechanism of drug action）是研究药物为什么产生作用和如何产生这些作用的。药物的种类繁多，化学结构和理化性质各异，但其主要作用机制有两大方面：非受体途径和受体途径。

（一）药物作用的非受体途径

1. 理化反应 抗酸药中和胃酸以治疗溃疡病，甘露醇在肾小管内提升渗透压而利尿等，分别是通过简单的化学反应及物理作用而产生药理效应。

2. 参与或干扰机体的代谢过程 补充生命代谢物质以治疗相应缺乏症，如铁剂治疗缺铁性贫血、胰岛素治疗糖尿病等。有些药物的化学结构与正常代谢物非常相似，掺入代谢过程却往往不能引起正常代谢的生理效果，实际上导致抑制或阻断代谢的后果，称为伪品掺入，也称抗代谢药。例如，氟尿嘧啶的结构与尿嘧啶相似，掺入肿瘤细胞 DNA 及 RNA 中可干扰蛋白质合成而发挥抗肿瘤作用。

3. 影响物质转运过程 许多物质在体内的转运需要载体参与，干扰这一环节可以产生明显的药理效应。例如，利尿药抑制肾小管 Na^+-K^+、Na^+-H^+交换而发挥排钠利尿作用。细胞膜离子通道的开放或关闭，能迅速改变细胞功能，有些药物以离子通道为作用靶点，通过影响离子跨膜转运而发挥治疗作用，如硝苯地平阻滞血管平滑肌的钙通道，使血管扩张，产生降压作用。

4. 影响酶的活性 酶的品种很多，在体内分布极广，参与所有细胞生命活动，而且极易受各种因素的影响，是药物作用的一类主要对象。多数药物能影响酶的活性，如新斯的明竞争性抑制胆碱酯酶，奥美拉唑不可逆性抑制胃黏膜 H^+-K^+-ATP 酶，尿激酶激活血浆纤溶酶原等。

5. 影响免疫功能 除免疫血清及疫苗外，免疫增强药（如左旋咪唑）及免疫抑制药（如环孢素）通过影响免疫功能发挥疗效。糖皮质激素类药物能抑制机体的免疫功能，可用于自身免疫性疾病及防止器官移植时的排斥反应。

（二）药物作用的受体途径-受体学说

1. 受体的概念 受体（receptor）是指存在于细胞膜、细胞质或细胞核中的特殊大分子物质，能识别并特异性地与某些化学物质结合，产生特定生物效应。能与受体特异性结合的物质称为配体（ligand）。受体均有其相应的内源性配体，包括神经递质、激素、自体活性物质等；药物为外源性配体。药物与受体结合多数是通过氢键、离子键或分子间引力（范德瓦耳斯力），结合不甚牢固，容易解离，属可逆性结合，作用时间较短；少数药物以共价键结合，比较牢固，不易解离，故作用持久。药物与受体结合能否产生效应，取决于亲和力（即药物与受体结合的能力）和内在活性（药物激活受体产生效应的能力）。根据药物与受体的亲和力、内在活性大小可将药物分为以下几类。①激动药：药物与受体结合既有强大的亲和力又有明显的内在活性，如肾上腺素是α受体和β受体的激动药。②阻断药：药物与受体结合虽有强大的亲和力，但几乎没有内在活性而且能阻断激动药的作用，如普萘洛尔是β受体阻断药。③部分激动药：药物与受体结合有一定的亲和力，但内在活性较弱，单独应用时为弱的激动药，但与另一激动药合用时往往出现拮抗作用。例如，烯丙吗啡是阿片受体的部分激动药，当与吗啡合用时，可对抗后者镇痛效应的发挥。

链接 受体的类型及其特点

1. 离子通道受体　组成贯通细胞膜内外的离子通道，当受体激动时，离子通道开放，膜去极化或超极化，引起兴奋或抑制效应，如*N*-胆碱受体、GABA受体等。

2. G-蛋白偶联受体　是通过G蛋白连接细胞内效应系统的膜受体。当受体与激动药结合后，经过G-蛋白的转导将信号传递至效应器引起药理效应，如肾上腺素受体、多巴胺受体。

3. 酪氨酸激酶受体　镶嵌于细胞膜上，由三部分组成：细胞外段为配体结合区，细胞中段穿过细胞膜，细胞内段具酪氨酸激酶活性，能激活细胞内蛋白激酶，加速蛋白质合成，如胰岛素受体、表皮生长因子受体等。

4. 细胞内受体　位于细胞内，其配体较易通过细胞膜的脂质双层结构，与细胞内的受体结合并发生反应，调节核内信号转导和基因转录过程，如肾上腺皮质激素受体、性激素受体等。

2. 受体的特性

（1）特异性：受体能特异地识别并结合与其结构相吻合的药物分子，同一类型的激动药与同一类型的受体结合时产生的效应类似。

（2）高灵敏性：只要很低的药物浓度就能产生显著的效应。

（3）饱和性：由于受体数目是有限的，它能结合配体的量也是有限的，因此受体具有饱和性。当药物达到一定浓度后，其效应不会随着浓度的增加而增加。

（4）可逆性：配体与受体结合是可逆的，配体与受体的结合可被其他特异性的配体置换。

（5）多样性：同一受体可分布到不同的组织细胞而产生不同的效应，受体多样性是受体亚型分类的基础。

3. 受体调节　受体的数目、亲和力和效应力受生理、病理和药理等因素的影响而发生变化，称为受体调节。

（1）向上调节（up regulation）：受体的数目增多，亲和力增加或效应力增强称为向上调节。表现为受体对药物的敏感性增高，药物效应增强，此现象称为受体超敏。受体超敏可因长期使用受体阻断药引起，是造成某些药物突然停药出现反跳现象的原因。例如，高血压患者长期应用β受体阻断药，可使β受体向上调节，突然停药可引起反跳现象。超敏也可因合成更多的受体而产生。

（2）向下调节（down regulation）：受体的数目减少，亲和力减低或效应力减弱称为向下调节。表现为受体对药物的敏感性降低，药物效应减弱，此现象称为受体脱敏。受体脱敏可因长期应用受体激动药引起，是产生耐受性的原因之一。

考点：1. 受体的概念、特性、类型及受体的调节
2. 受体激动药、阻断药及部分激动药的概念

第3节 药物代谢动力学

药物代谢动力学简称为药动学，研究药物体内过程及体内药物浓度随时间变化的规律。药物在体内虽然不一定集中分布于靶器官，但在分布达到平衡后药埋效应强弱与药物血浆浓度成比例。可以利用药动学规律科学地计算药物剂量，以获得良好疗效，防止或减少不良反应的发生。

一、药物的跨膜转运

药物在体内转运必须通过各种具有类脂性质的生物膜（包括细胞膜和各种细胞器膜，如溶酶体膜、线粒体膜等），称此为药物的跨膜转运。药物的转运方式主要有被动转运和主动转运两种。

（一）被动转运

被动转运是指药物从高浓度一侧向低浓度一侧的转运，其主要的动力就是膜两侧的浓度差。其特点是不耗能，且无饱和性。大多数药物在体内的转运是按这种方式进行的。被动转运包括简单扩散、滤过和易化扩散。

1. 简单扩散 多数药物按简单扩散物理机制进入体内。扩散速度除取决于膜的性质、面积及膜两侧的浓度梯度外，还与药物的理化性质有关。分子质量小的（200Da 以下）、脂溶性大的（油水分布系数大）、极性小的（不易离子化）药物较易通过。药物多是弱酸性或弱碱性有机化合物，其离子化程度受其 pK_a（弱电解质药物解离常数的负对数值）及其所在溶液的 pH 而定，这是影响药物跨膜被动转运、吸收、分布、排泄的一个可变因素。pH 对弱酸或弱碱类药物解离度的影响可用 Handerson-Hasselbalch 公式进行定量计算：

弱酸类药物

平衡式 $HA \rightleftharpoons H^+ + A^-$

（非解离型） （解离型）

$$K_a = \frac{[H^+][A^-]}{[HA]}$$

$$pK_a = pH - \lg\frac{[A^-]}{[HA]}$$

$$10^{pH - pK_a} = \frac{[A^-]}{[HA]}$$

弱碱类药物

平衡式 $BH^+ \rightleftharpoons H^+ + B$

（解离型） （非解离型）

$$K_a = \frac{[H^+][B]}{[BH^+]}$$

$$pK_a = pH - \lg\frac{[B]}{[BH^+]}$$

$$10^{pK_a - pH} = \frac{[BH^+]}{[B]}$$

由此可见，不论弱酸性或弱碱性药物，其 pK_a 都是该药在溶液中 50%离子化时的 pH，各药有其固定的 pK_a 值。当 pK_a 与 pH 的差值以数学值增减时，药物的解离型与非解离型浓度比值以指数值相应变化。非解离型药物可以自由穿透，而解离型药物就被限制在膜的一侧，这种现象称为离子障（ion trapping）。弱酸性药物在酸性环境中不易解离，非解离型多，脂溶性大，容易跨膜转运；而在碱性环境中，则解离型多，极性大，不易跨膜转运。例如，弱酸性药物在胃液中非解离型多，在胃中即可被吸收。弱碱性药物在酸性胃液中解离型多，主要在小肠吸收。碱性较强的药物如胍乙啶（pK_a=11.4）及酸性较强的药物如色甘酸钠（pK_a=2.0）在胃肠道基本都已离子化，由于离子障原因，吸收均较难。pK_a 小于 4 的弱碱性药物如地西泮（pK_a=3.3）及 pK_a 大于 7.5 的弱酸性药物如异戊巴比妥（pK_a=7.9）在胃肠道 pH 范围内基本都是非解离型，吸收既快且完全。

2. 滤过 是指粒径小于膜孔的药物借助于膜两侧的流体静压或渗透压差，通过亲水膜孔的转运。例如，水、乙醇、尿素等水溶性小分子物质及 O_2、CO_2 等气体分子均可通过膜孔滤过扩散。

3. 易化扩散 是靠载体顺浓度梯度跨膜转运的方式，其特点是不需消耗能量，且有较高的特异性，并有竞争性抑制现象，如葡萄糖和氨基酸的吸收。

（二）主动转运

主动转运是药物借助于细胞膜上的特殊载体，从低浓度一侧向高浓度一侧转运。其特点是需要特殊的载体，且需消耗能量，转运的过程有饱和现象和竞争性抑制。属于主动转运的药物并不多，主要在肾小管、神经元及肝细胞中进行。例如，药物自肾小管的分泌排泄就属于主动转运。

二、药物体内过程

（一）吸收

药物的吸收（absorption）是指药物自给药部位进入血液循环的过程。吸收的速度和程度直接影响着药物起效的快慢和作用的强弱。除静脉（血管内）给药外，其他各种给药途径均存在吸收过程。影响药物吸收的因素很多，可以归为两大类：药物因素和机体因素。药物因素除本身的理化性质如脂溶性、解离程度和分子量外，还包括剂型（药物的溶解度和溶出速度）和给药途径等。其中给药途径是影响药物吸收的重要因素之一。机体因素包括胃肠道的pH、胃排空和肠蠕动性、胃内容物、吸收面积的大小、吸收部位的血流情况、胃肠病理情况等。

临床常用的给药途径有消化道给药、注射给药、呼吸道给药和经皮给药等。

1. 消化道给药 口服（per os）给药是最常用的给药途径，具有方便、经济、安全等优点。大多数药物以简单扩散的方式通过胃肠道吸收。分子量小、脂溶性大、非解离型药物较易吸收。胃液的pH为0.9～1.5，弱酸性药物可从胃中吸收，但由于胃黏膜的吸收面积小，胃排空快，药物在胃内滞留时间短，所以药物在胃内吸收量有限。

小肠是药物吸收的主要部位。小肠黏膜表面有绒毛，吸收面积大，血流量丰富，而且肠腔内pH为4.8～8.2，对弱酸性及弱碱性药物均易吸收。

口服药物经胃肠黏膜吸收后，经门静脉进入肝脏，有些药物首次通过肝脏就发生转化，使进入体循环的药量减少，药物效应下降，这种现象叫做首过消除（first pass elimination），也称首过效应（first pass effect），如硝酸甘油、普萘洛尔等药物首过消除明显，一般不宜口服给药或需加大用药剂量。

多数药物口服虽然方便有效，但口服途径吸收较慢，欠完全，且不适用于胃肠破坏的、对胃黏膜刺激大的、首过消除多的药物，也不适用于昏迷及婴儿等不能口服的患者。舌下及直肠给药虽然吸收面积小，但因局部血流供应丰富，吸收较迅速，且可避免首过消除，如硝酸甘油可舌下给药控制心绞痛急性发作。

2. 注射给药 静脉注射（iv）可使药物迅速而准确地进入体循环，没有吸收过程。肌内注射（im）及皮下注射（sc）时，药物沿结缔组织向周边扩散，再经毛细血管壁被吸收进入血液循环。药物的吸收速率与注射部位的血流量和药物的剂型有关。肌肉组织的血流量明显多于皮下组织，故肌内注射比皮下注射吸收快。水溶液吸收迅速，油剂、混悬剂吸收慢但作用持久。休克患者因外周血流量少而缓慢，多次注射不但不会立即产生效应，还会在病情好转后，因循环速度加快而导致吸收过量引起中毒。故抢救治疗时最好静脉给药。

3. 呼吸道给药 肺泡表面积大，血流丰富，与血液只隔肺泡上皮及毛细血管内皮各一层，药物只要能到达肺泡，吸收极其迅速，气体及挥发性药物（如吸入麻醉药）可直接进入肺泡。

4. 经皮给药 除汗腺外，皮肤不透水，但脂溶性药物可以缓慢通透。利用这一原理可以经皮给药以达到局部或全身药效，近年来有许多促皮吸收剂如氮酮，可与药物制成贴皮剂（如硝苯地平贴皮剂），以达到持久的全身疗效。对于容易经皮吸收的硝酸甘油也可制成缓释贴皮剂以预防心绞痛发作，可每日只贴一次。

一般来说，吸收速度按快慢排序依次为吸入、舌下、肌内注射、皮下注射、口服、直肠、皮肤；就吸收程度而言，舌下、肌内注射、吸入、皮下注射和直肠吸收较为完全，口服给药次之。

考点： 药物的吸收及其影响因素

（二）分布

分布（distribution）是指药物从体循环向组织液和细胞内液转运的过程。药物的组织分布与药物的理化性质、血浆蛋白结合率、组织的血流量、药物与组织的亲和力及一些特殊屏障有关。

1. 药物与血浆蛋白的结合率 药物进入体循环后首先与血浆蛋白呈可逆性结合。弱酸性药物多与清蛋白结合，弱碱性药物多与α_1-酸性糖蛋白结合，还有少数药物与球蛋白结合。与血浆蛋白结合的称为结合型药物，未结合的称为游离型药物，两者处于动态平衡之中。结合型药物分子量大，不易跨膜转运，暂时失去药理活性，又不被代谢或排泄，可以看作是药物的贮存方式。游离型药物分子量小，易转运到作用部位产生药理效应。不同的药物血浆蛋白结合率各不相同。药物与血浆蛋白结合特异性低，而血浆蛋白结合点有限，如同时应用两种与血浆蛋白结合率高的药物，两个药物可能竞争与同一蛋白质结合而发生置换现象。被置换出来的游离型药物比例加大，效应增强或毒性增大。例如，抗凝药华法林的血浆蛋白结合率达 99%，解热镇痛药保泰松与血浆蛋白的结合率为 98%，当两者合用时，前者被后者置换而下降 1%，则游离型药物浓度在理论上将增加 1 倍，可能导致抗凝作用增强，甚至引起出血。药物也可能和内源性代谢物竞争与血浆蛋白结合，如磺胺药置换胆红素与血浆蛋白结合，在新生儿可能导致胆红素脑病（核黄疸）。血浆蛋白过少（如肝硬化）或变质（如尿毒症）时药物血浆蛋白结合率下降，也容易发生毒性反应。

2. 器官血流量和药物与组织亲和力 血流丰富的器官及药物与组织蛋白亲和力大的组织，药物分布较快、较多。因此，即使在药物分布平衡时，各组织器官中的药物浓度也不均匀。药物在靶器官的浓度决定药物效应强度，故测定血浆药物浓度可以估算药物效应强度。

3. 药物的理化性质和体液 pH 脂溶性药物或水溶性小分子药物易通过毛细血管壁进入组织，水溶性大分子或离子型药物则难以通过血管壁进入组织。药物的 pK_a 及体液 pH 是决定药物分布的另一因素，细胞内液 pH（约为 7.0）略低于细胞外液（约 7.4），弱碱性药物在细胞内液浓度略高，弱酸性药物在细胞外液浓度略高，根据这一原理，弱酸性药物如巴比妥类中毒时用碳酸氢钠碱化血液及尿液可使脑细胞中药物向血浆转移并加速自尿排泄，这是临床抢救巴比妥类药物中毒的重要措施之一。

4. 血脑屏障和胎盘屏障

（1）血脑屏障（blood-brain barrier）：脑是血流量较大的器官，但药物在脑组织浓度一般较低，这是由于血脑屏障所致。在组织学上血脑屏障是血-脑、血-脑脊液及脑脊液-脑三种屏障的总称，实际上能阻碍药物穿透的主要是前两者。脑毛细血管内皮细胞间紧密连接，基底膜外还有一层星状胶质细胞包围，大分子、高解离度、高蛋白结合率、非脂溶性药物较难穿透，故脑脊液中药物浓度总是低于血浆浓度，这是脑自我保护机制。治疗脑病可以选用极性低的脂溶性药物，如磺胺药中的磺胺嘧啶。为了减少中枢神经系统不良反应，对于生物碱可将之季铵化以增加其极性，如将阿托品季铵化变为甲基阿托品后不能通过血脑屏障，即不致发生中枢兴奋反应。炎症能增加血脑屏障的通透性，故脑膜炎时，通透率低的青霉素亦能在脑脊液中达到有效治疗浓度，而对于健康人，即使注射大剂量青霉素也难以进入脑脊液。

（2）胎盘屏障（placental barrier）：是胎盘绒毛与子宫血窦间的屏障。由于母亲与胎儿间交换营养成分与代谢废物的需要，其通透性与一般毛细血管无显著差别，只是到达胎盘的母体血流量少，进入胎儿循环慢一些罢了。几乎所有药物都能穿透胎盘屏障进入胚胎循环，因此，在妊娠期间应禁用对胎儿发育有影响的药物，对其他药物也应慎用。

考点：药物的分布及其影响因素

（三）生物转化

药物在体内经酶或其他作用发生化学结构变化的这一过程称为生物转化（biotransformation），也称代谢（metabolism）。药物主要在肝脏进行生物转化，少数也可经肾、胃肠道、肺等部位进行。药物经过生物转化后大多被灭活，药理活性丧失或减弱，并转化为极性高的水溶性代谢物而利于排出体外。但也有少数药物经生物转化后被活化而产生药理效应或毒性。

生物转化分两步进行，第一步为氧化、还原或水解反应，第二步为结合反应。第一步反应使多数药物灭活，但少数例外反而活化，故生物转化不能称为解毒过程。第二步反应是结合，多数经过第一步反应生成的代谢物或某些药物原形可与葡糖醛酸结合，有些还能和乙酰基、甘氨酸、硫酸等结合，经过结合后药物活性降低或丧失，且极性增加，水溶性增加，易于经肾排泄。各药在体内转化过程不同，有的只经一步转化，有的完全不变以原形自肾排出，有的经多步转化生成多个代谢产物。

药物的生物转化需要在酶的参与下才能进行，参与药物生物转化的酶称药酶。肝脏微粒体的细胞色素 P_{450} 单加氧酶系（CYP_{450}）是促进药物生物转化的主要酶系，故又称肝药酶。肝药酶具有专一性低、个体差异大和酶活性有限等特点。

肝药酶的活性和数量易受某些药物的影响，凡能使肝药酶的活性增强或合成加速的药物，称为药酶诱导剂。有些药物本身就是其诱导的药酶的底物，连续应用后，药酶的活性增高，药物自身代谢也加快，这种作用称为自身诱导。具有自身诱导作用的药物有苯巴比妥、苯妥英钠、利福平、地塞米松、保泰松等。它们不仅加速氯丙嗪、双香豆素等药物的转化，还可加速自身代谢，从而降低自身和其他药物的血药浓度和药效。自身诱导是药物产生耐受性的重要原因。凡能使药酶活性降低或合成减少的药物，称为药酶抑制剂。例如，氯霉素、异烟肼、西咪替丁、对氨基水杨酸等能抑制肝药酶的活性，可抑制地西泮、华法林等药物的转化，而使其血药浓度增加、药效增强或毒性增大。

考点：药物的生物转化、药酶、药酶诱导剂和药酶抑制剂

（四）排泄

药物及其代谢物从排泄器官排出体外的过程称排泄（excretion）。药物主要经肾排泄。有的也经胆道、乳腺、汗腺、唾液腺等排泄。

1. 经肾排泄 药物及其代谢物在肾脏经肾小球滤过、肾小管分泌及肾小管重吸收三种方式排泄。游离型的药物能通过肾小球滤过进入肾小管，随着原尿的浓缩，药物浓度上升，当超过血浆浓度时，极性低、脂溶性大的药物可被肾小管重吸收，排泄慢。极性高、水溶性大的药物重吸收少，排泄快。经生物转化后产生的代谢物多因极性增大，不易被重吸收而顺利排出。改变尿液 pH 可影响药物排泄，碱化尿液使酸性药物在尿中解离多，酸化尿液使碱性药物在尿中解离多，结果药物极性增大，重吸收减少，排泄快。临床上可通过改变尿液 pH 以促进药物排泄来解救药物中毒。

肾小管尚有主动分泌的功能，由非特异性载体转运系统完成，因其选择性低，当两种药物通过同一载体转运时，彼此间可产生竞争性抑制。例如，丙磺舒抑制青霉素主动分泌，使后者排泄减慢，药效延长并增强。

当肾功能不全时，药物排泄速度减慢，反复用药易导致药物蓄积甚至中毒，故应注意。

2. 经胆汁排泄 有些药物在肝细胞与葡糖醛酸等结合后排入胆中，随胆汁到达小肠后被水解，游离药物被重吸收，称为肝肠循环（hepato-enteral circulation）。肝肠循环可使血药浓度下降减慢，药物的血浆半衰期和作用时间延长。胆道引流患者，药物的血浆半衰期将显著缩短。有些抗菌药如红霉素、多西环素经胆汁排泄，在胆道内浓度高，有利于胆道感染的治疗。

3. 经乳汁排泄 乳汁 pH 略低于血浆，且富含脂质，故脂溶性高的药物和弱碱性药物可以自乳汁排泄，如吗啡、阿托品等，哺乳婴儿可能受累，故哺乳期妇女用药应慎重。

4. 其他 胃液酸度更高，某些生物碱（如吗啡等）注射给药也可向胃液扩散，洗胃是中毒治疗和诊断的措施。药物还可从呼吸道、唾液、泪、汗等排出，如肺是某些挥发性药物的主要排泄途径，检测呼出气中的乙醇量是诊断酒后驾车的快速简便的方法。

考点：药物排泄途径及其影响因素

三、药物代谢动力学的基本概念

药物在体内经历吸收、分布、代谢和排泄过程，始终处于动态变化之中，为了定量地描述药物体内过程动态变化的规律性，常常要借助数学的原理和方法，研究血药浓度随时间变化的动态规律及测定药动学的重要参数，对指导临床合理用药有重要的意义。

（一）时量关系和时效关系

药物的吸收和消除可直接影响血浆中药物浓度及药物作用的强弱和时长。血药浓度随时间变化的动态过程，可用时量关系来表示。同样，药物的效应也随着时间的推移而发生有规律的变化，可用时效关系来表示。一般而言，血药浓度与作用强度呈平行关系。时量（效）关系曲线可分为三期（图 1-4）：潜伏期、持续期和残留期。潜伏期是指从开始用药至血药浓度达到最低有效浓度的时间，其长短取决于药物吸收和分布的速度。持续期是指血药浓度维持在最低有效浓度之上的时间，其长短取决于药物的吸收和消除速度。用药后所能达到的最高浓度称为峰浓度（C_{max}），通常与给药剂量成正比。从给药时至峰浓度的时间称为达峰时间（t_{max}）。残留期是指药物浓度虽降至最低有效浓度以下，但尚未自体内完全消除的时间，其长短取决于药物的消除速度。残留期长说明药物在体内有蓄积现象，在此期多次反复用药易致蓄积性中毒。

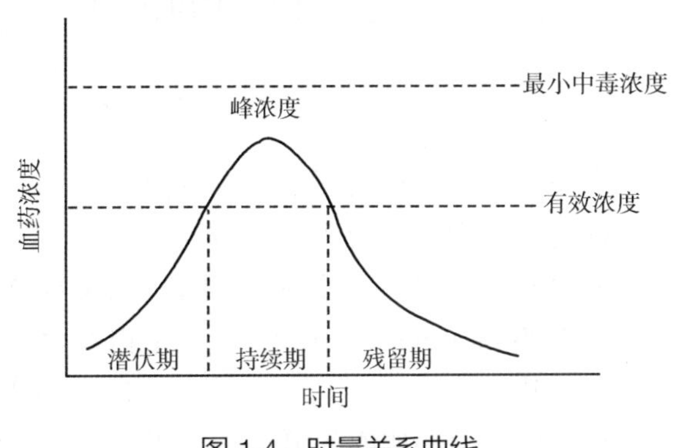

图 1-4 时量关系曲线

（二）药动学参数及其意义

1. 表观分布容积（apparent volume of distribution，V_d） 是指药物在体内分布达到动态平衡时，体内药量与血药浓度的比值。计算公式为：$V_d=D/C$，D 为体内药量，C 为血药浓度，其单位为 L 或 L/kg。

意义：①V_d 只是一个理论值，并不代表真正的生理容积，但可反映药物在体内分布的情况，V_d 值大，提示药物分布广或浓集于血浆外某种组织，V_d 值小，提示药物分布多局限于血浆内；②根据 V_d 可推算体内药物排泄速度，V_d 值小的药物排泄快，V_d 值大的药物排泄慢。

2. 血浆半衰期（plasma half-life time，$t_{1/2}$） 是指血药浓度下降一半所需的时间。

意义：①反映了药物在体内消除的快慢。②预测一次给药后药物在体内消除的时间。一次给药后经过 4～5 个 $t_{1/2}$，药物可从体内消除达 95%以上，基本可以认为药物已消除。③预测药物在体内达到稳态血药浓度的时间。如果按 $t_{1/2}$ 间隔给药，经过 4～5 个 $t_{1/2}$，血药浓度基本达到稳定水平，称为稳态，稳态时的血药浓度即为稳态血药浓度（C_{ss}），又称坪浓度或坪值，此时表明药物的吸收和消除达到平衡，这种情况下，既能保持稳定的药效又不会发生药物的蓄积。④是临床制订合理的给药间隔时间（给药次数）的依据。

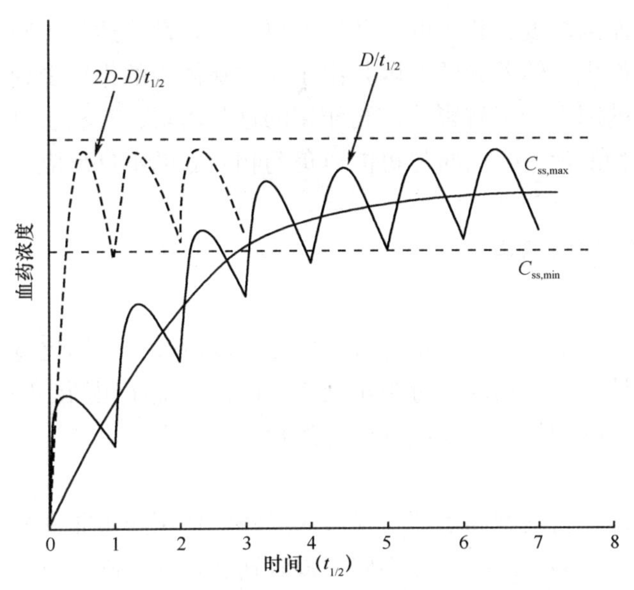

图 1-5 按半衰期间隔多次给药的时量关系曲线

临床上当一些急重患者必须得到及时治疗的时候，为使药物迅速达到稳态血药浓度，常采用负荷剂量（loading dose）给药法，即首先给予负荷剂量，然后再给予维持剂量，这样血药浓度就能始终维持在稳态。例如，口服给药，只要首剂加倍，以后用维持量的方法，这样在一个 $t_{1/2}$ 内即可达到稳态（图 1-5），可缩短药物达到有效浓度的时间，立即发挥治疗作用。但要注意通常仅适用于安全范围大、起效较慢的药物。

3. 时量曲线下面积 时量曲线下所覆盖的面积称曲线下面积（area under the curve，AUC）。

意义：AUC 是评价药物吸收程度的一个重要指标，反映了药物进入体循环的相对量。

4. 生物利用度（bioavailability，F） 是指药物被吸收利用的速度和程度，亦即一种药物制剂进入体循环的相对数量和速度。生物利用度可分为绝对生物利用度和相对生物利用度，分别表示如下：

$$绝对生物利用度=\frac{口服等量药物后的AUC}{静注等量药物后的AUC}\times 100\%$$

$$相对生物利用度=\frac{受试药物的AUC}{标准药物的AUC}\times 100\%$$

意义：①生物利用度是评价药物吸收率和药物制剂质量的一个重要指标。②绝对生物利用度可用于评价同一药物不同给药途径的吸收程度。③相对生物利用度可用于评价药物剂型对吸收程度的影响，可以反映不同厂家同一种制剂或同一厂家不同批号药品的吸收情况。

5. 清除率（clearance，CL） 是指在单位时间内机体能将多少体积体液中的药物清除掉。其单位为 L/h（或 ml/min）或 L/（h · kg），计算公式：CL=$k_e \cdot V_d$，其中 k_e 为消除速率常数。清除率是反映药物从体内消除的速度的另一个重要参数。它反映肝和（或）肾功能，在肝和（或）肾功能不全时，CL 值会下降，因为 CL 是肝、肾等消除能力的总和。肝、肾功能不全的患者，应适当调整剂量或延长用药间隔时间，以免过量蓄积而中毒。

考点：常用药动学参数（AUC、C_{max}、t_{max}、$t_{1/2}$、F、V_d、C_{ss}、CL）及其临床意义

（三）药物消除动力学

药物经生物转化和排泄使药理活性下降或消失的过程称消除（elimination）。药物在体内的消除有两种类型。

1. 一级动力学消除 又称恒比消除，是指单位时间内药物按恒定比例进行消除，使血药浓度逐渐下降。绝大多数药物的消除属于这一类型。

2. 零级动力学消除 又称恒量消除，是指单位时间内药物按恒定的数量进行消除。表明药物的消除速率与血药浓度无关。当体内药量过大，超过机体恒比消除能力的极限时，机体只能以恒定的最大速度使药物自体内消除，待血药浓度下降到较低浓度时可转化为恒比消除。

当机体反复多次用药，体内药物不能及时消除时，血药浓度逐渐升高而导致蓄积。在任何情况下，只要药物进入体内的速度大于消除的速度，都可发生蓄积作用。临床上可利用药物的蓄积性使血药浓度达到有效水平，然后再长期维持之。药物在体内过分蓄积，则会引起蓄积性中毒。

第 4 节 影响药物作用的因素

药物的作用是通过机体表现出来的，药物在体内产生的效应常常存在明显的个体差异，即同样剂量的某一药物在不同个体间不一定都能达到相等的血药浓度，相等的血药浓度也不一定都能达到等同的药物效应，差异可能很大，甚至出现质的差异。产生个体差异的原因是由于药物在体内的作用受到诸多因素的影响，包括药物方面的因素和机体方面的因素。了解影响药物作用的这些因素，有利于更好地掌握药物的作用特点和作用规律，充分发挥药物的疗效，同时尽可能避免药物引起的不良反应，从而使临床用药更为安全有效。

一、药物方面的因素

（一）药物的剂量

剂量的大小可决定药物在体内的浓度，因而在一定范围内，剂量越大，血药浓度越高，作用也越强。但超过一定范围，则会出现质的变化，引起毒性反应，出现中毒甚至死亡。因此，临床用药，一定要注意药物剂量与作用之间的关系，严格掌握用药的剂量，以期出现较好的疗效。

（二）药物剂型和给药途径

同一药物可有多种剂型以适用于不同给药途径。药物剂型和给药途径可对药物的作用产生非常显著的影响，这是因为两者可直接影响药物的体内过程，同一药物剂型不同，吸收速度往往不同。口服时液体制剂比固体制剂吸收快，即使同是固体制剂，胶囊剂＞片剂＞丸剂；肌内注射时，水溶液＞混悬剂＞油剂。

给药途径不同可直接影响药物作用的快慢和强弱，依药效出现的快慢，其顺序为静脉注射＞肌内注射＞皮下注射＞口服。对少数药物不同给药途径甚至改变药物的作用性质，如硫酸镁肌内注射时可产生镇静、抗惊厥、降压等作用，而口服时则产生导泻作用。有些药物在体内有较强的首过消除，口服给药时疗效差甚至无效，如硝酸甘油等，常采用舌下给药。近年来，生物药学随着药动学的发展，为临床用药提供了许多新的剂型。缓释制剂和控释制剂可使药物缓慢释放，吸收时间较长，不仅延长了有效血药浓度时间，减少用药次数；而且可使治疗指数较低的药物血药浓度保持平衡，避免过高、过低的峰谷现象，减少不良反应。

（三）给药时间和次数

给药时间有时可影响药物疗效，需视具体药物而定，如催眠药应在睡前服用；某些药物口服后对胃有刺激，应在饭后服用；驱肠虫药宜空腹服用，以便迅速入肠，并保持较高浓度；长期服用糖皮质激素的患者，应根据其分泌的昼夜节律性于上午 8 点左右给药。

给药次数应根据病情需要和药物的半衰期而定，在体内消除快的药物其半衰期短，应增加给药次数；消除慢的药物其半衰期长，则应延长用药的时间间隔。

（四）联合用药及药物相互作用

临床上常常将两种或两种以上药物同时或先后应用，以提高疗效或减少不良反应，称为联合用药。联合用药不可避免地会出现药物相互作用（drug interaction）。药物相互作用包括体外相互作用和体内相互作用，体内相互作用又包括药动学相互作用和药效学相互作用。

1. 体外相互作用 是指药物在体外配伍时药物间发生的化学或物理性相互作用，如出现沉淀、变色、分解等以致药效降低、失效或毒性增强。例如，红霉素在生理盐水中易结晶析出，故只能置于葡萄糖溶液中静脉滴注。

2. 药动学相互作用 是指一种药物的体内过程被另一种药物所改变，使前者的药动学行为发生明显变化，其结果是药物的半衰期、血浆蛋白结合率、血药浓度、生物利用度、峰浓度等均可发生改变。

（1）影响吸收：空腹服药吸收较快，饭后服药吸收较平稳。促进胃排空的药如多潘立酮能加速药物在肠道的吸收，抑制胃排空药如各种具有抗 M 胆碱作用药物能延缓药物在肠道的吸收。有些药物同时服用，可发生吸附或络合作用而妨碍吸收，如四环素类与 Fe^{2+}、Ca^{2+}等络合而影响铁剂和钙剂的吸收。

（2）影响分布：对于那些与血浆蛋白结合率高、分布容积小、安全范围窄及消除半衰期较长的药物，当其与血浆蛋白结合部位被另一药物置换后可致作用明显增强，如香豆素类抗凝药及口服降血糖药易受阿司匹林等解热镇痛药置换而分别产生出血及低血糖反应。

（3）影响生物转化：肝药酶诱导剂如苯巴比妥、利福平、苯妥英钠及香烟、酒等能增加在肝转化药物的消除而使药效减弱。肝药酶抑制剂如异烟肼、氯霉素、西咪替丁等能减慢在肝转化药物的消除而使药效加强。

（4）影响排泄：改变尿液的 pH 可影响药物的解离度进而影响药物的重吸收，使药物的排泄加速或减慢。例如，碱化尿液可加速酸性药物自肾排泄，减慢碱性药物自肾排泄。反之，酸化尿液可加速碱性药物排泄，减慢酸性药物排泄。药物也可通过影响另一药物在近曲小管的主动分泌而影响其作用。例如，水杨酸盐竞争性抑制甲氨蝶呤自肾小管排泄而增加后者的毒性反应。

3. 药效学相互作用 是指联合用药后药物效应发生变化，其结果有两种：一种是原有药物的作用增强，称为协同作用（synergism）；另一种是原有药物的作用减弱，称为拮抗作用（antagonism）。临床联合用药的目的是利用药物间的协同作用以增加疗效或利用拮抗作用以减少不良反应。不恰当的联合用药往往由于药物间相互作用而使疗效降低或出现意外的毒性反应。

协同作用又分为相加作用、增强作用和敏感化作用。相加作用即两种药物合用后产生的作用，是两药单独使用时产生的作用的总和。例如，硝酸甘油与普萘洛尔合用可使抗心绞痛作用相加。增强作用是两药合用产生的作用大于两药单用产生的作用的总和。例如，磺胺类药物与磺胺增效剂甲氧苄啶

（TMP）合用后，由抑菌作用变为杀菌作用，且还可延缓细菌耐药性的产生。敏感化作用是指一种药物可以增强效应器官对另一种药物的敏感性。例如，呋塞米引起的低血钾可以使心脏对强心苷的敏感性增加，易导致心脏的毒性。

拮抗作用又包括生理性拮抗、受体水平拮抗及干扰神经递质转运等。生理性拮抗是指两个激动药分别作用于生理作用相反的两个特异性受体。例如，组胺可作用于 H_1 受体，引起支气管平滑肌收缩，使小动脉、小静脉和毛细血管扩张，毛细血管通透性增加，血压剧烈下降，甚至发生休克；肾上腺素可作用于 β 肾上腺素受体，使支气管平滑肌松弛，同时也可使小动脉及毛细血管前括约肌收缩，可迅速缓解休克，从而用于抢救过敏性休克。受体水平拮抗如纳洛酮与吗啡竞争阿片受体而产生拮抗作用。干扰神经递质转运如丙米嗪通过抑制去甲肾上腺素（NA）的再摄取从而降低可乐定的降压作用。

考点：影响药物作用的药物因素

二、机体方面的因素

（一）年龄

1. 小儿 特别是新生儿与早产儿，各种生理功能，包括自身调节功能尚未充分发育，与成年人有巨大差别，对药物的反应一般比较敏感。新药批准上市不需要小儿临床治疗资料，缺少小儿的药动学数据，这是主要困难。新生儿体液总量占体重比例较大，水盐转换率较快；血浆蛋白总量较少，药物血浆蛋白结合率较低；肝肾功能尚未充分发育，药物清除率低，在半岁以内与成人相差很多。因此，对婴幼儿用药，必须考虑他们的生理特点，遵循相关规定用药，用药量可根据体重、年龄或体表面积计算。

2. 老年人 医学方面一般以 65 岁以上为老年人。老年人血浆蛋白量较低，体液较少、脂肪较多，故药物血浆蛋白结合率偏低，水溶性药物分布容积较小而脂溶性药物分布容积较大。老年人肝、肾功能随年龄增长而逐渐减退，对药物的代谢和排泄能力降低，药物清除率下降，对药物的耐受性较差，用药剂量一般约为成人的 3/4。在药效学方面，老年人对许多药物反应特别敏感，如中枢神经药物易致精神错乱，心血管药易致血压剧烈变化及心律失常，非甾体抗炎药易致胃肠出血，抗胆碱药易致尿潴留、大便秘结及青光眼发作等。因此，用药时要注意。

（二）性别

性别一般对药物作用的影响不显著，但应注意女性的四个生理期，通常月经期应慎用或禁用泻药、抗凝血药以免盆腔充血导致月经增多。妊娠期禁用已知致畸的药物如锂盐、华法林、苯妥英钠及性激素等。分娩期禁用吗啡，以免抑制胎儿呼吸。哺乳期禁用易进入乳汁的药物，如氯霉素、异烟肼、吗啡等。

（三）遗传因素

先天性遗传异常对药物效应的影响近年来日益受到重视，至少已有 100 余种与药物效应有关的遗传异常基因被发现。遗传异常主要表现为药物在体内转化的异常，可分为快代谢型（EM）及慢代谢型（PM）。前者使药物快速灭活，血药浓度低，药物作用弱，因此往往要较大剂量才能产生药效，后者则药物代谢缓慢，药物作用强，很小剂量就能产生较强的药理效应。遗传因素主要表现为用药后出现个体差异，如有些人对药物特别敏感，低于常用量就能产生药理效应，称为高敏性，反之，有些人对药物不敏感，需要高于常用量才能产生药理效应，称为低敏性或耐受性。

过去所谓的特异质反应多数已从遗传异常表型获得解释，如葡萄糖-6-磷酸脱氢酶（G-6-PD）缺乏是一种性连锁隐性遗传，该酶缺乏者对伯氨喹、磺胺药、砜类等药物易发生溶血反应，原因是 G-6-PD 是维持红细胞内谷胱甘肽（GSH）含量必不可少的酶，而 GSH 又是防止溶血所必需的。

（四）病理状态

疾病的康复固然与药物治疗有关，但同时存在的其他疾病也会影响药物的疗效。肝肾功能不全时分别影响在肝转化及自肾排泄药物的清除率，可以适当延长给药间隔及（或）减少剂量加以解决。神经功能抑制时，如巴比妥类中毒时能耐受较大剂量中枢兴奋药而不致惊厥，惊厥时却能耐受较大剂量巴比妥类。此外要注意一些药物的应用可诱发或加重疾病，如氯丙嗪诱发癫痫，非甾体抗炎药激活溃疡病，氢氯噻嗪加重糖尿病，抗胆碱药诱发青光眼等，如患者原来并发这些疾病则应慎用或禁用。在抗菌治疗时白细胞缺乏、未引流的脓疡、糖尿病等都会影响疗效。

（五）心理因素

患者的心理因素与药物疗效关系密切。安慰剂（placebo）是不具药理活性，但与临床试验药物具有相同形状的制剂（如含乳糖或淀粉的片剂或含盐水的注射剂）。安慰剂对心理因素控制的自主神经系统功能影响较大，如血压、心率、胃分泌、呕吐、性功能等。研究发现安慰剂可缓解高血压、疼痛、失眠、焦虑、咳嗽等症状，有效率可以达到 30%～50%。它在患者信心不足时还会引起不良反应。安慰剂在新药临床研究双盲对照中极其重要，可用以排除假阳性疗效或假阳性不良反应。安慰剂效应主要是由患者的心理因素引起的，医生的任何医疗活动，包括一言一行等服务态度都可能发挥安慰剂效应，因此，在临床上医护人员应主动关爱患者，充分发挥积极的心理治疗。

（六）长期反复用药引起的机体反应性变化

在连续用药一段时间后机体对药物的反应可能发生改变，主要表现为耐受性、耐药性、依赖性等。

1. 耐受性（tolerance） 机体连续用药后对药物的敏感性降低，需增加剂量才可保持原有效应，这种现象叫做耐受性。通常停药一段时间后，机体可重新恢复对药物的敏感性。药物在短期内产生的耐受性称快速耐受性，如麻黄碱在静脉注射 3～4 次后升压反应逐渐消失，临床用药 2～3 天后对支气管哮喘就不再有效。有时机体对某药产生耐受性后，对另一药物的敏感性也降低，称为交叉耐受性。

2. 耐药性（drug resistance） 长期应用化学治疗药物后，病原体及肿瘤细胞等对药物敏感性降低称为耐药性，也称抗药性。

3. 依赖性（dependence） 长期连续应用某些药物后，机体对药物产生生理上的或是精神上的依赖和需求，称为依赖性。生理依赖性也称躯体依赖性或成瘾性（addiction），是指反复用药所造成的一种依赖状态，停药可产生严重的生理功能的紊乱，称为戒断症状，严重者可危及生命。这类易成瘾的药品称为“麻醉药品”，必须严格管理、控制使用。精神依赖性也称心理依赖性，俗称习惯性，指用药后产生愉快满足的感觉，使用者在精神上渴望再次用药，并有主动觅药行为，停药后患者只表现主观不适，一般不出现戒断症状。这类药品多被列为“精神药品”，也必须加强管理，合理使用。

4. 药物滥用（drug abuse） 无病情根据的长期大量的自我用药，称为药物滥用，是造成依赖性的主要原因。麻醉药品的滥用不仅对用药者危害极大，对社会危害也大。吗啡、可卡因、大麻及其同类药都属于麻醉药品。

考点：影响药物作用的机体因素

自测题

一、选择题

【A 型题】

1. 药物效应动力学是研究（　　）
   A. 药物对机体的作用及作用机制
   B. 机体对药物的处置的科学
   C. 药物临床用量
   D. 药物作用原理
   E. 机体对药物的反应
2. 药物作用是指（　　）
   A. 药物引起机体器官原有功能的变化
   B. 药物具有的特异性作用
   C. 对不同脏器的选择性作用
   D. 药物与机体细胞间的初始反应
   E. 对机体器官兴奋或抑制作用
3. 药物的吸收过程是指（　　）
   A. 药物与作用部位结合的过程
   B. 药物进入胃肠道的过程
   C. 药物随血液分布到各组织器官的过程
   D. 药物从给药部位进入血液循环的过程
   E. 药物从胃肠道进入体内的过程

4. 药物的肝肠循环可影响（ ）
A. 药物的体内分布 B. 药物的代谢
C. 药物作用出现快慢 D. 药物作用持续时间
E. 肝肾功能
5. 弱酸性药在碱性尿液中（ ）
A. 解离多，重吸收多，排泄快
B. 解离少，重吸收少，排泄快
C. 解离多，重吸收多，排泄慢
D. 解离多，重吸收少，排泄快
E. 解离少，重吸收少，排泄慢
6. 药物作用开始快慢取决于（ ）
A. 药物的转运方式 B. 药物的排泄快慢
C. 药物的吸收快慢 D. 药物的血浆半衰期
E. 患者的病情
7. 连续给药后，药物达稳态血浓度需要经过多少个 $t_{1/2}$（ ）
A. 1 个 $t_{1/2}$ B. 3 个 $t_{1/2}$
C. 5 个 $t_{1/2}$ D. 7 个 $t_{1/2}$
E. 与 $t_{1/2}$ 关系不大
8. 某患者应用双香豆素治疗血栓栓塞性疾病，后因失眠加用苯巴比妥，结果患者的凝血酶原时间比未加苯巴比妥时缩短，这是因为（ ）
A. 苯巴比妥对抗双香豆素的作用
B. 苯巴比妥诱导肝药酶使双香豆素代谢加速
C. 苯巴比妥抑制凝血酶
D. 患者对双香豆素产生了耐药性
E. 苯巴比妥抗血小板聚集
9. 大多数药物通过生物膜的转运方式是（ ）
A. 主动转运 B. 被动转运
C. 易化扩散 D. 滤过
E. 经离子通道
10. 口服给药，为了迅速达到坪值，并维持其疗效，应采用的给药方案是（ ）
A. 首剂加倍（$2D$），维持剂量及给药间隔时间 $2D/2t_{1/2}$
B. 首剂加倍（$2D$），维持剂量及给药间隔时间 $D/2t_{1/2}$
C. 首剂加倍（$2D$），维持剂量及给药间隔时间 $2D/t_{1/2}$
D. 首剂加倍（$2D$），维持剂量及给药间隔时间 $D/t_{1/2}$
E. 首剂加倍（$2D$），维持剂量及给药间隔时间 $2D/0.5t_{1/2}$
11. 某患者患顽固性失眠症伴焦虑，长期服用地西泮，开始时每晚服 5mg 即可入睡，半年后每晚服 10mg 仍不能入睡，这是因为机体对药物产生了（ ）
A. 耐药性 B. 个体差异
C. 依赖性 D. 耐受性
E. 首过消除
12. 患者因心绞痛医生给予硝酸甘油，并特别嘱其要舌下含服，而不采用口服，这是因为（ ）
A. 可使毒性反应降低 B. 可使副作用减小
C. 防止耐药性产生 D. 避开首过消除
E. 防止耐受性产生
13. 下列口服给药叙述错误的选项是（ ）
A. 口服给药是最常用的给药途径
B. 口服给药不适用于昏迷危重患者
C. 口服给药不适用于首过消除大的药物
D. 大多数药物口服吸收快而完全
E. 胶囊剂一般不适宜老人与小孩口服
14. 下列药物和血浆蛋白结合后正确的叙述项是（ ）
A. 结合型受血浆蛋白含量影响
B. 结合后药理活性增强
C. 是一种不可逆的结合
D. 结合后可通过生物膜转运
E. 结合后药物排泄加快
15. A 和 B 两药竞争性与血浆蛋白结合，单用 A 药 $t_{1/2}$ 为 3 小时，两药合用后 $t_{1/2}$ 是（ ）
A. 小于 3 小时 B. 大于 3 小时
C. 等于 3 小时 D. 大于 15 小时
E. 没有变化
16. 药物在体内代谢和被机体排出体外称（ ）
A. 解毒 B. 灭活 C. 消除
D. 排泄 E. 作用消失
17. A、B、C 三药的 LD_{50} 分别为 40mg/kg、40mg/kg、60mg/kg，ED_{50} 分别为 10mg/kg、20mg/kg、20mg/kg，比较三药安全性大小的顺序应为（ ）
A. A＞B=C B. A＜B＜C C. A＞B＞C
D. A＞C＞B E. A=B＞C
18. 体液的 pH 可影响药物跨膜转运，主要是改变（ ）
A. 药物的解离度 B. 药物的 PKa
C. 分子量大小 D. 药物的溶解度
E. 生物膜的通透性
19. 药物的副作用是在下列那种剂量时产生的（ ）
A. 中毒量 B. 治疗量 C. 极量
D. 最小中毒量 E. 有效量
20. 药物与受体结合后，能否兴奋受体则取决于下列哪一因素（ ）
A. 药物分子量大小 B. 药物的亲和力
C. 是否有内在活性 D. 药物剂量的大小
E. 机体的反应性

【B 型题】

（第 21～22 题备选答案）
A. 毒性较大 B. 副反应较多
C. 容易过敏 D. 24 小时
E. 36 小时
21. 选择性低的药物，在治疗量时往往可以看到（ ）
22. 某药的 $t_{1/2}$ 为 7 小时，一次给药后，估计多长时间该药已在体内消除（ ）
（第 23～24 题备选答案）
A. 吸收过程 B. 消除过程
C. 转运过程 D. 耐受性
E. 耐药性

23. 药物的生物利用度取决于以上哪个因素（　　）
24. 反复多次给药后病原体对该药的敏感性下降称为（　　）

（第25～26题备选答案）

A. 作用增强　B. 作用减弱
C. 作用不变　D. 原形从肾排出增加
E. 极性增高

25. 老年人的血浆蛋白较年轻人低，当用成人剂量后，可能出现的反应是（　　）
26. 药物的代谢可分为两个步骤，经过第二步骤后，药物表现为（　　）

（第27～31题备选答案）

A. 患者服治疗量的伯氨喹所致的溶血反应
B. 强心苷所致的心律失常
C. 四环素和氯霉素所致的二重感染
D. 阿托品在治疗量解除胃肠痉挛时所致的口干、心悸
E. 巴比妥类药物所致的次晨宿醉现象

27. 属毒性反应的是（　　）
28. 属后遗效应的是（　　）
29. 属继发反应的是（　　）
30. 属特异质反应的是（　　）
31. 属副反应的是（　　）

【X型题】

32. 下列哪些选项属于副反应（　　）
A. 口干　B. 尿频　C. 戒断症状
D. 皮肤干燥　E. 听力下降
33. 有关药物与血浆蛋白结合的正确描述是（　　）
A. 结合型有药理活性，而游离型无药理活性
B. 可影响药物的转运
C. 结合是可逆的
D. 结合率低，药物作用强
E. 结合率高，药物作用强
34. 影响药效学的相互作用包括（　　）
A. 生理性拮抗　B. 干扰神经递质转运
C. 协同作用　D. 受体水平拮抗
E. 敏感化作用
35. 肝功能不良患者在使用药物时，应适当采取下列何种措施（　　）
A. 增加给药次数　B. 增加药物剂量
C. 延长给药间隔时间　D. 缩短给药间隔时间
E. 避免使用经肝代谢的药物

二、简答题

1. 血浆半衰期的临床意义是什么？
2. 巴比妥类药物过量中毒时，可以采取哪些措施来解救？
3. 根据我们在药理学总论中所学知识解释药物产生耐受性的原因有哪些。

（樊一桥）

第二篇

作用于传出神经系统的药物

第2章

传出神经系统药物

第1节 概 论

一、传出神经系统的分类

传出神经系统包括自主神经和运动神经，前者又分为交感神经和副交感神经，主要支配心肌、平滑肌和腺体等效应器，后者则支配骨骼肌。自主神经自中枢神经系统发出后，都要进入神经节更换神经元，然后到达效应器，因此，自主神经有节前纤维和节后纤维之分。运动神经自中枢发出后，中途不更换神经元，直接到达骨骼肌，没有节前纤维和节后纤维之分（图2-1）。以上是传出神经系统的解剖学分类。此外，传出神经系统还可按递质分类。传出神经末梢释放的递质主要为乙酰胆碱（acetylcholine，ACh）和去甲肾上腺素（noradrenaline，NA），根据神经末梢释放的递质不同，传出神经系统又可分为胆碱能神经和去甲肾上腺素能神经。

1. 胆碱能神经 指能自身合成、贮存乙酰胆碱，兴奋时其末梢释放乙酰胆碱的神经。包括：①运动神经；②交感和副交感神经的节前纤维；③副交感神经节后纤维；④极少数交感神经节后纤维，如支配汗腺分泌的交感神经、支配骨骼肌血管舒张的交感神经。

2. 去甲肾上腺素能神经 指能自身合成、贮存去甲肾上腺素，兴奋时其末梢释放去甲肾上腺素的神经。绝大多数交感神经节后纤维属于这种神经。

除上述两类神经外，还有多巴胺能神经、5-羟色胺能神经、嘌呤能神经和肽能神经。它们主要在局部发挥调节作用。

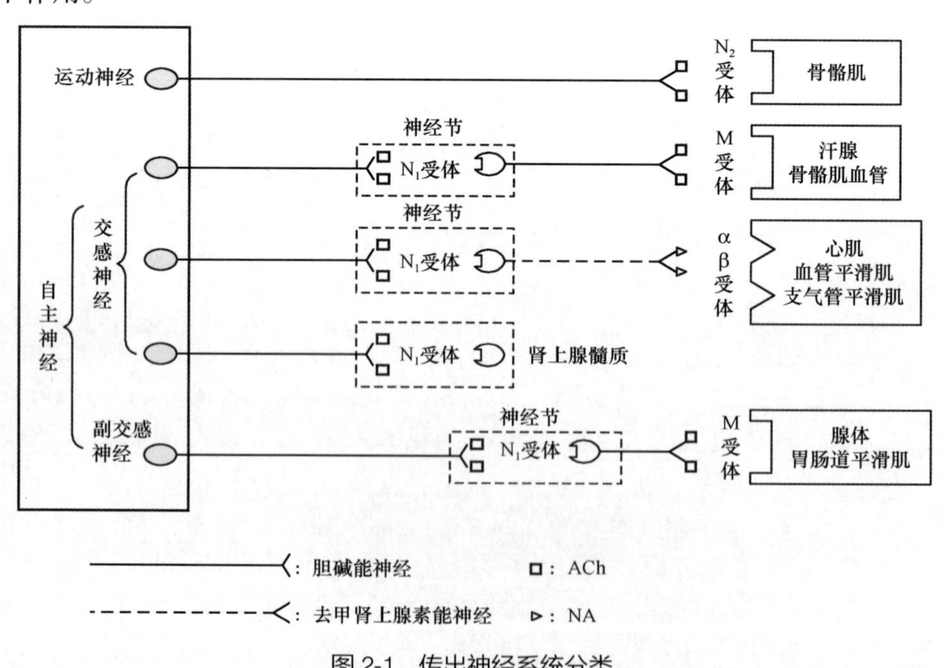

图2-1 传出神经系统分类

当神经冲动到达神经末梢时，其释放的递质作用于次一级神经元或效应器细胞膜上的受体而发生效应。作用于传出神经系统的药物通过影响递质或受体功能而发挥药理作用。

二、传出神经系统递质

传出神经系统的主要递质有乙酰胆碱和去甲肾上腺素。

链 接 神经递质的发现

100 多年前人们曾推测，神经冲动到达神经末梢时，可能释放出了某种化学物质，但缺乏实验依据。1921 年德国科学家 Loewi 通过两个离体蛙心实验，第一次证明了神经递质的存在。他发现，当刺激甲蛙心迷走神经时，甲蛙心活动减弱，将甲蛙心灌注液注入另一个去迷走神经支配的乙蛙心时，乙蛙心活动也减弱。实验说明甲蛙心迷走神经兴奋时释放了某种化学物质，使乙蛙心抑制。后来 Dale 证明这种物质就是乙酰胆碱。这就是最早被鉴定的神经递质。由于这一重大发现，Loewi 和 Dale 共同获得 1936 年诺贝尔生理学或医学奖。20 世纪 40 年代，von Euler 又证明了交感神经节后纤维释放的递质是去甲肾上腺素。

（一）去甲肾上腺素的合成、贮存、释放和消除

NA 的合成原料是酪氨酸，酪氨酸从血液进入神经元后，在酪氨酸羟化酶催化下生成多巴，再经多巴脱羧酶的催化，生成多巴胺（dopamine，DA），DA 进入囊泡中，经多巴胺 β-羟化酶的催化，转变为 NA。在肾上腺髓质中的 NA 还可以经酶甲基化生成肾上腺素（adrenaline，AD）。NA 贮存于神经末梢囊泡中。当神经冲动到达末梢时，Ca^{2+}进入神经末梢，促使囊泡移动，并与突触前膜融合，形成裂孔，通过裂孔将囊泡内的递质释放至突触间隙，这一过程称为胞裂外排。递质与效应器细胞膜上的受体结合产生效应，并以下列三种方式失活：经突触前膜摄取进入神经末梢内而使作用消失，这种摄取称为摄取$_1$（uptake1），其摄取量为释放量的 75%～95%。摄取$_1$是一种主动转运机制，其转运蛋白称为胺泵。摄入神经末梢的去甲肾上腺素大部分被摄入囊泡重新贮存以供下次释放，未进入囊泡的去甲肾上腺素则被线粒体膜上的单胺氧化酶（MAO）破坏；突触后组织如心肌、平滑肌等也能摄取去甲肾上腺素，称为摄取$_2$（uptake2）。此种摄取之后，即被细胞内的儿茶酚氧位甲基转移酶（COMT）和 MAO 所破坏；此外，尚有小部分去甲肾上腺素从突触间隙扩散到血液中，最后被肝、肾等处的 COMT 和 MAO 所破坏（图 2-2）。

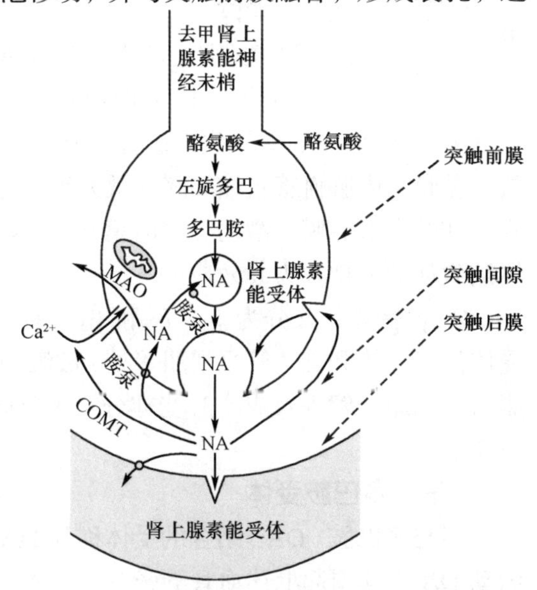

图 2-2 去甲肾上腺素的合成、贮存、释放和消除

（二）乙酰胆碱的合成、贮存、释放和消除

ACh 在胆碱能神经末梢的胞质中形成，由胆碱和乙酰辅酶 A 在胆碱乙酰化酶催化下合成，然后转运到囊泡中贮存。当神经冲动到达末梢时，囊泡内 ACh 以胞裂外排方式释放到突触间隙，并与突触后膜上的受体结合产生效应，然后迅即被突触部位的胆碱酯酶水解为胆碱和乙酸，一般在释放后一至数毫秒之内即被此酶水解而失效（图 2-3）。

考点：传出神经递质的合成、贮存、释放与消除

三、传出神经系统受体及其效应

传出神经系统的受体主要分为胆碱受体、肾上腺素受体、多巴胺受体。

（一）胆碱受体

能与乙酰胆碱结合的受体称为胆碱受体。胆碱受体可分为两类。

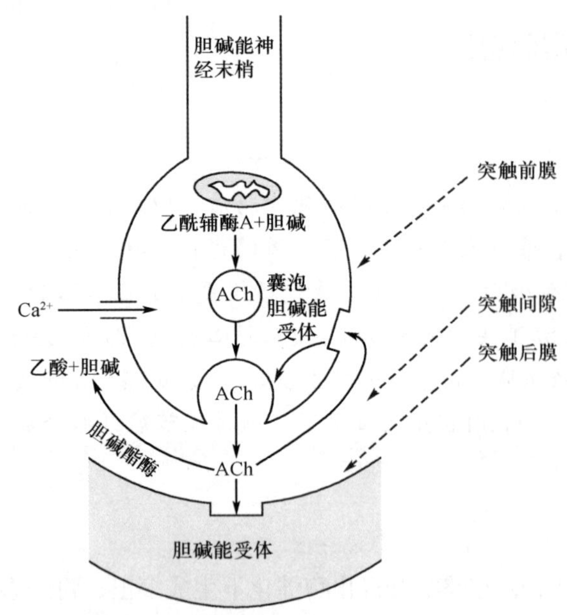

图 2-3 乙酰胆碱的合成、贮存、释放和消除

1. 毒蕈碱型胆碱受体 指能与毒蕈碱结合的胆碱受体，简称 M 受体。位于胆碱能神经节后纤维所支配的效应器细胞膜上，如心脏、平滑肌、腺体等处。胆碱受体可分为 M_1～M_5 共 5 种亚型，各受体亚型分布不完全相同。ACh 激动 M 受体时主要表现为心脏抑制、血管扩张、支气管及胃肠道平滑肌收缩、腺体分泌增加、瞳孔缩小等。M 受体被激动的表现称为 M 样作用。

2. 烟碱型胆碱受体 指能与烟碱结合的胆碱受体，简称 N 受体。N 受体有 N_1 和 N_2 两种亚型。N_1 受体主要位于神经节突触后膜和肾上腺髓质细胞膜上。节前纤维末梢释放的 ACh 激动 N_1 受体时，表现为节后神经兴奋和肾上腺髓质分泌。N_2 受体位于骨骼肌细胞膜上。运动神经末梢释放的 ACh 激动 N_2 受体时表现为骨骼肌收缩。N 受体被激动的表现称为 N 样作用。

（二）肾上腺素受体

能与去甲肾上腺素或肾上腺素结合的受体称为肾上腺素受体。肾上腺素受体可分为 α 受体和 β 受体。

1. α 受体 又分为 α_1 和 α_2 两种亚型。能被哌唑嗪阻断的受体称为 α_1 受体，能被育亨宾阻断的受体称为 α_2 受体。α_1 受体位于血管、瞳孔开大肌、胃肠和膀胱括约肌等处。激动 α_1 受体主要表现为皮肤、黏膜、内脏血管收缩和瞳孔散大等。α_2 受体主要分布于去甲肾上腺素能神经突触前膜，也位于血管等处的突触后膜。激动突触前膜 α_2 受体，可抑制递质 NA 的释放，这是递质释放的自身调节。α 受体被激动的表现称为 α 效应。

2. β 受体 又分为 β_1、β_2 和 β_3 三种亚型。β_1 受体主要位于心脏，被激动时表现为心脏兴奋。β_2 受体位于血管和支气管平滑肌等处，被激动时主要表现为支气管平滑肌舒张、骨骼肌及冠状血管舒张、脂肪和糖原分解等效应。β_3 受体分布于脂肪细胞，兴奋时引起脂肪分解。β 受体被激动的表现称为 β 效应。

（三）多巴胺受体

能与多巴胺（DA）结合的受体称为 DA 受体。主要分布在肾血管、冠状血管和肠系膜血管等部位。激动 DA 受体引起上述血管舒张。

受体不仅存在于突触后膜，也存在于突触前膜。突触前膜受体对递质释放起着反馈调节作用。

考点：传出神经受体的类型及效应

多数器官接受胆碱能神经及去甲肾上腺素能神经双重支配。在同一器官上，两种神经所产生的效应往往是相互拮抗的，但在中枢神经系统的调节下，其功能既拮抗又统一，这种对立的统一保证了内脏器官活动的协调性（表 2-1）。

表 2-1 传出神经系统受体效应

效应器	去甲肾上腺素能神经兴奋		胆碱能神经兴奋	
	受体	效应	受体	效应
心脏				
心肌	β_1	收缩力加强*	M	收缩力减弱
窦房结	β_1	心率加快	M	心率减慢*
传导系统	β_1	传导加快	M	传导减慢*

续表

效应器	去甲肾上腺素能神经兴奋		胆碱能神经兴奋	
	受体	效应	受体	效应
血管				
皮肤、黏膜	α	收缩*		
腹腔内脏	α_1、β_2	收缩*；舒张		
骨骼肌	α、β_2	收缩；舒张*	M	舒张（交感）
冠状动脉	α、β_2	收缩；舒张*	M	舒张
支气管	β_2	舒张	M	收缩*
胃肠道				
胃肠壁	β_2	舒张	M	收缩*
括约肌	α_1	收缩	M	舒张
胆囊与胆道	β_2	舒张	M	收缩*
膀胱				
逼尿肌	β_2	舒张	M	收缩*
括约肌	α_1	收缩	M	舒张
眼				
瞳孔括约肌			M	收缩（瞳孔缩小）
瞳孔开大肌	α_1	收缩（瞳孔散大）		
睫状肌	β_2	舒张（远视）	M	收缩（近视）
腺体				
汗腺	α_1	手心、脚心分泌	M	全身分泌（交感）*
唾液腺			M	分泌*
胃肠及呼吸道	α	分泌	M	分泌
代谢				
脂肪分解	β_1、β_3	增加		
肝糖原分解	α、β_2	增加		
肌糖原分解	β_2	增加		
交感神经节			N_1	兴奋
肾上腺髓质			N_1	分泌
骨骼肌	β_2	收缩	N_2	收缩

注：*表示占优势

四、传出神经系统药物的基本作用

（一）直接作用于受体

许多药物能直接与胆碱受体或肾上腺素受体结合。结合后，若激动受体，产生与递质相似的作用则称为受体激动药。若结合后不激动受体并阻止递质与受体结合，产生与递质相反的作用则称为受体阻断药或拮抗药。

（二）影响递质

1. 影响递质的生物合成　直接影响递质生物合成的药物较少，且无临床应用价值，仅作为药理学研究的工具药。

2. 促进递质释放　麻黄碱、间羟胺等药物能促进神经末梢释放去甲肾上腺素而发挥作用。

3. 影响递质的生物转化　ACh 经胆碱酯酶水解失活，胆碱酯酶抑制药阻止 ACh 的水解，提高其在突触间隙的浓度而发挥拟胆碱作用。

4. 影响递质贮存　利血平抑制神经末梢囊泡对去甲肾上腺素的摄取，使囊泡内去甲肾上腺素逐渐减少以至耗竭，从而表现为拮抗去甲肾上腺素能神经的作用。

五、传出神经系统药物的分类

传出神经系统药物分类见表 2-2。

表 2-2 传出神经系统药物的分类

拟似药	阻断药
（一）胆碱受体激动药	（一）胆碱受体阻断药
1. M、N 受体激动药（卡巴胆碱）	1. M 受体阻断药
2. M 受体激动药（毛果芸香碱）	（1）非选择性 M 受体阻断药（阿托品）
3. N 受体激动药（烟碱）	（2）M_1 受体阻断药（哌仑西平）
（二）抗胆碱酯酶药（新斯的明）	2. N 受体阻断药
（三）肾上腺素受体激动药	（1）N_1 受体阻断药（樟磺咪芬）
1. α、β 受体激动药（AD）	（2）N_2 受体阻断药（筒箭毒碱）
2. α 受体激动药	（二）胆碱酯酶复活药（碘解磷定）
（1）α_1、α_2 受体激动药（NA）	（三）肾上腺素受体阻断药
（2）α_1 受体激动药（去氧肾上腺素）	1. α 受体阻断药
（3）α_2 受体激动药（可乐定）	（1）α_1、α_2 受体阻断药（酚妥拉明）
3. β 受体激动药	（2）α_1 受体阻断药（哌唑嗪）
（1）β_1、β_2 受体激动药（异丙肾上腺素）	（3）α_2 受体阻断药（育亨宾）
（2）β_1 受体激动药（多巴酚丁胺）	2. β 受体阻断药
（3）β_2 受体激动药（沙丁胺醇）	（1）β_1、β_2 受体阻断药（普萘洛尔）
	（2）β_1 受体阻断药（阿替洛尔）
	（3）β_2 受体阻断药（布他沙明）
	3. α、β 受体阻断药（拉贝洛尔）

第 2 节 胆碱受体激动药及胆碱酯酶抑制药

一、胆碱受体激动药

胆碱受体激动药（cholinoceptor agonists）是一类直接激动胆碱受体，产生与乙酰胆碱相似作用的药物。根据激动的受体类型，胆碱受体激动药可分为 M、N 受体激动药、M 受体激动药和 N 受体激动药。N 受体激动药无临床应用价值，仅作为药理研究的工具药。

（一）M、N 受体激动药

卡 巴 胆 碱

卡巴胆碱（carbachol）作用与 ACh 相似，但不易被胆碱酯酶水解，作用时间较长，因副作用较多，目前主要用于局部滴眼，治疗青光眼。

（二）M 受体激动药

案例 2-1

患者，男性，47 岁。左眼胀痛，眼球充血，视力极度下降；患眼侧头部剧痛，眼眶周围、鼻窦、耳根、牙齿疼痛并有恶心、呕吐、出汗等症状；看到白炽灯周围出现彩色晕轮或像雨后彩虹（虹视现象）；眼球坚硬，测眼压明显升高。医院诊断为左眼急性闭角型青光眼。遵医嘱用 2%毛果芸香碱滴左眼数次，2 小时后，眼部症状减轻。

问题与思考： 1. 毛果芸香碱为何能治疗青光眼？

2. 用毛果芸香碱滴眼时应注意什么？

毛果芸香碱

毛果芸香碱（pilocarpine，匹鲁卡品）是从毛果芸香属植物中提取的生物碱，也能人工合成。

【药理作用】 能直接激动 M 受体，产生 M 样作用。对眼和腺体的作用最明显。

1. 眼 滴眼后能引起缩瞳、降低眼压和调节痉挛等作用。

（1）缩瞳：虹膜内有两种平滑肌，一种是瞳孔括约肌，受动眼神经中的副交感神经纤维（胆碱能神经）支配，兴奋时瞳孔括约肌收缩，瞳孔缩小；另一种是瞳孔开大肌，受去甲肾上腺素能神经支配，兴奋时瞳孔开大肌向外周收缩，瞳孔扩大。毛果芸香碱可激动瞳孔括约肌 M 受体，使瞳孔括约肌收缩，表现为瞳孔缩小。

（2）降低眼压：房水是从睫状体上皮细胞分泌及后房血管渗出产生的，经瞳孔流入前房，到达前房角间隙，主要经小梁网（滤帘）流入巩膜静脉窦，最后回流入静脉（图 2-4）。毛果芸香碱可通过缩瞳作用使虹膜向中心拉紧，虹膜根部变薄，从而使处在虹膜周围部分的前房角间隙扩大，房水易于经小梁网进入巩膜静脉窦，使眼压下降。

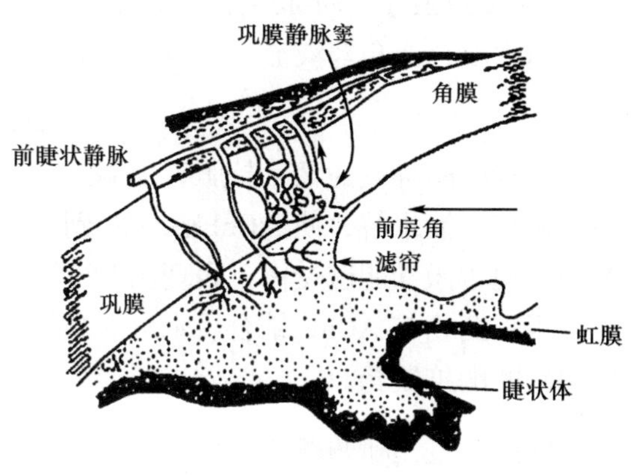

图 2-4　房水循环示意图

→：箭头方向为房水回流的方向

（3）调节痉挛：眼在视近物时，通过晶状体聚焦，使物体成像于视网膜上，从而看清物体的过程称为眼调节。眼睛的调节主要取决于晶状体的曲度变化。睫状肌通过睫状小带控制晶状体的曲度，睫状肌由环状和辐射状两种平滑肌纤维组成，其中以胆碱能神经（动眼神经）支配的环状肌纤维为主。毛果芸香碱可使环状肌向瞳孔中心方向收缩，结果使睫状小带放松，晶状体变凸，屈光度增加，此状态下，看近物清楚，看远物模糊。药物的这种作用称为调节痉挛（图 2-5）。

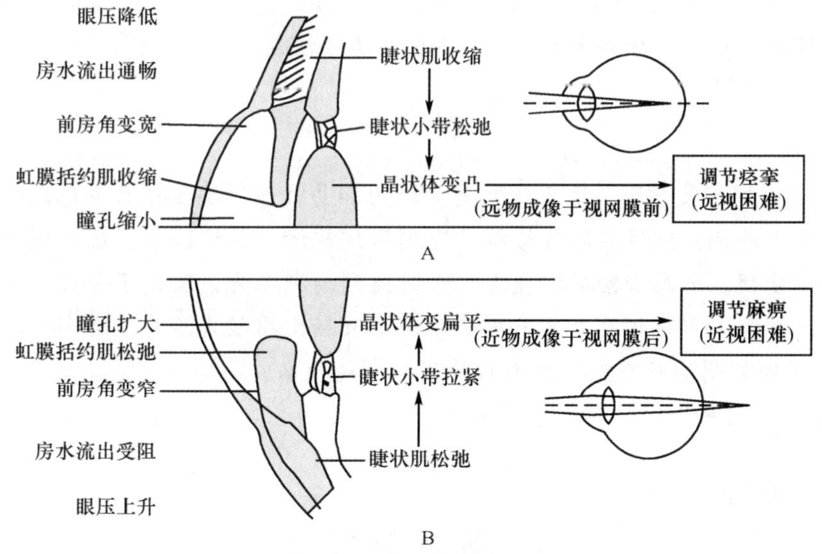

图 2-5　拟胆碱药和抗胆碱药对眼睛作用示意图

A. 拟胆碱药的作用；B. 抗胆碱药的作用

2. 腺体 本品吸收后能激动腺体上的 M 受体，汗腺和唾液腺分泌增加最明显。

【临床应用】

1. 青光眼 青光眼的主要特征是眼压增高，可引起头痛、视力减退等症状，严重时可致失明。按病理改变不同，可分为闭角型青光眼和开角型青光眼两种。闭角型青光眼（急性或慢性充血性青光眼）

患者前房角狭窄，房水回流受阻，导致眼压增高。毛果芸香碱滴眼后可使闭角型青光眼患者瞳孔缩小，前房角间隙扩大，眼压下降，疗效较佳。开角型青光眼（慢性单纯性青光眼）无前房角狭窄和闭塞情况，而是由于小梁网本身及巩膜静脉窦发生变性或硬化，阻碍了房水回流，引起眼压升高。毛果芸香碱对开角型青光眼的早期也有一定疗效，可能是通过扩张巩膜静脉窦周围的小血管及收缩睫状肌后，小梁网结构发生改变而使眼压下降。常用 1%～2%溶液滴眼，用后数分钟可致眼压降低，作用可维持 4～8 小时，调节痉挛作用在 2 小时左右消失。

2. 虹膜炎 与扩瞳药交替应用，可防止虹膜与晶状体粘连。

3. 其他 可用于 M 受体阻断药阿托品中毒的解救。

【不良反应】 局部应用副作用小，但滴眼浓度过高时，可使睫状肌痉挛引起眼痛等症状。滴眼时应压迫内眦，避免药液流入鼻腔吸收而产生副作用。

二、胆碱酯酶抑制药

胆碱酯酶抑制药又称抗胆碱酯酶药。本类药与 ACh 相似，也能与 AChE 结合，但形成的复合物水解较慢或不能水解，使 AChE 活性受到抑制，导致胆碱能神经末梢释放的乙酰胆碱得不到及时水解而堆积，通过激动胆碱受体，表现出 M 样作用及 N 样作用。

根据药物与 AChE 结合后水解的难易，胆碱酯酶抑制药分为两类：易逆性胆碱酯酶抑制药和难逆性胆碱酯酶抑制药。

链 接 乙酰胆碱酯酶及其水解乙酰胆碱的过程

乙酰胆碱酯酶（AChE）是一种糖蛋白，其表面的活性中心有两个能与 ACh 结合的部位，即带负电荷的阴离子部位和酯解部位。酯解部位含有一个由丝氨酸的羟基构成的酸性作用点和一个由组氨酸咪唑环构成的碱性作用点，两者通过氢键结合，增强了丝氨酸羟基的亲核活性，使之易与 ACh 结合。AChE 水解乙酰胆碱的过程可分为三个步骤：①ACh 结构中带正电荷的季铵阳离子氮，以静电引力与 AChE 的阴离子部位相结合，同时结构中的羰基碳与 AChE 酯解部位的丝氨酸的羟基以共价键结合，形成 ACh 和 AChE 的复合物；②ACh 与 AChE 复合物裂解成胆碱和乙酰化胆碱酯酶；③乙酰化胆碱酯酶迅速水解，分离出乙酸，AChE 的活性恢复。

案例 2-2

患者，女性，23 岁，大学生。近来感觉全身乏力和易疲劳，甚至梳头也感到吃力，时有眼睑下垂，上楼梯时曾几次跌倒，但休息后可缓解，遂到医院就诊。体格检查：反复闭目致眼睑下垂，凝视一处稍久便出现复视，令患者紧握检查者双手时感到渐渐无力，反复下蹲后起立困难，查血清胆碱受体抗体增高。诊断：重症肌无力。采用新斯的明及糖皮质激素治疗，逐渐好转。

问题与思考： 1. 新斯的明治疗重症肌无力的作用机制是什么？

2. 新斯的明应用时应注意哪些问题？

（一）易逆性胆碱酯酶抑制药

新 斯 的 明

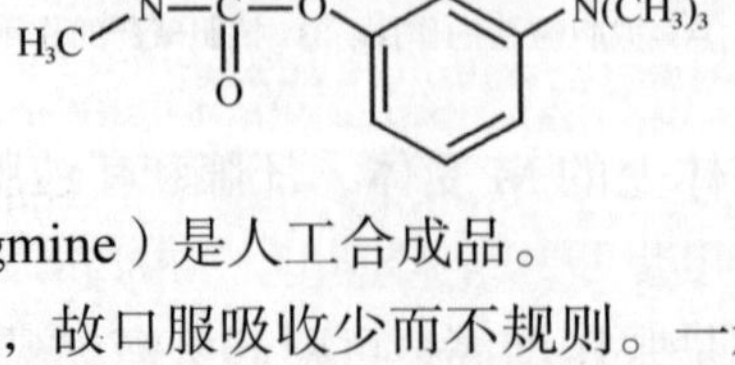

H_3C, H_3C —N—C(=O)—O—(苯环)—$\overset{+}{N}(CH_3)_3$

新斯的明（neostigmine，prostigmine）是人工合成品。

【体内过程】 为季铵类化合物，故口服吸收少而不规则。一般口服剂量为皮下注射量的 10 倍以上。不易透过血脑屏障，无明显的中枢作用。也不易透过角膜，故对眼的作用也较弱。

【药理作用】　新斯的明对心血管、腺体、眼和支气管平滑肌作用较弱，对胃肠道和膀胱平滑肌有较强的兴奋作用；而对骨骼肌的兴奋作用最强，因为它除通过抑制胆碱酯酶而发挥作用外，还能直接激动骨骼肌运动终板上的 N_2 胆碱受体及促进运动神经末梢释放乙酰胆碱。

【临床应用】

1. **重症肌无力**　是一种影响神经肌肉传递的自身免疫性疾病。其主要特征是肌肉经过短暂重复的活动后，出现肌无力症状，可表现为四肢无力、咀嚼和吞咽困难、眼睑下垂、严重者可致呼吸困难。多数患者血清中有胆碱受体的抗体，与胆碱受体结合后，阻碍乙酰胆碱与受体结合，并诱导受体解体，使运动终板胆碱受体数量减少。新斯的明通过 N 样作用，可改善肌无力症状。

2. **腹气胀和尿潴留**　新斯的明能兴奋胃肠道平滑肌及膀胱逼尿肌，促进排气和排尿，适用于手术后腹气胀和尿潴留。

3. **阵发性室上性心动过速**　在压迫眼球或颈动脉窦等兴奋迷走神经措施无效时，可用新斯的明，通过 M 样作用，使心室频率减慢。

4. **非去极化型骨骼肌松弛药中毒**　新斯的明的兴奋骨骼肌作用可对抗这类药的肌肉松弛作用。

【不良反应及禁忌证】　副作用较小，过量可产生恶心、呕吐、腹痛、肌肉颤动，甚至肌无力加重，称为“胆碱能危象”。禁用于机械性肠梗阻、尿路梗死和支气管哮喘患者。

考点：新斯的明的药动学特点、药理作用、临床应用和不良反应

吡斯的明

吡斯的明（pyridostigmine）作用类似于新斯的明，起效缓慢，持续时间较长。主要用于治疗重症肌无力，也可用于手术后腹气胀和尿潴留。过量中毒的危险较少。禁忌证同新斯的明。

依酚氯铵和安贝氯铵

依酚氯铵（edrophonium chloride）为短效胆碱酯酶抑制药，主要用于重症肌无力的鉴别诊断。安贝氯铵（ambenonium chloride）作用较持久，主要用于治疗重症肌无力，因 M 样副作用较新斯的明少，尤适于不能耐受新斯的明的患者。

毒扁豆碱

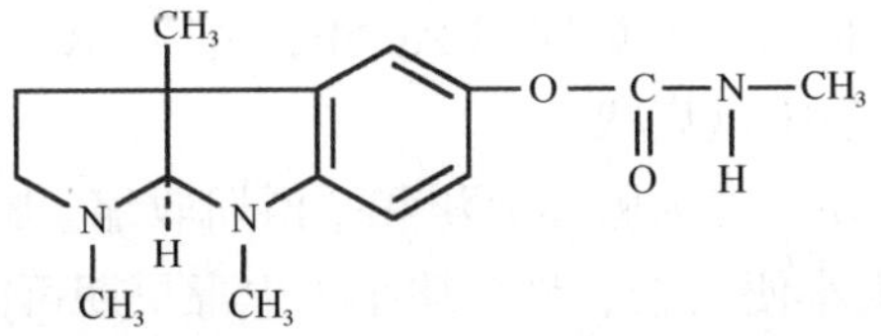

毒扁豆碱（physostigmine）又称依色林（eserine），是从非洲出产的毒扁豆种子中提取的生物碱，现已能人工合成。水溶液易被氧化成红色，应保存在棕色瓶内。

本品为叔胺类化合物，口服及注射均易吸收，也易于透过血脑屏障。吸收后在外周可出现拟胆碱作用。对中枢神经系统，小剂量兴奋，大剂量抑制，中毒时可引起呼吸麻痹。该药主要用于治疗青光眼，作用较毛果芸香碱强而持久，但刺激性较大，长期给药患者不易耐受，可先用本品滴眼数次，后改用毛果芸香碱维持疗效。由于收缩睫状肌的作用较强，可引起头痛。滴眼后 5 分钟即出现缩瞳，眼压下降作用可维持 1～2 天，调节痉挛现象消失较快。滴眼时应压迫内眦，避免药液流入鼻腔后吸收中毒。本品也可用于对抗阿托品类药物中毒。

考点：毒扁豆碱的作用特点

（二）难逆性胆碱酯酶抑制药——有机磷酸酯类

案例 2-3

患者，男性，19 岁。服敌敌畏约 150ml 后 2 小时被发现急送医院。入院查体：患者全身大汗，流涎，间断呕吐，尿失禁，双侧瞳孔 2mm，两肺可闻及湿啰音，血压 90/60mmHg，心率 100 次/分，

面部、肢体肌肉颤动，意识不清，呼吸浅慢，胆碱酯酶 10U。诊断为急性有机磷中毒。给予碳酸氢钠洗胃，静脉注射阿托品、氯解磷定等药物治疗。

问题与思考： 1. 有机磷中毒机制是什么？

2. 阿托品和氯解磷定解毒的依据是什么？

有机磷酸酯类（organophosphates）简称有机磷。有机磷与 AChE 结合牢固，难以裂解，时间稍久 AChE 活性便难以恢复，故称难逆性胆碱酯酶抑制药。有机磷主要用作农业和环境卫生杀虫剂，如敌百虫（dipterex）、乐果（rogor）、马拉硫磷（malathion）、敌敌畏（DDVP）、对硫磷（1605）和内吸磷（1059）等。有些则用作战争毒剂，如沙林（sarin）、梭曼（soman）等。有机磷中毒临床较多见，职业性中毒主要途径为经皮肤吸收或呼吸道吸入，非职业性中毒则大多经口摄入。

【中毒机制】 有机磷酸酯类分子中的磷原子具有亲电子性，能与 AChE 酯解部位丝氨酸羟基上具有亲核性的氧原子形成共价键结合，生成难以水解的磷酰化 AChE，结果使 AChE 失去水解乙酰胆碱的能力（图 2-6），造成乙酰胆碱在体内大量积聚，引起一系列中毒症状。若不及时抢救，酶在几分钟或几小时内发生“老化”。“老化”过程可能是磷酰化 AChE 的磷酰化基团上的一个烷氧基断裂，生成更稳定的单烷氧基磷酰化 AChE。此时即使用胆碱酯酶复活药，也不能恢复 AChE 的活性，必须等新生的 AChE 出现，才有水解 ACh 的能力，此过程需 15～30 天。因此一旦中毒，必须迅速抢救。

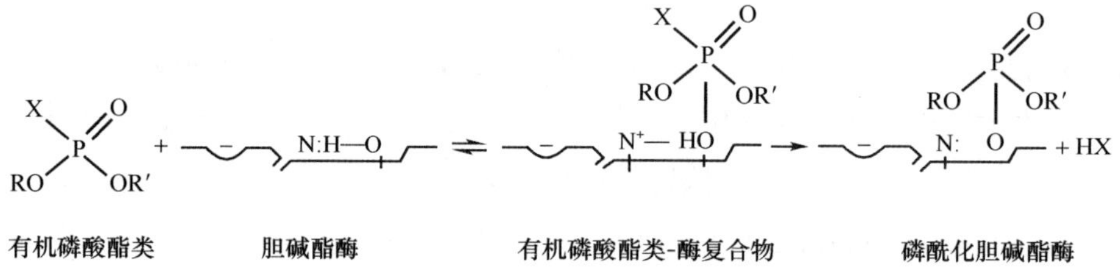

图 2-6 有机磷酸酯类抗胆碱酯酶作用示意图

【中毒症状】 有机磷酸酯类持久、严重抑制 AChE，造成 ACh 在体内大量堆积，过度激动胆碱受体，出现 M 样症状、N 样症状和中枢症状。

1. M 样症状 出现最早，主要表现为腺体分泌和平滑肌收缩。临床症状有多汗、流涎、流泪、流涕、恶心、呕吐、腹痛、腹泻、大小便失禁、瞳孔缩小（中毒早期可能不出现）、视物模糊、眼痛、支气管痉挛、分泌物增多、咳嗽、呼吸困难、心率减慢、血压下降。

2. N 样症状 ①骨骼肌症状：表现为肌肉震颤，常自眼睑、颜面和舌肌开始，逐渐发展至全身，最后转为肌无力，严重者可因呼吸肌麻痹而死亡。②神经节兴奋症状：节后胆碱能神经兴奋表现与 M 样症状一致，节后去甲肾上腺素能神经兴奋，表现为血压增高、心率加快等。

3. 中枢症状 脑内 ACh 浓度升高，表现为先兴奋，如烦躁不安、谵妄、抽搐，后可转为抑制，出现昏迷、呼吸中枢麻痹、血压下降等症状。

【中毒的解救】

1. 清除毒物 发现有机磷中毒后，应及时将患者撤离中毒环境，并迅速清除毒物以减少吸收。对由皮肤吸收者，可用温水和肥皂清洗皮肤。对口服中毒者，可选用清水或 1%食盐水或 2%碳酸氢钠水溶液或 0.02%高锰酸钾水溶液洗胃，然后再用硫酸钠导泻。但应注意，敌百虫中毒时禁用碱性溶液冲洗体表或洗胃，因敌百虫遇碱可转化为毒性更大的敌敌畏；而对硫磷等硫代磷酸酯类化合物中毒时则禁用高锰酸钾溶液洗胃，因对硫磷遇高锰酸钾可被氧化为毒性更大的对氧磷。

2. 特异性解毒药

（1）M受体阻断药：阿托品作为临床常用的M受体阻断药，能迅速解除有机磷酸酯类中毒的M样症状，也能解除部分中枢中毒症状，使昏迷患者苏醒。此外，大剂量阿托品还具有阻断神经节，对抗有机磷兴奋神经节的作用。但阿托品对N样症状无效，因此不能制止骨骼肌震颤，对中毒晚期的呼吸肌麻痹也无效，也无恢复AChE活性的作用，疗效不易巩固。因此须与AChE复活药合用，对中度和重度中毒病例，更须如此。但在两药合用的患者，当AChE复活后，机体可恢复对阿托品的敏感性，易发生阿托品中毒。因此，两药合用时，应适当减少阿托品的剂量。

阿托品的使用原则：早期、足量、反复使用，直至阿托品化。阿托品化的指标为：瞳孔扩大，口干，皮肤干燥，颜面潮红，微有不安或轻度躁动，肺部湿啰音消失，呼吸改善，意识障碍减轻或意识恢复。此时可根据病情减少剂量，维持治疗3～7天。有机磷酸酯类中毒患者，对阿托品的耐受量明显提高，故此时用量比常规用量要大，但不可认为剂量越大效果越好。国内有抢救有机磷急性中毒时过大剂量使用阿托品，导致严重阿托品中毒甚至死亡的报道。所以在应用阿托品的过程中，一方面要给足剂量确保阿托品化，另一方面要严格鉴别阿托品中毒，阿托品中毒表现为患者出现幻觉、谵妄、体温升高、心率加快等现象。

（2）胆碱酯酶复活药：可使被有机磷酸酯类抑制的AChE恢复活性。临床常用的药物有氯解磷定和碘解磷定等（详见胆碱酯酶复活药）。

考点：有机磷酸酯类的中毒机制、症状及中毒的解救

三、胆碱酯酶复活药

胆碱酯酶复活药（cholinesterase reactivator）是一类能使被有机磷抑制的AChE恢复活性的药物。这些药物都是肟类化合物（=NOH）。常用药有氯解磷定（pralidoxime chloride）、碘解磷定（pralidoxime iodide）和双复磷（obidoxime chloride）等。

碘解磷定

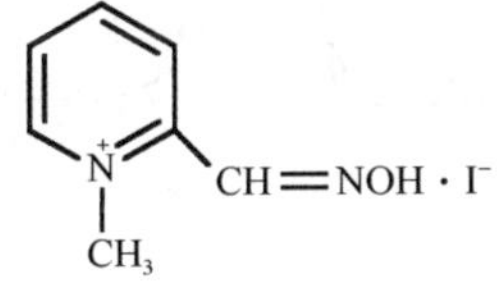

碘解磷定为最早应用的胆碱酯酶复活药。水溶性较低，水溶液不稳定，久置可释放出碘。

【体内过程】 静脉注射后在肝、肾、脾、心等器官的含量较多，肺、骨骼肌和血中次之。主要由肾脏排泄，部分在肝代谢。本药$t_{1/2}$不到1小时，故治疗中毒时需足量和反复给药。

【药理作用和作用机制】 碘解磷定以其带正电荷的季铵氮与被磷酰化的AChE的阴离子部位以静电引力相结合，结合后使其肟基趋向磷酰化AChE的磷原子，进而与磷酰基形成共价键结合，生成磷酰化AChE和碘解磷定复合物，后者进一步裂解成为磷酰化碘解磷定。同时使AChE游离出来，恢复其水解ACh的活性。

此外，碘解磷定也能与体内游离的有机磷结合，成为无毒的磷酰化碘解磷定由尿排出，从而阻止游离的有机磷继续抑制AChE。

【作用特点】

1. 恢复AChE活性的效果因不同有机磷中毒而有所差异。对内吸磷、马拉硫磷和对硫磷中毒的疗效较好，对敌百虫、敌敌畏中毒的疗效稍差，而对乐果中毒则无效。因乐果中毒时所形成的磷酰化AChE比较稳定，几乎不可逆，加之乐果乳剂含有苯，可能同时有苯中毒。

2. 恢复AChE活性作用对骨骼肌最为明显，能迅速制止肌束颤动；对自主神经系统功能的恢复较差；对中枢神经系统的中毒症状也有一定改善作用。

3. 不能直接对抗体内积聚的ACh的作用，故应与阿托品合用。

4. 对“老化的胆碱酯酶”无效，故应及早用药。

【不良反应】 一般治疗量时，毒性不大，但如静脉注射过快和剂量超过 2g 时，可产生轻度乏力、视物模糊、眩晕，有时出现恶心、呕吐和心动过速等。偶有咽痛和其他碘过敏反应。剂量过大，碘解磷定本身也可抑制胆碱酯酶，加重有机磷酸酯类的中毒程度。

考点：碘解磷定的作用特点、作用机制和不良反应

氯 解 磷 定

氯解磷定的药理作用与碘解磷定相似，但水溶性高，溶液较稳定，可肌内注射或静脉给药。特别适用于农村基层使用和初步急救。氯解磷定经肾排泄也较快，生物 $t_{1/2}$ 约 1.5 小时。副作用较碘解磷定小，偶见轻度头痛、头晕、恶心、呕吐等。由于氯解磷定给药方便，不良反应较小，现已逐渐取代了碘解磷定。

第 3 节 胆碱受体阻断药

胆碱受体阻断药（cholinoceptor blocking drugs）能与胆碱受体结合而不产生或极少产生拟胆碱作用，却能妨碍 ACh 或胆碱受体激动药与受体结合，从而产生抗胆碱作用。按其对 M 和 N 受体选择性的不同，可分为 M 胆碱受体阻断药和 N_1、N_2 胆碱受体阻断药。

一、M 胆碱受体阻断药

M 受体阻断药常用的药物有阿托品、山莨菪碱等。

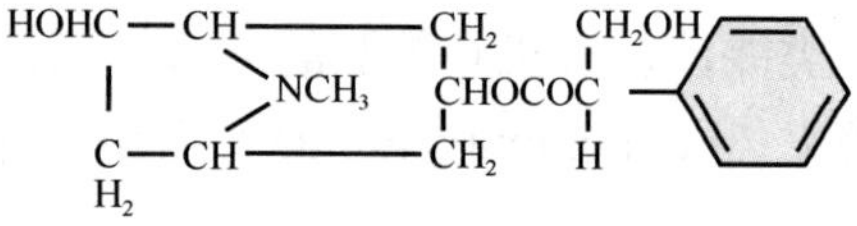

山莨菪碱

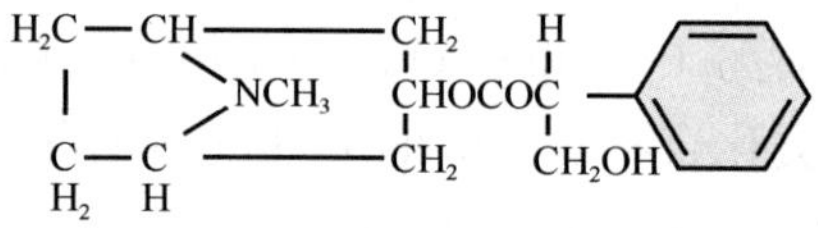

阿托品

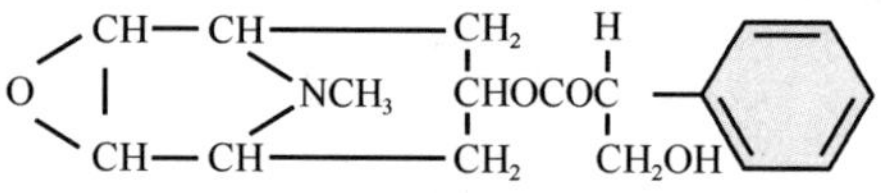

东莨菪碱

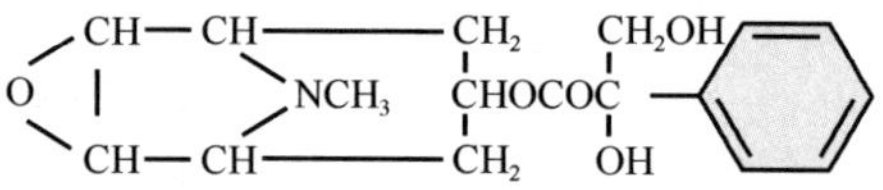

樟柳碱

案例 2-4

患者，女性，40 岁，既往有青光眼病史，因腹痛、腹泻 6 小时就医，诊断为急性胃肠炎。医生给予口服阿托品，每次 0.6mg，一天 3 次；诺氟沙星每次 0.4g，一天 2 次。该患者口服 2 次阿托品后感觉眼部疼痛不适、视物不清，伴头痛、恶心等症状。

问题与思考：患者用药后出现上述症状的原因是什么？

（一）阿托品和阿托品类生物碱

阿 托 品

阿托品（atropine）是从茄科植物颠茄和曼陀罗中提取的生物碱，天然存在于植物中的是左旋莨菪碱，在提取过程中，得到比较稳定的消旋莨菪碱，即阿托品。

【药理作用】

1. 腺体 阿托品阻断 M 受体，抑制腺体分泌，其中唾液腺和汗腺对阿托品最敏感，0.5mg 即可引起口干和皮肤干燥。剂量增大，抑制作用更为显著，同时泪腺和呼吸道分泌也明显减少。较大剂量可减少胃液分泌，但对胃酸浓度影响较小，因胃酸分泌还受体液因素调节。

2. 眼 阿托品阻断眼部 M 受体，引起扩瞳、升高眼压和调节麻痹作用。

（1）扩瞳和升高眼压：阿托品阻断瞳孔括约肌 M 受体，使瞳孔括约肌松弛，瞳孔开大肌功能占优势，从而扩瞳。由于瞳孔扩大，虹膜退向边缘，因而前房角间隙变窄，阻碍房水回流入巩膜静脉窦，

造成眼压升高（图 2-5）。

（2）调节麻痹：阿托品阻断睫状肌 M 受体，使其松弛而拉紧悬韧带，晶状体变扁平，其屈光度减低，只适于看远物，而不能将近物清晰地成像于视网膜上，故看近物模糊不清，此作用称为调节麻痹。

3. 内脏平滑肌　阿托品阻断平滑肌 M 受体，对痉挛的内脏平滑肌有较显著的解痉作用。其中对胃肠平滑肌及膀胱逼尿肌作用较强，对胆道、输尿管和支气管平滑肌的作用较弱，对子宫平滑肌影响小。

4. 心脏　治疗量阿托品（0.5mg）可使部分患者心率轻度、短暂地减慢，这与阻断突触前膜 M 受体，取消其对前膜递质释放的负反馈抑制，增加 ACh 释放有关。较大剂量（1～2mg）则竞争性阻断心脏 M 受体，解除迷走神经对心脏的抑制作用，使心率加快，传导加速。

5. 血管　治疗量阿托品对血管无显著影响；大剂量有扩张血管作用，可解除小血管痉挛，改善微循环，对皮肤血管扩张尤为显著，可出现皮肤红热。

6. 中枢神经系统　较大剂量时可兴奋中枢神经系统，出现烦躁不安；中毒剂量（如 10mg 以上）常致幻觉、谵妄、运动失调和惊厥等；严重中毒时，可由兴奋转入抑制，出现昏迷及呼吸麻痹，甚至呼吸衰竭。

【临床应用】

1. 解除平滑肌痉挛　对胃肠绞痛及膀胱刺激症状如尿频、尿急等疗效较好；对胆绞痛及肾绞痛的疗效较差，应与吗啡类镇痛药合用；也可用于治疗遗尿症。

2. 抑制腺体分泌　用于全身麻醉前给药，以减少呼吸道分泌物，防止分泌物阻塞气道及吸入性肺炎的发生，也可用于严重的盗汗和流涎症。

3. 用于眼科

（1）虹膜睫状体炎：阿托品松弛瞳孔括约肌和睫状肌，有利于炎症的消退，同时还可预防虹膜与晶状体的粘连。

（2）验光：利用阿托品的调节麻痹作用使晶状体固定，以便准确地测定晶状体的屈光度，适用于儿童验光。

（3）检查眼底：利用阿托品扩瞳作用，可用于检查眼底，但因其作用持续时间长，视力恢复较慢，常用作用时间较短的后马托品等替代。

4. 缓慢型心律失常　阿托品常用于治疗迷走神经过度兴奋所致的窦性心动过缓和房室传导阻滞，也可用于窦房结功能低下引起的室性异位节律。

5. 抗休克　对暴发型流行性脑脊髓膜炎、中毒性菌痢、中毒性肺炎等所致的感染性休克，可用大剂量阿托品解除血管痉挛，改善微循环。

6. 解救有机磷酸酯类中毒和某些毒蕈类的中毒。

【不良反应及中毒解救】　常见不良反应有口干、皮肤干燥、视物模糊、心率加快、便秘、排尿困难等。中毒时上述症状加重，并出现谵妄、幻觉、惊厥等中枢神经系统症状。严重中毒时，可由中枢兴奋转入抑制，产生昏迷和呼吸麻痹等。阿托品中毒时可用胆碱受体激动药毛果芸香碱解救，也可用胆碱酯酶抑制药如新斯的明、毒扁豆碱等解救。

【禁忌证】　青光眼、心动过速、高热、排尿困难者（如前列腺肥大）禁用。老年人慎用。

考点：阿托品的药理作用、临床应用、不良反应、中毒解救及禁忌证

山莨菪碱

山莨菪碱（anisodamine，654）是从我国茄科植物唐古特莨菪中提取的生物碱。其人工合成品称 654-2。

与阿托品相比，山莨菪碱的特点是对内脏平滑肌和血管平滑肌解痉作用选择性较高；抑制腺体分泌和扩瞳作用较弱；不易穿透血脑屏障，故中枢兴奋作用很弱。适用于感染性休克、内脏绞痛。副作

用与阿托品相似。青光眼患者禁用。

东莨菪碱

东莨菪碱（scopolamine）是从茄科植物洋金花、莨菪等中提取的一种左旋生物碱。与阿托品相比，东莨菪碱抑制腺体分泌作用较强，扩瞳、调节麻痹作用稍弱，对心血管作用较弱，中枢作用则表现为抑制。此外，还具有抗晕、止吐和抗震颤麻痹的作用，前者可能与其抑制内耳前庭功能、镇静及抑制胃肠道运动有关，后者可能与其阻断中枢胆碱受体有关。

临床主要用于：①麻醉前给药；②晕动病，与苯海拉明合用可增加效果；③帕金森病，可缓解流涎、震颤和肌强直等症状；④其他，可用于妊娠呕吐、放射病呕吐，代替洋金花进行中药麻醉（中药麻醉的主药洋金花，其主要成分为东莨菪碱）等。禁忌证同阿托品。

（二）阿托品的合成代用品

1. 合成扩瞳药 后马托品的扩瞳与调节麻痹作用的时间都比阿托品明显缩短，调节麻痹作用在用药后 24～36 小时消退（阿托品调节麻痹作用可持续 1～2 周），适用于一般眼科检查。但其调节麻痹作用不如阿托品完全，故儿童验光仍须用阿托品。托吡卡胺的特点是起效快而持续时间更短，应用同后马托品。

2. 合成解痉药

（1）季铵类解痉药：常用的有溴丙胺太林（普鲁本辛）。本品口服给药吸收较差，食物可妨碍其吸收，故宜在饭前服用，不易透过血脑屏障，很少发生中枢作用。治疗量可明显抑制胃肠平滑肌，并能不同程度减少胃液分泌。主要用于胃、十二指肠溃疡，也可用于遗尿症及妊娠呕吐。不良反应类似阿托品，中毒量可致神经肌肉传递阻断，引起呼吸麻痹。

（2）叔胺类解痉药：贝那替秦（胃复康）含叔胺基团，口服较易吸收，解痉作用较明显，也有抑制胃液分泌作用。此外尚有安定作用。适用于兼有焦虑症的溃疡病、肠蠕动亢进及膀胱刺激症状的患者。不良反应有口干、头晕及嗜睡等。

考点： 常用的阿托品合成代用品及其作用特点

二、N 胆碱受体阻断药

（一）N_1胆碱受体阻断药

N_1 胆碱受体阻断药能选择性地与神经节细胞的 N_1 胆碱受体结合，竞争性地阻止 ACh 与受体结合，使 ACh 不能引起神经节细胞除极化，从而阻断了神经冲动在神经节中的传递，故也称神经节阻断药。本类药阻断交感神经节，使节后去甲肾上腺素能神经功能减弱，导致血管扩张，血压下降；阻断副交感神经节，使节后胆碱能神经功能减弱，引起口干、便秘、视物模糊、尿潴留等反应。该类药过去曾用于治疗高血压，但由于其副作用多，且降压作用过强过快，易发生直立性低血压，现已少用。美卡拉明（美加明）和樟磺咪芬（阿方那特）可用于外科手术时控制性降压，以减少出血。

（二）N_2胆碱受体阻断药

N_2 胆碱受体阻断药也称骨骼肌松弛药，简称肌松药。主要作为外科麻醉时的辅助用药。根据其作用方式，可分为去极化型和非去极化型两类。

1. 去极化型肌松药 本类药物与骨骼肌终板膜上的 N_2 受体结合，产生与乙酰胆碱相似但较持久的去极化作用，使终板膜不能对乙酰胆碱起反应（处于不应状态），骨骼肌因而松弛。

琥珀胆碱

【体内过程】 琥珀胆碱（succinylcholine，司可林，scoline）在血液中被血浆假性胆碱酯酶迅速水解，首先水解成琥珀酰单胆碱，肌松作用大为减弱；然后又缓慢水解成为琥珀酸和胆碱，肌松作用消失。仅有不到 2%琥珀胆碱以原形从肾排泄。新斯的明抑制血浆假性胆碱酯酶，因而可加强和延长琥珀胆碱的作用。

【药理作用】 静脉注射后，患者先出现短时间肌束颤动。1 分钟内即转为松弛，约在 2 分钟时肌松作用最明显，在 5 分钟内作用消失。静脉滴注可延长肌松作用时间。该药可用于气管内插管、气管镜、食管镜等短时的操作，静脉滴注适用于较长时间的手术。

【不良反应】

（1）术后肌痛：与本药引起肌束颤动损伤肌梭有关。一般 3～5 天自愈，无须特殊处理。

（2）血钾升高：与本药引起肌肉持久去极化而释出钾离子有关。故在大面积烧伤、广泛性软组织损伤、偏瘫和脑血管意外等患者禁用，以免产生高血钾性心搏骤停。

（3）升高眼压：与本药引起眼外肌颤动有关。青光眼和白内障晶状体摘除术患者禁用。

（4）呼吸肌麻痹：可发生于过量或静脉滴注过快或有遗传性胆碱酯酶缺乏者。用时必须备有人工呼吸机。

【药物相互作用】 氨基糖苷类抗生素和多肽类抗生素在大剂量时，也有肌肉松弛作用，与琥珀胆碱合用时，易致呼吸麻痹；抗胆碱酯酶药、环磷酰胺、普鲁卡因等降低血浆胆碱酯酶活性而增强琥珀胆碱的作用；琥珀胆碱在碱性溶液中易分解，不宜与硫喷妥钠混合注射。

2. 非去极化型肌松药 又称竞争型肌松药，此类药物与骨骼肌终板膜上的 N_2 受体结合，不引起去极化，能竞争性地阻断 ACh 的去极化作用，使骨骼肌松弛。

筒 箭 毒 碱

筒箭毒碱（tubocurarine）是南美洲印第安人从数种植物制成的植物浸膏箭毒中提取的生物碱。静脉注射后 3～4 分钟即产生肌松作用。其特点为：①肌松前无肌束震颤；②胆碱酯酶抑制药可对抗其作用，过量中毒可用新斯的明解救；③阻断神经节并促进组胺释放，引起血压下降，并可诱发支气管痉挛。禁用于重症肌无力、支气管哮喘和严重休克患者。

其 他

泮库溴铵、维库溴铵、阿曲库铵等药物无明显神经节阻断和促进组胺释放作用，不良反应较少，目前已基本取代了筒箭毒碱。适于在各类手术、气管插管术、破伤风及惊厥时作肌松药使用。

第 4 节 肾上腺素受体激动药

肾上腺素受体激动药（adrenoceptor agonists）的基本化学结构是 β-苯乙胺。按药物是否含有儿茶酚结构（苯环 3、4 位碳上有—OH），可分为儿茶酚胺类和非儿茶酚胺类。儿茶酚胺类药物外周作用强、中枢作用弱，易被 COMT 灭活，作用时间短；非儿茶酚胺类药物外周作用弱、中枢作用强，不易被 COMT 灭活，作用时间延长，口服生物利用度增加。

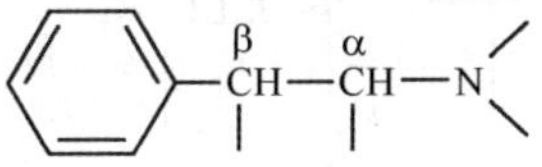

β-苯乙胺 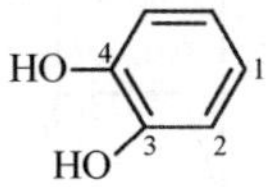　　儿茶酚

根据药物对不同肾上腺素受体的选择性可分为三大类：α、β 受体激动药、α 受体激动药和 β 受体激动药。

案例 2-5

患者，女性，12 岁。因畏寒，发热，咽痛 2 天由其母陪同就医。诊断：急性扁桃体炎。拟给予青霉素等治疗，青霉素皮试为阴性。注射青霉素后，患者刚走出医院约 10 米，顿觉心脏不适，胸闷、呼吸困难，面色苍白，冷汗如注，并感到皮肤发痒，其母立即抱女儿返回医院。测血压 50/30mmHg。诊断：青霉素过敏性休克。当即给予 0.1%肾上腺素 0.5ml 皮下注射。经一系列抢救处理后，患者逐渐好转。

问题与思考：1. 过敏性休克为什么用肾上腺素抢救？

2. 肾上腺素治疗过敏性休克通常采用何种给药方法？为什么？

一、α、β 受体激动药

肾 上 腺 素

(结构式：HO、HO 取代苯环—CH(OH)—CH_2—NH—CH_3)

肾上腺素（AD）是肾上腺髓质分泌的主要激素，药用肾上腺素可从家畜肾上腺提取，或人工合成。本药化学性质不稳定，遇光易失效，应避光保存；在碱性溶液中易氧化变色，应避免与碱性药配伍使用。

【体内过程】 口服后在碱性肠液、肠黏膜及肝内破坏，吸收很少，不能达到有效血药浓度，故只能注射给药。本药收缩皮下血管，对骨骼肌血管无收缩作用，故肌内注射较皮下注射吸收快，但维持时间短，10～30 分钟，而皮下注射可维持 1 小时左右。该药在体内经 COMT 和 MAO 代谢，代谢产物与葡糖醛酸或硫酸结合排出体外。

【药理作用】 肾上腺素激动 α 和 β 受体，产生 α 效应和 β 效应。

1. 心脏 肾上腺素激动心脏 β_1 受体，使心肌收缩力加强，心率加快，传导加速，心输出量增加。肾上腺素又能舒张冠状血管，改善心肌的血液供应。由于加快心肌代谢，可增加心肌氧耗量。剂量过大或静脉注射过快，易致心律失常，甚至引起心室颤动。

2. 血管 肾上腺素激动血管 α 受体和 β_2 受体。激动 α 受体引起皮肤黏膜及内脏血管收缩；激动 β_2 受体引起骨骼肌血管和冠状血管呈现舒张效应。

3. 血压 小剂量肾上腺素（0.5～1.0mg 皮下注射）使收缩压升高，舒张压不变或略降。收缩压升高是由于激动心脏 β_1 受体，使心输出量增加；舒张压不变或略降是由于其对骨骼肌血管的舒张效应抵消或超过了皮肤黏膜血管的收缩效应，使总外周阻力不变或略降。较大剂量时，对 α 受体的激动作用占优势，缩血管效应超过舒血管效应，总外周阻力增加，收缩压和舒张压均升高（图 2-7）。

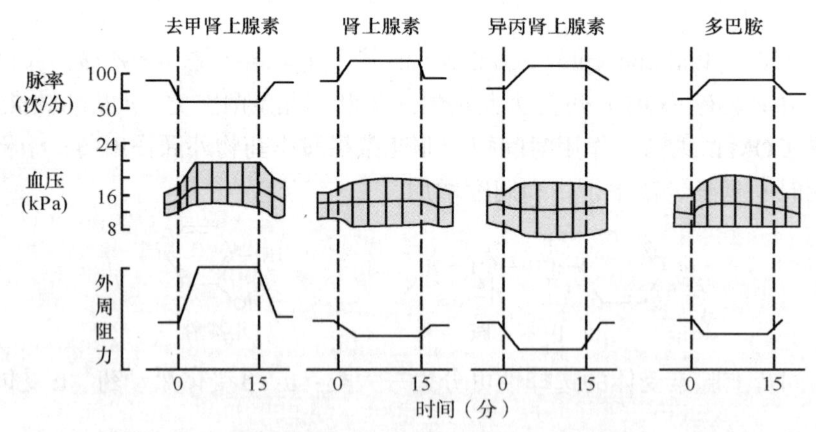

图 2-7 静脉滴注肾上腺素受体激动药对心血管作用的比较

4. 支气管 能激动支气管平滑肌的 β_2 受体，使支气管平滑肌松弛；激动 α 受体，收缩支气管黏膜血管，降低毛细血管的通透性，有利于消除支气管黏膜充血和水肿。此外，还能抑制肥大细胞释放组胺等过敏物质。

5. 代谢 能提高机体代谢，治疗剂量下，可使耗氧量升高 20%～30%。激动 α 受体和 β_2 受体使肝糖原分解增加，并抑制外周组织对葡萄糖摄取，引起血糖升高。肾上腺素还能激动脂肪细胞的 β_3 受体，进而激活三酰甘油酶加速脂肪分解，使血液中游离脂肪酸水平升高。

【临床应用】

1. **心搏骤停** 用于溺水、麻醉、手术意外、药物中毒、传染病和心脏传导阻滞等所致的心搏骤停。对电击所致的心搏骤停也可用肾上腺素配合心脏除颤器或利多卡因等除颤，一般用于心室内注射，同时进行有效的人工呼吸和心脏按压等。

2. **过敏性休克** 肾上腺素是抢救青霉素等药物引起的过敏性休克的首选药。过敏性休克主要是由于组胺等过敏性物质的释放，使大量小血管扩张、毛细血管通透性增加，引起循环血量降低，血压下降；以及支气管平滑肌痉挛、黏膜水肿引起呼吸困难。肾上腺素通过收缩支气管黏膜血管、消除黏膜水肿、舒张支气管平滑肌、抑制过敏物质释放及升压等作用，迅速缓解过敏性休克的症状。一般采用皮下或肌内注射。必要时亦可用生理盐水稀释后缓慢静脉注射。

3. **支气管哮喘** 控制支气管哮喘的急性发作，皮下或肌内注射能于数分钟内奏效。

4. **与局麻药配伍及局部止血** 肾上腺素加入局麻药注射液中，通过其收缩血管作用，延缓局麻药吸收，既可防止吸收中毒，又可延长局麻药在麻醉局部的作用时间。当鼻黏膜和齿龈出血时，可将浸有0.1%盐酸肾上腺素的纱布或棉花球填塞出血处，以收缩血管而止血。

【不良反应和禁忌证】 主要不良反应为心悸、烦躁、头痛和血压升高等，血压剧升有发生脑出血的危险，故老年人慎用。也能引起心律失常，甚至心室颤动，故应严格掌握剂量。禁用于高血压、器质性心脏病、糖尿病和甲状腺功能亢进症等。

考点：肾上腺素的药理作用、临床应用、不良反应和禁忌证

多巴胺

$$HO-C_6H_3(OH)-CH_2-CH_2-NH_2$$

多巴胺（DA）是去甲肾上腺素生物合成的前体，药用的是人工合成品。

【体内过程】 口服易在肠和肝中被破坏而失效。一般静脉滴注给药，在体内迅速经MAO和COMT的催化而代谢失效，故作用时间短暂。因多巴胺不易透过血脑屏障，故无中枢作用。

【药理作用】 多巴胺能激动α、β_1受体和DA受体。

1. **心脏** 激动心脏β_1受体，使心肌收缩力加强，心输出量增加。一般剂量对心率影响不明显，故较少引起心悸和心律失常，但大剂量可加快心率。

2. **血管** 小剂量以激动多巴胺受体为主，使肾、肠系膜和冠状动脉舒张，同时激动α受体，使皮肤、黏膜血管收缩。大剂量激动α受体作用增强，则主要表现为血管收缩。

3. **血压** 小剂量升高收缩压，舒张压变化不明显，其机制可能是心输出量增加，血管的多巴胺效应与α效应相抵消，总外周阻力变化不大；大剂量时血管收缩增强，外周阻力增大，舒张压升高。

4. **肾脏** 多巴胺舒张肾血管，增加肾血流量，还可抑制肾小管对钠的重吸收，排钠利尿。大剂量时，因激动α受体作用增强，也可使肾血管明显收缩，肾血流量减少。

【临床应用】 主要用于抗休克，但必须注意补充血容量，对于伴有心肌收缩力减弱及尿量减少而血容量已补足的休克患者疗效较好。此外，本品尚可与利尿药合并应用于急性肾衰竭。

【不良反应】 一般较轻。如剂量过大或静脉滴注太快可出现心动过速、心律失常和肾血管收缩引致肾功能下降等，一旦发生，应减慢滴注速度或停药。

考点：多巴胺的药理作用及其临床应用

麻黄碱

$$C_6H_5-CH(OH)-CH(CH_3)-NH-CH_3$$

麻黄碱（ephedrine）是从中药麻黄中提取的生物碱。现已人工合成，药用其左旋体或消旋体。

【体内过程】 口服易吸收，易通过血脑屏障，小部分在体内经脱胺氧化而被代谢，大部分以原形自尿排出。代谢和排泄都缓慢，故作用较肾上腺素持久。

【药理作用及临床应用】 麻黄碱作用与肾上腺素相似，除直接激动α、β受体外，还可促使去甲肾上腺素能神经末梢释放递质。与肾上腺素比较，麻黄碱具有下列特点：作用弱而持久；中枢兴奋作用显著；易产生快速耐受性。临床主要用于：①预防支气管哮喘或治疗轻症哮喘；②缓解鼻塞，常用0.5%～1%溶液滴鼻消除鼻黏膜肿胀；③防治某些低血压状态，如用于防治硬膜外麻醉或蛛网膜下腔麻醉引起的低血压；④缓解荨麻疹和血管神经性水肿的皮肤黏膜症状。

【不良反应及禁忌证】 可引起中枢兴奋，如失眠等，晚间服用宜加镇静催眠药；短期内反复使用，可产生快速耐受性，停药数小时后，可以恢复。每日用药如不超过三次则快速耐受性一般不明显。禁忌证同肾上腺素。

考点：麻黄碱的药理作用特点及其临床应用

伪麻黄碱

伪麻黄碱主要通过促进去甲肾上腺素的释放，间接发挥拟交感神经作用；其有选择性地收缩上呼吸道毛细血管，消除鼻咽部黏膜充血、肿胀，减轻鼻塞症状，对全身其他脏器的血管无明显收缩作用，对心率、心律、血压和中枢神经无明显影响。临床常用于减轻感冒、过敏性鼻炎、鼻炎及鼻窦炎引起的鼻黏膜充血症状，也是复方抗感冒药的组成成分之一。

考点：伪麻黄碱的药理作用特点及其临床应用

二、α受体激动药

去甲肾上腺素

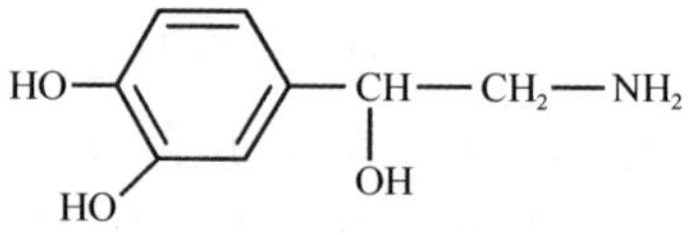

去甲肾上腺素（NA；NE）是去甲肾上腺素能神经末梢释放的递质，也可由肾上腺髓质少量分泌。药用品为人工合成品，化学性质及配伍禁忌与肾上腺素相似。

【体内过程】 口服无效，因首过消除明显。皮下或肌内注射时，因血管强烈收缩，易发生局部组织坏死。一般采用静脉滴注给药。在体内迅速再摄取或代谢，药效维持时间短。

【药理作用】 主要激动α受体，对β_1受体作用较弱，对β_2受体几无作用。

1. 血管 激动α_1受体，引起血管普遍收缩。皮肤黏膜血管收缩作用最强，其次是肾、脑、肝、肠系膜及骨骼肌血管，冠状血管可因心脏兴奋产生大量腺苷等代谢产物而舒张。

2. 心脏 激动心脏β_1受体，使心肌收缩力加强，心率加快，传导加速，心输出量增加。在整体情况下，由于血管收缩，血压升高可反射性减慢心率。大剂量也可致心律失常，但较肾上腺素少见。

3. 血压 小剂量滴注时由于心脏兴奋，收缩压升高，此时血管收缩作用尚不十分剧烈，故舒张压升高不多而脉压加大。较大剂量时，因血管强烈收缩使外周阻力明显增高，故收缩压升高的同时舒张压也明显升高，脉压变小。

【临床应用】

1. 抗休克 对于早期神经源性休克及药物中毒引起的低血压等，利用去甲肾上腺素的收缩血管作用使血压回升。

2. 治疗上消化道出血 取本品1～3mg，适当稀释后口服，使食管和胃黏膜血管收缩，产生局部止血的效果。

【不良反应】

1. 局部组织缺血坏死 静脉滴注时间过长、浓度过高或药液漏出血管，可引起局部组织缺血坏死。

如发现外漏或注射部位皮肤苍白，应更换注射部位，进行热敷，并用普鲁卡因或α受体阻断药如酚妥拉明做局部浸润注射，以扩张血管。

2. 急性肾衰竭　滴注时间过长或剂量过大，可使肾血管剧烈收缩，导致少尿、无尿和肾实质损伤，故用药期间应注意观察尿量，至少保持尿量在每小时25ml以上。

【禁忌证】　高血压、动脉硬化症、器质性心脏病及少尿、无尿的患者与孕妇禁用。

考点：去甲肾上腺素的药理作用及其临床应用

间羟胺

间羟胺（metaraminol）又称阿拉明（aramine），性质较稳定，主要作用于α受体，对β_1受体作用较弱，也可通过促进神经末梢释放去甲肾上腺素，间接地发挥作用。本品收缩血管，升高血压作用较去甲肾上腺素弱而持久；略增加心肌收缩力，使休克患者的心输出量增加；对心率的影响不明显，有时血压升高反射性地使心率减慢，很少引起心律失常；对肾脏血管的收缩作用也较弱，较少引起急性肾衰竭；可肌内注射。临床上作为去甲肾上腺素的代用品，用于各种休克早期。

去氧肾上腺素

去氧肾上腺素（phenylephrine）又称苯肾上腺素、新福林（neosynephrine），为人工合成品。属α_1受体激动药，可收缩血管，升高血压，并反射性引起心率减慢。由于其减少肾血流作用比去甲肾上腺素更明显，一般不用于抗休克。主要用于阵发性室上性心动过速、麻醉或药物引起的低血压状态。去氧肾上腺素能激动瞳孔开大肌α_1受体，引起瞳孔扩大，可作为扩瞳药用于眼底检查。与阿托品相比，其扩瞳作用弱，起效快，维持时间短，一般不引起眼压升高（老年人前房角狭窄者可能引起眼压升高），不引起调节麻痹。

三、β受体激动药

异丙肾上腺素

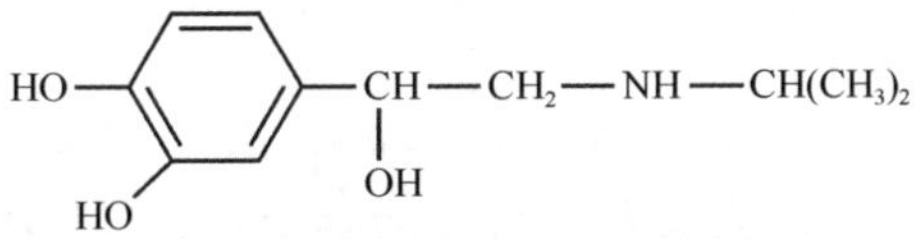

HO, HO —(苯环)— CH(OH) — CH_2 — NH — $CH(CH_3)_2$

异丙肾上腺素（isoprenaline）为人工合成品，化学结构是去甲肾上腺素氨基上的一个氢原子被异丙基所取代。

【体内过程】　口服易在肠黏膜与硫酸结合而失效，气雾剂吸入给药，吸收较快。舌下含药可经舌下静脉丛迅速吸收。吸收后主要在肝及其他组织中被COMT所代谢。异丙肾上腺素较少被MAO代谢，也较少被去甲肾上腺素能神经所摄取，因此其作用维持时间较肾上腺素略长。

【药理作用】　异丙肾上腺素对β_1和β_2受体有强大的激动作用，对α受体几无作用。

1. 心脏　激动心脏β_1受体，使心肌收缩力增强，心率加快，传导加速，心输出量增加。与肾上腺素比较，异丙肾上腺素加快心率、加速传导的作用较强，心肌耗氧量明显增加。对窦房结有显著兴奋作用，也能引起心律失常，但较少产生心室颤动。

2. 血管和血压　激动β_2受体，主要舒张骨骼肌血管，对冠状血管也有舒张作用，对肾血管和肠系膜血管舒张作用较弱。小剂量使收缩压上升，舒张压略下降，冠脉流量增加；较大剂量时，舒张压明显下降，冠脉灌注压降低，冠脉有效血流量不增加。

3. 支气管　激动β_2受体，舒张支气管平滑肌，作用比肾上腺素略强，也具有抑制组胺等过敏性物质释放的作用。但对支气管黏膜的血管无收缩作用，故消除黏膜水肿的作用不如肾上腺素。久用可产生耐受性。

4. 其他　促进糖原和脂肪的分解，升高血糖和游离脂肪酸，增加组织的耗氧量。不易透过血脑屏障，中枢兴奋作用不明显。

【临床应用】

1. **支气管哮喘** 舌下或喷雾给药，用于控制支气管哮喘急性发作，疗效快而强。

2. **房室传导阻滞** 治疗Ⅱ、Ⅲ度房室传导阻滞，采用舌下含服给药，或静脉滴注给药。

3. **心搏骤停** 本品对于停搏的心脏有起搏作用，适用于溺水、麻醉意外、电击、高度房室传导阻滞或窦房结功能衰竭而引起的心搏骤停，常与去甲肾上腺素或间羟胺合用于心室内注射。

4. **感染性休克** 对心输出量低、外周阻力高的感染性休克有一定疗效，但应注意补足血容量。

【不良反应】 常见的是心悸、头晕。用药过程中应注意控制心率。支气管哮喘患者发作时，已处于缺氧状态，加之用气雾剂剂量不易掌握，如剂量过大，可致心肌耗氧量增加，易引起心律失常，甚至产生危险的心动过速及心室颤动。禁用于冠心病、心肌炎和甲状腺功能亢进症等。

考点： 异丙肾上腺素的药理作用、临床应用与不良反应

多巴酚丁胺

多巴酚丁胺（dobutamine）选择性激动 β_1 受体，加强心肌收缩力，增加心输出量，心率加快不明显。临床主要用于心脏手术后或心肌梗死并发的心力衰竭，也可用于难治性心力衰竭。梗阻性肥厚型心肌病者禁用。

第 5 节 肾上腺素受体阻断药

肾上腺素受体阻断药（adrenoceptor blocking drugs）能阻断肾上腺素受体从而拮抗去甲肾上腺素能神经递质或肾上腺素受体激动药的作用。这类药物按其对 α 和 β 肾上腺素受体选择性的不同，分为 α 肾上腺素受体阻断药（简称 α 受体阻断药）和 β 肾上腺素受体阻断药（简称 β 受体阻断药）两大类。

一、α 受体阻断药

案例 2-6

患者，男性，24 岁。因精神分裂症长期应用氯丙嗪治疗，1 小时前因吞服一整瓶氯丙嗪而入院。查体：患者昏睡，血压下降达休克水平，并出现心电图的异常。除给予洗胃及其他对症治疗外，立即给予升压药去甲肾上腺素静脉滴注，血压逐渐恢复。（提示：氯丙嗪的降压作用为阻断血管 α 受体所致。）

问题与思考： α 受体阻断药引起的低血压能否用肾上腺素对抗？为什么？

α 受体阻断药选择性地与 α 受体结合，阻止去甲肾上腺素能神经递质或肾上腺素受体激动药与 α 受体结合而发挥作用。预先使用 α 受体阻断药后再使用肾上腺素，可使肾上腺素原有的升压作用翻转为降压作用，这种现象称为“肾上腺素升压作用的翻转”（adrenaline reversal）。其机制是：α 受体阻断药竞争性阻断肾上腺素与血管 α 受体结合，取消其收缩血管作用，使肾上腺素激动 β_2 受体扩张血管的作用充分表现出来。对于主要激动 α 受体的去甲肾上腺素，α 受体阻断药只能取消或减弱其升压作用而无翻转作用；对于 β 受体激动药异丙肾上腺素的降压作用无影响（图 2-8）。故当 α 受体阻断药过量引起低血压时不能用肾上腺素对抗，可用 α 受体激动药对抗。

酚妥拉明

酚妥拉明（phentolamine）又称立其丁（regitine），为短效 α 受体阻断药。

【体内过程】 生物利用度低，口服效果仅为注射给药的 20%。口服后 30 分钟血药浓度达峰值，作用维持 3～6 小时；肌内注射作用维持 30～45 分钟。大多以无活性的代谢物从尿中排泄。

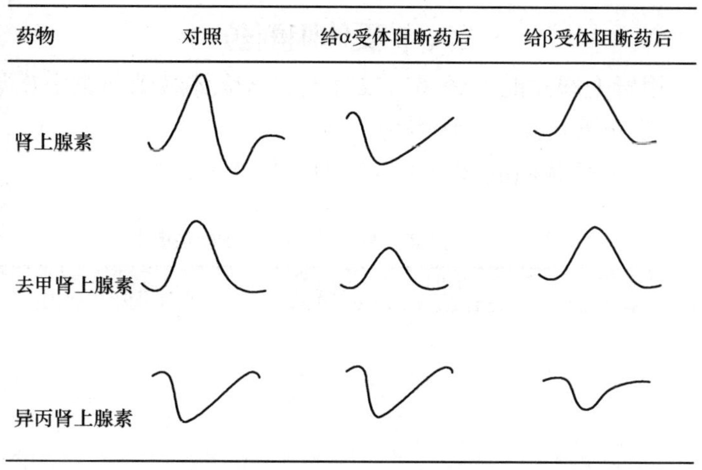

图 2-8 给肾上腺素阻断药后，拟肾上腺素药对血压的影响

【药理作用】

1. **血管** 静脉注射酚妥拉明，通过其阻断 α 受体作用和直接舒张血管作用，使血管扩张，血压下降。静脉和小动脉扩张明显，使肺动脉压和外周血管阻力降低。

2. **心脏** 酚妥拉明使心肌收缩力加强，心率加快，心输出量增加。其机制是：①血压下降，反射性兴奋心脏；②阻断突触前膜 α_2 受体，促进去甲肾上腺素释放。

3. **其他** 拟胆碱作用使胃肠平滑肌兴奋。组胺样作用使胃酸分泌增加、皮肤潮红等。

【临床应用】

1. **外周血管痉挛性疾病** 如肢端动脉痉挛的雷诺综合征、血栓闭塞性脉管炎及冻伤后遗症。

2. **去甲肾上腺素滴注外漏** 用本品 10mg 溶于 10～20ml 生理盐水中做皮下浸润注射，拮抗静脉滴注去甲肾上腺素时发生外漏引起的血管强烈收缩。

3. **抗休克** 本品扩张小动脉和小静脉，降低外周阻力，增加心输出量，从而改善休克状态时的内脏血液灌注，解除微循环障碍；并能降低肺循环阻力，防止肺水肿的发生，但给药前必须补足血容量。

4. **嗜铬细胞瘤** 本品可用于嗜铬细胞瘤所致高血压危象及其手术前准备。用于嗜铬细胞瘤鉴别诊断曾有猝死报道，应慎重。

5. **充血性心力衰竭** 酚妥拉明扩张小静脉和小动脉，降低心脏前、后负荷，使心输出量增加，左室舒张末压及肺动脉压下降，减轻肺水肿，心力衰竭症状得以减轻。

【不良反应】 常见反应有直立性低血压、腹痛、腹泻、呕吐和诱发或加重消化性溃疡。静脉给药有时可引起严重的心动过速、心律失常和心绞痛，因此须缓慢注射或滴注。消化性溃疡、冠心病患者不宜使用。

考点：酚妥拉明的药理作用和临床应用

妥拉唑啉

妥拉唑啉（tolazoline，苄唑啉）对 α 受体阻断作用与酚妥拉明相似，但较弱，而组胺样作用和拟胆碱作用较强。主要用于血管痉挛性疾病的治疗，局部浸润注射用以处理去甲肾上腺素静脉滴注时药液外漏。不良反应与酚妥拉明相同，但发生率较高。

酚苄明

酚苄明（phenoxybenzamine）又称苯苄胺（dibenzyline），是人工合成品。属长效 α 受体阻断药，与 α 受体结合牢固，起效慢，但作用强大而持久。用于外周血管痉挛性疾病，也可用于休克和嗜铬细胞瘤的治疗。不良反应常见的有直立性低血压、心悸和鼻塞；口服可致恶心、呕吐及嗜睡、疲乏等。静脉注射或用于休克时必须缓慢给药，充分补液和密切监护。

二、β 受体阻断药

β 受体阻断药能与去甲肾上腺素能神经递质或肾上腺素受体激动药竞争 β 受体从而拮抗其 β 效应。该类药品种繁多，本节主要介绍其共性及代表药。

【分类及药理学特性】 β 受体阻断药分类及药理学特性见表 2-3。

表 2-3　β 受体阻断药分类及药理学特性

药物名称	内在拟交感活性	膜稳定作用	生物利用度（%）	血浆半衰期（小时）	主要消除器官
非选择性 β 受体阻断药					
普萘洛尔（propranolol）	–	++	30	3～5	肝
纳多洛尔（nadolol）	–	–	35	10～20	肾
噻吗洛尔（timolol）	–	–	55	3～5	肝
吲哚洛尔（pindolol）	++	+	85	3～4	肝、肾
选择性 β_1 受体阻断药					
美托洛尔（metoprolol）	–	±	40	3～4	肝
阿替洛尔（atenolol）	–	–	50	5～8	肾
醋丁洛尔（acebutolol）	+	+	40	2～4	肝
α、β 受体阻断药					
拉贝洛尔（labetalol）	–	+	30	4～6	肝

【药理作用】

1. β 受体阻断作用

（1）心血管：阻断心脏 β_1 受体，可使心率减慢，心肌收缩力减弱，传导速度减慢，心输出量减少，心肌耗氧量下降。阻断血管平滑肌 β_2 受体，加上心脏功能受到抑制，反射地兴奋交感神经引起血管收缩和外周阻力增加，冠状动脉、肝、肾和骨骼肌等组织器官血流量减少。但长期使用 β 受体阻断药可降低高血压患者的外周阻力，其机制复杂，尚未完全阐明。

（2）支气管：阻断 β_2 受体而使支气管平滑肌收缩，增加呼吸道阻力。这种作用较弱，对正常人影响较小，但对支气管哮喘患者，有时可诱发或加重哮喘发作。选择性 β_1 受体阻断药，此作用较弱。

（3）肾素：阻断肾小球旁细胞的 β_1 受体，减少肾素释放，因而降低肾素-血管紧张素-醛固酮系统活性，是其降血压作用机制之一。

（4）代谢：一般认为，β_3 受体激动与脂肪分解有关；α_1 和 β_2 受体激动与肝糖原分解有关。β 受体阻断药可抑制糖原和脂肪分解，与 α 受体阻断药合用，能抑制肾上腺素引起的升血糖反应。对正常人血糖无影响，也不影响胰岛素的降血糖作用，但影响用胰岛素后血糖水平的恢复。β 受体阻断药往往会掩盖低血糖症状如心悸等，从而延误了低血糖的及时察觉。

2. 内在拟交感活性 有些 β 受体阻断药（如吲哚洛尔、醋丁洛尔）与 β 受体结合后除能阻断受体外，尚对 β 受体具有部分激动作用，也称内在拟交感活性（ISA）。由于这种作用较弱，一般被其 β 受体阻断作用所掩盖。ISA 较强的药物，其 β 受体阻断作用较弱。

3. 膜稳定作用 有些 β 受体阻断药能降低细胞膜对离子的通透性，此作用称为膜稳定作用。离体实验表明，对人心肌细胞的膜稳定作用仅在高于临床有效血药浓度几十倍时才能发生，此外，无膜稳定作用的 β 受体阻断药仍然对心律失常有效。因此认为这一作用在常用量时与其治疗作用的关系不大。

4. 其他 普萘洛尔有抗血小板聚集作用。β 受体阻断药尚有降低眼压作用，这可能与减少房水的生成有关。

【临床应用】 β 受体阻断药主要用于治疗心血管疾病。

1. 心律失常 对多种原因引起的快速型心律失常有效，尤其对运动或情绪激动所致心律失常或因心肌缺血引起的心律失常疗效好（见抗心律失常药）。

2. 心绞痛和心肌梗死 对心绞痛有良好的疗效。对心肌梗死，2年以上的长期应用可降低复发和猝死率（见抗心绞痛药）。

3. 高血压 是治疗高血压的基本药物（见抗高血压药）。

4. 充血性心力衰竭 对扩张型心肌病的心力衰竭治疗作用明显。现认为与下列机制有关：改善心脏舒张功能；缓解儿茶酚胺引起的心肌损害；上调β受体，恢复心肌对儿茶酚胺的敏感性；减少肾素释放，抑制肾素-血管紧张素系统对心肌的损害等。

5. 其他 普萘洛尔可治疗甲状腺功能亢进，试用于偏头痛、肌震颤、肝硬化性上消化道出血；噻吗洛尔等药可治疗青光眼等。

【不良反应】 一般的不良反应有头昏、失眠、噩梦、恶心、呕吐、轻度腹泻等。个别人可出现幻觉、抑郁症状。偶见过敏反应如皮疹、血小板减少等。普萘洛尔等无内在拟交感活性的β受体阻断药长期用药后突然停药，可使原来病情加重，如血压升高、严重心律失常及心绞痛发作等，此现象称为“反跳现象”。其机制与受体上调有关。故停药前应逐渐减量。

【禁忌证】 严重左心功能不全、窦性心动过缓、重度房室传导阻滞、支气管哮喘、肢端动脉痉挛等患者禁用。选择性β_1受体阻断药对支气管哮喘患者仍需慎用。心肌梗死患者及肝功能不良者应慎用。

（一）非选择性β受体阻断药

本类药对β_1、β_2受体均有阻断作用。

普萘洛尔

普萘洛尔（propranolol）常用于治疗心律失常、心绞痛、高血压、甲状腺功能亢进等；也适用于偏头痛、肌震颤、肝硬化性上消化道出血。本药个体差异大，不同个体口服相同剂量的普萘洛尔，血浆浓度相差可达25倍，可能由于肝消除能力不同所致。因此用药须从小剂量开始，逐渐调整剂量。

噻吗洛尔

噻吗洛尔（timolol）临床常用于治疗青光眼，作用机制主要在于减少房水的生成。疗效与毛果芸香碱相近，每天滴眼2次即可，无缩瞳和调节痉挛等不良反应。应注意的是其滴眼剂能被大量吸收，可能使哮喘或心力衰竭的患者出现不良反应。

（二）选择性β_1受体阻断药

本类药对β_1受体有选择性阻断作用，对β_2受体作用较弱，故增加气道阻力作用较轻，但对哮喘患者仍须慎用。临床主要用于治疗心血管病。常用品种有阿替洛尔（atenolol）、美托洛尔（metoprolol）等。

（三）α、β受体阻断药

本类药兼具β和α受体阻断作用，临床主要用于治疗高血压。代表药物有拉贝洛尔（labetolol），多用于中度和重度高血压，也可用于心绞痛。

考点：普萘洛尔等β受体阻断药的药理作用、临床应用、不良反应与禁忌证

自测题

一、选择题

【A型题】

1. ACh释放到突触间隙，其作用迅速消失，主要原因是被（　　）
   A. MAO代谢
   B. 神经末梢再摄取
   C. AChE代谢
   D. 非神经组织再摄取
   E. COMT代谢
2. 下列哪项不属于新斯的明的药理作用（　　）
   A. 兴奋骨骼肌　B. 小剂量兴奋中枢
   C. 兴奋膀胱逼尿肌　D. 减慢心率
   E. 兴奋胃肠平滑肌
3. 毒扁豆碱滴眼可引起头痛的原因是（　　）

A. 眼压降低　B. 睫状肌痉挛
C. 易通过血脑屏障　D. 瞳孔缩小
E. 激动虹膜括约肌

4. 治疗手术后腹胀气和尿潴留可选用（　）
A. 毒扁豆碱　B. 阿托品
C. 乙酰胆碱　D. 毛果芸香碱
E. 新斯的明

5. 激动 M 受体，对眼睛不会产生哪种作用（　）
A. 收缩瞳孔开大肌　B. 收缩睫状肌
C. 收缩瞳孔括约肌　D. 晶状体变凸
E. 调节痉挛

6. 能迅速制止有机磷酸酯类中毒所致肌震颤的药物是（　）
A. 碘解磷定　B. 阿托品
C. 新斯的明　D. 琥珀胆碱
E. 筒箭毒碱

7. 治疗青光眼的药物是（　）
A. 后马托品　B. 溴丙胺太林
C. 哌仑西平　D. 毛果芸香碱
E. 山莨菪碱

8. 阿托品的解痉作用最适于治疗（　）
A. 支气管痉挛　B. 心绞痛
C. 胆绞痛　D. 肾绞痛
E. 胃肠绞痛

9. 可诱发青光眼患者禁用的药物是（　）
A. 毛果芸香碱　B. 毒扁豆碱
C. 山莨菪碱　D. 筒箭毒碱
E. 麻黄碱

10. 以下哪个不是阿托品的临床用途（　）
A. 窦性心动过速　B. 虹膜睫状体炎
C. 麻醉前给药　D. 有机磷中毒
E. 感染性休克

11. 以下哪个不是山莨菪碱的作用特点（　）
A. 可解除血管痉挛　B. 可用于胃肠绞痛
C. 易通过血脑屏障　D. 毒性较低
E. 可用于胆绞痛

12. 以下哪个不是东莨菪碱的作用特点（　）
A. 抑制腺体分泌作用比阿托品强
B. 对晕动病有良好作用
C. 治疗量对中枢先兴奋后抑制
D. 扩瞳及调节麻痹作用比阿托品弱
E. 易通过血脑屏障

13. 溴丙胺太林是一种（　）
A. 镇痛药　B. 合成解痉药
C. 抗过敏药　D. N 胆碱受体阻断药
E. 缩瞳药

14. 下面哪一项为去极化型肌松药（　）
A. 筒箭毒碱　B. 琥珀胆碱
C. 泮库溴铵　D. 硫酸镁
E. 维库溴铵

15. 青霉素引起的过敏性休克首选治疗药是（　）
A. 去氧肾上腺素　B. 肾上腺素
C. 异丙肾上腺素　D. 麻黄碱
E. 去甲肾上腺素

16. 可用于治疗休克和急性肾衰竭的药物是（　）
A. 去甲肾上腺素　B. 多巴胺
C. 肾上腺素　D. 异丙肾上腺素
E. 多巴酚丁胺

17. 肾上腺素的临床应用除外（　）
A. 心搏骤停　B. 支气管哮喘
C. 鼻黏膜和牙龈出血　D. 心力衰竭
E. 与局麻药配伍

18. 异丙肾上腺素的药理作用除外（　）
A. 扩张血管　B. 正性肌力
C. 加快房室传导　D. 促进糖原分解
E. 收缩支气管平滑肌

19. 普萘洛尔不能拮抗肾上腺素的哪种作用（　）
A. 正性肌力　B. 促进脂肪分解
C. 舒张支气管　D. 正性频率
E. 收缩血管

20. 肾上腺素的升压作用可被何药翻转（　）
A. 普萘洛尔　B. 阿托品
C. 乙酰胆碱　D. 新斯的明
E. 酚妥拉明

【B 型题】

（第 21～24 题备选答案）
A. M 受体阻断药　B. N_1 受体阻断药
C. N_2 受体阻断药　D. 胆碱酯酶抑制药
E. 胆碱酯酶复活药

21. 解磷定是（　）
22. 新斯的明是（　）
23. 阿托品是（　）
24. 筒箭毒碱是（　）

（第 25～29 题备选答案）
A. 阿托品　B. 新斯的明
C. 去氧肾上腺素　D. 东莨菪碱
E. 琥珀胆碱

25. 治疗感染性休克的药物是（　）
26. 配合麻醉药增强肌松效果的药物是（　）
27. 治疗重症肌无力的药物是（　）
28. 不引起调节麻痹的扩瞳药物是（　）
29. 可防晕止吐的药物是（　）

（第 30～32 题备选答案）
A. 激动 β_1 受体　B. 激动 α_1 受体
C. 激动 DA 受体　D. 激动 α_2 受体
E. 激动 β_2 受体

30. 多巴胺使肾和肠系膜血管扩张的原因是（　）
31. 肾上腺素加强心肌收缩力、加快心率是通过（　）

32. 异丙肾上腺素使支气管扩张是通过（　　）

（第33～35题备选答案）

A. 异丙肾上腺素　B. 麻黄碱
C. 去氧肾上腺素　D. 肾上腺素
E. 去甲肾上腺素

33. 对中枢有明显兴奋作用的药物是（　　）
34. 能用于检查眼底的药物是（　　）
35. 用于治疗房室传导阻滞的药物是（　　）

（第36～40题备选答案）

A. 普萘洛尔　B. 吲哚洛尔
C. 阿替洛尔　D. 醋丁洛尔
E. 拉贝洛尔

36. 无内在拟交感活性的非选择性β受体阻断药是（　　）
37. 有内在拟交感活性的非选择性β受体阻断药是（　　）
38. 无内在拟交感活性的选择性β_1受体阻断药是（　　）
39. 有内在拟交感活性的选择性β_1受体阻断药是（　　）
40. 对α和β受体均具阻断作用的药物是（　　）

【X型题】

41. 拟胆碱药包括（　　）
A. 毛果芸香碱　B. 琥珀胆碱
C. 新斯的明　D. 氯解磷定
E. 毒扁豆碱

42. 阻断M受体的表现有（　　）
A. 心率加快　B. 平滑肌松弛
C. 瞳孔扩大　D. 腺体分泌减少
E. 血管收缩

43. 用于治疗青光眼的药物有（　　）
A. 毒扁豆碱　B. 毛果芸香碱
C. 噻吗洛尔　D. 阿托品
E. 东莨菪碱

44. 治疗房室传导阻滞可选用（　　）
A. 阿托品　B. 异丙肾上腺素
C. 普萘洛尔　D. 利多卡因
E. 强心苷

45. 阿托品的禁忌证包括（　　）
A. 前列腺肥大　B. 青光眼
C. 心动过速　D. 高热
E. 支气管痉挛

46. M受体阻断药包括（　　）
A. 后马托品　B. 新斯的明
C. 溴丙胺太林　D. 琥珀胆碱
E. 山莨菪碱

47. 阿托品中毒解救药为（　　）
A. 毒扁豆碱　B. 新斯的明
C. 乙酰胆碱　D. 毛果芸香碱
E. 麻黄碱

48. 具有抗休克作用的药物有（　　）
A. 山莨菪碱　B. 多巴胺
C. 间羟胺　D. 酚妥拉明
E. 肾上腺素

49. 麻黄碱可用于（　　）
A. 轻症支气管哮喘
B. 鼻塞
C. 防止硬膜外麻醉引起的低血压
D. 荨麻疹
E. 心搏骤停

50. 酚妥拉明的不良反应有（　　）
A. 直立性低血压　B. 心律失常
C. 诱发或加重消化性溃疡　D. 诱发或加重心绞痛
E. 诱发支气管哮喘

二、简答题

1. 简述传出神经系统受体的类型及其效应。
2. 简述新斯的明的作用机制、药理作用和临床应用。
3. 简述阿托品的药理作用、临床应用、不良反应和禁忌证。
4. 为什么青霉素引起的过敏性休克首选肾上腺素进行抢救？
5. 简述β受体阻断药的药理作用、临床应用及不良反应。

（郑　丹）

第 3 章

局部麻醉药

局部麻醉药（local anesthetic）简称局麻药，是一类以适当的浓度局部应用于神经末梢或神经干的周围，能可逆性地阻断神经冲动的产生和传导，在意识清楚的条件下引起局部感觉暂时消失的药物。局麻作用消失后，神经功能可完全恢复，同时对各类组织无损伤性影响。

链 接　可卡因——最早的局麻药

在 18 世纪中叶的南美，人们有咀嚼古柯树叶以消除疲劳的习惯。1860 年德国化学家阿尔伯特·尼曼（Albert Niemann）从古柯叶中分离出一种生物碱并将其命名为可卡因（cocaine）。著名的精神病医生弗洛伊德（Sigmund Freud）在一篇文章中指出将可卡因用于局部麻醉的可能性。这给德国眼科医师卡尔·科勒（Karl Koller）留下了深刻的印象，他开始尝试将可卡因应用于眼部手术，先是在动物身上，之后在自己的眼睛上，研究取得了完全的成功。在对可卡因分子结构的研究和改造的基础上，得到了更多更好的局麻药，1905 年德国化学家阿尔弗雷德·艾因霍恩（Alfred Einhorn）成功合成了普鲁卡因，由此研发出了一系列的酰胺类、酯类的局麻药。

第 1 节　局麻药的作用及给药方法

一、局麻药的作用

1. 局麻作用　局麻药阻断神经细胞膜上的电压门控 Na^+通道，使 Na^+不能进入神经细胞内，抑制膜兴奋性，发生传导阻滞，产生局麻作用。

局麻作用与神经细胞或神经纤维的直径大小及神经组织的解剖特点有关。一般规律是神经纤维末梢、神经节及中枢神经系统的突触部位对局麻药最为敏感，细神经纤维比粗神经纤维更易被阻断。对无髓鞘的交感、副交感神经节后纤维在低浓度时即可显效，对有髓鞘的感觉和运动神经纤维则需高浓度才能产生作用。对混合神经产生作用时，首先消失的是持续性钝痛（如压痛），其次是短暂性锐痛，继之依次为冷觉、温觉、触觉、压觉消失，最后发生运动麻痹。进行蛛网膜下腔麻醉时，首先阻断自主神经，继而按上述顺序产生麻醉作用。神经冲动传导的恢复则按相反的顺序进行。

2. 吸收作用　局麻药的剂量或浓度过高，或误将药物注入血管时引起的全身作用，为局麻药的不良反应。主要表现为中枢神经和心血管系统的毒性。

（1）抑制中枢：首先抑制中枢抑制性神经元，引起中枢神经系统脱抑制而出现兴奋症状，表现为焦虑、不安、震颤，甚至神志错乱和惊厥。随后抑制中枢兴奋性神经元，则引起中枢神经广泛抑制，可导致患者昏迷、呼吸麻痹。故中毒晚期应注意维持呼吸。

（2）抑制心脏：局麻药吸收后可降低心肌兴奋性，使心肌收缩力减弱，传导减慢，不应期延长，偶有少数人应用小剂量即引起心室颤动导致死亡。利多卡因具有抗室性心律失常的作用。

（3）扩张血管：多数局麻药可使小动脉扩张，在血药浓度过高或药物误入血管时，可引起血压下降，甚至休克等。酯类局麻药（如普鲁卡因）还有直接扩张血管的作用，这会加速局麻药的吸收而使局麻作用减弱及增加中毒风险。因此，注射用药时，加入少量肾上腺素，以收缩局部血管而延缓局麻药吸收，从而延长局麻作用时间和预防吸收中毒。

案例 3-1

患者，男性，35 岁，因手术需要进行蛛网膜下腔麻醉，麻醉过程中出现血压下降、心动过缓。

问题与思考： 1. 该患者可选用哪种药进行治疗？为什么？

2. 用该药时应注意什么问题？

二、局麻药的给药方法

1. **表面麻醉**　是将穿透性强的局麻药根据需要涂于黏膜表面，使黏膜下神经末梢麻醉。用于眼、鼻、口腔、咽喉、气管、食管和泌尿生殖道黏膜部位的浅表手术。常选用丁卡因或利多卡因。

2. **浸润麻醉**　是将局麻药溶液注入皮下或手术野附近的组织，使局部神经末梢麻醉。根据需要可在溶液中加少量肾上腺素，可减缓局麻药的吸收，延长作用时间，常用于浅表麻醉区域小的手术。可选用利多卡因、普鲁卡因、布比卡因。

3. **传导麻醉**　是将局麻药注射到外周神经干附近，阻断神经冲动传导，使该神经所分布的区域麻醉。常用于口腔、面部、四肢等手术。可选用利多卡因、普鲁卡因和布比卡因。为延长麻醉时间，也可将布比卡因和利多卡因合用。

4. **蛛网膜下腔麻醉**　又称脊髓麻醉或腰麻，是将麻醉药注入腰椎蛛网膜下腔，麻醉该部位的脊神经根。常用于下腹部和下肢手术。常用药物为布比卡因、丁卡因和普鲁卡因。腰麻的主要危险是呼吸麻痹和血压下降，后者主要是由于静脉和小静脉失去神经支配后显著扩张所致，可用麻黄碱预防。

5. **硬膜外麻醉**　是将药液注入硬膜外腔，使其沿着神经鞘扩散，穿过椎间孔阻断神经根。硬膜外腔终止于枕骨大孔，不与颅腔相通，药液不扩散至脑组织，无腰麻时头痛或脑脊膜刺激现象。常用于胸腹部手术。硬膜外麻醉也可引起外周血管扩张、血压下降及心脏抑制，可应用麻黄碱防治。常用药物为利多卡因、布比卡因及罗哌卡因等。

近年来，外周神经阻滞技术及局麻药的发展为患者提供了更理想的围手术期的镇痛方法，通常与阿片类药物联合应用，可减少阿片类药物的用量。

考点： 局麻药的作用及局麻药的给药方法

第 2 节　常用局麻药

常用局麻药在化学结构上由三部分组成，即芳香族环、中间链和胺基团，中间链可为酯链或酰胺链。根据中间链的结构，可将局麻药分为酯类局麻药和酰胺类局麻药两大类。

一、酯类局麻药

普 鲁 卡 因

【体内过程】　普鲁卡因（procaine）吸收后大部分与血浆蛋白暂时结合，随即释出而分布于全身。能透过血脑屏障进入中枢。在体内可被假性胆碱酯酶水解为对氨苯甲酸（PABA）和二乙氨基乙醇。PABA 能对抗磺胺药的抗菌作用；二乙氨基乙醇可增强洋地黄类的毒性；胆碱酯酶抑制药能抑制普鲁卡因的水解而使其毒性增加。因此，应避免普鲁卡因与磺胺药、洋地黄类、胆碱酯酶抑制药合用。

【药理作用和临床应用】

1. **局部麻醉**　普鲁卡因对组织无刺激性，毒性较小，应用广泛，但黏膜穿透力弱，一般不用于表面麻醉。主要用于浸润、传导、腰麻和硬膜外麻醉。由于扩张血管而致药液吸收快，维持时间短，在药液中加适量肾上腺素可延长作用时间，同时减少手术野出血。但指、趾、鼻尖和阴茎环行浸润麻醉时不加肾上腺素，以免组织坏死。心脏病、高血压、甲亢等患者进行局麻时禁加肾上腺素。

2. 局部封闭 用0.25%～0.5%溶液注射在与病变有关的神经周围或病变部位，可减少病灶对中枢神经系统产生的恶性刺激，且有利于改善病变局部组织的营养过程，可使炎症、组织损伤部位的症状缓解，促进病变痊愈。常用于治疗急性化脓性炎症（如疖、痈、骨髓炎、组织炎等），蛇、蝎所致的炎症，神经痛及外伤痛；用于急性肾衰竭时，可做肾囊封闭；也用于纠正四肢血管舒缩功能障碍及静脉滴注去甲肾上腺素引起的局部组织疼痛和坏死等。

3. 其他 以普鲁卡因为主药的复方制剂具有改善脑血流，促进新陈代谢，调节神经系统功能和延缓衰老作用。用于治疗脑动脉硬化、冠心病、卒中后遗症和更年期综合征等。

【不良反应】

1. 毒性反应 用量过大或误注入血管时，可引起中枢反应，表现为先兴奋（不安、惊厥等）后抑制（昏迷、呼吸抑制等）；并可致血压下降，甚至心脏停搏。发生惊厥时可静脉注射地西泮，出现呼吸抑制时需立即进行人工呼吸和给氧。

2. 低血压 腰麻及硬膜外麻醉时常见血压下降，术前采用肌内注射麻黄碱防治为首选；术后去枕平卧8～12小时，避免突然改变体位。

3. 过敏反应 极少数患者用药后可能发生皮疹、哮喘甚至休克等过敏反应，故用药前应询问过敏史，对过敏体质患者应做皮试。酯类局麻药之间可有交叉过敏。

考点：普鲁卡因的药理作用、临床应用及不良反应

氯普鲁卡因

氯普鲁卡因（chloroprocaine）系采用化学修饰方法将普鲁卡因分子中对氨基苯甲酸的2位用氯原子取代所形成新一代局麻药，是酯类短效局麻药，有较强的抗光照、热稳定性和湿稳定性，可持续给药而无快速耐受性。氯普鲁卡因毒性较低，且其代谢产物不是引起过敏的物质，不需要做皮试，临床应用方便易行。

丁 卡 因

丁卡因（tetracaine）具有黏膜穿透力强、麻醉效力强、显效快、维持时间长（2 小时以上）的特点。由于毒性大，吸收迅速，故一般不用于浸润麻醉。主要用于眼科、耳鼻喉科和口腔科手术作表面麻醉，也可用于传导麻醉、腰麻、硬膜外麻醉。

二、酰胺类局麻药

案例 3-2

患者，男性，45岁，因急性阑尾炎行阑尾切除术，采用硬膜外麻醉进行手术治疗。局麻药选用2%利多卡因（含1：20万肾上腺素）溶液。

问题与思考：1. 请分析局麻药中加入肾上腺素的目的。

2. 简述用药注意事项。

利 多 卡 因

利多卡因（lidocaine）为中效酰胺类局麻药。

【药理作用和临床应用】

1. 局部麻醉 相同浓度下与普鲁卡因相比，利多卡因具有起效快、作用强而持久、穿透力强及安全范围较大等特点，同时无扩张血管作用及对组织几乎没有刺激性。可用于多种形式的局部麻醉，有全能麻醉药之称，主要用于传导麻醉和硬膜外麻醉。由于扩散力强，麻醉范围不易控制在一定部位，故用于腰麻时应慎用。与普鲁卡因无交叉过敏反应，因此，对普鲁卡因过敏患者可选用利多卡因。

2. 抗心律失常 利多卡因尚有抗心律失常作用，常用于治疗室性心律失常。

【不良反应】

1. 过敏反应　少数有红斑样皮疹及血管神经性水肿等表现，通常轻微，严重者可致呼吸停止。眼科局麻导致暂时性视力丧失。

2. 其他不良反应　如被吸收进入血液循环或误注入血管时，可作用于中枢神经系统，引起嗜睡、感觉异常、肌肉震颤、惊厥昏迷及呼吸抑制等。血药浓度过高，可引起心房传导速度减慢、房室传导阻滞、抑制心肌收缩力和心输出量下降，导致低血压及心动过缓。

考点：利多卡因的药理作用及临床应用

布比卡因

布比卡因（bupivacaine）为长效酰胺类局部麻醉药，其麻醉持续时间可达 5～10 小时，弥散度与利多卡因相仿。对组织无刺激性。主要用于浸润麻醉、传导麻醉和硬膜外麻醉。因对组织穿透力弱，故不适用于表面麻醉。常用量不良反应少见，偶有精神兴奋、低血压等反应。与等效剂量的利多卡因相比，可产生严重的心脏毒性，并难以治疗，特别在酸中毒和低氧血症时尤为严重。

左布比卡因（levobupivacaine）为新型长效局麻药，作为布比卡因的异构体，相对毒性较低。

罗哌卡因

罗哌卡因（ropivacaine）化学结构类似布比卡因，其阻断痛觉的作用较强而对运动的作用较弱，作用时间短，对心肌的毒性比布比卡因小，是布比卡因良好的替代品。有明显的收缩血管作用，使用时无须加入肾上腺素。适用于硬膜外、臂丛阻滞和浸润麻醉。对子宫和胎盘血流几乎无影响，故适用于产科手术麻醉。

自测题

一、选择题

【A 型题】

1. 下列关于局麻药叙述错误的是（　　）
   A. 局麻作用是可逆的
   B. 只能抑制感觉神经纤维
   C. 可使动作电位降低，传导减慢
   D. 阻滞细胞膜 Na^+通道
   E. 敏感性与神经纤维的直径（粗细）成反比

2. 局麻药的作用机制是（　　）
   A. 在细胞膜内侧阻断 Na^+通道
   B. 在细胞膜外侧阻断 Na^+通道
   C. 在细胞膜内侧阻断 Ca^{2+}通道
   D. 在细胞膜外侧阻断 Ca^{2+}通道
   E. 阻断 K^+外流

3. 浸润麻醉时，在局麻药中加入少量肾上腺素的目的是（　　）
   A. 减少吸收中毒，延长局麻时间
   B. 抗过敏
   C. 预防心搏骤停
   D. 预防术中低血压
   E. 用于止血

4. 普鲁卡因一般不用于（　　）
   A. 蛛网膜下腔麻醉　　B. 硬膜外麻醉
   C. 传导麻醉　　D. 浸润麻醉
   E. 表面麻醉

5. 蛛网膜下腔麻醉时合用麻黄碱的目的是（　　）
   A 预防麻醉时出现低血压　　B. 延长局麻时间
   C. 缩短起效时间　　D. 防止中枢抑制
   E. 防止过敏反应

6. 丁卡因最常用于（　　）
   A. 浸润麻醉　　B. 蛛网膜下腔麻醉
   C. 传导麻醉　　D. 硬膜外麻醉
   E. 表面麻醉

7. 普鲁卡因在体内的主要消除途径是（　　）
   A. 经肝药酶代谢
   B. 从胆汁排泄
   C. 以原形从肾小球滤过排出
   D. 以原形从肾小管分泌排出
   E. 被血浆假性胆碱酯酶水解

【B 型题】

（8～11 题共用备选答案）

A. 普鲁卡因　　B. 丁卡因　　C. 利多卡因
D. 布比卡因　　E. 罗哌卡因

8. 应避免与磺胺类药同时应用的药物是（　　）
9. 局麻作用最强，可用于表面麻醉的药物是（　　）
10. 相对毒性最大的局麻药是（　　）

11. 可用于治疗室性心律失常的局麻药是（　　）

【X型题】

12. 布比卡因可用于（　　）
    A. 浸润麻醉　B. 表面麻醉
    C. 传导麻醉　D. 蛛网膜下腔麻醉
    E. 硬膜外麻醉

13. 影响局麻药作用的因素是（　　）
    A. 体液的 pH　B. 血管收缩药
    C. 肾排泄速度　D. 药物浓度
    E. 局麻药与血浆蛋白结合率

14. 属于酰胺类的局麻药是（　　）
    A. 普鲁卡因　B. 丁卡因
    C. 利多卡因　D. 布比卡因
    E. 罗哌卡因

15. 对利多卡因的描述正确的是（　　）
    A. 作用强而持久
    B. 扩散能力强，用于腰麻时应慎用
    C. 具有抗心律失常作用
    D. 属酯类局麻药
    E. 对黏膜穿透力弱

二、简答题

1. 简述普鲁卡因的药理作用、临床应用及不良反应。
2. 局麻药的给药方法有哪些？

（王　颖）

第三篇
作用于中枢神经系统的药物

第 4 章

全身麻醉药

全身麻醉药（general anesthetics）简称全麻药，是一类能可逆性地抑制中枢神经系统，使意识、感觉（特别是痛觉）和各种反射活动暂时消失，骨骼肌松弛，便于进行手术的药物。根据给药途径的不同，全麻药可分为吸入麻醉药和静脉麻醉药。

链 接 世界最早的麻醉剂——麻沸散

东汉时期华佗在公元 160 年前后发明麻沸散是世界上最早的麻醉药。西方医学家进行全身麻醉是在 19 世纪 40 年代，比中国晚了 1600 多年。华佗是中国第一位也是世界上第一位使用麻醉术进行手术的人。《后汉书 · 华佗传》记载："若疾发结于内，针药所不能及者，乃令先以酒服麻沸散，既醉无所觉，因刳破腹背，抽割积聚（肿块）。"相传曹操得了头痛病，招华佗来医病。华佗建议曹操利用麻沸散进行开颅手术，可惜曹操疑心太重，误认为他要谋害自己，将他处死。在临刑前，华佗将麻沸散的配方交给一狱卒，可恨的是狱卒的妻子怕连累自己，将配方烧毁。麻沸散就此失传。

第 1 节　吸入麻醉药

吸入麻醉药是一类挥发性的液体或气体药物，给药后由呼吸道经肺泡扩散吸收入血到达中枢神经系统，阻断脑神经细胞的突触传递，使意识和感觉消失。其麻醉的深度，多随脑中麻醉药的浓度（分压）而改变；麻醉的诱导和苏醒速度，取决于药物的脑/血和血/气分配系数。

吸入麻醉药可抑制心血管系统引起血压下降或心律失常，此外还可抑制呼吸，升高颅内压（异氟烷除外）。

【作用机制】 现认为脂溶性较高的全麻药容易溶于神经细胞膜的脂质层，引起细胞膜物理和化学性改变，使膜受体蛋白及 Na^+、K^+通道发生构象和功能上的改变，影响神经细胞除极或递质的释放，进而广泛抑制神经冲动的传递，导致全身麻醉。

【麻醉分期】 吸入性麻醉药对中枢的抑制作用有先后顺序，先抑制大脑皮质，最后是延髓。麻醉逐渐加深时，依次出现各种神经功能受抑制的症状。给药剂量和麻醉深度有明显的量效关系并有相应特征性表现，常以乙醚麻醉为代表，将麻醉过程分成以下四期。

1. 一期（镇痛期） 从麻醉开始到患者意识完全消失，出现镇痛及健忘的麻醉状态。此时大脑皮质和网状结构上行激活系统受到抑制。

2. 二期（兴奋期） 患者表现为兴奋躁动，呼吸不规则，血压、心率不稳定，是皮质下中枢脱抑制现象。一、二期合称诱导期，易致喉头痉挛、心脏停搏等麻醉意外，不宜进行任何手术和外科检查。

3. 三期（外科麻醉期） 患者由兴奋转为安静、呼吸血压平稳，标志着本期开始。皮质下中枢（间脑、中脑、脑桥）自上而下逐渐受到抑制，脊髓由下而上逐渐被抑制。此期又分为四级。一般手术都在二、三级进行，第四级时呼吸严重抑制，脉搏快而弱，血压降低。表明延髓生命中枢受抑制，应立即减量或停药。

4. 四期（延髓麻醉期） 呼吸停止，血压剧降。如出现延髓麻醉状态，必须立即停药，进行人工呼吸，心脏按压，全力进行心肺复苏。

【常用药物】 吸入麻醉药常用药物有麻醉乙醚（anesthetic ether）、氟烷（halothane）、异氟烷（isoflurane）、恩氟烷（enflurane）、七氟烷（sevoflurane）和氧化亚氮（nitrous oxide）。

麻醉乙醚为经典麻醉药，为无色澄明易挥发的液体，有特殊臭味，易燃易爆，易氧化生成过氧化物及乙醛，使毒性增加。麻醉浓度的乙醚对呼吸功能和血压几无影响，对心、肝、肾的毒性也小。乙醚尚有箭毒样作用，故肌肉松弛作用较强。但此药的诱导期和苏醒期较长，易发生麻醉意外，现已少用。

氟烷为无色透明液体，临床浓度不燃不爆，但化学性质不稳定，遇光、热易分解。氟烷的麻醉作用快而强，诱导期短而苏醒快。但氟烷的肌肉松弛和镇痛作用较弱；使脑血管扩张，升高颅内压；增加心肌对儿茶酚胺的敏感性，诱发心律失常等。子宫肌松弛常致产后出血，故禁用于难产或剖宫产患者。反复应用偶致肝炎或肝坏死，应予警惕。

恩氟烷及异氟烷为同分异构物，是目前较为常用的吸入性麻醉药。和氟烷比较，麻醉诱导平稳、迅速和舒适，停药后苏醒也快，对黏膜无刺激性，不升高血糖。肌肉松弛良好，不增加心肌对儿茶酚胺的敏感性。反复应用对肝无明显副作用，偶有恶心、呕吐。主要用于麻醉维持。

七氟烷结构与异氟烷相似，麻醉诱导和术后苏醒比其他麻醉药快。目前吸入性麻醉药使用率占比最高，达 95%。广泛用于手术的全身麻醉的诱导和维持。

氧化亚氮又名笑气，为无色、味甜、无刺激性液态气体，性质稳定，不燃不爆，在体内不代谢，大部分经肺以原形呼出。诱导期短而苏醒快，患者感觉舒适愉快。镇痛作用强，对呼吸和肝、肾功能无不良影响，但对心肌略有抑制作用。麻醉效能很低，需与其他麻醉药配伍方可达满意的麻醉效果。主要用于诱导麻醉或与其他全身麻醉药配伍使用。

链 接　笑气的发现

英国牛津大学的贝道斯在 1794 年建立了“气体力学研究所”，他录用的第一个人叫戴维。戴维在贝道斯和其他医生的指导下，很快就掌握了由硝酸铵蒸馏制备各种不同纯度的氧化亚氮的技术。有一次戴维制取了大量的氧化亚氮，装在几个大玻璃瓶里，放在了地板上。这时贝多斯来到了实验室，他不小心砸碎了装满氧化亚氮的玻璃瓶，还划破了手，可他一点没有感觉到疼，还哈哈大笑起来。经过进一步研究，戴维证实氧化亚氮不仅能使人狂笑，而且还有一定的麻醉作用。戴维就为这种气体取了个形象的名字“笑气”。

第 2 节　静脉麻醉药

常用的静脉麻醉药有硫喷妥钠（pentothal sodium）、氯胺酮（ketamine）、丙泊酚（propofol）、瑞芬太尼（remifentanil）等。

硫喷妥钠为超短效巴比妥类药物，脂溶性高，静脉注射后几秒钟即可进入脑组织，麻醉作用迅速，无兴奋期。但由于在体内迅速重新分布，从脑组织转运到肌肉和脂肪等组织，因而作用维持时间短，脑中 $t_{1/2}$ 仅 5 分钟。硫喷妥钠的镇痛效应差，肌肉松弛不完全，临床主要用于诱导麻醉、基础麻醉和脓肿的切开引流、骨折、脱臼的闭合复位、气管插管等短时手术。硫喷妥钠对呼吸中枢有明显抑制作用，新生儿、婴幼儿禁用。还易诱发喉头和支气管痉挛，故支气管哮喘者禁用。

氯胺酮为中枢兴奋性氨基酸递质 NMDA（N-甲基-D-天冬氨酸）受体的特异性阻断剂，能阻断痛觉冲动向丘脑和新皮层的传导，产生镇痛效应，同时又能兴奋脑干及边缘系统，引起意识模糊，但意识并未完全消失，常有梦幻，肌张力增加，血压上升，这种抑制与兴奋并存的麻醉状态称为分离麻醉。氯胺酮对呼吸抑制较轻，麻醉时对体表镇痛作用明显，内脏镇痛作用差，但诱导迅速。用于短时的体表小手术，如烧伤清创、切痂、植皮等。在恢复期，患者常有精神症状如幻觉、定向障碍、躁动及噩梦，应加强护理。高血压、动脉硬化、肺动脉高压、颅内压增高、青光眼者禁用或慎用。

丙泊酚对中枢神经有抑制作用，产生良好的镇静、催眠效应，起效快，作用时间短，苏醒迅速，无蓄积作用。能抑制咽喉反射，有利于插管。对循环系统有抑制作用，表现为血压下降，外周血管阻力降低，能降低颅内压和眼压，减少脑耗氧量及脑血流量。可抑制 CO_2 的通气反应，心脏病患者更显著。对肝肾功能无损害。适用于门诊短小手术的辅助用药，也可作为全麻诱导、维持及镇静催眠辅助用药。

瑞芬太尼为短效 μ 型阿片受体激动剂，在人体 1 分钟左右达到血-脑平衡，主要通过血浆和组织中非特异性酯酶水解，故起效快，维持时间短，代谢物 90%经肾脏排泄。肝肾衰竭并不影响其药物代谢过程，但肝衰竭的患者对阿片类药的敏感性增加，因此剂量应酌量减少；因代谢物主要经肾排泄，肾衰竭时可有蓄积。可用于麻醉诱导和全麻中维持镇痛。瑞芬太尼的 μ 型阿片受体激动作用可被纳洛酮所拮抗。另外瑞芬太尼也可引起呼吸抑制、骨骼肌（如胸壁肌）强直、恶心呕吐、低血压和心动过缓等，在一定剂量范围内，随剂量增加而作用加强。禁用于重症肌无力、呼吸抑制、支气管哮喘患者。

第3节 复合麻醉

复合麻醉是指同时或先后应用两种或两种以上麻醉药物或其他辅助药物，以达到完善的手术中和术后镇痛及满意的外科手术条件。

1. 麻醉前给药 手术前夜常用苯巴比妥或地西泮，使患者消除紧张情绪。在手术前，服用地西泮使患者产生短暂缺失记忆。注射阿片类镇痛药，以增强麻醉效果。应用阿托品或东莨菪碱以防止唾液及支气管分泌所致的吸入性肺炎，并防止反射性心律失常。

2. 基础麻醉 进入手术室前给予患者大剂量催眠药，使其达深睡状态。在此基础上进行麻醉，可使药量减少、麻醉平稳。

3. 诱导麻醉 应用诱导期短的硫喷妥钠或氧化亚氮，使迅速进入外科麻醉期，避免诱导期的不良反应，然后改用其他药维持麻醉。

4. 合用肌松药 在麻醉同时注射肌松药，以满足手术时肌肉松弛的要求。

5. 低温麻醉 合用氯丙嗪使体温在物理降温时下降至较低水平，降低心、脑等生命器官的耗氧量，以便于截止血流，用于脑手术和心血管手术。

6. 控制性降压 加用短效血管扩张药硝普钠或钙通道阻滞药使血压适度适时下降，并抬高手术部位，减少出血。常用于止血难度大的颅脑手术。

7. 神经安定镇痛术 常用氟哌利多及芬太尼按 50∶1 制成的合剂作静脉注射，使患者达到意识模糊，自主动作停止，痛觉消失，适用于外科小手术。如同时加用氧化亚氮及肌松药则可达满意的外科麻醉，称为神经安定麻醉。

自测题

一、选择题

【A 型题】

1. 具有分离麻醉作用的全麻药是（　　）
   A. 硫喷妥钠　　B. 麻醉乙醚
   C. 氟烷　　D. 氯胺酮
   E. 氧化亚氮
2. 可引起肝损伤的全麻药是（　　）
   A. 氯胺酮　　B. 氟烷
   C. 硫喷妥钠　　D. 麻醉乙醚
   E. 氧化亚氮
3. 常用于神经安定镇痛术配伍的药物是（　　）
   A. 苯巴比妥+芬太尼　　B. 普鲁卡因+芬太尼
   C. 琥珀胆碱+芬太尼　　D. 氟哌利多+芬太尼
   E. 氯丙嗪+芬太尼
4. 氧化亚氮吸入，迅速进入外科麻醉期称为（　　）
   A. 麻醉前给药　　B. 基础麻醉
   C. 分离麻醉　　D. 诱导麻醉
   E. 神经安定麻醉

5. 下列对乙醚错误的叙述是（　　）
   A. 有特异臭味，易燃，易氧化
   B. 安全范围较大
   C. 麻醉诱导期和苏醒期短
   D. 对心、肝、肾毒性小
   E. 骨骼肌松弛作用较强

【B 型题】

（第 6～7 题备选答案）

A. 氟烷　　B. 氧化亚氮
C. 硫喷妥钠　　D. 麻醉乙醚
E. 氯胺酮

6. 属于非巴比妥类的静脉麻醉药的是（　　）
7. 麻醉作用快、短，易引起呼吸抑制的静脉麻醉药的是（　　）

【X 型题】

8. 复合麻醉方法有（　　）
   A. 麻醉前给药　　B. 诱导麻醉
   C. 基础麻醉　　D. 合用肌松药
   E. 静脉麻醉
9. 氟烷的优点是（　　）
   A. 无刺激性
   B. 诱导快
   C. 不增加心肌对儿茶酚胺的敏感性
   D. 肝毒性小
   E. 不增高血糖
10. 丙泊酚的特点是（　　）
   A. 肝肾功能无损害　　B. 起效快
   C. 对循环抑制轻　　D. 对呼吸抑制轻
   E. 苏醒迅速

二、简答题

1. 简述吸入麻醉药的麻醉分期。
2. 简述常用的吸入麻醉药和静脉麻醉药的特点。

（王　颖）

第 5 章

镇静催眠药

镇静催眠药（sedative-hypnotics）是一类通过抑制中枢神经系统而缓解过度兴奋，引起近似生理性睡眠的药物。该类药物对中枢神经系统的抑制作用随剂量增加而增强，小剂量呈镇静作用，较大剂量则可产生催眠作用。大剂量时可产生深度抑制，并有抗惊厥、麻醉作用。超大剂量则麻痹延髓，引起呼吸抑制，导致循环衰竭而死亡。

镇静催眠药按化学结构可分为三类：苯二氮䓬类、巴比妥类及其他类。

链 接 梦和镇静催眠药

梦在人的一生中经常发生，但并不是毫无意义的，也不是人们意识混沌、荒诞的产物。著名心理学家弗洛伊德在对梦的解析中精辟地指出，梦完全是一种有效的精神现象——愿望的实现，“日有所思，夜有所梦”。梦多发生在快速动眼睡眠（rapid eye movement sleep，REMS）时相中。镇静催眠药通过对中枢的抑制可诱导患者入睡并加深睡眠，延长睡眠时间。但几乎所有药物对睡眠时相均有不同程度的干扰，尤其是缩短快速动眼睡眠时相，导致下次睡眠时出现补偿性反跳现象（多梦），从而对药物产生依赖性。

第 1 节 苯二氮䓬类

案例 5-1

患者，女性，28 岁，因失恋服用苯巴比妥 500mg，中毒入院。抢救措施：洗胃、灌肠，4%碳酸氢钠溶液静脉输入，并给予氢化可的松 300mg 加入 500ml 生理盐水中静脉输入，尼可刹米 1.25g、洛贝林 15mg 加入 500ml10%葡萄糖溶液中静脉输入，患者因抢救及时而转危为安。

问题与思考： 1. 静脉输入 4%碳酸氢钠溶液有必要吗？为什么？

2. 用氢化可的松、尼可刹米、洛贝林静脉输入抢救意义何在？

苯二氮䓬类（benzodiazepines，BDZs）多为 1，4-苯并二氮䓬的衍生物。临床常用的有 20 余种。根据作用时间的长短，可将苯二氮䓬类药物分为长效、中效、短效三类。本类药物的基本药理作用相似，但各有侧重。其中地西泮是苯二氮䓬类的代表药物。

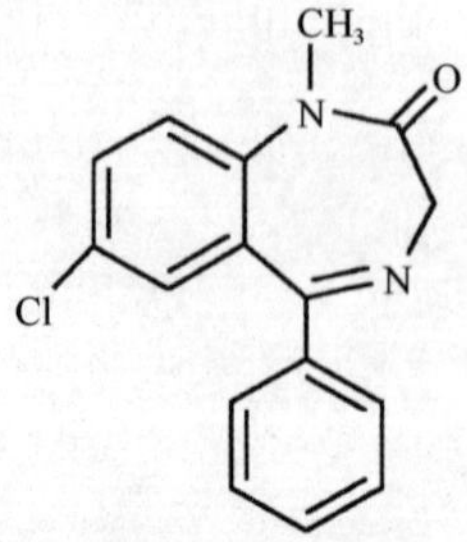

CH3 N O N Cl

地西泮的结构式

【体内过程】 苯二氮䓬类口服吸收快而完全，0.5～1.5 小时达峰浓度；肌内注射吸收慢而不规则，需迅速起效时，可选择静脉注射。与血浆蛋白结合率较高，80%～97%的药物在体内与血浆蛋白结合。静脉注射能迅速进入脑组织，随后再分布到肌肉、脂肪组织，而使脑内浓度很快降低，故静脉注射显效快，维持时间短。其分布容积很大，老年患者更大。主要经肝药酶代谢，多数药物的代谢物（尤其是*N*-去甲基代谢物）仍有活性，且消除慢，易蓄积。苯二氮䓬类原形及其代谢物最终均与葡糖醛酸结合而失活，经肾排出。

【作用机制】 苯二氮䓬类药物主要是通过与中枢神经系统相应部位的BDZ受体结合，从而增强γ-氨基丁酸（GABA）的抑制性功能而发挥作用的（图5-1）。

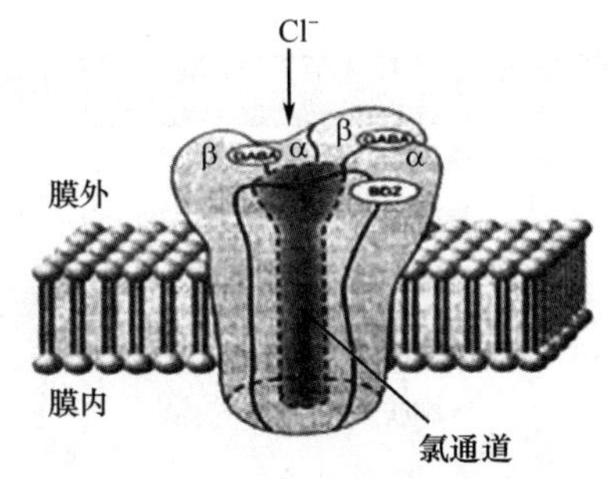

图5-1 苯二氮䓬类作用机制示意图

GABA是中枢抑制性神经递质，通过激动GABA受体而发挥作用。GABA受体主要有两种亚型：$GABA_A$型和$GABA_B$型。$GABA_A$是脑中主要的GABA受体亚型，它是一种配体-门控Cl^-通道受体，是由$GABA_A$受体-BDZ受体-Cl^-通道组成的大分子复合体，由两个α和两个β亚单位（$\alpha_2\beta_2$）构成Cl^-通道，其中β亚单位上有GABA受体，α亚单位上则有BDZ受体。苯二氮䓬类药物与此大分子复合物上的BDZ结合位点结合，通过变构调节作用，易化GABA与$GABA_A$受体的结合，使Cl^-通道开放的频率增加，Cl^-大量内流，神经细胞膜超极化，故神经兴奋性降低，产生中枢抑制效应。

【药理作用及临床应用】

1. 抗焦虑作用 小剂量即有良好的抗焦虑作用，显著改善恐惧、紧张、忧虑、激动和烦躁等症状。对持续性焦虑状态宜选用长效类药物地西泮，对间断性严重焦虑患者则宜选用中、短效类药物氯氮䓬、三唑仑等。

2. 镇静催眠作用 苯二氮䓬类可缩短睡眠诱导时间，延长睡眠持续时间。本类药物的优点是：①安全范围大，对呼吸、循环抑制轻，加大剂量也不引起全身麻醉；②对REMS影响较小，停药后REMS反跳性延长较巴比妥类轻，因而停药后多梦、夜游现象较少见；③后遗效应较轻；④无肝药酶诱导作用；⑤依赖性、戒断症状较轻；⑥有特异性拮抗药。临床作为治疗失眠的首选药广泛应用。

3. 抗惊厥和抗癫痫作用 苯二氮䓬类药物都有抗惊厥和抗癫痫作用。其中地西泮和三唑仑的作用尤为明显，临床用于辅助治疗破伤风、子痫、小儿高热惊厥和药物中毒性惊厥。静脉注射地西泮是目前治疗癫痫持续状态的首选药，对于其他类型的癫痫发作则以硝西泮和氯硝西泮的疗效为较好。

4. 中枢性肌肉松弛作用 本类药物对动物的去大脑僵直有明显肌肉松弛作用，对人类大脑损伤所致肌肉僵直也有缓解作用。可用于脑血管意外或脊髓损伤时的中枢性肌强直，缓解局部关节病变、腰肌劳损及内镜检查所致的肌痉挛。

【不良反应】

1. 中枢症状 治疗量常见副作用有嗜睡、乏力、头昏。大剂量偶有共济失调、意识障碍、口齿不清、精神错乱，严重时可引起昏迷、呼吸抑制。

2. 耐受性和依赖性 长期应用产生耐受性和依赖性。久用骤停出现戒断症状，特征为失眠、焦虑、噩梦、激动、震颤甚至惊厥。但发生率较巴比妥类药物低。

3. 急性中毒 静脉注射每分钟超过5mg或滴速过快，可致低血压、心动过缓、运动功能失调、昏迷及呼吸抑制。除采用洗胃和对症治疗措施外，可用苯二氮䓬受体阻断药氟马西尼（flumazenil）进行抢救。

4. 急性脑功能障碍 少数患者应用时出现意识模糊、幻觉、情绪失常及癫痫样发作，停药后自行消失。

【禁忌证】 禁用于孕妇、临产妇和哺乳妇及6个月以下婴儿。

【药物相互作用】

1. 与其他中枢抑制药及乙醇合用时，中枢抑制作用增强，易致中毒，严重者可致死。

2. 肝药酶诱导剂如利福平、卡马西平、苯妥英钠、苯巴比妥等可显著加快本类药物的代谢，提高清除率，半衰期缩短；肝药酶抑制剂如西咪替丁、奥美拉唑等可减慢本类药物的代谢，降低清除率，半衰期延长。

3. 与钙通道阻滞药合用，可使血压下降加重。

常用苯二氮䓬类药物的特点见表 5-1。

表 5-1 常用苯二氮䓬类药物的特点比较

分类	药物	达峰时间（小时）	$t_{1/2}$（小时）	依赖性	主要特点
长效	地西泮	1～2	20～80	+	常用于抗焦虑、镇静、催眠、抗惊厥、麻醉前给药等
	氟西泮	1～2	40～100	+	催眠作用强而持久，不易产生耐受性
中效	劳拉西泮	2	10～20	+	抗焦虑及催眠作用强，用于焦虑、失眠
	奥沙西泮	2～4	5～10	+	抗焦虑、抗惊厥作用较强
	氯硝西泮	1	24～48	++	抗惊厥、抗癫痫作用较强
	艾司唑仑	2	10～24	+	镇静催眠、抗焦虑作用强，起效快，常麻醉前给药
短效	三唑仑	1	2～3	++	可迅速诱导入睡、催眠作用强而短，后遗效应轻，依赖性较强

考点：苯二氮䓬类药物的药理作用、作用机制、临床应用、不良反应及急性中毒的解救

链 接 苯二氮䓬类受体阻断药：氟马西尼

氟马西尼是 1，4-苯二氮䓬的衍生物，是苯二氮䓬类药物的竞争性阻断药，它能阻断苯二氮䓬类的多种药理作用，临床主要用于苯二氮䓬类过量的诊断和治疗，能有效地催醒患者并改善中毒所致的中枢神经系统抑制（嗜睡、昏迷、呼吸及循环衰竭），使患者转危为安。对巴比妥类过量引起的中枢抑制无对抗作用。

第 2 节 巴 比 妥 类

巴比妥类（barbiturates）为巴比妥酸在 C_5 位上进行取代而得到的一系列衍生物。

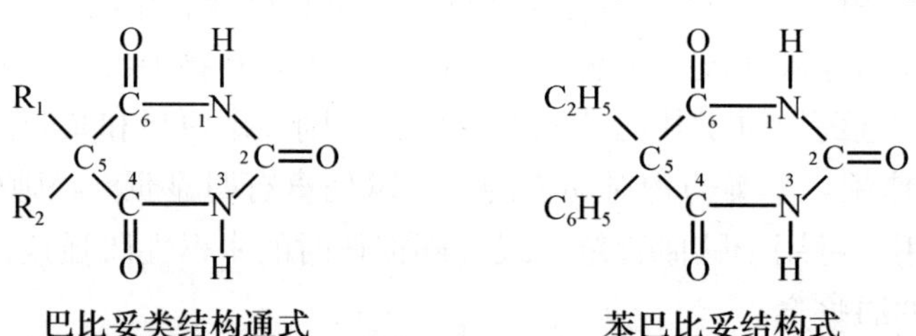

巴比妥类结构通式　　苯巴比妥结构式

根据作用维持时间的长短，分为长效、中效、短效和超短效 4 类（表 5-2）。

表 5-2 巴比妥类药物的分类、特点和临床应用

分类	药物	脂溶性	潜伏期（小时）	持续期（小时）	$t_{1/2}$（小时）	临床应用
长效	苯巴比妥	低	0.5～1	6～8	24～96	抗惊厥、抗癫痫、镇静催眠
中效	异戊巴比妥	稍高	0.25～0.5	3～6	14～42	抗惊厥、镇静催眠
短效	司可巴比妥	较高	0.25	2～3	20～28	抗惊厥、镇静催眠
超短效	硫喷妥	高	i.v. 立即	0.25	3～8	静脉麻醉

【体内过程】 口服和肌内注射（需用其钠盐）均易吸收，能迅速分布于各组织体液中，进入脑组织的速度主要取决于其脂溶性。脂溶性越高，显效越快；作用持续时间则与再分布及消除有关。硫喷妥钠因能迅速再分布于脂肪及肌肉，故维持时间短；苯巴比妥约 30%以原形经肾排出，故消除慢，维持时间久。

【药理作用及临床应用】 巴比妥类对中枢的抑制作用随剂量增加，依次出现镇静、催眠、抗惊厥、抗癫痫和麻醉作用。10 倍催眠剂量时则可抑制呼吸，甚至致死。

由于巴比妥类药物安全性远不及苯二氮䓬类，且较易发生依赖性，用药时能显著缩短 REMS，久用停药出现反跳现象伴多梦。因此，目前已很少用于镇静和催眠，主要用于抗惊厥、抗癫痫和麻醉。例如，苯巴比妥用于治疗癫痫大发作和癫痫持续状态；硫喷妥钠偶尔用于小手术或内镜检查时作静脉麻醉。

【作用机制】 巴比妥类在非麻醉剂量时主要抑制多突触反射，减弱易化，增强抑制脑干网状结构上行激活系统，降低大脑皮质兴奋性，其作用机制是：

1. 拟 GABA 作用　巴比妥类可与 $GABA_A$ 受体复合物上的巴比妥类结合位点结合，从而促进 Cl^- 通道开放（开放时间延长），使细胞膜超极化。此作用在无 GABA 存在时依然有效，故不同于苯二氮䓬类。

2. 减弱或拮抗谷氨酸（中枢兴奋性递质）的作用　降低中枢兴奋性。

【不良反应和注意事项】

1. 后遗效应　用药后次晨有头晕、困倦、精神不振、定向障碍等，也称为“宿醉”（hangover）现象。中、短效类较轻。从事危险工作者应注意。

2. 耐受性、依赖性　久用可致耐受性和依赖性，如突然停药可出现戒断症状，如失眠、焦虑、震颤、惊厥。依赖性大于苯二氮䓬类，应严格管理，避免长期使用，必要时宜与其他药物交替使用。

3. 过敏反应　可致荨麻疹、血管神经性水肿，偶致剥脱性皮炎、粒细胞减少等，立即停药，采用抗过敏治疗。

4. 急性中毒　大剂量服用或静脉注射过速，可引起急性中毒，表现为血压下降、反射消失、昏迷、呼吸抑制，呼吸衰竭是死亡的主要原因。抢救原则：①立即排除毒物，如用高锰酸钾洗胃、硫酸钠导泻；②输液并碱化体液及尿液、利尿，必要时血液透析；③维持呼吸：清洁呼吸道、人工呼吸、吸氧，使用中枢兴奋药；④其他对症措施：升压、保温、防感染、防脑水肿。

本品应用时要控制剂量及静脉注射速度，肝、肾功能不全者慎用，肺功能不全、颅脑损伤、呼吸中枢抑制，支气管哮喘者禁用。

考点：巴比妥类药物的药理作用、临床应用、不良反应及中毒解救

第 3 节　其他镇静催眠药

水合氯醛

水合氯醛（chloral hydrate）口服易吸收，常用于顽固性失眠，约 15 分钟起效，维持 6～8 小时。此药不缩短 REMS，无宿醉的后遗效应。可用于治疗顽固性失眠或对其他催眠药疗效不佳者。对胃有刺激性，须稀释后口服，也可作保留灌肠给药。久用可引起耐受性和依赖性，大剂量可造成心、肝、肾实质性损害。

甲丙氨酯

甲丙氨酯（meprobamate）作用与苯二氮䓬类相似，会缩短 REMS，仅用于严重失眠，伴焦虑、紧张的神经官能症。现已少用。常见不良反应为嗜睡，少数出现过敏反应，久用也可产生耐受性与成瘾性。

格鲁米特

格鲁米特（glutethimide）似巴比妥类，主用于失眠、焦虑症，大剂量时可阻断 M 胆碱受体。有胃肠刺激性，偶见造血功能抑制。久用也可产生耐受性与成瘾性。

甲 喹 酮

甲喹酮（methaqualone）具有镇静催眠、抗惊厥、外周性镇咳和抗组胺作用。催眠作用较强，主要用于顽固性失眠，也可用于神经官能症。偶有轻度不适，如头晕、思睡等，连续应用较大剂量数周，可产生耐受性及依赖性，故不可滥用。

佐 匹 克 隆

佐匹克隆为新型非苯二氮䓬类镇静催眠药，镇静、催眠、抗焦虑、抗惊厥作用强。用于各种原因引起的失眠。短期使用较少引起反跳性失眠，无明显耐受性与成瘾性。

唑 吡 坦

唑吡坦为新型催眠药，作用与佐匹克隆相似，镇静催眠作用尤其显著。可引起恶心、呕吐、头晕。无明显耐受性与成瘾性。

扎 来 普 隆

扎来普隆适用于入睡困难的失眠症短期治疗。临床研究结果显示扎来普隆能缩短入睡时间，但还未表明能增加睡眠时间和减少觉醒次数。会出现较轻的头痛、嗜睡、眩晕、口干、出汗及厌食、腹痛、恶心呕吐、乏力、记忆困难、多梦、情绪低落、震颤、站立不稳、复视、其他视力问题、精神错乱等不良反应。

考点：唑吡坦、佐匹克隆、扎来普隆、水合氯醛的临床应用

自测题

一、选择题

【A 型题】

1. 治疗焦虑症首选下列何药（　　）
   A. 苯巴比妥　B. 地西泮　C. 利多卡因　D. 水合氯醛　E. 氯胺酮
2. 地西泮增强 GABA 与受体结合，间接开放哪种通道，实现其药理作用（　　）
   A. 钠通道　B. 钙通道　C. 氯通道　D. 钾通道　E. 镁通道
3. 地西泮能增强下列何类药的作用（　　）
   A. 强心药　B. 利尿药　C. 中枢兴奋药　D. 麻醉药　E. 解热镇痛药
4. 神经衰弱患者，服用苯巴比妥 100mg，次日上午出现眩晕、思睡，此为苯巴比妥的（　　）
   A. 毒性作用　B. 过敏反应　C. 特异质反应　D. 后遗效应　E. 继发反应
5. 地西泮最常见的副作用是（　　）
   A. 共济失调　B. 运动功能失调　C. 嗜唾、乏力、头昏　D. 呼吸抑制　E. 皮疹和白细胞减少

【B 型题】

（第 6～10 题备选答案）

A. 苯巴比妥　B. 地西泮　C. 硫喷妥钠　D. 水合氯醛　E. 氟马西尼

6. 苯二氮䓬类中毒抢救用（　　）
7. 癫痫持续状态应首选（　　）
8. 静脉麻醉宜选用（　　）
9. 焦虑症应首选（　　）
10. 对胃有刺激性，常用于顽固性失眠的是（　　）

【X 型题】

11. 有关地西泮的描述，错误的是（　　）
    A. 安全范围小
    B. 无依赖性
    C. 用药期间不宜饮酒以免中毒
    D. 孕妇禁用以免畸胎发生
    E. 久用可显著缩短 REMS
12. 苯二氮䓬类药物具有的药理作用是（　　）
    A. 麻醉　B. 抗焦虑　C. 抗惊厥　D. 中枢性肌肉松弛　E. 镇吐
13. 对地西泮叙述正确的是（　　）
    A. 小剂量用于镇静和焦虑症
    B. 作用机制是增强 GABA 抑制效应

C. 静脉给药作为癫痫持续状态的首选
D. 急性中毒可用氟马西尼抢救
E. 毒性反应小，孕妇可以使用

14. 对巴比妥类药物叙述正确的是（　　）
A. 脂溶性高者，作用维持时间长
B. 小剂量镇静
C. 中等剂量催眠
D. 大剂量抗惊厥
E. 癫痫持续状态首选苯巴比妥

15. 巴比妥类镇静催眠药用后（　　）
A. 抑制脑干网状结构上行激活系统
B. 增强 GABA 介导的 Cl^- 内流
C. 缩短氯通道开放时间
D. 降低大脑皮质兴奋性
E. 停药可发生多梦

二、简答题

1. 患者口服苯巴比妥 1500mg 引起急性中毒，请拟定抢救措施及用药。
2. 比较地西泮与苯巴比妥的作用特点及临床应用。

（王　颖）

第6章

抗癫痫药和抗惊厥药

第1节　抗癫痫药

癫痫是由多种原因引起大脑局部神经元产生异常的高频放电，并向周围正常脑组织扩散而出现的大脑功能失调综合征。30%～40%的癫痫与遗传有关，也可因颅内感染、肿瘤、脑损伤后的瘢痕引起。此类疾病具有慢性病程、突然性、暂时性和反复性发作特点，临床表现为感觉运动功能或意识障碍、以及脑电图的改变。临床上常根据其发作时的症状表现将癫痫发作分为大发作、小发作、精神运动性发作、局限性发作等类型（表6-1）。

表6-1　癫痫主要发作类型、临床特征及治疗药物

发作类型	临床特征	治疗药物
大发作（强直-阵挛性发作）	患者突然意识丧失，先出现全身强直，然后转为阵挛性抽搐，脑电图呈现每秒15～40次的高幅慢波，持续数分钟，最后出现疲劳性昏睡	卡马西平、苯巴比妥、苯妥英钠、扑米酮
癫痫持续状态	指大发作持续状态，反复抽搐、持续昏迷，不及时抢救危及生命	地西泮、劳拉西泮、苯妥英钠、苯巴比妥
小发作（失神发作）	多见于儿童，突然短暂意识丧失，动作中断，但无抽搐，脑电图改变持续数秒钟即恢复，每天可反复发作数十次以上	乙琥胺、氯硝西泮、丙戊酸钠
精神运动性发作	多见于成人，主要表现为阵发性精神失常，患者突然意识模糊，伴无意识的行为和动作，脑电图呈现高幅慢波与多型棘波，可持续数分钟至数天不等，病变多见于颞叶与额叶	卡马西平、苯巴比妥、苯妥英钠、扑米酮、丙戊酸钠
局限性发作	不影响意识，只表现为局部肢体运动或感觉障碍	苯妥英钠、扑米酮
肌阵挛性发作	依年龄可分为婴儿、儿童和青春期肌阵挛，部分肌群发生短暂的休克样抽动，脑电图表现为特有的短暂暴发性多棘波	糖皮质激素、丙戊酸钠、氯硝西泮

【作用机制】　从电生理学观点看，有两种方式：一是通过影响中枢神经元，减轻或防止病灶过度放电。二是通过提高脑组织的兴奋阈来减弱来自病灶的兴奋扩散，防止癫痫发作。上述效应的基础：①与增强脑内GABA介导的抑制作用有关，如苯二氮䓬类和苯巴比妥；②与干扰Na^+、Ca^{2+}、K^+等阳离子通道有关，如苯妥英钠。现有的多数药物是通过第二种方式发挥作用的。

苯妥英钠

【体内过程】　苯妥英钠（phenytoin sodium）口服吸收慢而不规则，需连服6～10天达稳态，故显效较慢。吸收后能快速分布到全身组织，易透过血脑屏障。本品呈强碱性（pH为10.4），刺激性大，不宜进行肌内注射，癫痫持续状态时可静脉注射。血浆蛋白结合率为85%～90%，主要经肝代谢（60%～70%）。$t_{1/2}$与血药浓度有关，血药浓度低于10μg/ml时，$t_{1/2}$为6～24小时；血药浓度高于10μg/ml时，$t_{1/2}$随血药浓度升高而延长。血药浓度个体差异大，故用药期间应监测血药浓度以提高疗效，减少不良反应。

【药理作用及临床应用】

1. 抗癫痫　本品能增强Na^+与K^+的主动转运，增加K^+的主动内流与Na^+的主动外流，从而翻转了癫痫发作时由于除极化引起的阳离子移动方向，使膜电位趋于稳定，防止了病灶异常放电的传播而抗癫痫。近年来的研究表明，其抗癫痫作用亦与能增加脑组织中抑制性递质 GABA 的含量有关。临床主要用于大发作及局限性发作，疗效好，无催眠作用，对正常活动亦无影响，为防治癫痫大发作的首选药物。也用于精神运动性发作。对小发作无效，有时甚至使病情恶化。

2. 抗心律失常 苯妥英钠能抑制浦肯野纤维舒张期除极速率，增加最大舒张电位，从而降低自律性，缩短动作电位时程和有效不应期。改善传导作用明显，可消除强心苷所致的传导障碍和心律失常，是治疗强心苷中毒引起的室性心律失常的首选药。

3. 抗外周神经痛 本品能稳定神经细胞膜电位，降低神经细胞膜对 Na^+和 Ca^{2+}的通透性。抑制 Na^+和 Ca^{2+}内流，导致其动作电位不易产生。故对三叉神经痛、坐骨神经痛、舌咽神经痛有较好疗效。

【不良反应】

1. 局部刺激性 本品碱性强，口服可刺激胃部引起恶心、呕吐、腹痛和食欲不振等症状，宜饭后服药。静脉给药可引起静脉炎。长期服用会引起牙龈增生，多见于儿童和青少年，与部分药物经唾液排出刺激胶原组织增生有关，注意口腔卫生，经常按摩牙龈可减轻，一般停药 3～6 个月后可自行消退。

2. 神经系统反应 可引起共济失调、眼球震颤、运动障碍、眩晕，偶见复视、精神错乱，停药后症状消失。

3. 血液系统损害 长期应用可导致叶酸缺乏，引起巨幼细胞贫血，用亚叶酸钙治疗有效。偶可引起粒细胞减少、血小板减少、再生障碍性贫血等。应定期检查血象。

4. 骨骼系统 本品可加速维生素 D 代谢，长期应用可出现低血钙，小儿长期服用易引起软骨病及佝偻病等，必要时应用维生素 D 预防。

5. 过敏反应 可发生皮肤瘙痒、皮疹、粒细胞缺乏、血小板减少、再生障碍性贫血等，偶见肝损害。用药期间应定期检查血象和肝功能。

6. 其他 ①偶见男性乳房增大、妇女多毛症、淋巴结肿大等；②肝、肾损害；③可致畸，如小头症、智能障碍、斜视、眼距过宽、腭裂等，被称为“胎儿妥因综合征”，孕妇禁用；④久服不可骤停，否则可使发作加剧，或引起癫痫持续状态；⑤静脉注射时不宜过快，过快易致房室传导阻滞、血管性虚脱、心动过缓和呼吸抑制，房室传导阻滞、窦性心动过缓等心功能损害者禁用。

【药物相互作用】

1. 苯二氮䓬类、磺胺类、水杨酸类、保泰松、口服降血糖药等能与苯妥英钠竞争血浆蛋白结合部位，使苯妥英钠游离型血药浓度增高。

2. 苯巴比妥、卡马西平、多西环素等能诱导肝药酶活性，促进苯妥英钠代谢，降低苯妥英钠血药浓度，减弱其治疗作用。

3. 肝药酶抑制药如氯霉素、异烟肼，可使苯妥英钠血药浓度升高。

4. 苯妥英钠本身有肝药酶诱导作用，能加速皮质激素、奎尼丁、左旋多巴、环孢素、多西环素、茶碱、避孕药、香豆素类等药物的代谢，减弱其作用。

苯 巴 比 妥

【体内过程】 苯巴比妥（phenobarbital）脂溶性低，吸收慢，进入脑组织慢，故显效慢。经肝代谢少，主要以原形由肾排出，消除缓慢，作用持久。碱化尿液，解离增多，肾小管再吸收减少，排出增加。

【药理作用及临床应用】 本品为长效巴比妥类药物，作为镇静催眠药兼有抗癫痫作用，既能抑制病灶的异常高频放电，又能抑制放电扩散。具有广谱、高效、低毒和价廉等优点，临床上主要用于治疗癫痫大发作及癫痫持续状态，对单纯局限性发作及精神运动性发作也有效，对失神发作和婴儿痉挛疗效差。但因其对中枢有明显的抑制作用，故不作为首选药。

【不良反应】 可出现头痛、无力、困倦、嗜睡、恶心、呕吐等。偶见过敏反应如皮疹、剥脱性皮炎等。长期用药可产生耐受性及依赖性，多次反复使用应注意蓄积中毒。癫痫患者长期用药不可突然停药，以免引起癫痫发作，甚至出现癫痫持续状态。

乙 琥 胺

乙琥胺（ethosuximide）只对失神发作有效，不良反应较少，是防治小发作的首选药。对其他类型癫痫无效。常见不良反应有嗜睡、眩晕、呃逆、食欲不振和恶心、呕吐等。偶见嗜酸性粒细胞增多症和粒细胞缺乏症。严重者可发生再生障碍性贫血。有精神病史者用药可发生精神行为异常，表现为焦虑、抑郁、短暂的意识丧失、攻击行为、多动、精神不集中和幻听等，应慎用或禁用。

卡 马 西 平

卡马西平（carbamazepine）为肝药酶诱导剂，连续用药 3～4 周后，半衰期可缩短 50%。作用机制与苯妥英钠相似。为大发作和精神运动性发作的首选药之一。对癫痫并发的精神症状，以及锂盐无效的躁狂症、抑郁症也有效。卡马西平对外周神经痛（三叉神经痛和舌咽神经痛）有效，其疗效优于苯妥英钠。用药后常见头昏、眩晕、恶心、呕吐和共济失调、手指震颤等，亦可有皮疹和心血管反应。但一般并不严重，无须中断治疗，1 周左右逐渐消退。偶见骨髓抑制、肝损害。用药中应定期检查血象、骨髓象和肝功能，有骨髓抑制或肝功能异常应立即停药或改用其他药物。

丙 戊 酸 钠

丙戊酸钠（sodium valproate）为广谱抗癫痫药，对各种类型的癫痫发作都有一定疗效。对失神小发作的疗效优于乙琥胺，但有致命的肝毒性，故小发作临床首选乙琥胺。对全身性肌强直-阵挛性发作有效，但作用强度不及苯妥英钠和卡马西平。对非典型小发作的疗效不及氯硝西泮。对精神运动性发作的疗效近似卡马西平。对其他药物未能控制的顽固性癫痫有时可能奏效，是大发作合并小发作时的首选药物。不良反应较轻。严重毒性为肝损害，表现为谷草转氨酶升高，少数有肝炎发生，个别因肝功能衰竭而死。儿童耐受性较好。对胎儿有致畸作用，常见脊椎裂，孕妇禁用。

考点：苯妥英钠、苯巴比妥、卡马西平、乙琥胺、丙戊酸钠的药理作用、临床作用及不良反应

苯二氮䓬类

用于抗癫痫的苯二氮䓬类药物有地西泮、硝西泮、氯硝西泮和劳拉西泮等。

地西泮静脉注射是治疗癫痫持续状态的首选药，特点是显效快、疗效好、安全性高。但剂量过大、静脉注射过快时可引起呼吸抑制。

硝西泮对失神性发作、肌阵挛性发作和婴儿痉挛有较好疗效。

氯硝西泮抗癫痫谱较广，对各型癫痫均有效，对失神性发作、肌阵挛性发作和婴儿痉挛疗效尤佳，静脉注射可用于癫痫持续状态。氯硝西泮不宜与丙戊酸钠同时使用，因可诱发失神性发作持续状态。

扑 米 酮

扑米酮（primidone）在体内代谢成苯巴比妥和苯乙基丙二酰胺。扑米酮对局限性发作和大发作的疗效优于苯巴比妥，但对精神运动性发作的疗效不及卡马西平和苯妥英钠。因价格较贵，只用于其他药物不能控制的患者。常见的不良反应为镇静、嗜睡、眩晕和共济失调等。偶可发生巨幼细胞贫血、白细胞减少和血小板减少。用药期间注意检查血象，严重肝、肾功能不全者禁用。

托 吡 酯

托吡酯（topiramate）为一个由氨基磺酸酯取代单糖的新型抗癫痫药，1995 年上市。托吡酯可阻断电压依赖性 Na^+通道，提高 GABA 激活 GABA 受体的频率，从而加强 GABA 诱导 Cl^-内流的能力，增强抑制性神经递质作用。为广谱抗癫痫药，对各类癫痫发作均有效。主要用于局限性发作和大发作，对肌阵挛、婴儿痉挛也有效。口服吸收完全，主要以原形经肾排泄。不良反应有头晕、共济失调、感觉异常等。

考点：扑米酮、地西泮、氯硝西泮、托吡酯的临床应用

第2节　抗癫痫药的用药原则

目前癫痫的治疗仍以药物为主，目的是减少或控制发作，但不能根治，大多数患者需要长期用药，因此要求所选药物及其剂量能有效控制发作又不引起严重毒性反应。抗癫痫药临床应用时应遵循以下原则。

1. 早期用药　尽早用药可最大限度减少惊厥性脑损伤，防止智力减退。

2. 根据癫痫发作类型合理选药　药物选择的重要原则是必须根据癫痫发作类型、患者具体情况和药物不良反应制定给药方案。单一用药和合理的多药联用治疗，首选单用药，次选联用药（表6-2）。

表6-2　抗癫痫药物的选择

癫痫类型	药物选择
大发作、局限性发作	苯妥英钠、苯巴比妥、丙戊酸钠、卡马西平
失神发作	丙戊酸钠、乙琥胺、氯硝西泮、硝西泮
精神运动性发作	卡马西平、苯妥英钠、丙戊酸钠、苯巴比妥
肌阵挛性发作	氯硝西泮、丙戊酸钠
癫痫持续状态	地西泮、苯巴比妥、苯妥英钠
大发作合并小发作	丙戊酸钠

3. 恰当的用药剂量和用药方法　癫痫治疗需掌握由小剂量开始的原则。抗癫痫药需经数日（3～5天）才能达到稳态血药浓度进而出现较佳疗效，故一般一周调整一次剂量为宜。服药要定时定量，以维持稳定的有效浓度。当无效、疗效较差、患者无法耐受、毒性反应较大或诊断有误或转变为混合型癫痫时则必须停药或换药。其原则一定要在逐渐减少原药量的基础上，添加或换用其他药物（从小剂量开始）。严禁突然停药或突然换药，否则可诱发或加重癫痫发作，发生癫痫持续状态。大发作减药过程至少1年完成，小发作则需6个月完成。

4. 长期用药　抗癫痫药物无根治效果，必须坚持长期用药才能减少复发，即使症状完全控制后也至少维持3～4年后，再逐渐于1～2年内撤除药物。

5. 定期检查　在用药期间应定期做神经系统、血象、肝肾功能监测，以便及时发现中毒情况采取相应措施。抗癫痫药物合用时应避免药理作用相同、不良反应相似的药物。

6. 慎重对待特殊人群用药　孕妇服药有潜在致畸的可能，应高度警惕。凡肝肾功能低下者，应选择对肝肾影响或损害较轻的药物，并应减量用药，严密观察患者肝肾功能变化。

第3节　抗惊厥药

惊厥是中枢神经系统过度兴奋的一种症状，表现为全身骨骼肌不协调地强烈收缩，呈强直性或阵挛性抽搐。临床常见小儿高热、破伤风、癫痫大发作、子痫和中枢兴奋药中毒引起的惊厥发生。常用抗惊厥药包括硫酸镁、巴比妥类、苯二氮䓬类及水合氯醛等。

硫酸镁

【药理作用及临床应用】　硫酸镁（magnesium sulfate）因给药途径不同而产生不同药理作用。口服不易吸收，产生导泻和利胆作用。注射则产生抗惊厥和降压作用。神经冲动传递和骨骼肌收缩均需Ca^{2+}参与。Mg^{2+}与Ca^{2+}由于化学性质相似，可以特异地竞争Ca^{2+}结合位点，拮抗Ca^{2+}的作用，抑制神经化学传递和骨骼肌收缩，引起中枢抑制、骨骼肌松弛、心脏抑制及血管舒张，产生抗惊厥和降压作用。对于各种原因所致的惊厥，尤其是子痫，有良好的抗惊厥作用。过量时，引起呼吸抑制、血压骤降，甚至死亡。

【不良反应和注意事项】

1. 硫酸镁注射用药安全范围小，血镁过高可抑制延髓呼吸中枢和心血管运动中枢，引起呼吸抑制、血压下降和心搏骤停。应注意注射的量及给药的速度。

2. 硫酸镁降压迅速强大，仅用于高血压危象和急进型高血压，不作常规降压药用。

3. 反复连续注射可发生镁中毒，肌腱反射消失是呼吸抑制的先兆。若发生中毒时应立即停药，及时进行人工呼吸，缓慢静脉注射氯化钙或葡萄糖酸钙进行抢救。

考点：硫酸镁的药理作用和临床应用

自测题

一、选择题

【A 型题】

1. 苯妥英钠抗癫痫的作用机制是（　　）
   A. 抑制病灶异常高频放电扩散
   B. 抑制多巴胺受体
   C. 抑制传出神经元群
   D. 降低脑内 GABA 含量
   E. 抑制脑干网状结构上行激活系统

2. 癫痫大发作应首选（　　）
   A. 苯妥英钠　B. 丙戊酸钠
   C. 乙琥胺　D. 卡马西平
   E. 地西泮

3. 精神运动性发作应首选（　　）
   A. 地西泮　B. 苯巴比妥
   C. 乙琥胺　D. 卡马西平
   E. 硫喷妥钠

4. 癫痫小发作应首选（　　）
   A. 苯巴比妥　B. 扑米酮
   C. 卡马西平　D. 乙琥胺
   E. 拉莫三嗪

5. 硫酸镁急性中毒的解救药是（　　）
   A. 尼可刹米　B. 苯妥英钠
   C. 硫喷妥钠　D. 氯化钙
   E. 毛花苷 C

6. 对惊厥治疗无效的药物是（　　）
   A. 苯巴比妥　B. 地西泮
   C. 氯硝西泮　D. 口服硫酸镁
   E. 注射硫酸镁

【B 型题】

（第 7～11 题备选答案）
A. 乙琥胺　B. 卡马西平
C. 丙戊酸钠　D. 苯妥英钠
E. 地西泮

7. 癫痫持续状态应首选（　　）
8. 小发作应首选（　　）
9. 精神运动性发作应首选（　　）
10. 有抗心律失常作用的抗癫痫药是（　　）
11. 焦虑症应首选（　　）

【X 型题】

12. 癫痫持续状态可使用的药物是（　　）
    A. 苯巴比妥　B. 苯妥英钠
    C. 地西泮　D. 乙琥胺
    E. 水合氯醛

13. 硫酸镁具有下列哪些作用（　　）
    A. 抗惊厥　B. 利胆
    C. 导泻　D. 降血压
    E. 强心

14. 抗癫痫药用药原则为（　　）
    A. 因人而异选择用药　B. 剂量应从小到大
    C. 严禁突然停药　D. 坚持长期用药
    E. 勤查血象和肝、肾功能

二、简答题

1. 简述癫痫主要发作类型及各型癫痫的治疗药物。
2. 硫酸镁为何具有抗惊厥作用？使用时注意事项有哪些？

（王　颖）

第 7 章

抗精神失常药

精神失常是由多种原因引起的精神活动障碍的一类疾病，包括精神分裂症、躁狂症、抑郁症和焦虑症等，其中以精神分裂症最常见，治疗上述疾病的药物统称为抗精神失常药。根据临床应用分为：抗精神病药、抗躁狂症药和抗抑郁症药、抗焦虑症药。

第 1 节　抗精神病药

案例 7-1

患者，女性，35 岁，性格内向腼腆，失恋后出现幻觉、思维破裂、妄想等症状，服用大剂量氯丙嗪，出现严重的低血压症状。

问题与思考：1. 氯丙嗪为什么会引起低血压症状？

2. 可否使用肾上腺素来进行升压，为什么？

精神分裂症是一类以思维、情感、行为之间不协调，精神活动与现实脱离为主要特征的精神病。抗精神病药主要用于治疗精神分裂症，对其他精神失常的躁狂症状也有效。本类药物大多是强效多巴胺受体拮抗药，对精神活动有选择性的抑制作用，可在不影响意识的情况下，消除精神病患者的躁狂不安、精神错乱等精神症状，对非精神病患者的兴奋不安、焦虑、失眠等亦有治疗作用。

【作用机制】

1. 阻断中脑-边缘系统和中脑-皮质系统多巴胺受体　多巴胺（DA）是中枢神经系统内一种重要的神经递质，通过与 DA 受体结合发挥生理效应。DA 受体存在于外周神经系统和中枢神经系统，可分为 D_1 和 D_2 受体。D_1 受体与兴奋性 G 蛋白（GS 蛋白）相偶联，激动时可经 GS 蛋白激活腺苷酸环化酶，使环腺苷酸（cAMP）增加，在外周引起血管扩张，心肌收缩增强，但在中枢神经系统的功能尚不清楚。D_2 受体主要分布于脑内 DA 能神经通路，当 D_2 受体被阻断时，可以产生抗精神病作用。

目前认为，抗精神病药主要是通过阻断中脑-边缘系统和中脑-皮质系统 D_2 受体发挥疗效。但是，临床使用的大多数抗精神病药物并不是选择性 D_2 受体拮抗药，因此，在抗精神分裂症的同时，均不同程度地引起锥体外系的副作用，这是由于这些药物非特异性阻断黑质-纹状体通路的 D_2 受体所致。

2. 阻断 5-HT 受体　非经典的抗精神病药如氯氮平、利培酮主要是通过阻断 5-羟色胺（5-HT）受体而发挥抗精神病作用。因此，本类药物几无锥体外系反应发生。

链接　中枢 DA 神经通路及其生理功能

人类中枢 DA 神经通路主要分为 4 个通路。

1. 黑质-纹状体通路　其胞体位于黑质致密区，主要支配纹状体，是锥体外系运动功能的高级中枢。

2. 中脑-边缘通路　其胞体位于顶盖腹侧区，主要支配伏膈核和嗅结节。

3. 中脑-皮质通路　其胞体主要位于顶盖腹侧区，支配大脑皮质一些区域。

中脑-边缘通路和中脑-皮质通路主要调控人类的精神活动，前者主要调控情绪反应，后者则主要参与认知、思想、感觉、理解和推理能力的调控。

4. 结节-漏斗通路　其胞体主要位于弓状核和室周核，神经末梢终止在漏斗核和正中隆起。主要调控垂体激素的分泌。

根据化学结构不同，可将抗精神病药分为吩噻嗪类、硫杂蒽类、丁酰苯类和其他类。

一、吩噻嗪类

氯丙嗪

氯丙嗪（chlorpromazine）又称冬眠灵（wintermin），是吩噻嗪类的典型代表药物。

【体内过程】　口服吸收慢而不规则，吸收速度受剂型、胃内食物的影响，2～4 小时血药浓度达峰值。肌内注射吸收迅速，但因刺激性强应深部注射。吸收后，约 90%与血浆蛋白结合。氯丙嗪具有高亲脂性，易透过血脑屏障，脑组织中分布较广，脑内浓度可达血浆浓度的 10 倍。氯丙嗪主要经肝代谢，经肾排泄。老年患者对氯丙嗪的代谢与消除速率减慢。不同个体口服相同剂量氯丙嗪后，血浆药物浓度相差可达 10 倍以上，因此，临床用药应个体化。氯丙嗪排泄缓慢，停药后数周甚至半年，尿中仍可检出，这可能是氯丙嗪脂溶性高，蓄积于脂肪组织的结果。

【药理作用及临床应用】　氯丙嗪主要对 DA 受体有阻断作用，也能阻断 α 受体和 M 受体。因此其药理作用广泛而复杂。

1. 中枢神经系统

（1）抗精神病作用：氯丙嗪对中枢神经系统有较强的抑制作用，也称神经安定作用。正常人服用治疗剂量后，表现为安定、镇静、感情淡漠和对周围事物不感兴趣，在安静环境中易诱导入睡，但易唤醒，醒后神志清楚。精神病患者用药后，在不引起过分抑制的情况下，可迅速控制兴奋躁动；继续用药，可使幻觉、妄想、躁狂及精神运动性兴奋逐渐消失，理智恢复，情绪安定，生活自理。氯丙嗪抗幻觉及抗妄想作用一般需连续用药 6 周至 6 个月才充分显效，且无耐受性，但连续用药后，安定及镇静作用则逐渐减弱，出现耐受性。

抗精神病作用机制与氯丙嗪阻断中脑-皮质和中脑-边缘系统的 D_2 受体，拮抗其过度亢进的精神活动有关。

临床上主要应用氯丙嗪治疗各型精神分裂症，对急性患者疗效较好，但无根治作用，必须长期服用以维持疗效，减少复发。此外，也可用于治疗躁狂症及其他精神病伴有的兴奋、紧张及妄想等症状。

（2）镇吐作用：氯丙嗪有强大镇吐作用，小剂量可抑制延髓催吐化学感受区（CTZ）的 D_2 受体，对抗去水吗啡（多巴胺受体激动药）等引起的呕吐；大剂量则直接抑制呕吐中枢。但是，氯丙嗪对刺激前庭引起的晕动病性呕吐无效。对顽固性呃逆有效。临床用于治疗癌症、放射病等多种疾病及某些药物引起的呕吐，对妊娠呕吐也有效。

（3）对体温调节的影响：氯丙嗪抑制下丘脑体温调节中枢，使体温调节失灵，因而机体体温随环境温度变化而变化。氯丙嗪不仅能降低发热患者体温，而且也能降低正常人体温。临床上辅以物理降温用于低温麻醉。若合用某些中枢抑制药如异丙嗪、哌替啶等组成“冬眠合剂”，可使患者处于深睡的“冬眠”状态，体温、代谢及组织耗氧量均降低，有利于患者度过危险的缺氧、缺能阶段，这种状态称为“人工冬眠”。可用作严重感染、中枢性高热及甲亢危象等病症的辅助治疗。

（4）增强中枢抑制药的作用：氯丙嗪可增强麻醉药、镇静催眠药、镇痛药、乙醇等药物的作用，因此上述药物与氯丙嗪合用时应适当减量，以免加深对中枢神经系统的抑制。

2. 自主神经系统　氯丙嗪具有明显的 α 受体阻断作用，可翻转肾上腺素的升压效应，同时还能抑制血管运动中枢，并有直接舒张血管平滑肌的作用，从而使血管扩张、血压下降。但反复用药降压作用减弱，故不适用于高血压的治疗。氯丙嗪尚可阻断 M 受体，但作用弱，无治疗意义。

3. 内分泌系统 结节-漏斗 DA 通路的主要功能是调控下丘脑某些激素的分泌。氯丙嗪可阻断该通路的 D_2 受体，减少下丘脑释放催乳素释放抑制因子，因而使催乳素分泌增加，引起乳房肿大及泌乳。乳腺癌患者禁用。抑制促性腺激素的分泌，使卵泡刺激素和黄体生成素释放减少，引起排卵延迟；此外，抑制促皮质激素和生长激素的分泌，后者可试用于治疗巨人症。

【不良反应】

1. 一般不良反应 有嗜睡、无力、视物模糊、鼻塞、心动过速、口干、便秘等中枢神经及自主神经系统的不良反应。氯丙嗪局部刺激性较强，不应作皮下注射。静脉注射可引起血栓性静脉炎，应以生理盐水或葡萄糖溶液稀释后缓慢注射。静脉注射或肌内注射后，可出现直立性低血压，应嘱患者卧床 1～2 小时后方可缓慢起立。

2. 锥体外系反应 是长期大量应用氯丙嗪最常见的不良反应，有以下几种表现。①帕金森综合征（Parkinsonism）：出现肌张力增高、面容呆板（面具脸）、动作迟缓、肌肉震颤、流涎等。②急性肌张力障碍（acute dystonia）：多出现在用药后 1～5 天，由于舌、面、颈及背部肌肉痉挛，患者出现强迫性张口、伸舌、斜颈、呼吸运动障碍及吞咽困难。③静坐不能（akathisia）：患者出现坐立不安，反复徘徊。④迟发性运动障碍（tardive dyskinesia）或迟发性多动症：是一种特殊而持久的运动障碍，较少见，表现为不自主、有节律的刻板运动，出现口-舌-颊三联征。前三种症状系因氯丙嗪阻断黑质-纹状体通路的 D_2 受体后，使胆碱能神经功能增强所致，可通过减少剂量、停药来减轻或避免，也可用中枢抗胆碱药苯海索缓解。迟发性运动障碍是一种少见的锥体外系反应，造成迟发性运动障碍的原因可能与氯丙嗪长期阻断突触后 DA 受体，使 DA 受体数目上调所致。若早期发现及时停药可以恢复，但也有部分患者停药后仍难恢复。应用抗胆碱药反可使之加重，抗 DA 药可使之减轻，可用硫必利（tiapride）治疗。

链 接 口-舌-颊三联征（BLM 综合征）

迟发性运动障碍表现为口-舌-颊三联征（BLM 综合征），口唇及舌重复地、不可控制地运动，如吸吮、转舌、舔舌、咀嚼、噘嘴、鼓腮、歪颌、转颈等，有时舌头不自主地突然伸出口外，称为捕蝇舌征（fly-catcher tongue），严重时发音不清、吞咽障碍。

3. 过敏反应 常见皮疹、光敏性皮炎。少数患者出现肝细胞内微胆管阻塞性黄疸。也有少数患者出现急性粒细胞缺乏，应立即停药，并用抗生素预防感染。

4. 内分泌系统反应 与氯丙嗪阻断结节-漏斗多巴胺通路 D_2 受体有关，长期应用会引起内分泌功能紊乱，如乳房肿大、泌乳、停经、抑制儿童生长等。

5. 急性中毒 一次吞服大剂量（1～2g）氯丙嗪后，可发生急性中毒，出现昏睡、血压下降甚至休克、心律失常、心电图异常等，应立即停药并进行对症治疗。

【禁忌证】 氯丙嗪能降低惊厥阈，诱发癫痫，有癫痫史者禁用。昏迷患者（特别是应用中枢抑制药后）禁用。伴有心血管疾病的老年患者慎用，冠心病患者易致猝死应加注意。严重肝功能损害者禁用。

其他吩噻嗪类药物

奋乃静（perphenazine）、氟奋乃静（fluphenazine）及三氟拉嗪（trifluoperazine）是吩噻嗪类中的哌嗪衍生物，其共同特点是抗精神病作用强，锥体外系不良反应明显，而镇静作用弱。其中以氟奋乃静和三氟拉嗪疗效较好，最为常用，而奋乃静疗效较差。

硫利达嗪（thioridazine，甲硫达嗪）是吩噻嗪类的哌啶衍生物，疗效不及氯丙嗪，但锥体外系反应少见，镇静作用强。各药特点见表 7-1。

表 7-1 吩噻嗪类抗精神病药作用特点比较

药物	抗精神病剂量（mg/d）	作用		
		镇静作用	锥体外系反应	降压作用
氯丙嗪	300～800	+++	++	+++（肌内注射）++（口服）
氟奋乃静	1～20	+	+++	+
三氟拉嗪	6～20	+	+++	+
奋乃静	8～32	++	+++	+
硫利达嗪	200～600	+++	+	++

考点：氯丙嗪的作用机制、中枢作用、临床应用及不良反应

二、硫杂蒽类

硫杂蒽类基本化学结构与吩噻嗪类相似，代表药物为氯普噻吨，此外还有替沃噻吨、珠氯噻醇等。

氯普噻吨

氯普噻吨（chlorprothixene），又名泰尔登（tardan）。其抗精神分裂症和抗幻觉、妄想作用比氯丙嗪弱，但镇静作用强，而抗肾上腺素作用和抗胆碱作用较弱，并有较弱的抗抑郁作用。适用于伴有焦虑或焦虑性抑郁的精神分裂症、焦虑性神经官能症、更年期抑郁症等。不良反应与氯丙嗪相似但较轻，锥体外系反应也较少。

三、丁酰苯类

本类药物有氟哌啶醇（haloperidol），其作用及作用机制与吩噻嗪类相似。抗精神病作用及锥体外系反应均很强，镇静、降压作用弱。因抗躁狂、抗幻觉、妄想作用显著，常用于治疗以兴奋躁动、幻觉、妄想为主的精神分裂症及躁狂症。镇吐作用较强，用于多种疾病及药物引起的呕吐，对持续性呃逆也有效。锥体外系反应高达 80%，常见急性肌张力障碍和静坐不能。大量长期应用可致心肌损伤。同类药物氟哌利多（droperidol）作用维持时间短，临床常与镇痛药芬太尼合用做神经安定镇痛术。

四、其 他 类

五氟利多

五氟利多（penfluridol）属丁酰苯衍生物，为长效抗精神病药。其长效原因与贮存于脂肪组织，并自其中缓慢释放入血及脑组织有关。每周口服 1 次即可维持疗效。疗效与氟哌啶醇相似，但无明显镇静作用。适用于急、慢性精神分裂症，尤其适用于慢性患者的维持与巩固疗效。锥体外系反应常见。

同类药物尚有匹莫齐特（pimozide），其作用维持时间较五氟利多短，每日口服一次，疗效可维持 24 小时。

舒必利

舒必利（sulpiride）属苯甲酰胺类抗精神病药，为选择性 DA 受体阻断药，能选择性阻断中脑-皮质和中脑-边缘系统的 D_2 受体，对急、慢性精神分裂症有较好疗效，对长期用其他药物无效的难治病例也有一定疗效。无明显镇静作用，对自主神经几无影响，对黑质-纹状体通路的 D_2 受体亲和力较低，故锥体外系反应少。对抑郁症也有一定治疗作用。

氯氮平

氯氮平（clozapine）为非典型抗精神病药，特异性阻断中脑-边缘和中脑-皮质通路的 D_2 受体，也能阻断 5-HT_2 受体。其抗精神病疗效与氯丙嗪相似，具有起效快、作用强等特点，主要用于其他抗精神病药无效或锥体外系反应明显的患者，慢性患者也有效。几乎无锥体外系反应和内分泌系统不良反应，但可引起粒细胞减少，严重者可致粒细胞缺乏症，用药期间应定期做白细胞计数检查。

奥 氮 平

奥氮平（olanzapine）作用同氯氮平，适用于精神分裂症及其他有严重阳性症状或阴性症状的精神病的急性期和维持期的治疗，也可用于缓解精神分裂症及相关疾病的继发性情感症状。极少见锥体外系反应，也不会引起粒细胞缺乏症。

利 培 酮

利培酮（risperidone）为非典型抗精神病药，对 D_2 受和 5-HT_2 受体都有阻断作用，但不阻断 M 受体。具有良好的抗精神病作用，对精神分裂症的阳性症状及阴性症状均有良效，锥体外系反应较轻。

考点：其他类抗精神病药的特点

第2节 抗躁狂症药和抗抑郁症药

躁狂抑郁症又称情感性精神障碍，是一种以情感病态变化为主要症状的精神病。躁狂抑郁症表现为躁狂或抑郁两者之一反复发作（单相型），或两者交替发作（双相型）。其病因可能与脑内单胺类功能失衡有关，但 5-HT 缺乏是其共同的生化基础。在此基础上，NA 功能亢进为躁狂，发作时患者情绪高涨，联想敏捷，活动增多。NA 功能不足则为抑郁，表现为情绪低落，言语减少，精神、运动迟缓，常自责自罪，甚至企图自杀。

案例 7-2

患者，男性，62 岁，退休工人，近来出现情感低落、思维迟缓、意志活动减退、睡眠障碍，常闭门独居、疏远亲友、回避社交，偶有自杀念头。

问题与思考：1. 对该患者应选用何药治疗？

2. 三环类抗抑郁药的药理作用有哪些？

一、抗躁狂症药

氯丙嗪、氟哌啶醇及抗癫痫药卡马西平等对躁狂症也有效。但典型抗躁狂症药（antimanic drugs）是锂制剂。

碳 酸 锂

【体内过程】 碳酸锂（lithium carbonate）口服吸收快而完全，2～4 小时血药浓度达峰值。但通过血脑屏障进入脑组织和神经细胞较慢，因此锂盐显效较慢。主要自肾排泄，约 80%由肾小球滤过的锂在近曲小管与钠竞争重吸收，故增加钠摄入可促进其排泄，而缺钠或肾小球滤过减少时，可导致体内锂潴留，引起中毒。

【药理作用及临床应用】

1. 抗躁狂作用 治疗量锂盐对正常人精神活动几无影响，但对躁狂症发作者则有显著疗效，使言语、行为恢复正常。实验表明锂盐可抑制脑内 NA 及 DA 的释放，并促进其再摄取，使突触间隙 NA 浓度降低而产生抗躁狂作用。

临床主要用于治疗躁狂症。对精神分裂症的兴奋躁动也有效，与抗精神病药合用疗效较好，可减少抗精神病药的剂量；同时抗精神病药还可缓解锂盐所致恶心、呕吐等不良反应。

2. 升高外周白细胞 对再生障碍性贫血、放疗、化疗引起的白细胞减少症及其他病理性、药源性白细胞减少均有一定的疗效。

【不良反应】 锂盐不良反应较多，有个体差异性。

1. 胃肠道反应 用药初期有恶心、呕吐、腹泻、疲乏、肌肉无力、肢体震颤、口干、多尿等。常在继续治疗 1～2 周内逐渐减轻或消失。

2. 毒性反应 锂盐中毒主要表现为中枢神经症状，如意识障碍、昏迷、肌张力增高、深反射亢进、共济失调、震颤及癫痫发作。静脉注射生理盐水可加速锂的排泄。为确保用药安全，对服用锂盐患者，应每日监测血药浓度。

3. 其他 尚有抗甲状腺作用，可引起甲状腺功能低下或甲状腺肿，一般无明显自觉症状，停药后可恢复。

考点：碳酸锂的药理作用及临床应用

二、抗抑郁症药

抗抑郁症药主要通过增加脑内 5-HT 的含量并纠正 NA 不足而发挥作用。目前临床使用的抗抑郁症药包括三环类抗抑郁药、四环类抗抑郁药、选择性 5-HT 再摄取抑制药、单胺氧化酶抑制药及其他抗抑郁药。

（一）三环类抗抑郁药

三环类抗抑郁药（TCAs）属于非选择性单胺摄取抑制药，主要抑制 NA 和 5-HT 的再摄取，从而增加突触间隙这两种递质的浓度。常用药物包括丙米嗪（imipramine）、地昔帕明（desipramine）、阿米替林（amitriptyline）、多塞平（doxepin）等。

丙 米 嗪

【体内过程】 丙米嗪又称米帕明，口服吸收良好，但个体差异大。血药浓度于 2～8 小时达峰值，血浆 $t_{1/2}$ 为 10～20 小时。广泛分布于全身各组织，以脑、肝、肾及心肌分布较多。主要经肝代谢，其侧链 N 脱甲基转化为地昔帕明，后者仍有显著抗抑郁作用。二者最终被氧化成无效的羟化物或与葡糖醛酸结合，经肾排泄。

【药理作用及临床应用】

1. 中枢神经系统 正常人口服后，出现困倦、头晕、口干、视物模糊及血压稍降等。若连续用药数天，以上症状加重，并出现注意力不集中，思维能力下降。抑郁症患者连续服药后，情绪提高，精神振奋，具有明显抗抑郁作用。但起效缓慢，连续用药 2～3 周后才见效，故不作应急药物使用。

2. 自主神经系统 治疗量丙米嗪阻断 M 受体，引起阿托品样作用。

3. 心血管系统 丙米嗪能降低血压，抑制多种心血管反射，易致心律失常，心电图可出现 T 波倒置或低平。这与它抑制心肌中 NA 再摄取有关。此外，丙米嗪对心肌有奎尼丁样作用，因此心血管疾病患者慎用。

主要用于各型抑郁症的治疗。对内源性、反应性及更年期抑郁症疗效较好，而对精神分裂症的抑郁状态疗效较差。

【不良反应】 治疗量可出现口干、便秘、视物模糊、心悸、直立性低血压等。因易致尿潴留及升高眼压，故前列腺肥大及青光眼患者禁用。中枢神经方面表现为乏力、肌肉震颤。某些患者用药后可自抑制状态转为躁狂兴奋状态，剂量大时尤易发生。极少数患者出现皮疹、粒细胞缺乏及黄疸等过敏反应。

【药物相互作用】 三环类药物能增强中枢抑制药的作用及对抗可乐定的降压作用；与单胺氧化酶抑制药合用，可出现严重的高血压危象；与抗帕金森病药或抗精神病药合用，抗胆碱效应相互增强。

三环类药物的作用特点见表 7-2。

表 7-2 三环类抗抑郁药作用比较

药物	$t_{1/2}$（小时）	抑制单胺类递质再摄取		镇静作用	抗胆碱作用
		5-HT	NA		
丙米嗪	10～20	++	++	++	++
地昔帕明	14～76	-	+++	+	+

续表

药物	$t_{1/2}$（小时）	抑制单胺类递质再摄取		镇静作用	抗胆碱作用
		5-HT	NA		
阿米替林	17～40	+++	+	+++	+++
多塞平	8～24	+	+	+++	+++

注：+++，强；++，中等；+，弱；-，无

（二）四环类抗抑郁药

马普替林

马普替林（maprotiline）为选择性 NA 再摄取抑制药，对 5-HT 再摄取几无影响。

【体内过程】 马普替林口服后吸收缓慢但能完全吸收，广泛分布于全身组织，肺、肾、心、脑和肾上腺的药物浓度均高于血液，血浆蛋白结合率约 90%。

【药理作用及临床应用】 马普替林的抗胆碱作用、镇静作用、对心脏和血压的影响与丙米嗪类似。对睡眠的影响与丙米嗪不同，可延长 REMS 时间。临床用于各型抑郁症，老年抑郁症患者尤为适用。

【不良反应】 治疗量可见口干、便秘、眩晕、头痛、心悸等。也有用药后出现皮炎和皮疹的报道。

（三）选择性 5-HT 再摄取抑制药

选择性 5-HT 再摄取抑制药与三环类抗抑郁药的结构迥然不同，但对 5-HT 再摄取的抑制作用选择性更强，对其他递质和受体作用甚微，既保留了 TCAs 相似的疗效，也克服了 TCAs 的诸多不良反应。本类药物很少引起镇静作用，也不损害精神运动功能。对心血管和自主神经系统功能影响很小。本类药物还具有抗抑郁和抗焦虑双重作用。临床常用药物包括氟西汀、帕罗西汀、舍曲林、艾司西酞普兰等。

氟西汀

氟西汀（fluoxetine）为强效选择性 5-HT 再摄取抑制药。对抑郁症的疗效与 TCAs 相当，耐受性与安全性优于 TCAs。临床主要治疗抑郁症，对强迫症、贪食症亦有疗效。不良反应轻，偶有胃肠道症状。氟西汀与 MAO 抑制药合用时须警惕“5-HT 综合征”。

帕罗西汀

帕罗西汀（paroxetine）为强效 5-HT 再摄取抑制药，抗抑郁疗效与 TCAs 相当，而抗胆碱作用、体重增加、对心脏影响及镇静等副作用较 TCAs 轻。常见不良反应为口干、便秘、视物模糊、震颤、头痛、恶心等。禁与 MAO 抑制药合用。

舍曲林

舍曲林（sertraline）为选择性抑制 5-HT 再摄取抑制药，可用于各类抑郁症的治疗，并对强迫症有效。主要不良反应为口干、恶心、腹泻、男性射精延迟、震颤、出汗等。禁与 MAO 抑制药合用。

艾司西酞普兰

艾司西酞普兰（escitalopram）为高选择性 5-HT 再摄取抑制药，对 NA 和 DA 的再摄取影响较小，抗抑郁作用强，对内源性和非内源性的抑郁症均有较好疗效，同时对各种类型的焦虑症状有所改善。临床主要用于抑郁症，还可治疗广场恐怖症的惊恐障碍。不良反应较少，可能会出现头晕、口干、恶心、便秘等。

（四）单胺氧化酶抑制药

吗氯贝胺

吗氯贝胺（moclobemide）为选择性单胺氧化酶-A（MAO-A）抑制药，影响 5-HT 和 NA 代谢。该药治疗抑郁症的疗效与丙米嗪相当，但其耐受性明显优于 TCAs。不良反应少，主要有恶心、头痛、

头晕、失眠、便秘等。

（五）其他抗抑郁药

瑞波西汀

瑞波西汀（reboxetine）为选择性 NA 再摄取抑制剂，提高中枢内 NA 的活性，从而改善抑郁症状，对 5-HT 亦有较弱的抑制作用，对 M 受体无明显的亲和力。临床主要用于成人抑郁症。常见不良反应为失眠、口干、便秘、头晕、心动过速等。

文拉法辛和度洛西汀

文拉法辛（venlafaxine）和度洛西汀（duloxetine）均为 5-HT 和 NA 再摄取抑制药。文拉法辛为前药，其活性代谢产物能有效地拮抗 5-HT 和 NA 再摄取，对 DA 的再摄取也有一定作用，可用于各种抑郁症和广泛性焦虑症。度洛西汀主要用于重型抑郁或伴有糖尿病周围神经炎的抑郁患者。不良反应与 TCAs 相似。

曲唑酮

曲唑酮（trazodone）为三唑吡啶类抗抑郁药，除具有抗抑郁作用外，还具有中枢镇静作用和轻微的肌肉松弛作用，适于夜间给药。其抗抑郁作用机制可能与抑制 5-HT 再摄取有关，但目前尚不清楚。无 M 受体阻断作用，也不影响 NA 的再摄取，对心血管系统无明显影响，是一个比较安全的抗抑郁药。可用于治疗抑郁症和焦虑症，尤其适用于治疗老年性抑郁症或伴有心脏疾病的患者。不良反应较少。

米氮平

米氮平（mirtazapine）是对 NA 和 5-HT 具有双重作用的新型抗抑郁症药物。其机制主要是阻断突触前膜 α_2 受体而增加 NA 的释放，间接提高 5-HT 的更新率而发挥抗抑郁作用；同时还有阻断突触后膜 5-HT 受体和 H_1 受体作用。适用于各种抑郁症，尤其是伴有焦虑、失眠的抑郁症。主要不良反应为食欲增加及嗜睡。

考点：各类抗抑郁药的药理作用、作用机制及临床应用

自测题

一、选择题

【A 型题】

1. 氯丙嗪抗精神病的作用机制是（　　）
   A. 阻断中脑-边缘系统和中脑-皮质通路 DA 受体
   B. 阻断结节-漏斗部通路 DA 受体
   C. 阻断黑质-纹状体通路 DA 受体
   D. 阻断中枢 M 受体
   E. 直接抑制中枢神经系统
2. 氯丙嗪调温作用主要是（　　）
   A. 抑制 PG 合成
   B. 抑制大脑边缘系统
   C. 抑制体温调节中枢
   D. 阻断纹状体多巴胺受体
   E. 阻断外周 α 受体
3. 下列哪一种抗精神病药几乎无锥体外系反应（　　）
   A. 氯丙嗪　B. 奋乃静
   C. 五氟利多　D. 氟哌啶醇
   E. 氯氮平
4. 长期大剂量应用氯丙嗪引起的主要不良反应是（　　）
   A. 心悸、口干　B. 锥体外系反应
   C. 直立性低血压　D. 肝功能损害
   E. 粒细胞减少
5. 丙米嗪主要用于治疗（　　）
   A. 躁狂症　B. 抑郁症
   C. 精神分裂症　D. 焦虑症
   E. 神经症
6. 治疗躁狂症首选（　　）
   A. 氯普噻吨　B. 碳酸锂
   C. 丙米嗪　D. 阿米替林
   E. 多塞平
7. 有关抗躁狂药碳酸锂的叙述，下列哪项是错误的(　　)
   A. 增加钠盐摄入可促进其排泄
   B. 对正常人精神活动几乎无影响
   C. 促进脑内去甲肾上腺素及多巴胺的释放
   D. 中毒时主要表现为中枢神经系统症状
   E. 用药期间应每日测定血锂浓度

【B型题】

（第8～11题备选答案）

A. 阻断中脑边缘系统和中脑-皮质的多巴胺受体
B. 阻断黑质-纹状体多巴胺受体
C. 阻断延髓催吐化学感受区的多巴胺受体
D. 阻断周围血管的α受体
E. 阻断M胆碱受体

8. 氯丙嗪治疗精神分裂症的机制是（　　）
9. 氯丙嗪引起锥体外系反应的机制是（　　）
10. 氯丙嗪引起直立性低血压的机制是（　　）
11. 氯丙嗪引起口干、便秘、视物模糊是由于（　　）

【X型题】

12. 氯丙嗪的中枢神经系统作用有（　　）
A. 催吐　B. 抗高血压
C. 镇吐　D. 抗精神病
E. 影响体温调节

13. 关于氯丙嗪，以下说法正确的是（　　）
A. 可以阻断α受体，翻转肾上腺素的升压作用
B. 可以加强中枢抑制药的作用
C. 可以降低正常体温
D. 可以阻断M受体，引起口干、便秘、视物模糊的副作用
E. 具有抗精神分裂症的作用

14. 氯丙嗪有强大的镇吐作用，其作用特点有（　　）
A. 小剂量可能与阻断CTZ的D_2受体有关
B. 大剂量抑制呕吐中枢
C. 对刺激前庭引起的呕吐有效
D. 对癌症、放射病及某些药物所致呕吐有效
E. 对顽固性呃逆有效

15. 丙米嗪的药理作用有（　　）
A. 抑郁症患者用药后情绪提高，精神振奋
B. 抑制突触前膜对NA与5-HT的再摄取
C. 治疗量不影响血压，不易引起心律失常
D. 阻断M胆碱受体，引起阿托品样不良反应
E. 正常人用药后表现为安静、头晕、困倦、口干、视物模糊、血压略降

二、简答题

1. 精神病患者大剂量注射氯丙嗪后早期可见到一些什么症状？为什么？
2. 氯丙嗪所致锥体外系反应的表现类型及其机制是什么？

（唐敏芳）

第8章

治疗中枢神经退行性病变药

中枢神经系统退行性病变是指一组由慢性进行性中枢神经组织退行性变性而产生的疾病的总称，主要包括帕金森病（Parkinson disease，PD）、阿尔茨海默病（Alzheimer disease，AD）、亨廷顿病（Huntington discase，HD）、肌萎缩侧索硬化症（amyotrophic lateral sclerosis，ALS）等。虽然本组疾病的病因及病变部位各不相同，但神经元发生退行性病理性改变是其共同特征。随着社会发展，人口老龄化问题日益突出，本组疾病已成为严重影响人类健康和生活质量的重要因素之一。本章重点介绍抗帕金森病药和治疗阿尔茨海默病药。

第1节　抗帕金森病药

案例 8-1

患者，男性，55岁，根据患者的肢体颤动、面部表情、行走姿态、少动等表现，经磁共振成像（MRI）检查后，诊断为帕金森病。病史发现该患者有精神病史，长期使用氯丙嗪控制病情，其后逐渐出现帕金森综合征。

问题与思考： 1. 用拟多巴胺药是否合适，为什么？

2. 如果不行应该使用何种药物治疗？

帕金森病（Parkinson disease）又称震颤麻痹，是一种慢性进行性锥体外系功能障碍的中枢系统退行性疾病，典型症状为静止震颤、肌肉强直、运动迟缓和共济失调等。

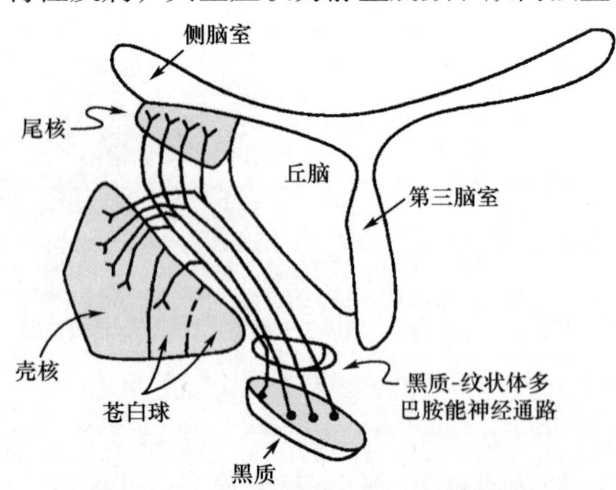

图8-1　黑质-纹状体多巴胺能神经通路

目前认为帕金森病是因纹状体内DA减少或缺乏所致，主要病变在黑质-纹状体多巴胺能神经通路（图8-1）。黑质中多巴胺能神经元发出上行纤维到达纹状体（尾核及壳核），其末梢与尾-壳核神经元形成突触，以DA为递质，对脊髓前角运动神经元起抑制作用。同时尾核中也有胆碱能神经元，与尾-壳核神经元所形成的突触以ACh为递质，对脊髓前角运动神经元起兴奋作用。正常时两种递质处于平衡状态，共同调节运动功能。

帕金森病患者病变在黑质，DA合成减少，使纹状体内DA含量降低，造成黑质-纹状体通路多巴胺能神经功能减弱，而胆碱能神经功能相对占优势，因而产生帕金森病的种种症状。

上述理论说明该病可从两个方面着手治疗，一方面使用胆碱受体阻断药降低胆碱能神经功能；另一方面增强脑内多巴胺神经功能。

老年性血管硬化、脑炎后遗症及长期服用抗精神病药等均可引起类似帕金森病的症状，称为帕金森综合征，其药物治疗与帕金森病相似。

抗帕金森病药通过增强中枢多巴胺神经功能和降低胆碱能神经功能而发挥作用，因此，可分为拟多巴胺药和中枢抗胆碱药两类。

一、拟多巴胺药

左旋多巴

左旋多巴（levodopa）又称 L-多巴（L-dopa），为酪氨酸的羟化物，是合成 DA 和 NA 的前体物质。

【体内过程】 口服通过芳香族氨基酸的主动转运系统从小肠迅速吸收，经 0.5～2 小时血药浓度达峰值，血浆 $t_{1/2}$ 为 1～3 小时。胃排空延缓、胃液酸度高或高蛋白饮食等均可降低其生物利用度。口服吸收后大部分在肝脏多巴脱羧酶的作用下转变成多巴胺。也有相当部分在肠、心、肾中被脱羧生成多巴胺。仅约 1%的左旋多巴进入中枢神经系统，在脑内经多巴脱羧酶脱羧生成多巴胺而发挥抗帕金森作用。

【药理作用及临床应用】

1. 抗帕金森病 左旋多巴在脑内转变为多巴胺，补充纹状体中多巴胺的不足，因而具有抗帕金森病的疗效。

用左旋多巴治疗后，约 75%的患者获得较好疗效。治疗初期疗效更显著。左旋多巴的作用特点：①对轻症及年轻患者疗效较好，而重症及年老衰弱患者疗效差；②对肌肉僵直及运动困难疗效较好，而对肌肉震颤症状疗效差，如长期用药及较大剂量对后者仍可见效；③作用较慢，常需用药 2～3 周才起效，1～6 个月以上才获得最大疗效，但作用持久，且随用药时间延长而递增。

左旋多巴对其他原因引起的帕金森综合征也有效。但对吩噻嗪类等抗精神病药所引起的无效，因这些药有阻断中枢多巴胺受体的作用。

2. 治疗肝性脑病（肝昏迷） 左旋多巴能在脑内转变为去甲肾上腺素，使正常神经活动得以恢复，患者可由昏迷转为苏醒。因不能改善肝功能，作用只是暂时性的。

【不良反应】 左旋多巴在外周脱羧形成多巴胺，易引起不良反应。

1. 早期反应

（1）胃肠道反应：治疗初期约 80%患者出现恶心、呕吐、食欲减退等，用量过大或加量过快更易发生，继续用药可以消失。偶见溃疡出血或穿孔。

（2）心血管反应：治疗初期约 30%患者出现轻度直立性低血压。多巴胺对 β 受体有激动作用，可引起心律失常。

2. 长期反应

（1）不自主异常运动：为长期用药所引起的不随意运动，多见于面部肌群，如张口、咬牙、伸舌、皱眉、头颈部扭动等。也可累及肢体或躯体肌群，偶见喘息样呼吸或过度呼吸。服药 3～5 年后，有 40%～80%患者出现症状快速波动，重则出现"开-关现象"（on-off phenomenon），患者突然多动不安（开），而后又出现全身性或肌强直性运动不能（关），严重妨碍患者的正常活动。疗程延长，发生率也相应增加。此时宜适当减少左旋多巴的用量。

（2）精神障碍：出现失眠、焦虑、恶梦、狂躁、幻觉、妄想、抑郁等。需减量或停药。此反应可能与多巴胺功能在中枢神经系统相对亢进有关。

【药物相互作用】

1. 维生素 B_6 是多巴脱羧酶的辅基，可增强左旋多巴的外周副作用。
2. 抗精神病药能引起帕金森综合征，又能阻断中枢多巴胺受体，所以能对抗左旋多巴的作用。

考点：左旋多巴的药理作用、临床应用及不良反应

卡比多巴

卡比多巴（carbidopa）又称 α-甲基多巴肼，是较强的氨基酸脱羧酶（AADC）抑制药。卡比多巴不能通过血脑屏障，与左旋多巴合用时，仅能抑制外周 AADC 的活性，此时，左旋多巴在外周的脱羧作用被抑制，进入中枢神经系统的左旋多巴增加，可使左旋多巴的使用量减少 75%。这样，既能提高左旋多巴的疗效，又能减轻其外周的副作用，所以是左旋多巴的重要辅助药。卡比多巴单独应用基本

无药理作用。临床上将卡比多巴与左旋多巴按 1∶4 或 1∶10 的剂量配伍制成复方制剂。

苄 丝 肼

苄丝肼（benserazide）与卡比多巴有同样的效应。与左旋多巴按 1∶4 比例制成的复方制剂可用于治疗各种原因引起的帕金森病。

司 来 吉 兰

司来吉兰（selegiline）低剂量可选择性抑制中枢单胺氧化酶 B（MAO-B），降低脑内 DA 的降解，使脑内 DA 浓度增加。与左旋多巴合用，可增强和延长左旋多巴的疗效，降低左旋多巴的用量，减少外周副作用，消除长期单用左旋多巴出现的“开-关”现象。本品低剂量对肠道单胺氧化酶 A（MAO-A）无作用，因此不影响肠道、血液中 DA 和酪胺代谢。但大剂量时抑制 MAO-A，应避免使用。

金 刚 烷 胺

金刚烷胺（amantadine）属促多巴胺释放药，疗效不及左旋多巴，但优于胆碱受体阻断药。该药见效快而持效短，用药数天即可获最大疗效，但连用 6～8 周后疗效逐渐减弱，与左旋多巴合用有协同作用。可通过多种方式加强多巴胺的功能，其抗帕金森病的机制在于：①促使纹状体中残存的多巴胺能神经元释放多巴胺；②抑制多巴胺的再摄取；③直接激动多巴胺受体；④较弱的抗胆碱作用。长期用药后，常见下肢皮肤出现网状青斑，可能是由儿茶酚胺释放引起外周血管收缩所致。偶致惊厥，故癫痫患者禁用。

溴 隐 亭

溴隐亭（bromocriptine）是一种半合成的麦角生物碱。对黑质-纹状体通路的多巴胺受体有较强的激动作用，其疗效与左旋多巴相似。小剂量选择性激动结节-漏斗通路的多巴胺受体，因此可减少催乳素的释放。用于治疗产后回乳、催乳素分泌过多症等。

二、中枢抗胆碱药

传统 M 受体阻断药阿托品、东莨菪碱抗帕金森病有效，但因外周抗胆碱作用引起的副作用大。因此，现主要使用中枢性抗胆碱药如苯海索等。本类药物曾是沿用已久的抗帕金森病药，但自使用左旋多巴以来，它们已退居次要地位。

苯 海 索

苯海索（trihexyphenidyl）又称安坦（artane），口服易吸收，通过阻断中枢 M 受体而减弱黑质-纹状体通路中乙酰胆碱的作用。其作用特点有：①对早期轻症患者疗效好；②抗震颤疗效好，但改善僵直及动作迟缓较差，对某些继发性症状如过度流涎有改善作用；③对抗精神病药引起的帕金森综合征有效；④与左旋多巴合用，可提高疗效。主要适用于早期轻症患者、不能耐受左旋多巴或禁用左旋多巴的患者、抗精神病药引起的帕金森综合征等。其外周抗胆碱作用为阿托品的 1/10～1/2，对心脏的影响比阿托品弱，故应用较安全。但仍有口干、散瞳、尿潴留、便秘等副作用。闭角型青光眼、前列腺肥大者禁用。

第 2 节 治疗阿尔茨海默病药

案例 8-2

患者，男性，73 岁，1 个月前出现记忆力减退，开始表现为出门经常忘记带钥匙，有时会出现熟悉的地方忘记怎么走，特别是对刚刚发生的事情容易遗忘，远记忆力正常，无头晕、头痛等症状，来院就诊，初步诊断为阿尔茨海默病。

问题与思考：阿尔茨海默病的治疗药物有哪些？

阿尔茨海默病（AD）又称为老年性痴呆，是一种与年龄高度相关的、进行性认知障碍和记忆损害为主的中枢神经系统退行性疾病。主要表现为记忆力、判断力和抽象思维等一般智力的丧失，但视力、运动能力等不受影响。AD 与老化有关，但与正常老化有本质区别，其发病机制尚未完全明了，但 AD 患者尸检显示最具特征的两大病理学变化为细胞外淀粉样蛋白沉积和神经元内纤维缠结。

AD 迄今尚无十分有效的治疗方法，目前采用的比较有特异性的治疗策略是增加中枢胆碱能神经功能，其中胆碱酯酶抑制药效果相对肯定，M 受体激动药正在临床试验中。其他的如 β-分泌酶抑制剂、非甾体抗炎药、雌激素、AD 疫苗、氧自由基清除剂、神经生长因子及增强剂也在研究开发中。

一、胆碱酯酶抑制药

多 奈 哌 齐

多奈哌齐（donepezil）为第二代可逆性中枢胆碱酯酶抑制药，通过抑制 AChE 增加中枢的 ACh 含量。本品对中枢 AChE 有较高的选择性，能改善轻、中度 AD 患者的认知能力和临床综合功能。临床用于轻、中度 AD 患者。

多奈哌齐肝毒性小，常见不良反应有恶心、腹泻、失眠，通常比较轻微，无须停药，1～2 天内可缓解。

加 兰 他 敏

加兰他敏（galantamine）为第二代胆碱酯酶抑制药，对神经元中的 AChE 有高度选择性，抑制神经元中的 AChE 的能力比抑制血液中的 AChE 的能力强 50 倍，是 AChE 竞争性抑制药，在胆碱能高度不足的区域活性最大。临床主要用于轻、中度 AD 的治疗，无肝毒性。主要不良反应为治疗早期（2～3 周）患者可有恶心、呕吐、腹泻等胃肠道反应，稍后即消失。

石 杉 碱 甲

石杉碱甲（huperzine A）系我国研发的可逆性高选择性胆碱酯酶抑制剂，能提高多发性梗死、老年或早老性痴呆症患者的记忆力，外周胆碱样副作用较小。

二、M 胆碱受体激动药

呫 诺 美 林

呫诺美林（xanomeline）为 M_1 受体激动药，对 M_2、M_3、M_4 受体作用很弱，是目前发现的选择性最高的 M_1 受体激动药之一。口服易吸收，易通过血脑屏障，大脑皮质和纹状体摄取率较高。临床试验表明，本品大剂量可明显改善 AD 患者的认知功能和行为能力，但易引起胃肠道和心血管方面的不良反应，可选择经皮肤给药。

三、NMDA 受体非竞争性拮抗药

美 金 刚

美金刚（memantine）为电压依赖性的 NMDA 受体非竞争性拮抗药，当谷氨酸以病理量释放时，美金刚可以减少谷氨酸的神经毒性作用，当谷氨酸释放过少时，美金刚则可改善记忆过程所需谷氨酸的传递。临床研究表明，美金刚可显著改善中度至重度老年性痴呆患者的认知障碍、社会行为。美金刚是第一个用于治疗晚期 AD 的 NMDA 受体非竞争性拮抗药，与 AChE 抑制药合用效果更好。不良反应有幻觉、头晕、头痛和疲倦等。

自 测 题

一、选择题

【A 型题】

1. 帕金森病的主要病变部位在（　　）

A. 中脑-皮质多巴胺能神经通路

B. 中脑-边缘系统多巴胺能神经通路

C. 黑质-纹状体多巴胺能神经通路

D. 丘脑下部-垂体多巴胺能神经通路
E. 结节-漏斗多巴胺通路

2. 左旋多巴治疗帕金森病的机制是（　　）
A. 补充纹状体内 DA 不足
B. 提高纹状体中的乙酰胆碱的含量
C. 提高纹状体中 5-HT 含量
D. 降低黑质中乙酰胆碱的含量
E. 降低黑质中 5-HT 含量

3. 下列药物单用抗帕金森病无效的是（　　）
A. 左旋多巴　B. 卡比多巴
C. 金刚烷胺　D. 溴隐亭
E. 苯海索

4. 下列胆碱酯酶抑制药对中枢 AChE 有较高选择性的是（　　）
A. 依酚氯铵　B. 新斯的明
C. 吡斯的明　D. 加兰他敏
E. 毒扁豆碱

5. 有关苯海索下列叙述错误的是（　　）
A. 抗震颤疗效好
B. 外周抗胆碱作用弱
C. 对氯丙嗪引起的帕金森综合征无效
D. 对僵直及运动迟缓疗效差
E. 有口干副作用

6. 治疗帕金森病最佳联合用药是（　　）
A. 左旋多巴+卡比多巴
B. 左旋多巴+卡比多巴+维生素 B_6
C. 左旋多巴+维生素 B_6
D. 卡比多巴+维生素 B_6
E. 以上均不是

【B 型题】

（第 7～11 题备选答案）

A. 溴隐亭　B. 苯海索
C. 左旋多巴　D. 卡比多巴
E. 金刚烷胺

7. 外周脱羧酶抑制剂是（　　）
8. 多巴胺受体激动剂是（　　）
9. 促进多巴胺合成的药物是（　　）
10. 促进多巴胺释放的药物是（　　）
11. 中枢抗胆碱的药物是（　　）

【X 型题】

12. 治疗帕金森病有效的药物是（　　）
A. 苯海索　B. 左旋多巴
C. 金刚烷胺　D. 利血平
E. 溴隐亭

13. 下列关于苯海索的描述正确的是（　　）
A. 又名安坦
B. 属于胆碱受体阻断药
C. 可以阻断中枢胆碱受体
D. 可以减弱纹状体中乙酰胆碱的作用
E. 对早期轻症患者疗效好

二、简答题

简述左旋多巴与卡比多巴联合用药的意义。

（唐敏芳）

第9章

镇　痛　药

镇痛药（analgesics）是一类主要作用于中枢神经系统、选择性地消除或缓解疼痛及疼痛引起的不愉快情绪反应，但不影响意识及其他感觉的药物。本类药物主要用于缓解剧痛，但多数药物反复应用易成瘾，故又称麻醉性镇痛药或成瘾性镇痛药，属麻醉药品管理范畴。

疼痛是多种疾病的症状，它使患者感受痛苦，尤其是剧痛，还可能引起生理功能紊乱，甚至休克。因此，适当地应用药物缓解疼痛，防止可能产生的生理功能紊乱是很必要的。但疼痛发生的原因不同，应区别不同情况选用不同药理作用的药物。另外，疼痛的性质与部位往往是诊断疾病的重要依据，因此，对诊断未明的疼痛不宜先用药物止痛，以免掩盖病情，贻误诊断。

目前，临床应用的镇痛药分为三类：①阿片生物碱类镇痛药；②人工合成镇痛药；③其他镇痛药。

第1节　阿片生物碱类镇痛药

案例 9-1

患者，男性，56岁。3年前诊断为冠心病。近一周来心前区疼痛发作频繁，今晨骑车上班途中，突发胸骨后压榨性剧痛，触电样向左臂内侧放射，舌下含化硝酸甘油不能缓解，出大汗，面色灰白，手足发凉。医院就诊时发现血压80/50mmHg，心电图显示室性期前收缩。用药情况：①吗啡每6小时皮下注射5mg，共4次，疼痛缓解；②静脉滴注2%利多卡因注射剂，维持24小时；③多巴胺静脉滴注，血压回升有尿后维持1天。

问题与思考： 1. 吗啡用于此患者的目的是什么？

2. 在使用吗啡时应该注意哪些问题？

阿片（opium）为罂粟科植物罂粟未成熟蒴果浆汁的干燥物，含有20余种生物碱。按化学结构分为菲类和异喹啉类，菲类以吗啡、可待因为代表，具有镇痛、镇咳作用；异喹啉类以罂粟碱为代表，具有松弛平滑肌、舒张血管的作用。

【作用机制】 随着吗啡构效关系的研究、阿片受体和阿片肽的发现，有关吗啡的镇痛机制的研究近年已取得了突破性进展。

内源性阿片肽（如脑啡肽、β-内啡肽、强啡肽等）和阿片受体共同组成机体的内源性镇痛系统。当机体受到伤害性刺激时，痛觉传入神经末梢释放谷氨酸、P物质（SP）等递质将痛觉冲动传入中枢，引起疼痛。此时，脑内特定神经元释放的内源性阿片肽可激动脊髓感觉神经末梢突触前、后膜上的阿片受体，通过G-蛋白偶联机制，抑制腺苷酸环化酶，促进K^+外流，减少Ca^{2+}内流，使突触前膜递质（谷氨酸、SP）释放减少、突触后膜超极化，从而减弱或阻滞痛觉信号的传递，产生镇痛作用（图9-1）。阿片类药物通过与不同脑区的阿片受体结合而发挥作用，如吗啡通过激动脊髓胶质区、脑室及导水管周围灰质和丘脑内侧等部位的阿片受体，主要是μ受体，模拟内源性阿片肽对痛觉的调制功能而产生镇痛作用。

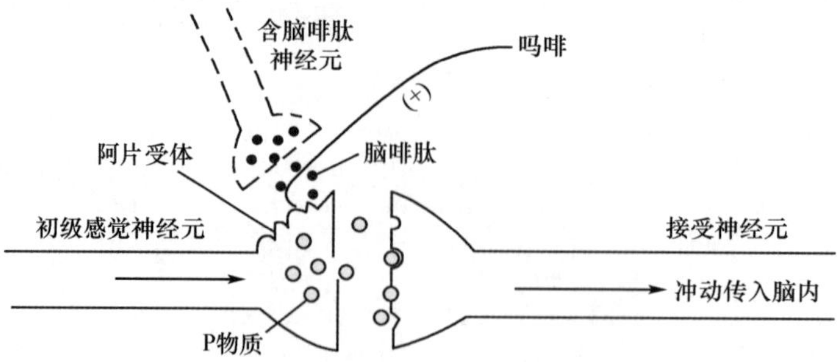

图 9-1 痛觉的传递及镇痛药作用机制示意图

链 接 阿片受体分布及效应

20 世纪 70 年代初药理学研究证实了脑内有阿片受体，研究表明，机体内主要由 μ（包括 μ_1、μ_2）、δ（包括 δ_1、δ_2）、κ（包括 κ_1、κ_2、κ_3）三类阿片受体介导阿片类药物的药理效应，后来发现的 σ 受体产生的药理作用不能被纳洛酮所拮抗，因而将其从阿片受体中分离出去。

阿片受体在脑内分布广泛而不均匀：①脊髓胶质区、丘脑内侧、脑室及导水管周围灰质受体密度较高，这些结构与痛觉的整合及感受有关；②边缘系统及蓝斑核受体密度最高，与情绪及精神活动有关。③中脑盖前核的阿片受体与缩瞳有关。④延脑孤束核处的阿片受体与咳嗽反射、呼吸抑制、中枢交感张力降低有关。⑤脑干极后区、孤束核、迷走神经背核等部位的阿片受体与胃肠活动有关。阿片受体也存在于肠道及其他外周部位。

吗 啡

吗啡（morphine）是阿片中的主要生物碱，含量最高，约占 10%。

【体内过程】 口服易吸收，但首过消除明显，口服生物利用度仅达 25%，故常采用注射给药。血浆蛋白结合率约 30%，游离型可迅速分布于全身组织，少量通过血脑屏障进入中枢，但足以发挥中枢性药理作用。吗啡可通过胎盘屏障进入胎儿体内。主要在肝代谢，经肾排泄，少量经胆汁、乳汁排泄，血浆 $t_{1/2}$ 为 2.5～3 小时。

【药理作用】 吗啡主要作用于中枢神经系统、心血管系统及内脏平滑肌。

1. 中枢神经系统

（1）镇痛、镇静、致欣快：吗啡有强大的镇痛作用，但意识及其他感觉不受影响，对各种疼痛都有效，其中对持续性慢性钝痛的效力大于急性间断性锐痛。一次给药，镇痛作用可持续 4～5 小时。吗啡还有明显镇静作用，可消除由疼痛所引起的焦虑、紧张、恐惧等情绪反应，因而显著提高对疼痛的耐受力。在安静环境时，易诱导患者入睡，但睡眠较浅，易被唤醒。吗啡还可产生欣快感，表现为满足感和飘然欲仙等，容易造成药物滥用或成瘾。

（2）抑制呼吸：治疗量吗啡即可抑制呼吸，降低呼吸中枢对 CO_2 的敏感性，使呼吸频率减慢、潮气量降低；剂量增大，则抑制增强。急性中毒时呼吸频率可减慢至每分钟 3～4 次。呼吸抑制是吗啡中毒致死的主要原因。

（3）镇咳：吗啡可直接抑制延髓咳嗽中枢，使咳嗽反射减轻或消失，但易成瘾，临床常用可待因代替。

（4）其他中枢作用：吗啡兴奋中脑盖前核的阿片受体，可引起缩瞳，针尖样瞳孔为其中毒特征，有诊断意义。刺激延髓催吐化学感受区（CTZ）而致恶心、呕吐。还可抑制下丘脑释放促性腺激素释放激素和促肾上腺皮质激素释放激素，从而降低血浆促肾上腺皮质激素、黄体生成素、卵泡刺激素的浓度。

2. 心血管系统 治疗量的吗啡对心率、心律及心肌收缩力无明显影响，但可扩张阻力血管及容量血管，引起直立性低血压；静脉给药较大剂量可使卧位血压下降。其降压作用是由于它使中枢交感张力降低，外周小动脉扩张；促进组胺释放导致血管扩张。吗啡抑制呼吸，使体内CO_2蓄积，引起继发性脑血管扩张和脑血流量增加，使颅内压增高。

3. 平滑肌 吗啡既能提高胃肠道平滑肌和括约肌张力，从而使胃排空和肠推进性蠕动减弱，又能抑制消化液的分泌，加之中枢抑制后便意迟钝等综合原因，可致便秘，也可止泻，并使胆道、输尿管、支气管平滑肌张力增加。治疗量吗啡引起胆道奥迪括约肌痉挛性收缩，使胆道排空受阻，胆囊内压力明显提高，可导致上腹不适甚至胆绞痛，阿托品可部分缓解之。吗啡对抗缩宫素（催产素）对子宫平滑肌的兴奋作用，延缓产程，并抑制新生儿呼吸，故分娩妇女禁用。大剂量吗啡收缩支气管平滑肌，加重支气管哮喘。

4. 免疫抑制作用 吗啡对机体细胞免疫和体液免疫都有抑制作用，还可抑制人类免疫缺陷病毒（HIV）蛋白诱导的免疫反应，这可能是吗啡吸食者易感HIV的主要原因。

【临床应用】

1. 镇痛 吗啡对各种疼痛均有效，因有成瘾性，一般仅用于其他镇痛药无效的急性锐痛，如严重创伤、烧伤、战伤、手术等引起的剧痛和晚期癌症疼痛。对心绞痛和心肌梗死引起的剧痛，血压正常时可应用吗啡，除能缓解患者疼痛和消除恐惧、焦虑不安等情绪外，其扩张血管作用可减轻心脏负荷，降低心肌耗氧量，有利于治疗。对剧烈的胆绞痛和肾绞痛，必须与解痉药阿托品合用。

链 接 癌症疼痛的三阶梯镇痛疗法

癌症疼痛遵循WHO推荐的三阶梯镇痛疗法。

第一阶梯：轻度疼痛选用非阿片类镇痛药，主要指非甾体抗炎药，代表药阿司匹林，也可选用对乙酰氨基酚、布洛芬等。对轻度疼痛疗效肯定，并可以增强二、三阶药物的效果。第二阶梯：中度疼痛选用弱阿片类药，代表药可待因，也可选用曲马多、布桂嗪等。首次使用弱阿片类药物联合非甾体抗炎药有良好效果。第三阶梯：重度疼痛选用强阿片类药，代表药吗啡，也可选用哌替啶、美沙酮、芬太尼等。

2. 心源性哮喘 左心衰竭的患者，可出现急性肺水肿而引起气促和窒息，称为心源性哮喘。治疗时除应用强心苷、氨茶碱及吸氧外，静脉注射小剂量吗啡可产生良好效果。其作用机制是：①扩张外周血管，减轻心脏前、后负荷，有利于消除肺水肿；②镇静作用，有利于消除患者由窒息带来的紧张、焦虑情绪，减少耗氧量；③抑制呼吸，降低呼吸中枢对 CO_2 的敏感性，缓解急促浅表的呼吸。

3. 止泻 可用于急、慢性消耗性腹泻以减轻症状。常用阿片酊或复方樟脑酊。如伴有细菌感染，应同时使用抗菌药。

4. 止咳 适用于无痰干咳。

【不良反应】

1. 副作用 可有头晕、嗜睡、恶心、呕吐、便秘及排尿困难等。

2. 耐受性和依赖性 连续反复应用1～2周后，可产生耐受性及依赖性，一旦停药，即出现戒断症状，表现为兴奋、失眠、流泪、流涕、出汗、震颤、呕吐、腹泻，甚至虚脱、意识丧失等。若给以治疗量吗啡，则症状立即消失。吗啡耐受性与依赖性的产生主要是由于神经组织对吗啡的适应性；吗啡戒断症状与蓝斑核异常放电有关。可乐定抑制蓝斑核放电可缓解吗啡戒断症状。成瘾者往往为追求欣快感及避免停药所致戒断症状的痛苦，常不择手段获取药品（称为"强迫性觅药行为"），危害极大，故此类药应按国家颁布的《麻醉药品和精神药品管理条例》严格管理，控制使用。

3. 急性中毒 药物过量时可致急性中毒，表现为昏迷、呼吸深度抑制、瞳孔极度缩小呈针尖样、发绀及血压下降，严重者死于呼吸麻痹。抢救措施：主要采取人工呼吸、吸氧、使用中枢兴奋药尼可刹米、静脉注射阿片受体拮抗药纳洛酮等。

【禁忌证】 婴儿及哺乳期妇女禁用。因可抑制新生儿呼吸和子宫收缩，临产妇女禁用。患有慢性阻塞性肺疾患、支气管哮喘、肺源性心脏病、颅内高压及严重肝功能减退者禁用。

考点：吗啡的药动学特点、药理作用、临床应用、不良反应及其禁忌证

可 待 因

可待因（codeine）又称甲基吗啡，口服后易吸收。可待因与阿片受体亲和力低，药理作用与吗啡相似，但作用较吗啡弱。其镇痛作用约为吗啡的 1/12，镇咳作用为吗啡的 1/4，对呼吸中枢抑制也较轻，无明显的镇静作用，欣快作用和依赖性也较吗啡弱。临床上主要替代吗啡用于无痰干咳及剧烈频繁的咳嗽；也可用于中等程度疼痛。久用可产生依赖性。

考点：可待因的药理作用及其临床应用

链 接 海洛因

1874 年，伦敦圣玛丽医院的英国化学家怀特（C.R Wright）在吗啡中加入乙酸得到了一种白色结晶粉末。在犬身上试验，其立即出现了虚脱、恐惧和困乏等一系列症状。德国拜耳公司的化学家霍夫曼（Felix Hoffmann）发现，这种化合物比吗啡的镇痛作用高 4～8 倍。1898 年，在没有经过彻底的临床试验的情况下，拜尔公司将它以非成瘾性吗啡大批量生产投入市场，当时的目的是为了治疗吗啡成瘾者，并且作为强麻醉剂去推销。这种新药被正式定名为海洛因（heroin），该名取自德文 heroisch 一字，意思是“英雄式的新发明”。但是很快人们就发现海洛因比吗啡的依赖性更强烈，成了危害人类的“白色瘟疫”。

第 2 节 合成镇痛药

吗啡镇痛作用虽然很强，但是依赖性及呼吸抑制等不良反应较严重，一定程度上限制了其临床应用。为了寻找更好的代用品，合成了哌替啶、阿法罗定、芬太尼、美沙酮、喷他佐辛、二氢埃托啡等药，它们的依赖性均较吗啡轻。

哌 替 啶

哌替啶（pethidine）又名度冷丁（dolantin），为苯基哌啶衍生物，是临床常用的人工合成镇痛药。

【体内过程】 口服易吸收，皮下或肌内注射后吸收更迅速，起效更快，故临床常用注射给药。血浆蛋白结合率约 60%，主要在肝代谢为哌替啶酸及去甲哌替啶，后者有中枢兴奋作用，故反复大量使用哌替啶可引起肌肉震颤、抽搐甚至惊厥。主要经肾排泄。$t_{1/2}$ 约 3 小时。

【药理作用】

1. 中枢神经系统 镇痛作用比吗啡弱，仅为吗啡的 1/10～1/8。10%～20%患者用药后出现欣快感，依赖性发生较慢。与吗啡在等效镇痛剂量时，抑制呼吸的程度相等，但作用时间较短。几无镇咳和缩瞳作用。

2. 平滑肌 能中度提高胃肠道平滑肌及括约肌张力，减少推进性蠕动，但因作用时间短，故不引起便秘，也无止泻作用。能引起胆道括约肌痉挛，提高胆道内压力，但比吗啡弱。治疗量对支气管平滑肌无影响，大剂量则引起收缩。对妊娠末期子宫收缩无影响，也不对抗缩宫素兴奋子宫的作用，故不延缓产程。

3. 心血管系统 治疗量可致直立性低血压，原因同吗啡。由于抑制呼吸，也能使体内 CO_2 蓄积，脑血管扩张而致颅内压升高。

【临床应用】

1. 镇痛 因其依赖性比吗啡形成的慢且弱，故在临床上常用。哌替啶对各种剧痛都有效。但对慢性钝痛则不宜使用，因仍有依赖性。新生儿对哌替啶抑制呼吸作用极为敏感，故产妇于临产前 2～4

小时内不宜使用。

2. 麻醉前给药 哌替啶的镇静作用可消除患者手术前紧张、恐惧情绪，减少麻醉药用量。

3. 人工冬眠 与氯丙嗪、异丙嗪合用组成冬眠合剂用于人工冬眠疗法。

4. 心源性哮喘 可替代吗啡用于心源性哮喘。

【不良反应】 治疗量哌替啶与吗啡相似，对延髓CTZ有兴奋作用，并能增加前庭器官的敏感性，可致眩晕、出汗、口干、恶心、呕吐、心悸及因直立性低血压而发生晕厥等。久用也可成瘾。剂量过大可明显抑制呼吸。偶可引起类似阿托品的中毒症状，如瞳孔散大、震颤、反射亢进、谵妄甚至惊厥，与其代谢产物去甲哌替啶有关，中毒解救时可配合抗惊厥药。禁忌证同吗啡。

考点：哌替啶的药理作用及其临床应用

阿 法 罗 定

阿法罗定（alphaprodine）又称安那度，为短效镇痛药。主要用于短时止痛，如骨科、外科、五官科小手术及泌尿外科器械检查等。也可与阿托品合用，以解除胃肠道、泌尿道平滑肌痉挛性疼痛。不良反应有轻微而短暂的眩晕、多汗、无力等。呼吸抑制与依赖性均较轻。

芬 太 尼

芬太尼（fentanyl）为强效、短效镇痛药，镇痛效力约为吗啡的100倍。作用快而短，肌内注射15分钟起效，维持1～2小时；静脉注射1分钟起效，5分钟达高峰，维持10分钟。可用于各种剧痛。与全身麻醉药或局部麻醉药合用，可减少麻醉药用量。与氟哌利多配伍组成“神经安定镇痛合剂”，用于外科小手术或医疗检查。现有芬太尼透皮贴剂可使血药浓度维持72小时，使用方便，适用于治疗中度至重度慢性疼痛及那些只能依靠阿片类镇痛药治疗的难消除的疼痛。不良反应有眩晕、恶心、呕吐及胆道括约肌痉挛。大剂量产生明显肌肉僵直，纳洛酮能对抗之。静脉注射过快易抑制呼吸，应加注意。禁用于支气管哮喘、颅脑肿瘤或颅脑外伤引起昏迷的患者及两岁以下小儿。

考点：芬太尼的药理作用及其临床应用

美 沙 酮

美沙酮（methadone）左旋体较右旋体作用强8～50倍，常用其消旋体。药理作用与吗啡相似，口服与注射同样有效。其镇痛作用强度与吗啡相当，但持续时间较长。抑制呼吸、缩瞳、引起便秘及升高胆道内压力作用均较吗啡轻。耐受性与依赖性发生较慢，戒断症状略轻，且易于治疗。适用于各种原因所致剧痛，也可用于吗啡和海洛因成瘾脱毒时的替代品。

考点：美沙酮的药理作用及其临床应用

喷 他 佐 辛

喷他佐辛（pentazocine）又名镇痛新。主要激动κ受体，但又可拮抗μ受体。为阿片受体部分激动药。

【体内过程】 本品口服及注射均易吸收；口服后1小时发挥作用，一次给药，可持续5小时以上。肌内注射15分钟血药浓度达高峰。肌注$t_{1/2}$约为2小时。本品主要在肝脏代谢，经肾排泄。24小时约排出总量的60%。

【药理作用及临床应用】 镇痛作用较吗啡弱，呼吸抑制作用约为吗啡的1/2。增加剂量其镇痛和呼吸抑制作用并不成比例增加。对胃肠道平滑肌作用与吗啡相似，但对胆道括约肌作用较弱。大剂量可引起血压上升、心率加快，可能与升高血浆中儿茶酚胺有关。本品适用于各种慢性剧痛。

【不良反应】 有眩晕、恶心、呕吐、出汗等。成瘾性小，不属于麻醉药品管理范畴。大剂量可出现呼吸抑制、血压升高和心率加快，可用纳洛酮对抗。

考点：喷他佐辛的药理作用及其临床应用

二氢埃托啡

二氢埃托啡（dihydroetorphine）为我国研制的强效镇痛药。其镇痛作用是吗啡的 12 000 倍。用量小，一次 20～40μg。镇痛作用短暂，仅 2 小时左右。小剂量间断用药不易产生耐受性，而大剂量持续用药则易出现耐受性和依赖性，但较吗啡轻。常用于镇痛或吗啡类药品成瘾者的戒毒。

考点：二氢埃托啡的药理作用及临床应用

丁丙诺啡

丁丙诺啡（buprenorphine，布诺啡）是蒂巴因半合成衍生物，以激动 μ 受体和 κ 受体为主，对 δ 受体有拮抗作用。有较强的镇痛作用，镇痛效力为吗啡的 25 倍，镇痛时间约为 8 小时。成瘾性比吗啡小。用于癌症晚期、烧伤、心肌梗死和手术后所致疼痛，也可用于吗啡或海洛因成瘾的脱毒治疗。不良反应常见头晕及胃肠道反应，也能产生耐受性与依赖性。

曲马多

曲马多镇痛作用强度与喷他佐辛相似。口服易于吸收，生物利用度约为 90%，$t_{1/2}$ 约为 6 小时。不良反应和其他镇痛药相似，偶有多汗、头晕、恶心、呕吐、口干、疲劳等。治疗量不抑制呼吸，也不影响心血管功能，不产生便秘等副作用。适用于中度及重度急、慢性疼痛。长期应用可引起耐受性和依赖性。

考点：曲马多的药理作用及其临床应用

第 3 节　其他镇痛药

罗通定

延胡索为罂粟科草本植物，药用取其块茎。又名玄胡、元胡。能活血散瘀、行气止痛。《本草纲目》中曾记载“治一身上下诸痛，用之中的，妙不可言”。经研究发现，所含延胡索乙素有镇痛作用，为消旋体，有效部分为左旋体，即罗通定（rotundine）。

口服吸收良好，镇痛作用较哌替啶弱，但强于解热镇痛药，口服 10～30 分钟出现镇痛作用，持续 2～5 小时。镇痛机制与激动阿片受体及减少前列腺素合成无关，可能与阻断脑内多巴胺受体及促进脑啡肽和内啡肽释放有关。对慢性持续性钝痛效果较好，对创伤或手术后疼痛或晚期癌症的止痛效果较差。适用于胃肠及肝胆系统等内科疾病所引起的钝痛、一般性头痛及脑震荡后头痛等。也可用于痛经及分娩止痛，对产程及胎儿均无不良影响。此外，本品有镇静、催眠作用，临床可治疗失眠症，尤其适用于因疼痛所致失眠的患者。

奈福泮

奈福泮（nefopam）又名甲苯噁唑，口服易吸收，$t_{1/2}$ 约为 4 小时，镇痛机制未明，无依赖性。另外还具有中枢性肌松、抗胆碱及拟交感活性。临床用于创伤、手术后、癌痛；也可用于肌痛、牙痛及内脏平滑肌急性绞痛。

恶心及呕吐的不良反应发生率为 10%～30%，静脉用药发生率高于口服用药；更常见的镇静作用可影响患者的工作和学习。

高乌甲素

高乌甲素（lappaconitine）是从高乌头的根中分离得到的生物碱，无依赖性。口服或注射给药皆可，镇痛作用强度与哌替啶相似，作用时间长于哌替啶。还具有解热、抗炎、局部麻醉作用等。可作为癌痛阶梯疗法中的轻、中度疼痛的备选药。不良反应偶见心悸、头晕及荨麻疹。

氟吡汀

氟吡汀（flupirtine）为新型中枢性非阿片样镇痛药，镇痛作用介于美沙酮和对乙酰氨基酚之间，无呼吸抑制作用，临床应用未发现依赖性。为选择性神经元 K^+通道开放剂，间接抑制 NMDA 受体，阻断痛觉信号传导而发挥镇痛作用。口服易吸收，临床用于外伤、烧伤、手术后疼痛及癌痛等。

第 4 节 阿片受体拮抗药

纳洛酮

纳洛酮（naloxone）为阿片受体的完全拮抗药，能阻断吗啡的所有作用，而本身无明显药理活性。正常人注射 12mg 无任何症状，注射 24mg 仅有轻度困倦；但对吗啡中毒者，小剂量（0.4～0.8mg）肌内或静脉注射能迅速翻转吗啡的作用，1～2 分钟就可消除呼吸抑制现象，增加呼吸频率。对吗啡成瘾者可迅速诱发戒断症状。$t_{1/2}$ 为 40～55 分钟，需多次给药维持疗效。临床主要用于：①解救阿片类药物急性中毒所致的呼吸抑制和改善中枢症状，使昏迷患者意识清醒；②阿片类药物成瘾者的诊断；③急性酒精中毒、休克、脑卒中、脑外伤及脊髓损伤的救治。

纳曲酮

纳曲酮（naltrexone）的作用与纳洛酮相同，但口服生物利用度可达 50%～60%，作用维持时间较长。适用于治疗对阿片类药物产生依赖性的患者。

自测题

一、选择题

【A 型题】

1. 吗啡临床的适应证为（ ）
   A. 分娩止痛
   B. 哺乳期妇女的止痛
   C. 诊断未明的急腹症疼痛
   D. 颅脑外伤的疼痛
   E. 急性严重创伤、烧伤等所致的疼痛
2. 吗啡镇痛的主要作用部位是（ ）
   A. 脊髓胶质区、丘脑内侧、脑室及导水管周围灰质
   B. 脑干网状结构及大脑皮质
   C. 边缘系统与蓝斑核
   D. 中脑盖前核
   E. 只作用于大脑皮质
3. 吗啡可用于治疗（ ）
   A. 阿司匹林哮喘 B. 心源性哮喘
   C. 支气管哮喘 D. 喘息型慢性支气管哮喘
   E. 其他原因引起的过敏性哮喘
4. 下列哪种情况能用哌替啶而不能用吗啡（ ）
   A. 镇痛 B. 镇咳
   C. 止泻 D. 人工冬眠
   E. 心源性哮喘
5. 不宜使用吗啡治疗慢性钝痛的主要原因是（ ）
   A. 易成瘾 B. 可致便秘
   C. 对钝痛效果差 D. 治疗量可抑制呼吸
   E. 可引起直立性低血压
6. 哌替啶须与阿托品合用治疗胆绞痛，是因为哌替啶（ ）
   A. 可引起恶心、呕吐等胃肠反应
   B. 抑制呼吸
   C. 易成瘾
   D. 镇痛作用弱
   E. 可使胆道括约肌痉挛，提高胆内压
7. 癌症疼痛的治疗，应按照疼痛的程度选用不同阶梯的镇痛药物，下列属于第二阶梯的镇痛药物是（ ）
   A. 双氯芬酸 B. 塞来昔布
   C. 可待因 D. 布桂嗪
   E. 吗啡
8. 喷他佐辛的特点是（ ）
   A. 无呼吸抑制作用
   B. 镇痛作用强
   C. 可引起直立性低血压
   D. 成瘾性很小，已列入非麻醉药品
   E. 临床上主要用于急性锐痛

【B 型题】

（第 9～13 题备选答案）

A. 镇痛作用 B. 镇咳作用
C. 欣快作用 D. 胃肠活动改变
E. 缩瞳作用

9. 吗啡作用于脊髓胶质区、丘脑内侧、脑室及导水管周围灰质的阿片受体，可引起（ ）
10. 吗啡作用于延髓孤束核的阿片受体可引起（ ）
11. 吗啡作用于中脑盖前核的阿片受体可引起（ ）
12. 吗啡作用于边缘系统及蓝斑核的阿片受体，可引起

（ ）

13. 吗啡作用于脑干极后区、孤束核、迷走神经背核的阿片受体，可引起（ ）

【X型题】

14. 吗啡治疗心源性哮喘是因为（ ）
    A. 抑制呼吸中枢，降低对血液 CO_2 敏感性
    B. 扩张外周血管，减轻心脏负担
    C. 扩张支气管平滑肌，改善呼吸功能
    D. 兴奋心脏，改善肺水肿
    E. 镇静作用，消除患者紧张
15. 吗啡禁用于（ ）
    A. 哺乳期妇女止痛　B. 支气管哮喘患者
    C. 肺心病患者　D. 肝功能严重减退患者
    E. 颅脑损伤昏迷患者
16. 哌替啶的临床应用有（ ）
    A. 创伤性疼痛
    B. 内脏绞痛
    C. 麻醉前给药
    D. 与氯丙嗪、异丙嗪组成人工冬眠合剂
    E. 心源性哮喘
17. 吗啡不用于治疗（ ）
    A. 阿司匹林哮喘
    B. 心源性哮喘
    C. 支气管哮喘
    D. 喘息型慢性支气管哮喘
    E. 其他原因引起的过敏性哮喘
18. 吗啡的临床应用有（ ）
    A. 风湿热　B. 癌性剧痛
    C. 骨关节炎　D. 心源性哮喘
    E. 急性心肌梗死剧痛
19. 罗通定的特点是（ ）
    A. 镇痛作用较解热镇痛药强
    B. 镇痛机制与激动阿片受体有关
    C. 对慢性钝痛疗效好
    D. 可用于痛经及分娩止痛
    E. 可用于疼痛所致失眠的患者

二、简答题

1. 吗啡主要用于哪些疼痛的治疗，应用时应注意哪些问题?
2. 比较阿片受体激动药、部分激动药及拮抗药的作用机制和临床应用。

（唐敏芳）

第 10 章

解热镇痛抗炎药

解热镇痛抗炎药（antipyretic-analgesic and anti-inflammatory drugs）是一类具有解热、镇痛，而且大多数还有抗炎、抗风湿作用的药物。由于本类药物的化学结构和抗炎作用机制与肾上腺皮质激素不同，故又称非甾体抗炎药（non-steroidal anti-inflammatory drugs，NSAIDs）。

第 1 节　解热镇痛抗炎药的基本作用

本类药物尽管化学结构各异，但大多数都能抑制体内前列腺素（prostaglandin，PG）的合成。PG 广泛存在于人体的各种重要组织和体液中，是一类具有高度生物活性的物质，参与机体发热、疼痛、炎症、速发型过敏反应等多种生理、病理过程。PG 的前体是花生四烯酸（AA），AA 源于食物，吸收后以磷脂的形式存在于细胞膜中。当细胞受到刺激时，细胞膜上的磷脂酶被激活，使其释放 AA。游离的 AA 分别通过环加氧酶（cyclooxygenase，COX，前列腺素合成酶）和 5-脂氧酶途径，进一步代谢成 PG、血栓素（TXA_2）和白三烯（LT）（图 10-1）。解热镇痛抗炎药可抑制 COX 的活性，从而阻止了 PG 的合成。

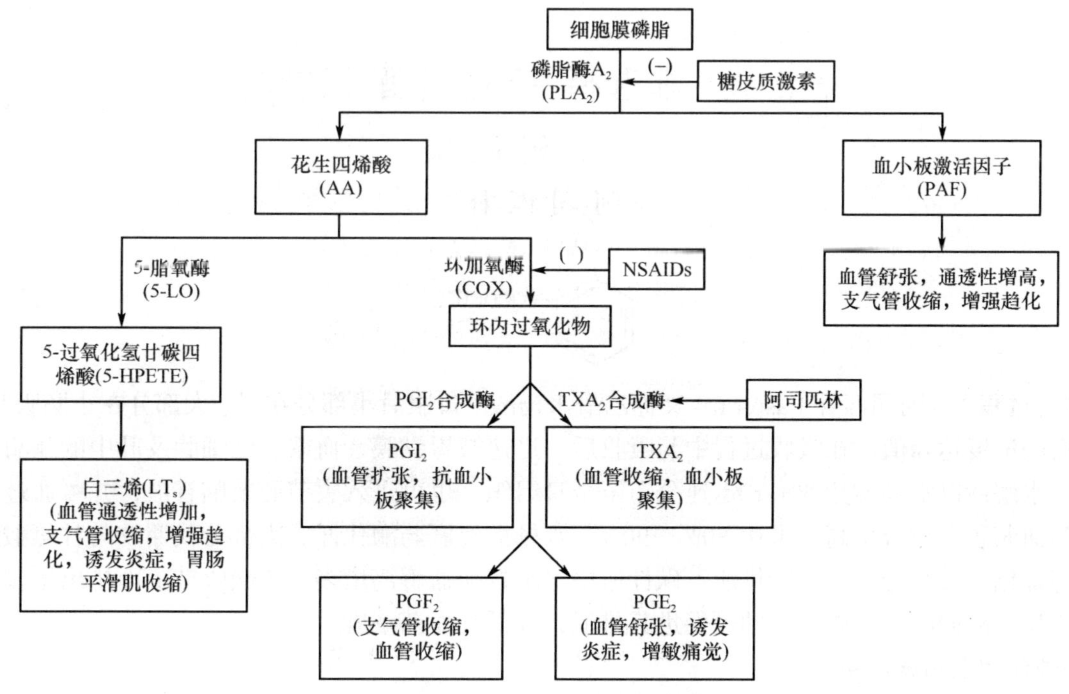

图 10-1　膜磷脂代谢途径及抗炎药的作用机制

本类药物有以下基本药理作用。

1. 解热作用　本类药物能降低发热患者的体温，对正常人体温几无影响。发热是由于各种外热原（如病原体及其毒素、抗原抗体复合物等）与血液中的粒细胞、单核细胞及组织中的巨噬细胞等相互作用产生内源性致热原（内热原），内热原进入中枢神经系统可导致中枢合成和释放 PG 增多，使下丘脑体温调定点上移，此时产热增加、散热减少，引起体温升高。本类药物通过抑制中枢内 PG 合成，使体温调定点恢复正常，此时散热增加（如体表血管扩张，出汗增多），体温渐至正常。

发热是机体的一种防御反应，且不同热型是诊断疾病的依据，因此低热或诊断未明时不急于退热，当体温过高或持久发热时可适当应用解热镇痛药，以缓解高热引起的并发症。对年老体弱者应掌握好剂量，以免出汗过多、体温骤降引起虚脱。

2. 镇痛作用 本类药物有中等程度的镇痛作用，对慢性钝痛如牙痛、头痛、神经痛、肌肉痛、关节痛及月经痛等均有较好的镇痛效果，而对创伤性剧痛和内脏平滑肌痉挛引起的绞痛则几乎无效。常用量不会引起精神或情绪改变，也无镇静、催眠等副作用，长期应用不产生耐受性和依赖性，也不抑制呼吸。

镇痛作用部位主要在外周神经系统，当组织受到损伤、发生炎症或过敏反应时，局部就可能产生或释放一些致痛的化学物质如缓激肽、组胺、5-羟色胺及前列腺素等，作用于痛觉感受器引起疼痛。PG 本身致痛作用较弱，但它可使痛觉感受器对组胺、缓激肽等致痛物质的敏感性提高，因而增强这些物质的致痛作用（即痛觉增敏）。解热镇痛抗炎药抑制炎症局部 PG 合成，因而有镇痛作用。

3. 抗炎和抗风湿作用 本类药物除苯胺类外，其他均有较强的抗炎和抗风湿作用。在发生炎症反应时，组织会产生许多致炎物质，如组胺、5-羟色胺、缓激肽及前列腺素等。其中前列腺素是重要的致炎物质，它可使局部血管扩张，毛细血管通透性增加，同时也能对其他致炎物质产生增敏作用。大量前列腺素还可促使白细胞外渗从而导致局部组织红、肿、热、痛等炎症病理改变。解热镇痛抗炎药的抗炎作用主要是抑制 PG 合成，消除它对致炎物质的增敏作用。另外，大剂量也能稳定溶酶体膜，抑制溶酶体酶的释放而起到消炎作用。这类药物的抗风湿作用除了解热、镇痛等因素外，主要在于抗炎。

常用的解热镇痛抗炎药按化学结构可分为水杨酸类、苯胺类、吡唑酮类及其他类。

考点：解热镇痛药的作用机制及基本作用

第 2 节 非选择性环加氧酶抑制药

一、水 杨 酸 类

阿 司 匹 林

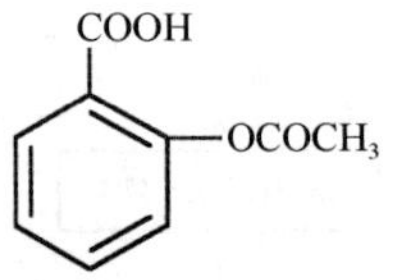

COOH

OCOCH$_3$

【体内过程】 阿司匹林（aspirin）又称乙酰水杨酸。口服后小部分在胃、大部分在小肠吸收。1～2 小时血药浓度达峰值。在吸收过程中与吸收后，迅速被胃黏膜、血浆、红细胞及肝中的酯酶水解为水杨酸，水解后以水杨酸盐的形式迅速分布至全身组织。也可进入关节腔及脑脊液，并可通过胎盘。水杨酸与血浆蛋白结合率高，可达 80%～90%。水杨酸经肝药酶代谢，大部分代谢物与甘氨酸结合，少部分与葡糖醛酸结合后，自肾排泄。碱性尿中，水杨酸盐解离增多，重吸收减少而排出增多；酸性尿中则相反。故同时服用碳酸氢钠可促进其排泄，降低其血药浓度。

【药理作用及临床应用】

1. 解热镇痛及抗炎抗风湿 阿司匹林有较强的解热、镇痛作用，常与其他药配成复方，用于头痛、牙痛、肌肉痛、神经痛、痛经及感冒发热等；抗炎抗风湿作用也较强，大剂量可使急性风湿热患者于 24～48 小时内退热，关节红、肿及疼痛缓解，血沉下降，患者主观感觉好转。由于控制急性风湿热的疗效迅速而确实，故也可用于鉴别诊断。对类风湿关节炎也可迅速镇痛，消退关节炎症，减轻关节损伤，目前仍是首选药。

2. 影响血小板功能 小剂量阿司匹林能使 COX 活性中心的丝氨酸乙酰化而失活，因而减少血小板中血栓素（TXA_2）的生成，从而抑制血小板聚集，临床上用于防止手术后血栓形成及防治冠脉和脑血管栓塞性疾病。但在大剂量时，阿司匹林也能抑制血管壁中 COX 的活性，减少前列环素（prostacyclin，PGI_2）的合成。PGI_2 是 TXA_2 的生理对抗剂，其合成减少可促进凝血及血栓形成。因此宜采用小剂量阿司匹林防治血栓性疾病。

案例 10-1

患者，女性，39 岁。2 年前患呼吸道感染，未及时治疗，半个月后，双手指间疼痛红肿，肩关节僵硬，不能握拳至今；现双膝关节肿胀疼痛 5 个月。双手 X 线平片见软骨变薄，有缺损，关节间隙变窄。类风湿因子阳性。诊断为类风湿关节炎。

问题与思考：该患者首选什么药物治疗？为什么？

【不良反应】 小剂量或短期使用时不良反应较少，长期大量应用则不良反应较多。

1. 胃肠道反应 最为常见，口服可直接刺激胃黏膜，引起上腹不适、恶心、呕吐。血药浓度高则刺激延髓催吐化学感受区（CTZ），也可致恶心、呕吐。较大剂量口服（抗风湿治疗）可引起胃溃疡及无痛性出血；原有溃疡病者，症状加重，与抑制胃黏膜 PG 合成有关，内源性 PG 对胃黏膜有保护作用。服用肠溶片、饭后服药、同服抗酸药或胃黏膜保护药，可减轻或避免以上反应。溃疡病患者禁用。

2. 凝血障碍 一般剂量可抑制血小板聚集，延长出血时间。大剂量（5g/d 以上）或长期服用，可抑制凝血酶原形成，延长凝血酶原时间，维生素 K 可以预防。严重肝损害、低凝血酶原血症、维生素 K 缺乏等均应避免服用，术前一周应停用，以防出血。

3. 过敏反应 少数患者可出现荨麻疹、血管神经性水肿、过敏性休克。某些哮喘患者服用阿司匹林后可诱发支气管哮喘，称为“阿司匹林哮喘”。它不是以抗原-抗体反应为基础的过敏反应，而是与它们抑制 PG 生物合成有关。因 PG 合成受阻，而由花生四烯酸生成的白三烯及其他脂氧酶代谢产物增多，内源性支气管收缩物质居于优势，导致支气管痉挛，诱发哮喘。肾上腺素治疗“阿司匹林哮喘”无效。哮喘、鼻息肉及慢性荨麻疹患者禁用阿司匹林。

4. 水杨酸反应 阿司匹林剂量过大（5g/d）时，可出现头痛、眩晕、恶心、呕吐、耳鸣、视力听力减退，总称为水杨酸反应，是水杨酸类中毒的表现。严重者可出现过度呼吸、酸碱平衡失调，甚至精神错乱。严重中毒者应立即停药，静脉滴注碳酸氢钠溶液以碱化尿液，加速排泄。

5. 瑞氏（Reye）综合征 患病毒性感染伴有发热的儿童或青少年使用阿司匹林退热时有发生瑞氏综合征的危险，表现为严重肝功能损害合并脑病，虽少见，但可致死。故儿童病毒感染时不宜用阿司匹林，可用对乙酰氨基酚退热。

【药物相互作用】 阿司匹林通过竞争与白蛋白结合提高游离血药浓度，而引起药物相互作用。当与口服抗凝血药双香豆素合用时易引起出血；与肾上腺皮质激素合用，不但能竞争性与白蛋白结合，且有药效学协同作用，更易诱发溃疡及出血；与磺酰脲类口服降血糖合用易引起低血糖反应；当与丙戊酸、呋塞米、青霉素、甲氨蝶呤等药物合用，由于竞争肾小管主动分泌的载体，增加各自的游离血药浓度。与布洛芬合用，布洛芬血药浓度降低，胃肠道不良反应增加。

考点：阿司匹林的药理作用、临床应用、不良反应及药物相互作用

链 接 阿司匹林的发现史

2000 多年前，古希腊无论是名医希波克拉底，还是民间就已知道用柳树皮、叶的汁液止痛与退热。1828 年慕尼黑大学的药剂学教授约翰·毕希纳从柳树皮中分离出了少量的苦味黄色针状晶体，他把这种晶体命名为水杨苷。1838 年意大利化学家拉斐尔·皮尔通过化学方法用水杨苷制得了一种无色针状晶体，即水杨酸。1853 年，法国化学家查尔斯·弗里德里希·葛哈德首次合成了一种类似水杨酸的化合物，称作乙酰水杨酸。1897 年，在拜耳公司工作的德国化学家费利克斯·霍夫曼，通

过改造水杨酸钠得到了制备纯净乙酰水杨酸的方法。随后，拜耳公司对乙酰水杨酸进行了缜密的研究，肯定了乙酰水杨酸的药效。1899 年 2 月拜耳公司以“阿司匹林”（Aspirin）的名字注册了此药。

二、苯 胺 类

对乙酰氨基酚

对乙酰氨基酚（acetaminophen）又称扑热息痛（paracetamol），是非那西丁（phenacetin）的体内代谢产物，两者都是苯胺衍生物，具有相同的药理作用。

【体内过程】 口服对乙酰氨基酚易吸收，0.5～1 小时血药浓度达高峰；约有 60%对乙酰氨基酚与葡糖醛酸结合，35%与硫酸结合失效后经肾排泄；有极少部分对乙酰氨基酚进一步代谢为具肝毒性的羟化物。

【药理作用及临床应用】 对乙酰氨基酚的解热镇痛作用缓和持久，强度类似阿司匹林，但其抗炎、抗风湿作用很弱，无实际疗效。其抑制中枢 COX 的作用与阿司匹林相似；但在外周，对 COX 的抑制作用则远比阿司匹林弱。常用于感冒发热、头痛、关节痛、神经痛及对阿司匹林过敏或不能耐受的患者。

【不良反应】 治疗量不良反应较少，无明显胃肠道反应和凝血障碍，偶见过敏反应，如皮疹，严重者伴有药物热及黏膜损害。其代谢后的羟化物能氧化血红蛋白形成高铁血红蛋白，导致组织缺氧、发绀及溶血性贫血。大剂量或长期应用可致急性中毒性肝坏死及肾损害。

考点：对乙酰氨基酚的药理作用、临床应用

三、吡 唑 酮 类

保泰松及羟基保泰松

抗炎抗风湿作用强而解热镇痛作用较弱，临床主要用于风湿性及类风湿关节炎、强直性脊柱炎。较大剂量可减少肾小管对尿酸盐的再吸收，故可促进尿酸排泄，可用于急性痛风。由于本类药物不良反应多且严重，如粒细胞缺乏症、致死性再生障碍性贫血、肝损伤等，现已少用。

四、其他抗炎有机酸类

吲 哚 美 辛

吲哚美辛（indomethacin）又称消炎痛，是最强的 COX 抑制药之一，有显著抗炎及解热作用，对炎性疼痛有明显镇痛效果。由于不良反应多，故仅用于其他药物不能耐受或疗效不显著的病例。如急、慢性风湿性关节炎、强直性脊柱炎、骨关节炎、恶性肿瘤引起的发热及其他难以控制的发热。不良反应主要为恶心、呕吐等胃肠道反应；头痛、眩晕、精神失常等中枢神经系统反应；偶见造血功能抑制、肝损伤和过敏反应。与阿司匹林有交叉过敏现象，“阿司匹林哮喘”者禁用。

考点：吲哚美辛的药理作用、临床应用

双 氯 芬 酸

双氯芬酸（diclofenac）又称双氯灭痛，是邻氨基苯甲酸的衍生物，为强效镇痛抗炎药，其解热、镇痛、抗炎作用比吲哚美辛强。口服吸收迅速，个体差异小，服药后 1～2 小时血药浓度达峰值。排泄快，长期应用无蓄积作用。适用于类风湿关节炎、神经炎、红斑狼疮及癌症、手术后疼痛，以及各种原因引起的发热。不良反应少，可引起胃肠道紊乱、头晕、头痛及皮疹。肝、肾损害或有溃疡病史者慎用。

考点：双氯芬酸的药理作用、临床应用

布 洛 芬

布洛芬（ibuprofen）又称异丁苯丙酸，是苯丙酸的衍生物。口服吸收迅速，1～2 小时血浆浓度达峰值，血浆 $t_{1/2}$ 为 2 小时，99%与血浆蛋白结合，可缓慢进入滑膜腔，并在此保持高浓度。经肝代谢，

肾排泄。临床主要用于风湿性及类风湿关节炎，也可用于解热镇痛。其药效并不比阿司匹林强，但胃肠道反应轻，对血常规与肾功能无明显影响。偶见轻度消化不良、皮疹、消化性溃疡及出血、氨基转移酶升高，胃肠道出血不常见，但长期服用者仍应注意；偶见视物模糊及中毒性弱视，出现视力障碍者应立即停药。

考点：布洛芬的药理作用、临床应用

萘 普 生

萘普生（naproxen）又称甲氧萘丙酸，口服吸收迅速而完全，2～4 小时血浆浓度达峰值，$t_{1/2}$ 为 13～14 小时，99%以上与血浆蛋白结合。主要经肾排泄。适用于类风湿关节炎、骨关节炎、强直性脊柱炎、痛风、运动系统（如关节、肌肉、肌腱）的慢性变性疾病等。对因贫血、胃肠系统疾病或其他原因不能耐受阿司匹林、吲哚美辛的患者，可获满意效果。不良反应少，易于耐受，偶见轻度头痛、胃痛、眩晕、乏力等，大剂量长期服用可引起消化道出血。

考点：萘普生的药理作用、临床应用

奥 沙 普 秦

奥沙普秦（oxaprozin）为长效镇痛抗炎药，口服后吸收良好，3～4 小时血药浓度达峰值，血药浓度与服药方式无关，也不受食物影响。主要经肝代谢，经肾排泄，$t_{1/2}$ 约 50 小时。适用于慢性风湿性关节炎、变形性关节炎、强直性脊柱炎、肩关节周围炎、颈肩腕综合征、痛风发作及外伤和手术后的抗炎、镇痛。对消化道损伤轻微，主要不良反应为胃痛、胃不适、食欲不振、恶心、腹泻、便秘、口渴和口炎，少见头晕、头痛、困倦、耳鸣、抽搐及一过性肝功能异常。

考点：奥沙普秦的药理作用、临床应用

吡 罗 昔 康

吡罗昔康（piroxicam）又称炎痛喜康，为速效、强效、长效镇痛抗炎药。口服吸收完全，2～4 小时血药浓度达峰值。在体外抑制 COX 的效力略强于吲哚美辛。对风湿性及类风湿关节炎的疗效与阿司匹林、吲哚美辛相当而不良反应少，患者耐受良好。其主要优点是血浆 $t_{1/2}$ 长（36～45 小时），每日服 1 次即可有效，用药剂量小。对胃肠道有刺激作用，剂量过大或长期服用可致消化道出血、溃疡。其前体药物安吡昔康具有更好的耐受性和较小的毒副作用。

考点：吡罗昔康的药理作用、临床应用

美 洛 昔 康

美洛昔康（meloxicam）为烯醇酸类镇痛抗炎药。$t_{1/2}$ 约为 20 小时。与血浆蛋白的结合率达 99%以上。代谢彻底，只有少量以原形从肾排泄。对 COX-2 具有一定的选择性（对 COX-2 的抑制作用比 COX-1 高 10 倍）。美洛昔康能很好地穿透进入滑膜液，抗炎作用强，主要用于类风湿关节炎和疼痛性骨关节炎。胃肠道不良反应发生率低，过量或长期服用可致消化道出血、溃疡等。

考点：美洛昔康的药理作用、临床应用

氯 诺 昔 康

氯诺昔康（lornoxicam）与美洛昔康类似，对 COX-2 具有选择性抑制作用，镇痛抗炎作用强，解热作用弱，因其还可激活阿片神经肽系统，发挥强大中枢性镇痛作用。常用于缓解术后疼痛、急性坐骨神经痛及强直性脊柱炎的慢性疼痛，效果与吗啡、曲马多相当，且不产生镇静、呼吸抑制和依赖性等阿片类药物的不良反应。

第 3 节　选择性 COX-2 抑制药

COX 在人体中至少有两种异构酶：COX-1 和 COX-2。COX-1 是结构酶，存在于大多数正常细胞

和组织中，发挥重要的生理功能；COX-2 为诱导酶，正常的组织 COX-2 基因不表达或极低表达，但可被多种血管内外激活物，包括细胞因子、生长因子、肿瘤促进剂等诱导产生，在炎症，组织损伤，肿瘤发生发展过程中表达增加。COX-1 参与胃黏膜血流、胃黏液分泌的调节，保护胃肠功能，也参与血管舒缩、血小板聚集及肾功能等的调节。解热镇痛抗炎药对 COX-2 的抑制作用是其治疗作用的基础，而对 COX-1 的抑制作用则成为不良反应的主要原因。传统的 NSAIDs 为非选择性 COX 抑制药，故在临床上疗效和不良反应并存。选择性 COX-2 抑制药可减少药物带来的胃肠道不良反应。

塞来昔布

塞来昔布（celecoxib）特异性抑制 COX-2，是第一个用于临床的选择性 COX-2 抑制药。炎症刺激可诱导 COX-2 生成，因而导致炎性前列腺素类物质的合成和聚积，尤其是前列腺素 E_2，引起炎症、水肿和疼痛。塞来昔布可通过抑制 COX-2 阻止炎性前列腺素类物质的产生，达到抗炎、镇痛及退热作用。适用于急性期或慢性期骨关节炎和类风湿关节炎，也可用于术后镇痛、牙痛、痛经等。与传统 NSAIDs 相比，塞来昔布在胃肠道安全性方面有显著的优势。不良反应主要有头痛、眩晕、便秘、恶心、腹痛、腹泻、消化不良、胀气、呕吐等。此外，需警惕心脑血管风险。

考点：塞来昔布的药理作用、临床应用

帕瑞昔布

帕瑞昔布（parecoxib）为全球第一个注射用选择性 COX-2 抑制药，2008 年 3 月在我国上市。为前体药物，静脉注射或肌内注射后经肝药酶水解，迅速转化为有活性的伐地昔布。帕瑞昔布对 COX-2 的选择性抑制作用是 COX-1 的 2.8 万倍，因而与其他选择性 COX-2 抑制药比较，肾、胃肠道、出血等不良反应发生率低，耐受性好、安全性高，临床可广泛应用于术后或创伤有关的急性疼痛，可减少吗啡用量，满足了围手术期非胃肠道途径给药的需求。常见不良反应有术后贫血、低钾血症、焦虑、失眠、感觉减退、高血压或低血压、呼吸功能不全、咽炎、消化不良、瘙痒、背痛、少尿，外周水肿等。

考点：帕瑞昔布的药理作用、临床应用

尼美舒利

尼美舒利（nimesulide）对 COX-2 的选择性抑制作用强，具有抗炎、解热、镇痛作用。口服后吸收迅速完全，生物利用度高，$t_{1/2}$ 为 2～3 小时。常用于类风湿关节炎和骨关节炎、腰腿痛、牙痛、痛经、术后痛、发热等。副作用较小，胃肠道反应少而轻微。阿司匹林哮喘患者可用。

考点：尼美舒利的药理作用、临床应用

第 4 节 抗痛风药

痛风为嘌呤代谢紊乱所致疾病，表现为血中尿酸过高，导致尿酸盐在关节、肾及结缔组织中结晶沉积，可引起关节炎症和粒细胞浸润。抗痛风药是一类通过抑制尿酸的生成或促进尿酸排泄，以降低血中尿酸水平，减少痛风炎症的药物。常用药物除一些解热镇痛抗炎药（如阿司匹林、保泰松）外，还有别嘌醇、丙磺舒和秋水仙碱等。

别嘌醇

别嘌醇（allopurinol）为抑制尿酸生成药。口服后由胃肠道吸收，经肝脏代谢，约 70%代谢物为有活性的别黄嘌醇。本品及代谢产物别黄嘌醇可抑制黄嘌呤氧化酶，减少尿酸生成。

不良反应较少，偶见皮疹、血清氨基转移酶增高、粒细胞减少等，应定期检查肝功能和血象。用量宜从小剂量开始。

考点：别嘌醇的药理作用、临床应用

丙 磺 舒

丙磺舒（probenecid）为促进尿酸排泄药。口服吸收完全，大部分通过肾近曲小管主动分泌排出，因其脂溶性大，易被肾小管吸收，此时可竞争性抑制尿酸的再吸收，增加尿酸排泄而降低血中尿酸浓度。丙磺舒在肾小管与青霉素类、头孢菌素类竞争同一分泌机制，可减慢后两者的排泄，提高其血药浓度。

少数患者可有胃肠道反应、皮疹、发热等。治疗初期可使痛风症状加重，这是由于尿酸盐由关节移出所致，加服碳酸氢钠并大量饮水可防止尿酸在泌尿道沉积，促进其排出。

考点：丙磺舒的药理作用、临床应用

秋 水 仙 碱

秋水仙碱（colchicines）为抑制痛风炎症药，通过阻断细胞有丝分裂，抑制急性发作时的粒细胞浸润。对急性痛风性关节炎有选择性抗炎、镇痛作用，可迅速解除急性痛风发作症状，用药后数小时关节红、肿、热、痛即可消退。对一般性疼痛及其他类型关节炎并无作用，也不影响血中尿酸浓度及尿酸的排泄。

不良反应较多，常见胃肠道反应，中毒时出现水样腹泻及血便、脱水、休克。对肾及骨髓也有损害作用。慢性痛风患者禁用。

自测题

一、选择题

【A型题】

1. 下列不属于阿司匹林作用的是（　　）
   A. 解热　　B. 镇痛
   C. 抗炎抗风湿　　D. 促进前列腺素合成
   E. 抑制血小板聚集
2. 主要用于治疗风湿性和类风湿关节炎的药物是（　　）
   A. 布洛芬　　B. 对乙酰氨基酚
   C. 秋水仙碱　　D. 丙磺舒
   E. 非那西丁
3. 关于阿司匹林的不良反应，下列哪种说法不对（　　）
   A. 胃肠道反应最为常见
   B. 可致凝血障碍，术前1周应停用
   C. 过敏反应，哮喘、慢性荨麻疹患者不宜用
   D. 水钠潴留，引起局部水肿
   E. 水杨酸反应是中毒表现
4. 阿司匹林预防血栓形成的机制是（　　）
   A. 激活抗凝血酶
   B. 加强维生素K促凝血的作用
   C. 使环氧化酶失活，减少 TXA_2 生成，从而抗血小板聚集及抗血栓形成
   D. 直接对抗血小板聚集
   E. 降低血液中凝血酶活性
5. 长期大量服用阿司匹林引起的出血，可选用何药治疗（　　）
   A. 维生素A　　B. 维生素C
   C. 维生素K　　D. 维生素E
   E. 维生素B族
6. 对乙酰氨基酚的药理作用特点是（　　）
   A. 抗炎作用强，而解热镇痛作用弱
   B. 解热镇痛作用强，抗炎抗风湿作用弱
   C. 抑制血栓形成
   D. 对COX-2的抑制作用比COX-1强
   E. 大剂量可减少肾小管对尿酸盐的吸收
7. 伴消化性溃疡的发热患者宜选用（　　）
   A. 阿司匹林　　B. 吲哚美辛
   C. 保泰松　　D. 双氯芬酸
   E. 对乙酰氨基酚
8. 某女，39岁，有哮喘病史。1天前因发热服用阿司匹林250mg，用药后30分钟哮喘严重发作，大汗，发绀，强迫坐位。以下哪种说法正确（　　）
   A. 这是由于发热引发了哮喘
   B. 这是由于阿司匹林诱发了哮喘
   C. 这是阿司匹林中毒的表现
   D. 可用肾上腺素治疗
   E. 是以抗原-抗体反应为基础的过敏反应

【B型题】

（第9～13题备选答案）

A. 阿司匹林　　B. 尼美舒利
C. 布洛芬　　D. 对乙酰氨基酚
E. 保泰松

9. 超量服用可引起急性中毒性肝损坏的药物是（　　）
10. 对COX-2选择性抑制作用较高的是（　　）
11. 广泛用于解热镇痛和抗炎抗风湿无水杨酸反应的是

( )

12. 可促进尿酸排泄的药物是（ ）
13. 小剂量有抑制血栓形成作用的是（ ）

【X 型题】

14. 阿司匹林的解热作用是因为（ ）
    A. 使发热者体温调节失灵
    B. 使发热者的体温调定点下移
    C. 使发热者体温降低到正常以下
    D. 抑制前列腺素合成
    E. 需配合物理降温
15. 阿司匹林的临床适应证是（ ）
    A. 感冒发热 B. 急性痛风
    C. 预防心肌梗死 D. 用于头痛、牙痛、痛经
    E. 急性风湿性关节炎
16. 对乙酰氨基酚药理作用包括（ ）
    A. 解热镇痛 B. 抗炎抗风湿
    C. 抑制 PGs 合成酶 D. 影响血栓形成
    E. 抗过敏
17. 布洛芬（ ）
    A. 为苯丙酸的衍生物
    B. 99%与血浆蛋白结合
    C. 疗效并不优于乙酰水杨酸
    D. 在滑膜腔保持高浓度
    E. 主要用于风湿性关节炎及类风湿关节炎治疗
18. 阿司匹林的不良反应有（ ）
    A. 凝血障碍 B. 过敏反应
    C. 胃肠道反应 D. 瑞氏综合征
    E. 水杨酸反应

二、简答题

1. 分析说明解热镇痛药和氯丙嗪对体温影响的作用机制、临床应用。
2. 对比镇痛药与解热镇痛药的镇痛作用、作用机制及临床应用。

（徐真真）

第11章

中枢兴奋药

中枢兴奋药（central stimulants）是能提高中枢神经系统功能活动的一类药物。根据其作用部位可分为三类：①主要兴奋大脑皮质的药物，如咖啡因等；②主要兴奋延髓呼吸中枢的药物，又称呼吸兴奋药，如尼可刹米等；③大脑功能恢复药，如吡拉西坦等。本章主要介绍前两类药物。

第1节　主要兴奋大脑皮质的药物

案例 11-1

患儿，男性，5 岁。因感冒发热服用家庭备用的小儿速效感冒颗粒剂，每次一包，第二次服用后，患儿呼吸加快、躁动不安，被送至医院。就诊后主要用药情况：皮下注射苯巴比妥钠 2mg。

问题与思考： 1. 该患儿服用感冒药后出现的症状原因是什么？

2. 为何使用苯巴比妥钠治疗？

注：小儿速效感冒颗粒剂每包 6g，含对乙酰氨基酚 125mg，人工牛黄 5mg，马来酸氯苯那敏 1.5mg，咖啡因 7.5mg 等。

咖　啡　因

咖啡因（caffeine）为咖啡豆和茶叶所含的主要生物碱。此外，茶叶还含茶碱（theophyline），二者均属黄嘌呤类，药理作用相似，但咖啡因的中枢兴奋作用较强，临床主要用作中枢兴奋药；茶碱的舒张平滑肌作用较强，主要用作平喘药。

【药理作用及临床应用】 咖啡因对大脑皮质有兴奋作用，小剂量（50～200mg）即可使睡意消失，疲劳减轻，精神振奋，思维敏捷，工作效率提高，但无欣快感。较大剂量时则直接兴奋延髓呼吸中枢和血管运动中枢，使呼吸加深加快，血压升高；在呼吸中枢受抑制时，尤为明显。咖啡因可直接兴奋心脏、扩张冠状血管、肾血管等，但能收缩脑血管。此外，咖啡因还可舒张支气管平滑肌、利尿及刺激胃酸分泌。作用机制与竞争性抑制磷酸二酯酶，从而使组织中的 cAMP 增加有关。

主要用于解救因急性感染中毒、中枢抑制药中毒引起的昏睡、呼吸及循环衰竭。与阿司匹林等解热镇痛药制成复方制剂用于一般性头痛；与麦角胺合用治疗偏头痛。

【不良反应】 少见，但剂量较大时可致激动、不安、失眠、心悸、头痛；剂量过大也可引起惊厥。因增加胃酸分泌，消化性溃疡患者慎用。婴儿高热时容易发生惊厥，应选用不含有咖啡因的制剂。

哌　甲　酯

哌甲酯（methylphenidate）又称利他林（ritalin），能提高精神活动，消除抑郁症状，对大脑皮质、皮质下中枢及呼吸中枢有轻度兴奋作用，口服有轻微的增加心率和升压作用。静脉注射有产生心律失常或休克的报道。主要用于轻度抑郁症、轻度脑功能失调、发作性睡病、小儿遗尿症、儿童多动综合征，以及巴比妥类、水合氯醛等中枢抑制药过量引起的昏迷。治疗量时不良反应较少，偶有失眠、心悸、焦虑、厌食、口干。大剂量时或注射后可使血压升高而致眩晕、头痛等。癫痫、高血压患者禁用，孕妇慎用。青光眼、激动性抑郁、过度兴奋者禁用。久用可产生耐受性，并可抑制儿童生长发育，6 岁以下儿童尽量避免使用。

阿屈菲尼

阿屈菲尼（adrafinil）主要激动中枢突触后 α_1 受体，提高中枢神经系统对外界刺激的敏感性。临床用于老年觉醒障碍、抑郁症等精神滑坡综合征。

第 2 节　主要兴奋延髓呼吸中枢的药物

尼可刹米

尼可刹米（nikethamide）又称可拉明（coramin），直接兴奋延髓呼吸中枢，也可刺激颈动脉体、主动脉体化学感受器而反射性兴奋呼吸中枢，能提高呼吸中枢对 CO_2 的敏感性，使呼吸加深加快。安全性大，但一次静脉注射仅维持数分钟。对血管运动中枢有微弱兴奋作用。过量可致血压上升、心动过速、肌震颤及僵直、咳嗽、呕吐、出汗。因作用温和，安全范围大，常用于各种原因所致中枢性呼吸抑制、麻醉药及其他中枢抑制药的中毒。一般间歇静脉注射给药效果较好。

二甲弗林

二甲弗林（dimefline）直接兴奋呼吸中枢，作用强于尼可刹米，使肺换气量及动脉血 O_2 分压提高，CO_2 分压降低。临床用于中枢性呼吸抑制。过量可致惊厥。静脉给药需稀释后缓慢注射，并严密观察患者反应。

洛贝林

洛贝林（lobeline）又称山梗菜碱，作用短暂，每次给药仅维持数分钟。可兴奋颈动脉体和主动脉体化学感受器而反射性兴奋呼吸中枢。用于新生儿窒息、一氧化碳中毒引起的窒息，也可用于小儿感染性疾病所致的呼吸衰竭。安全范围较大，大剂量可致心动过速、传导阻滞、呼吸抑制甚至惊厥。

贝美格

贝美格（bemegride）又称美解眠（megimide），中枢兴奋作用迅速，维持时间短，用量过大或注射太快也可引起惊厥。可用作巴比妥类中毒解救的辅助用药。

以上中枢兴奋药主要用于对抗中枢抑制药中毒或某些传染病引起的中枢性呼吸衰竭。它们大多选择性不高，安全范围小，兴奋呼吸中枢的剂量与致惊厥剂量之间的距离小。对深度中枢抑制的患者，大多数中枢兴奋药在不产生惊厥的剂量时往往无效；而且它们的作用时间都很短，需要反复用药才能长时间维持患者呼吸，因而很难避免惊厥的发生。所以除严格掌握剂量外，这类药物的应用宜限于短时就能纠正的呼吸衰竭患者。临床主要采用人工呼吸机维持呼吸，因为它远比呼吸兴奋药有效而且安全可靠。

自测题

一、选择题

【A 型题】

1. 中枢兴奋药过量引起的共同不良反应是（　　）
   A. 血压升高　　B. 心动过速
   C. 惊厥　　D. 心律失常
   E. 通气过度
2. 常用于治疗小儿遗尿症和儿童多动综合征的药物是（　　）
   A. 哌甲酯　　B. 二甲弗林
   C. 甲氯芬酯　　D. 尼可刹米
   E. 咖啡因
3. 咖啡因舒张支气管平滑肌的机制是（　　）
   A. 激活 β 受体　　B. 激活磷酸二酯酶
   C. 抑制磷酸二酯酶　　D. 阻断 α 受体
   E. 激活腺苷受体

【B 型题】

（第 4～8 题备选答案）

A. 二甲弗林　　B. 哌甲酯
C. 山梗菜碱　　D. 咖啡因
E. 尼可刹米

4. 仅使脑血管收缩（　　）
5. 治疗儿童多动症（　　）
6. 直接兴奋呼吸中枢（　　）

7. 可用于新生儿窒息（　　）
8. 通过直接和间接两种方式兴奋呼吸中枢（　　）

【X 型题】

9. 呼吸兴奋药的特点是（　　）
   A. 选择性不高，安全范围窄
   B. 作用时间短，需反复给药
   C. 对呼吸肌麻痹也有效
   D. 反复给药过量易导致惊厥发生
   E. 主要作用于中枢抑制药和传染病所致的中枢性呼吸衰竭
10. 尼可刹米的特点是（　　）
   A. 对血管运动中枢也有一定兴奋作用
   B. 主要直接兴奋延髓呼吸中枢
   C. 兴奋呼吸作用比山梗菜碱强
   D. 显效快、维持时间短
   E. 过量中毒时可兴奋大脑和脊髓
11. 咖啡因主要临床应用有（　　）
   A. 小儿遗尿症
   B. 与麦角胺配伍治疗偏头痛
   C. 一氧化碳中毒
   D. 传染病、镇静催眠药过量所致呼吸抑制
   E. 与解热镇痛药配伍治疗一般性头痛

二、简答题

1. 中枢兴奋药主要有几类？它们的主要临床应用是什么？
2. 中枢兴奋药过量应用时的主要危险是什么？应采取什么措施？

（徐真真）

第四篇 作用于心血管系统的药物

第 12 章

抗心绞痛药

心绞痛是冠状动脉狭窄或痉挛导致冠状动脉供血不足，心肌急剧、短暂的缺血、缺氧所引起的临床综合征。最常见的病因是冠状动脉粥样硬化性心脏病，简称冠心病。发作时胸骨后部及心前区出现阵发性压榨性绞痛或闷痛，并可放射至左上肢，疼痛是由缺血、缺氧的代谢产物（乳酸、丙酮酸、K^+、组胺或类似激肽的多肽类物质等）刺激心肌自主神经传入纤维末梢引起的。

链 接 心绞痛分型

参照世界卫生组织（WHO）“缺血性心脏病的命名及诊断标准”，根据临床表现及病理基础的不同，心绞痛分型如下。

1. 劳累性心绞痛　最常见，多在劳累和情绪波动时增加心肌耗氧量而诱发，休息或舌下含服硝酸甘油后迅速缓解。此类心绞痛又可分为稳定型心绞痛、初发型心绞痛及恶化型心绞痛。

2. 自发性心绞痛　疼痛发生与心肌耗氧量无明显关系，与冠状动脉血流贮备量减少有关，疼痛程度较重，时限较长，含用硝酸甘油不易缓解。

3. 混合型心绞痛　在心肌需氧量增加或无明显增加时发生心绞痛。

临床将初发型、恶化型及自发性心绞痛称为不稳定型心绞痛，有可能发展为心肌梗死或猝死，也可逐渐恢复为稳定型心绞痛。

心绞痛的主要病理基础是心肌组织血氧的供需失衡。心肌对氧的需求增加、冠状动脉痉挛和血栓形成是引起心绞痛发生的重要病理机制。

心肌的氧供应决定于动、静脉的氧分压差及冠状动脉的血流量。通常情况下心肌细胞只能通过增加冠状动脉血流量来摄取更多的氧，而冠状动脉的血流量又取决于冠状动脉阻力、灌流压、侧支循环及舒张时间等因素。因此，药物通过舒张冠状动脉、解除冠状动脉痉挛或促进侧支循环的形成可增加冠状动脉供血供氧。

影响心肌氧耗的主要因素是心室壁肌张力、心率和心肌收缩力。心室壁肌张力越大，维持张力所需的能量也就越多，心肌耗氧量就越大。心室壁肌张力与心室内压力和心室容积成正比，心室内压增高和心室容积增大均可使心肌耗氧量增加。心率与心肌耗氧量成正比。每分钟射血时间=每搏射血时间×心率，射血时心室壁肌张力最高，所以，射血时间越久，耗氧越多；心肌收缩性越强则耗氧越多。临床上将“三项乘积”（收缩压×心率×左心室射血时间）或“二项乘积”（收缩压×心率）作为粗略估计心肌耗氧量的指标。因此，药物通过舒张静脉，减少回心血量，降低前负荷；舒张外周小动脉、降低血压，减轻后负荷；降低心室壁肌张力；减慢心率及抑制心肌收缩性等可降低心肌对氧的需求（图 12-1）。

此外，冠状动脉粥样硬化斑块的变化，血小板聚集和血栓形成是诱发不稳定型心绞痛的重要因素，应用抗血小板药、抗血栓药，也有助于心绞痛的防治。

抗心绞痛药物主要包括以下几类：①硝酸酯类，如硝酸甘油、硝酸异山梨酯、单硝酸异山梨酯等；②β 受体阻断药，如普萘洛尔、阿替洛尔、美托洛尔等；③钙通道阻滞药，包括硝苯地平、维拉帕米、地尔硫䓬等；④其他，如卡维地络、尼可地尔、吗多明等。

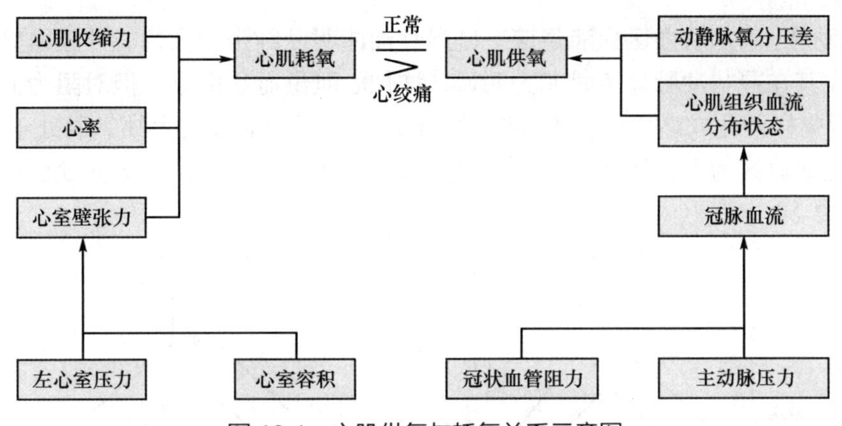

图12-1　心肌供氧与耗氧关系示意图

案例12-1

患者，女性，68岁，退休职工。有胃病史，最近上腹部时有疼痛，有时伴恶心呕吐，自认为胃病复发，自行服药一周有余，未见明显好转，故家人带她入院就诊，经检查后，诊断为心绞痛。

Rp：

硝酸甘油片 0.5mg×30

Sig.　0.5mg　p.o.　p.r.n.

氨氯地平片 5mg×30

Sig.　5mg　p.o.　q.d.

问题与思考：请分析该处方是否合理，为什么？

第1节　硝酸酯类

硝酸酯类药物包括硝酸甘油、硝酸异山梨酯、单硝酸异山梨酯和戊四硝酯，其分子中的–O–NO_2是发挥疗效的关键结构。

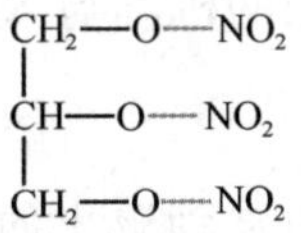

硝酸甘油 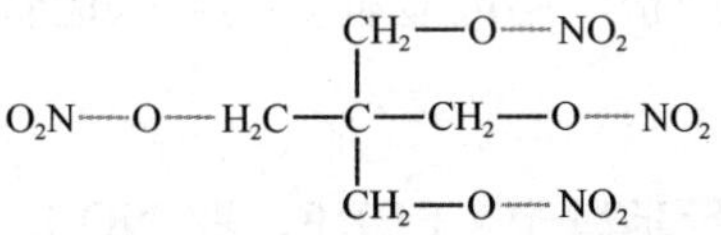　　戊四硝酯 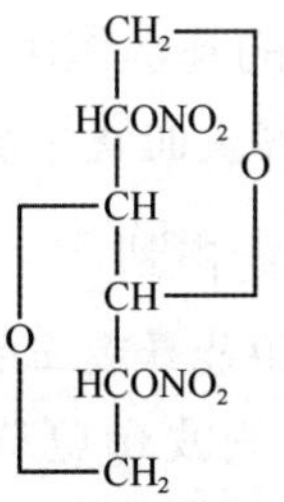　　硝酸异山梨酯 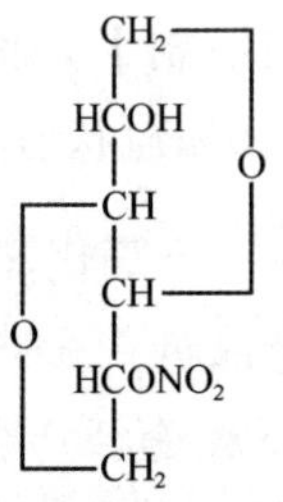　　单硝酸异山梨酯

硝酸甘油

硝酸甘油（nitroglycerin）为硝酸酯类的代表药。

【体内过程】　口服因受首过消除影响，生物利用度仅8%左右。舌下含服易经口腔黏膜迅速吸收，1～2分钟即可起效，3～10分钟作用达峰值，维持20～30分钟，$t_{1/2}$为2～4分钟，也可经皮肤吸收而达到治疗效果。在肝脏经谷胱甘肽-有机硝酸酯还原酶还原形成二硝酸或单硝酸盐而失效，最后与葡糖醛酸结合，由肾排出。

【药理作用】

1. 降低心肌耗氧量　硝酸甘油能使静脉血管扩张，回心血量减少，心室容积缩小，心室壁肌张力降低，射血时间缩短，从而降低心脏前负荷；在较大剂量时也扩张动脉血管，使左心室舒张末期压力下降，射血阻力减轻而降低心脏后负荷，从而降低心肌耗氧量。

2. 扩张冠状动脉，增加缺血区血液供应 硝酸甘油能明显舒张较大的心外膜血管及狭窄的冠状血管及侧支血管，尤其在冠状动脉痉挛时尤为明显，增加心肌供血和供氧。但对阻力血管的舒张作用微弱。当冠状动脉因粥样硬化或痉挛而发生狭窄时，缺血区的阻力血管已因缺氧而处于舒张状态。这样，非缺血区阻力就比缺血区为大，用药后将迫使血液从输送血管经侧支血管流向缺血区，而改善缺血区的血流供应（图 12-2）。

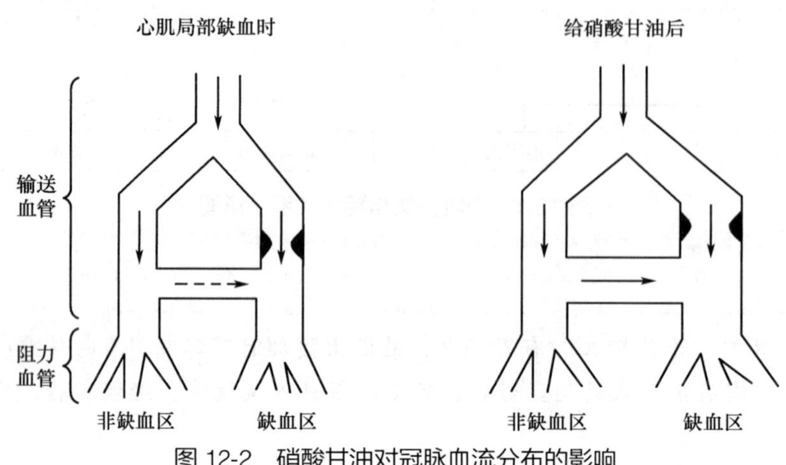

图 12-2 硝酸甘油对冠脉血流分布的影响

血流从阻力较大的非缺血区经扩张的侧支血管流向阻力较小的缺血区

3. 增加心内膜下层的血液供应 冠状动脉从心外膜呈直角分支，贯穿心室壁呈网状分布于心内膜下。在心绞痛急性发作时，由于左心室舒张末期压力增高，心内膜下区域因垂直穿过心肌壁层的血管受到压迫而缺血最为严重。硝酸甘油能舒张心外膜血管及侧支血管，降低左心室舒张末压和心室壁肌张力，减轻对心肌壁层血管的压迫，使血液易从心外膜区域向心内膜下缺血区流动，从而增加缺血区的血液供应。

4. 保护缺血的心肌细胞，减轻缺血损伤 硝酸甘油释放一氧化氮（NO），能促进内源性 PGI_2、降钙素基因相关肽（CGRP）等物质生成与释放，对缺血性心肌具有直接保护作用。硝酸甘油不仅保护心肌，减轻缺血损伤，缩小心肌梗死范围，改善左心室重构，还能增强缺血心肌的电稳定性，消除折返，改善心室传导等，减少心肌缺血并发症。

【作用机制】 硝酸甘油的基本作用是松弛平滑肌，特别是松弛血管平滑肌作用最为明显，可舒张静脉、动脉和冠状血管，对容量血管（静脉）舒张作用最显著。其舒张血管作用的机制与 NO 有关。

链 接 一氧化氮扩张血管机制

研究证明，血管内皮细胞能释放血管内皮舒张因子（EDRF，即 NO），由内皮细胞中的 L-精氨酸-NO 合成途径产生，并从内皮细胞弥散到血管平滑肌细胞。NO 能激活鸟苷酸环化酶（GC），增加细胞内 cGMP 的含量，从而激活依赖于 cGMP 的蛋白激酶，促使肌球蛋白轻链（MLC）去磷酸化而松弛血管平滑肌。硝酸酯类能与平滑肌细胞内硝酸酯受体结合，并经谷胱甘肽转移酶的催化生成 NO 而舒张血管，此作用无须依赖血管内皮细胞，故对内皮有病变的血管仍有舒张作用。此外，释出的 NO 还能抑制血小板聚集和黏附，防止血栓形成，有利于动脉粥样硬化所引起的心绞痛的治疗。

【临床应用】

1. 心绞痛 硝酸甘油是缓解心绞痛最常用的药物，可用于预防和治疗各种类型心绞痛，舌下含服为稳定型心绞痛首选药物，也可控制心绞痛急性发作。对于不稳定型心绞痛，宜采用静脉给药的方式，并辅以阿司匹林等其他治疗药物。

2. 急性心肌梗死 多采用静脉给药，不仅能减少心肌耗氧量，尚有抗血小板聚集和黏附作用，使坏死的心肌得以存活或使梗死面积缩小，但应限制用量，以免过度降压。

3. 心功能不全 由于硝酸甘油扩张血管，降低心脏前、后负荷，可用于重度及难治性心功能不全的治疗。

4. 急性呼吸衰竭及肺动脉高压 舒张肺血管、降低肺血管阻力，改善肺通气，可用于急性呼吸衰竭及肺动脉高压的患者。

【不良反应】

1. 常见不良反应 多是其血管舒张作用所继发，如短时的面颊部皮肤发红；而搏动性头痛则是脑膜血管舒张、颅内压升高所引起；大剂量出现直立性低血压及晕厥；眼内血管扩张则可升高眼压。剂量过大因血压过度下降，冠状动脉灌注压过低，反射性引起交感神经兴奋、心率加快、心肌收缩力加强反而可使耗氧量增加而加重心绞痛发作（治疗矛盾）。

2. 高铁血红蛋白血症 超剂量时还会引起高铁血红蛋白血症，表现为呕吐、发绀等。

3. 耐受性 连续用药后可出现耐受性，停药 1～2 周后耐受性可消失。采用小剂量间歇给药，可延缓耐受性的产生。每天不用药的间歇期必须在 8 小时以上；补充含巯基的药物，如卡托普利、乙酰半胱氨酸等，可阻止耐受性发生。

考点：硝酸甘油药动学特点、药理作用、作用机制、临床应用及不良反应

硝酸异山梨酯和单硝酸异山梨酯

硝酸异山梨酯（isosorbide dinitrate）的作用与硝酸甘油相似，但较弱，维持时间久（4 小时以上），口服后 30 分钟见效，含服 2～3 分钟见效。因此，舌下含服用于急性心绞痛发作，口服用于心绞痛预防和心肌梗死后心力衰竭的长期治疗，常与普萘洛尔合用。因不易在空气中变性，故便于保管和携带。

单硝酸异山梨酯（isosorbide mononitrate）口服吸收迅速，生物利用度高，无首过消除，$t_{1/2}$ 为 4～5 小时。药理作用与临床应用同硝酸异山梨酯。

考点：硝酸异山梨酯和单硝酸异山梨酯的临床应用

第 2 节 β 受体阻断药

β 受体阻断药如普萘洛尔、吲哚洛尔、噻吗洛尔及选择性 β_1 受体阻断药如阿替洛尔、美托洛尔、醋丁洛尔等均可用于心绞痛，能使多数患者心绞痛发作次数减少，硝酸甘油用量减少，并增加运动耐量，改善缺血区代谢，缩小心肌梗死范围。

普 萘 洛 尔

普萘洛尔（propranolol）为非选择性 β 受体阻断药，对 β_1、β_2 受体都有阻断作用。

【药理作用及作用机制】

1. 降低心肌耗氧量 心绞痛发作时，交感神经兴奋，心肌局部和血液中儿茶酚胺含量均显著增加，从而激动 β 受体，使心肌收缩力加强，心率加快，心肌耗氧量增加。心率加快又使心舒张期相对缩短，使冠脉血流量减少，进一步加重心肌缺血缺氧。普萘洛尔阻断 β 受体，使心肌收缩力减弱、心率减慢，降低心脏做功，明显降低心肌耗氧量而缓解心绞痛。

2. 改善心肌缺血区供血供氧 首先，用药后因心肌耗氧量减少，非缺血区与缺血区血管张力差增高，促使血液流向已代偿性舒张血管的缺血区，从而增加缺血区的供血。其次，减慢心率，也能使心舒张期相对延长，有利于穿壁血管减少压迫，促使血液从心外膜血管流向心内膜下缺血区。

此外，药物阻断 β 受体还能抑制脂肪分解酶的活性，减少心肌游离脂肪酸含量，改善缺血心肌对葡萄糖的摄取利用，改善糖代谢，减少氧耗；并促进氧合血红蛋白氧的解离而增加心肌组织的供氧。

考点：普萘洛尔等 β 受体阻断药抗心绞痛的药理作用及作用机制

【临床应用】 适用于对硝酸酯类不敏感或疗效差的稳定型心绞痛，可减少发作次数，对伴有高血

压或心律失常者更为适用。对心肌梗死也有效，能缩小梗死范围，但因抑制心肌收缩力，应慎用。普萘洛尔不宜用于与冠状动脉痉挛有关的变异型心绞痛，因冠脉上的 β_2 受体被阻断后，α 受体占优势，易致冠状动脉收缩。

【不良反应】 可见乏力、嗜睡、头晕、失眠、恶心、腹胀、皮疹、晕厥、低血压、心动过缓等，须注意。伴有支气管哮喘、房室传导阻滞、严重心力衰竭、有外周血管痉挛病（雷诺病）的患者禁用。

普萘洛尔有效剂量的个体差异较大，一般宜从小剂量开始，逐渐增加用药剂量，直至达到能控制发作的目标剂量。久用停药时，应逐渐缓慢减量，切不可突然停药，否则会加剧心绞痛的发作，引起心肌梗死或突然死亡。因长期用药后导致 β 受体上调（受体增敏），突然停药时会对内源性儿茶酚胺的反应性明显增强。长期应用后对血脂也有影响，本类药物禁用于血脂异常的患者。

【药物相互作用】 普萘洛尔抗心绞痛有两方面不利影响，一是抑制心肌收缩力，减少心输出量可使心室容积增大，心室壁肌张力提高、射血时间延长而增加心肌耗氧量；二是阻断 β_2 受体，易使冠脉收缩，减少冠脉供血供氧。普萘洛尔与硝酸酯类药物合用可相互取长补短，普萘洛尔可抵消硝酸酯类所引起的反射性心率加快和心肌收缩力加强；硝酸酯类可对抗普萘洛尔所致的心室容积扩大和射血时间延长，两药对心肌耗氧量的降低有协同作用，还可减少不良反应的发生。但因两类药物都可降压，合用不宜剂量过大，以防血压降低过多，冠脉血流量减少而对心绞痛的治疗不利（表 12-1）。

表 12-1 硝酸酯类与 β 受体阻断药或钙通道阻滞药合用治疗心绞痛的效应

作用	硝酸酯类	β 受体阻断药	硝酸酯类与 β 受体阻断药或钙通道阻滞药合用
心率	↑	↓	↓
动脉压	↓	↓	↓↓
左心室舒张末期容积	↓	↑	不变或降低
心肌收缩力	↑	↓	不变或降低
射血时间	↓	↑	不变

考点：β 受体阻断药与硝酸酯类合用的合理性

第 3 节　钙通道阻滞药

抗心绞痛常用的钙通道阻滞药有硝苯地平（nifedipine）、维拉帕米（verapamil）、地尔硫䓬（diltiazem）等。

【药理作用】 钙通道阻滞药通过阻断电压依赖性 Ca^{2+} 通道，降低 Ca^{2+}内流，舒张冠状血管和外周血管而产生以下作用：

1. 降低心肌耗氧量 钙通道阻滞药能使心肌收缩力减弱，心率减慢，血管平滑肌松弛，血压下降，心脏负荷减轻，从而使心肌耗氧减少。

2. 舒张冠状血管 本类药物对冠脉中较大的输送血管及小阻力血管有扩张作用，特别是对处于痉挛状态的血管有显著的解除痉挛作用，从而增加缺血区的血液灌注。此外还可增加侧支循环，改善缺血区的供血和供氧。

3. 保护缺血心肌细胞 钙通道阻滞药通过抑制外钙内流，减轻缺血心肌细胞的 Ca^{2+}超负荷而保护心肌细胞，对急性心肌梗死者，能缩小梗死范围。

4. 抑制血小板聚集 不稳定型心绞痛与血小板黏附和聚集、冠状动脉血流减少有关，大多数急性心肌梗死也是由动脉粥样硬化斑块破裂，局部形成血栓突然阻塞冠状动脉所致。钙通道阻滞药阻滞 Ca^{2+}内流，降低血小板内 Ca^{2+} 浓度，抑制血小板聚集。

【临床应用】　钙通道阻滞药对冠状动脉痉挛所致的变异型心绞痛最有效，也可用于稳定型及不稳定型心绞痛。硝苯地平扩张冠状动脉作用强，是治疗变异型心绞痛的首选药。维拉帕米对心脏抑制作用强，对血管的扩张作用弱，对劳累型心绞痛疗效好。地尔硫䓬可用于各型心绞痛。

β 受体阻断药与硝苯地平合用较为理想，能增强疗效，降低不良反应。与维拉帕米合用可显著抑制心肌收缩力，减慢传导速度，并致血压过度下降，故不宜合用。

考点： 硝苯地平抗心绞痛的药理作用、临床应用

第 4 节　其他抗心绞痛药

卡维地洛

卡维地洛（carvedilol）是去甲肾上腺素能神经受体阻断药，具有 β_1、β_2 和 α 受体阻断作用，又具有一定的抗氧化作用，可用于心绞痛、心功能不全和高血压的治疗。

尼可地尔

尼可地尔（nicorandil）是 K^+ 通道激活剂，既有激活血管平滑肌细胞膜 K^+ 通道，促进 K^+ 外流，使细胞膜超极化，抑制 Ca^{2+} 内流作用，还能释放 NO，增加血管平滑肌细胞内 cGMP 生成。使冠脉血管扩张，减轻 Ca^{2+} 超载对缺血心肌细胞的损害。主要适用于冠状血管痉挛所致的变异型心绞痛，且不易产生耐受性。

吗多明

吗多明（molsidomine）的作用与硝酸甘油相似，主要能降低心脏前、后负荷，降低心室壁肌张力，因而降低心肌耗氧量，也能舒张冠状动脉，改善心内膜下心肌的供血。临床用于各型心绞痛，作用时间较硝酸甘油为久，一次口服或舌下含化 2mg，可维持疗效 6～8 小时，且不易产生耐受性，与硝酸甘油交替应用可克服耐受性的产生。

自测题

一、选择题

【A 型题】

1. 治疗心绞痛最常用的硝酸酯类药物是（　　）
   A. 硝酸异山梨酯　B. 硝酸甘油
   C. 单硝酸异山梨酯　D. 戊四硝酯
   E. 亚硝酸异戊酯
2. 变异型心绞痛患者不宜应用（　　）
   A. 硝酸甘油　B. 普萘洛尔
   C. 维拉帕米　D. 硝苯地平
   E. 地尔硫䓬
3. 硝酸甘油、普萘洛尔、硝苯地平治疗心绞痛的共同药理基础是（　　）
   A. 减慢心率　B. 抑制心肌收缩力
   C. 降低心肌耗氧量　D. 缩小心室容积
   E. 缩短射血时间
4. 对伴有高血压的心绞痛患者最好选用（　　）
   A. 硝酸甘油　B. 普萘洛尔
   C. 硝酸异山梨酯　D. 维拉帕米
   E. 硝苯地平
5. 普萘洛尔不具有下列哪项作用（　　）
   A. 降低心肌耗氧量
   B. 降低心室壁肌张力
   C. 改善缺血区的供血
   D. 减慢心率
   E. 减弱心肌收缩力
6. 硝酸甘油没有下列哪一种作用（　　）
   A. 降低心室壁肌张力　B. 减少回心血量
   C. 扩张静脉血管　D. 降低心肌耗氧量
   E. 收缩冠状动脉
7. 硝酸甘油抗心绞痛的主要药理作用是（　　）
   A. 增强心肌收缩力　B. 增加室壁肌张力
   C. 减慢心率　D. 改善心肌供血
   E. 直接松弛血管平滑肌，改变心肌血液的分布
8. β 受体阻断药抗心绞痛的作用机制不包括（　　）
   A. 减慢心率　B. 减弱心肌收缩力
   C. 减少心肌耗氧量　D. 降低心脏做功
   E. 缩小心室容积

【B 型题】

（第 9～10 题备选答案）

A. 硝酸甘油 B. 硝苯地平
C. 维拉帕米 D. 地尔硫䓬
E. 普萘洛尔

9. 治疗变异型心绞痛的首选药物是（ ）
10. 最常用的治疗各种类型心绞痛药物是（ ）

【X 型题】

11. 普萘洛尔抗心绞痛的作用机制是（ ）
A. 扩张外周血管，降低心脏负荷
B. 减慢心率，减少心肌耗氧量
C. 使心肌收缩力减弱，降低心肌耗氧量
D. 促进氧合血红蛋白氧的解离增加心肌的供氧
E. 促使血液从心外膜血管流向心内膜缺血区
12. 钙通道阻滞药治疗心绞痛的作用机制是（ ）
A. 减慢心率 B. 舒张血管平滑肌
C. 心肌收缩力减弱 D. 保护缺血区心肌细胞
E. 增加室壁肌张力
13. 硝酸甘油可治疗（ ）
A. 变异型心绞痛 B. 不稳定型心绞痛
C. 稳定型心绞痛 D. 顽固性心力衰竭
E. 急性心肌梗死
14. 硝酸甘油的不良反应包括（ ）
A. 搏动性头痛 B. 面颊部皮肤发红
C. 直立性低血压 D. 高铁血红蛋白血症
E. 眼压升高
15. 普萘洛尔可产生哪些不利于缓解心绞痛的因素（ ）
A. 收缩冠状动脉 B. 增大心室容积
C. 延长射血时间 D. 抑制心肌收缩力
E. 减慢心率

二、简答题

1. 简述硝酸甘油抗心绞痛的作用机制。
2. 简述硝酸酯类与普萘洛尔合用治疗心绞痛的作用机制。
3. 简述钙通道阻滞药治疗心绞痛的药理作用和临床应用。

（李振新）

第 13 章

抗高血压药

高血压是以体循环动脉血压升高、周围小动脉阻力增高同时伴有不同程度心输出量和血容量增加为主要表现的临床综合征。大多数高血压患者合并其他危险因素，包括脂质异常、糖耐量受损或糖尿病、早发心血管疾病家族史、肥胖和吸烟等。高血压尽管有行之有效的诊断和治疗方法，但成功治疗的高血压患者非常有限。《中国高血压防治指南》（2018 年修订版），将高血压定义为：在未使用降压药物的情况下，非同日 3 次测量诊室血压，收缩压≥140mmHg 和（或）舒张压≥90mmHg。患者既有高血压史，目前正在使用降压药物，血压虽然低于 140/90mmHg，仍诊断为高血压。

高血压的发病原因、发病机制非常复杂，临床表现及并发症多样，有不同的分类方式：

1. 根据病因分类　可分为原发性高血压（高血压病）和继发性高血压（症状性高血压）两类。继发性高血压是由影响肾、血管、心脏或内分泌系统的其他病症引发，应主要针对特殊病因进行治疗。原发性高血压在临床上约占 90%以上，其病因尚未完全清楚。无论原发性或继发性高血压，其共同的病理变化是小动脉痉挛性收缩，周围血管阻力增加，从而使血压升高。高血压可引起头痛、头昏、心悸、失眠等症状。更主要的是长期高血压，会引发许多重要器官的并发症，如冠心病、脑血管意外、心力衰竭和肾衰竭等，这些并发症多可致死或致残。高血压人群如不经合理治疗，平均寿命较正常人群缩短 15～20 年。

2. 根据高血压发病缓急及病情进展情况分类　可分为急进型和缓进型。急进型又称为恶性高血压，临床较少见；另外在高血压的发病过程中，可出现全身的小动脉暂时性剧烈痉挛而致血压急剧升高，出现头痛、头晕等严重症状，临床称为高血压急重症（也称高血压危象）。恶性高血压如不经治疗，可在 1 年内死亡。缓进型又根据血压升高的情况和脑、心、肾等重要器官有无损伤及损伤的程度分为轻、中、重度或 1、2、3 级高血压。临床上应根据高血压的不同类型及分级选用适当药物治疗。

链 接　血压水平的定义与分类[《中国高血压防治指南》（2018 年修订版）]

类别	收缩压（mmHg）		舒张压（mmHg）
正常血压	＜120	和	＜80
正常高值	120～139	和（或）	80～89
高血压	≥140	和（或）	≥90
1 级高血压（轻度）	140～159	和（或）	90～99
2 级高血压（中度）	160～179	和（或）	100～109
3 级高血压（重度）	≥180	和（或）	≥110
单纯收缩期高血压	≥140	和	＜90

注：当收缩压和舒张压分属于不同分级时，以较高的分级为准。

抗高血压药物是一类能降低血压、减轻靶器官损害的药物。合理应用抗高血压药物，不仅能控制血压，推迟动脉粥样硬化的形成和发展，更能减少心、脑、肾等并发症的发生，改善生活质量，降低死亡率，延长寿命。若能配合控制体重，低盐饮食、戒烟限酒、适当运动、保持心理健康等，则能取得更好的效果。

第 1 节　抗高血压药的分类

影响动脉血压形成的基本因素是心输出量和外周血管阻力。心输出量受心功能、回心血量和血容量的影响，外周血管阻力主要受小动脉紧张度的影响。交感神经和肾素-血管紧张素-醛固酮系统（RAAS）共同参与调节影响血压的上述两种因素，使血压维持在一定范围内。抗高血压药物品种繁多，根据药物主要作用、临床应用特点及作用部位（图 13-1）可分为两大类。

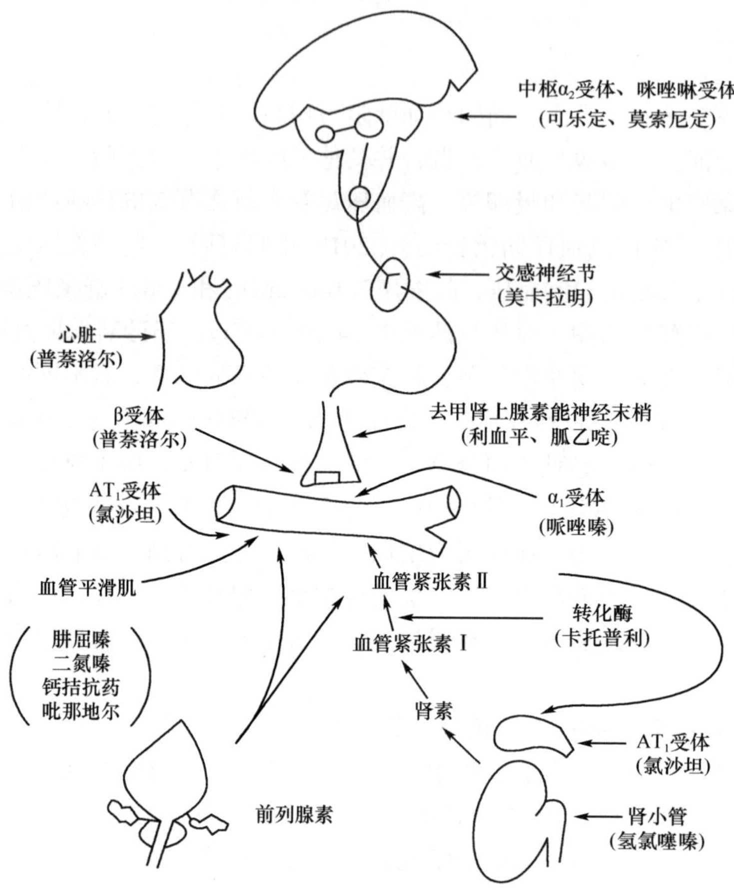

图 13-1　抗高血压药作用部位示意图

一、常用抗高血压药

1. **利尿降压药**　如氢氯噻嗪、吲达帕胺、氯噻酮等。
2. **β 受体阻断药**　如普萘洛尔、美托洛尔等。
3. **钙通道阻滞药（CCBs）**　如硝苯地平、尼群地平等。
4. **血管紧张素转化酶抑制剂（ACEI）**　如卡托普利、依那普利等。
5. **血管紧张素Ⅱ受体阻断药（ARB）**　如氯沙坦、缬沙坦等。

二、其他抗高血压药

1. **中枢交感神经抑制药**　如可乐定、甲基多巴等。
2. **交感神经节阻断药**　如美卡拉明等。
3. **去甲肾上腺素能神经末梢抑制药**　如利血平、胍乙啶等。
4. **其他肾上腺素受体阻断药**　包括 α 受体阻断药，如哌唑嗪；α、β 受体阻断药，如拉贝洛尔等。
5. **血管扩张药**　包括肼屈嗪、硝普钠等。
6. **钾通道开放药**　如米诺地尔等。

常用抗高血压药物一般在临床上为一线首选药物，具有疗效确切、毒副反应较低，长期应用能保持疗效，不易发生降压耐受性等优点。其他抗高血压药物，有些是仅用于治疗一些程度较重的原发性高血压或特殊类型的原发性高血压，如高血压危象、高血压脑病等，或作为二线药物。有些由于疗效不理想或不良反应较多，现已很少单用，如影响交感神经递质的药物利血平仅作为复方药物中的成分之一。有些已经基本不在临床上应用，如交感神经节阻滞药。

考点：抗高血压药物的分类及各类代表药

第2节 常用抗高血压药

案例 13-1

患者，男性，45岁。在2年前的一次常规体检中，发现自己患了原发性高血压。他考虑自己平素体健，虽有高血压，工作不忙时也无症状，想尽量不用药而通过非药物疗法降低血压，于是采取戒烟限酒、低盐、低脂饮食，并适当增加运动。但今年再次体检时发现不但血压没有降低，反而出现了左心室肥厚。

问题与思考：1. 该患者能通过非药物治疗方法降低血压吗？为什么？

2. 为什么患者又出现了左心室肥厚？有何潜在危险？

3. 他应该尽快服用哪一类抗高血压药物？

一、利 尿 药

利尿药是治疗高血压的常用药物，不仅单用能降压，还能增强其他降压药的降压作用，消除某些降压药物引起的水钠潴留，故有“基础降压药”之称。常用药物有氢氯噻嗪、吲达帕胺、氯噻酮等，常单独治疗轻度高血压，也常与其他降压药合用治疗中、重度高血压。

氢氯噻嗪

氢氯噻嗪（hydrochlorothiazide）口服后1小时出现作用，4～6小时作用达高峰，维持6～12小时。主要抑制远曲小管近端对Na^+和Cl^-的重吸收，从而促进肾对NaCl的排泄而产生利尿作用。

【药理作用】 降压作用温和、持久，且长期应用无明显耐受性，限制食盐摄入能加强本品的降压作用。初期应用的降压机制是排钠利尿，造成体内Na^+、水负平衡，使细胞外液和血容量减少，血压降低。长期应用氢氯噻嗪，当血容量及心输出量已逐渐恢复至正常时，血压仍可持续降低，其作用的机制可能是：①因持续排钠而降低动脉壁细胞内Na^+的含量，并通过Na^+-Ca^{2+}交换机制，使胞内Ca^{2+}量减少。②细胞内Ca^{2+}减少会使血管平滑肌对缩血管物质（如去甲肾上腺素）的反应性降低。③诱导动脉壁产生扩血管物质，如激肽、前列环素（PGI_2）等。

【临床应用】 氢氯噻嗪是治疗高血压的基础药物，安全、有效、价廉。可单独应用治疗轻度高血压，也可与其他抗高血压药合用治疗中、重度高血压，与扩血管药或肾上腺素受体阻断药合用具有协同作用，并可对抗这些药物所致的水钠潴留，使用时应限制钠盐的摄入。也用于各种水肿（对慢性心功能不全所致的心脏性水肿疗效最好）及尿崩症。

【不良反应】 长期大剂量应用常致不良反应，如降低血钾、钠、镁，增加血中总胆固醇、三酰甘油及低密度脂蛋白胆固醇含量，增加尿酸及血浆肾素活性，合用β受体阻断药可避免或减少不良反应。大剂量还可降低糖耐量，不宜用于高血脂、高血糖、高尿酸血症的高血压患者。

吲达帕胺

吲达帕胺（indapamide）是一种磺胺类利尿药，通过抑制远端肾小管皮质部对水和电解质的重吸收而发挥作用。

【药理作用及临床应用】 本品利尿作用不能解释其降压作用，因降压作用的剂量远小于利尿剂量，其降压作用可能与以下机制有关：①阻滞Ca^{2+}通道，减少Ca^{2+}内流，促进血管内皮产生松弛因子

（EDRF）；②刺激具有血管扩张作用的前列腺素 PGE_2 和 PGI_2 的合成；③降低血管对缩血管物质的敏感性，从而抑制血管收缩。本品适用于轻、中度高血压的治疗，并具有明显逆转心肌肥厚的作用，不影响血脂和糖类代谢，故对伴有高脂血症和（或）高血糖患者可用吲达帕胺代替噻嗪类利尿药。

【不良反应】 不良反应较轻而短暂，呈剂量依赖性。禁用于磺胺药过敏、严重肾功能不全、肝性脑病、严重肝功能不全及低钾血症者。

其他利尿药物如袢利尿药呋塞米、布美他尼等可用于伴有肾功能不全的高血压患者。

考点：氢氯噻嗪抗高血压的药理作用、作用机制和不良反应

二、β 受体阻断药

本类药物无论是选择性还是非选择性阻断 β 受体，都有确切的降压作用，长期应用一般不引起水钠潴留，亦无明显的降压耐受性。还多具有抗心律失常、抗心绞痛的作用。常用的药物有普萘洛尔、美托洛尔、阿替洛尔、比索洛尔等。

普 萘 洛 尔

普萘洛尔（propranolol）口服首过消除明显，生物利用度低，仅为 25%，且个体差异大，血药浓度的个体差异可达 20 倍。吸收后易通过血脑屏障和胎盘，主要在肝脏代谢，代谢物 90%以上经肾排泄。

【药理作用及临床应用】 为非选择性的 β 受体阻断药，对 β_1 和 β_2 受体都有阻断作用。降压特点：起效缓慢，口服后 2～3 周才开始降压，对立位、卧位的收缩压和舒张压都能降低，不易引起直立性低血压，较少引起头痛和心悸。降压机制：①阻断心肌 β_1 受体，抑制心肌收缩力，减慢心率，减少心输出量而降低循环血量。②阻断肾小球旁器细胞 β_1 受体，抑制肾素的释放，降低 RAAS 活性。③阻断去甲肾上腺素能神经突触前膜的 β_2 受体，抑制其正反馈作用，减少 NA 的释放。④阻断中枢 β 受体，降低血管中枢兴奋性神经元活性，从而使外周交感神经张力降低，血管阻力降低。用于治疗各种类型、不同年龄的轻、中度高血压，合用氢氯噻嗪降压作用更明显。特别适用于交感神经张力较高的青年型高血压，对有心输出量、肾素水平偏高或伴有心绞痛、快速型心律失常、甲亢、脑血管病变的高血压患者更适宜。因口服剂量的个体差异较大，宜从小剂量试用。长期用药时不可突然停药，以防因受体上调，导致血压剧烈回升，出现心绞痛、心律失常甚至心肌梗死的严重后果。

【不良反应】 乏力、嗜睡、失眠、恶心、腹胀、皮疹、晕厥、低血压、心动过缓；血中三酰甘油升高，高密度脂蛋白（HDL）降低。1 型糖尿病、支气管哮喘、末梢血管疾患（如雷诺病）、心动过缓、房室传导阻滞者等禁用。

考点：普萘洛尔抗高血压药理作用、作用机制和不良反应

美 托 洛 尔

美托洛尔（metoprolol）为选择性 β_1 受体阻断药。口服 1 小时达最大作用。血压的降低与血药浓度不平行，而心率的减慢则与血药浓度呈直线相关。吸收后迅速进入细胞外组织，能通过血脑屏障及胎盘屏障。其临床药理作用与作用机制与普萘洛尔类似。优点是低剂量时主要作用于心脏，而对支气管的影响小，对伴有阻塞性肺部疾病患者相对安全。主要用于高血压、心力衰竭、心肌梗死后二级预防、心绞痛、嗜铬细胞瘤、甲亢、扩张型心肌病等。

治疗初期因进入中枢神经系统，可有疲乏、眩晕、抑郁、头痛、失眠、多梦等现象。可引起心动过缓和房室传导阻滞，加重或诱发心力衰竭。偶有过敏反应，使用时可有肢端发冷、雷诺现象等。对 β_2 受体作用弱，但哮喘患者仍应慎用。

考点：美托洛尔的药理作用特点、临床应用及其主要不良反应

三、钙通道阻滞药

钙通道阻滞药（calcium channel blockers，CCBs）通过阻断电压依赖性 L-型钙通道，阻滞 Ca^{2+}内流，

使血管平滑肌收缩失去兴奋-收缩偶联的介质，从而舒张全身血管。以二氢吡啶类药物作用最强，在降低血压方面最常用。主要扩张动脉，冠状动脉对其很敏感，能舒张大的输送血管和小的阻力血管，增加冠脉血流量及侧支循环血量，改善心肌缺血；脑血管也较敏感，能解除血管痉挛。对静脉影响较小。

链 接 钙通道阻滞药的发现与分类

1967年，德国科学家A.Fleckenstein发现维拉帕米在降低心肌收缩力时并不影响电位的变化和振幅，其作用与脱钙的情况相似，并发现普尼拉明可阻滞心肌钙依赖性的兴奋-收缩偶联，故将这类药物命名为钙拮抗剂（calcium antagonists）。随着后来膜片钳技术的发展和分子生物学技术的介入，对该类药物的作用机制的研究也取得了重大突破，更为准确的"钙通道阻滞药"这一名称也逐渐为世人所接受。1992年，国际药理联合会（IUPHAR）按照药物的作用部位，将作用于电压-依赖性钙通道的药物分为三类。

1类 选择性作用于L-型钙通道，又可分为四个亚类：

1a类 二氢吡啶类：硝苯地平、氨氯地平、尼莫地平、尼卡地平等。

1b类 地尔硫䓬类：地尔硫䓬、克仑硫䓬、二氯呋利。

1c类 苯烷胺类：维拉帕米、加洛帕米、噻帕米。

1d类 粉防己类：粉防己碱。

2类 选择性作用于其他电压依赖性钙通道，如作用于T-型钙通道：米贝地尔、苯妥英钠和作用于N-型钙通道的海螺毒素、作用于P-型钙通道的某些蜘蛛毒素。

3类 非选择性钙通道调节药：普尼拉明、桂哌齐特、氟桂利嗪等。

硝苯地平

【体内过程】 硝苯地平（nifedipine）口服易吸收，$t_{1/2}$为3～4小时，生物利用度为45%～75%；血浆蛋白结合率为92%～98%。部分药在肝内代谢，70%～80%以无活性代谢物经肾排泄。

【药理作用】 硝苯地平舒张血管作用较强，其短效药物因扩张血管而作用于窦弓压力感受器兴奋交感神经，可引起反射性心率加快，而长效的缓释剂则无此作用。其降压特点为：对正常血压无明显影响，对高血压患者则降压显著；降压时并不降低重要脏器如心、脑、肾的血流量；不引起脂类代谢及糖耐量的改变；不引起水钠潴留；长期应用可逆转高血压患者的心肌肥厚，改善血管重构。

【临床应用】 适用于各种类型高血压，可单独使用或与利尿药、β受体阻断药等合用。对合并冠心病、肾脏疾病、糖尿病、哮喘和高脂血症的患者适用，也可用于高血压危象。目前多推荐使用硝苯地平缓释片剂或控释制剂。

【不良反应】 常见的不良反应有头痛、面部潮红、眩晕、心悸、踝部水肿等。本药短效制剂可能加重心肌缺血，长期大剂量应用可导致血压骤降而增加心肌梗死患者心律失常的发病率及猝死率，故不宜用于心肌梗死后的高血压患者。此外，降压时可反射性引起心率加快、心输出量增加以及血浆肾素活性增高，与β受体阻断药合用可减轻这些现象。

考点：硝苯地平抗高血压的药理作用、临床应用和不良反应

尼群地平

尼群地平（nitrendipine）属于中效药物。口服吸收良好，对血管的扩张作用较硝苯地平强，降压作用比硝苯地平短效制剂温和而持久。适用于各型高血压，对高血压伴有心绞痛患者作用尤佳。不良反应与硝苯地平相似但较轻，肝功能不良者宜慎用或减量。

考点：尼群地平的药理作用特点、临床应用

氨氯地平

氨氯地平（amlodipine）属于长效药物。口服给药吸收好，每天服药一次，$t_{1/2}$为40～50小时，作

用时间长，起效缓慢，降压作用平稳，可减轻血压波动的昼夜节律性。选择性舒张血管平滑肌，并能减轻或逆转左心室肥厚，对心率、房室结传导、心肌收缩力均无明显影响。适用于高血压和心绞痛的治疗。不良反应较轻，发生率低，主要有头痛、水肿、头晕、恶心等。

考点：氨氯地平的药理作用特点、临床应用、不良反应

四、血管紧张素转化酶抑制剂

肾素-血管紧张素-醛固酮系统（RAAS）在血压调节及高血压发病中都有重要影响。肾素为一种酸性蛋白水解酶，在肾小球旁器的颗粒细胞内生成并释放入血，当肾供血不足或原尿 Na^+含量降低时，都能促进肾素生成与释放。肾素作用于血液循环中的血管紧张素原生成血管紧张素Ⅰ（angiotensin Ⅰ，AngⅠ），AngⅠ又在血管紧张素Ⅰ转化酶（angiotensin Ⅰ converting enzyme，ACE）的作用下水解生成血管紧张素Ⅱ（angiotensin Ⅱ，AngⅡ）。血管紧张素Ⅱ是一种活性很高的升血压物质。AngⅡ作用于血管紧张素Ⅱ受体（angiotensin Ⅱ receptor，AT）亚型 1 即 AT_1受体，使全身微动脉和静脉血管平滑肌收缩，外周阻力增大，血压升高；AngⅡ还能增强交感神经兴奋性，促进 NA 的释放；另一方面 AngⅡ通过增加醛固酮释放，促进肾小管对 Na^+ 和水的重吸收，使血容量增加，也使血压升高；AngⅡ还具有生长激素样作用，能促进心肌肥大、血管增生及动脉粥样硬化的过程（即心血管病理性重构），使高血压、动脉粥样硬化、心力衰竭等患者的死亡率增加（图 13-2）。

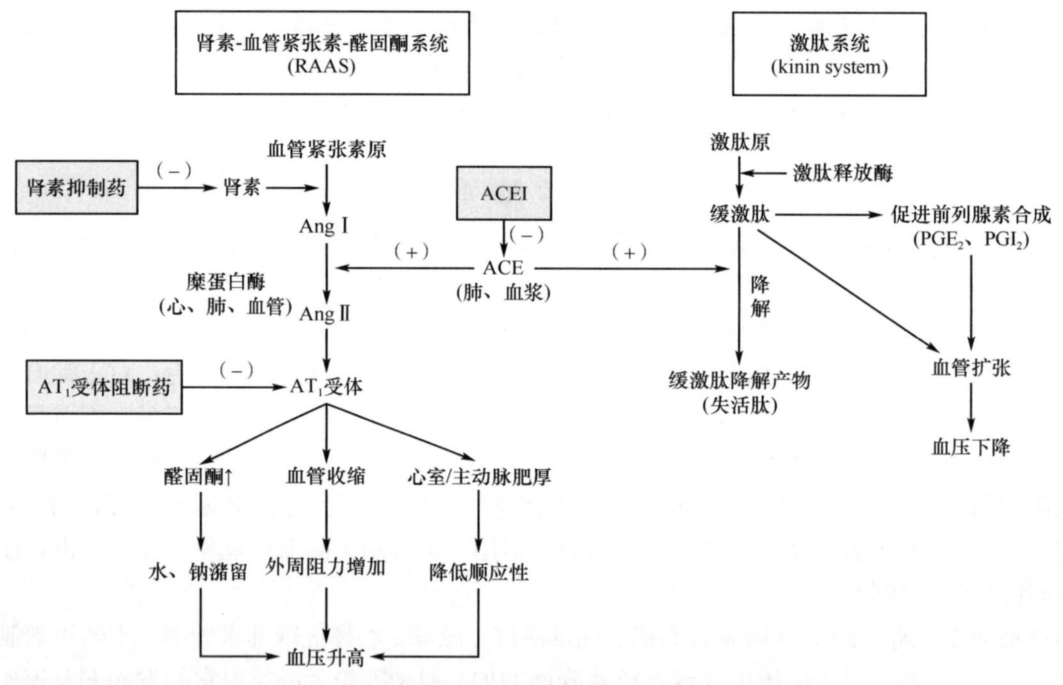

图 13-2 肾素-血管紧张素醛固酮系统及其抑制药的作用环节

自 1981 年第一个血管紧张素转化酶抑制剂（angiotensin converting enzyme inhibitors，ACEI）卡托普利（captopril）问世以来，ACEI 类药物发展迅速，常用药物还有依那普利（enalapril）、雷米普利（ramipril）、赖诺普利（lisinopril）及培哚普利（perindopril）等。它们均能有效地降低血压，对心功能不全及缺血性心脏病等也有良好疗效。

ACEI 在多种心血管疾病防治过程中具有重要价值，与其他降压药相比，具有以下特点：①适用于各型高血压，在降压的同时，不伴有反射性心率加快；②长期应用，不易出现降压耐受，不引起电解质紊乱和脂质代谢障碍，不影响血尿酸水平，可降低糖尿病肾病和其他肾实质性损害对患者肾小球损伤的可能性，减轻肾小球硬化，增加机体对胰岛素的敏感性；③可减轻左心室肥厚，防止或逆转心血管的病理性重构，发挥对心、肾、脑等器官的保护作用；④能改善高血压患者的生活质量，降低死亡率。

ACEI降血压作用机制主要是：

1. 抑制循环中RAAS　ACEI主要通过抑制ACE减少AngⅡ的形成，减少醛固酮分泌而发挥降压作用。

2. 抑制局部组织中RAAS　许多组织如血管、心脏、肾脏、脑等存在局部组织的RAAS，局部组织RAAS对其自身调节和心血管系统的稳定具有重要作用。ACEI与局部组织中的ACE结合较持久，因而对酶的抑制时间更长，还能减少去甲肾上腺素释放，降低交感神经对心血管系统的兴奋性，有助于长期降压和改善心功能。

3. 减少缓激肽的降解　当ACE受到药物抑制时，组织内缓激肽（bradykinin，BK）降解减少，局部血管BK浓度增高。BK是血管内皮L-精氨酸-NO途径的重要激活剂，它作用于内皮的激肽B2受体而引起EDHF（血管内皮超极化因子）及NO的释放，因而发挥强有力的扩血管效应及抑制血小板功能。此外，BK可刺激细胞膜磷脂游离出花生四烯酸（AA），促进前列腺素的合成而增加扩血管效应。

卡托普利

【体内过程】　卡托普利（captopril）口服后15分钟起效，1～2小时达高峰，$t_{1/2}$约为4小时，作用维持6～8小时。血浆蛋白结合率30%，生物利用度70%。

【药理作用及临床应用】　为第一个口服有效的含巯基（—SH）的血管紧张素转化酶抑制药。

1. 降压作用　对各型高血压均有明显降压作用，增加剂量可延长作用时间，但不增加降压效果。临床适用于治疗各种类型高血压，可单用或与其他药物合用。

2. 抗慢性心功能不全　能改善慢性心功能不全患者的心脏功能，因本品通过降低血管紧张素Ⅱ和醛固酮水平而使心脏前、后负荷减轻，同时扩张外周血管，可改善心功能不全患者血流动力学紊乱，并能对抗心血管病理性重构，减轻心室肥厚，降低病死率，故成为治疗慢性心功能不全安全、有效的首选药物之一，对洋地黄、利尿药和血管扩张药无效的患者也有效。

3. 抗心肌梗死　对缺血性心肌有保护作用，心肌梗死患者在心肌梗死早期应用能改善心功能，降低病死率。

4. 抗糖尿病肾病　糖尿病患者常并发肾脏病变，因肾小球囊内压升高可导致肾小球和肾功能损伤，卡托普利能舒张肾脏出球小动脉，降低肾小球囊内压力，故对1型、2型糖尿病患者，无论有无高血压都能改善或阻止肾功能恶化。

【不良反应】

1. 首剂低血压反应　与开始剂量过大有关，应从小剂量开始使用。口服吸收快的ACEI易发生，而ACEI的前体药需经体内代谢后才有活性，故不易发生。

2. 干咳　5%～20%患者出现顽固性干咳，女性多见，需停药才能终止。与抑制ACE，减少缓激肽降解，导致缓激肽、前列腺素及P物质在肺部、气道组织蓄积过多有关。

3. 高血钾　因醛固酮系统被抑制，血钾易升高，肾功能不全或合用保钾利尿药时更易出现。

4. 其他　可发生皮疹、瘙痒、味觉异常或缺失，与结构中的巯基有关。个别患者可出现血管性水肿、蛋白尿、中性白细胞减少等，但减量或停药后可消失。妊娠期妇女和哺乳期妇女、有双侧肾动脉狭窄者禁用，过敏体质者慎用。

考点：卡托普利抗高血压的药理作用、作用机制和不良反应

依那普利

依那普利（enalapril）为强效的前体药物。在体内水解为依那普利拉（enalaprilate）才具有生物活性。口服后吸收迅速，0.5～2小时后血药浓度达峰值，6～8小时达最大降压效应。$t_{1/2}$为30小时，血浆蛋白结合率约50%。对ACE抑制作用比卡托普利强10倍，起效慢但更持久。其降压作用机制与卡托普利相似，能降低总外周阻力和肾血管阻力，增加肾血流量。主要用于高血压及慢性心功能不全的治疗。不良反应与卡托普利相似但较少，因其化学结构不含巯基，故白细胞减少、蛋白尿、味觉异常

或缺失等反应均较少见。

考点：依那普利抗高血压的药理作用特点

五、血管紧张素Ⅱ受体阻断药

血管紧张素Ⅱ受体有两种亚型，即 AT_1 受体和 AT_2 受体。AT_1 受体主要分布于血管平滑肌、心肌、肾、肾上腺、脑、肝、肺等组织。AT_2 受体广泛分布于胎儿组织内，与胎儿的发育有关。AngⅡ的心血管作用主要通过兴奋 AT_1 受体所产生，而 AT_1 受体阻断药可以在受体水平上竞争性拮抗 AngⅡ引起的收缩血管、升高血压、刺激醛固酮的分泌、促进心血管重构的病理生理效应。因血管紧张素Ⅱ还可以经糜酶旁路产生，ACEI 不能完全抑制全部 AngⅡ的产生，故 AT_1 受体阻断药选择性更高，对 AngⅡ的抑制作用更完全。但不能抑制缓激肽降解，不能发挥缓激肽-NO 系统对心血管系统的保护作用，却可减少缓激肽蓄积刺激机体咳嗽的发生率。

常用的 AT_1 受体阻断药有氯沙坦、缬沙坦、伊贝沙坦、坎替沙坦等。

氯 沙 坦

【体内过程】 氯沙坦（losartan）口服易吸收，但首过消除明显，生物利用度约为口服量的 1/3，血药浓度达峰时间约 1 小时。有 14%经肝转化为活性更强的代谢产物，大部分药物经肝药酶系统代谢，仅少量以原形经肾脏排泄。每日服药一次降压作用可持续 24 小时。

【药理作用及临床应用】 选择性拮抗 AT_1 受体，阻断循环和局部组织 AngⅡ所致的血管收缩、醛固酮分泌、交感神经兴奋和压力感受器敏感性增加的效应，产生强大而持久的舒张血管、降低血压和逆转心血管重构的作用。降压时不影响血脂和血糖的水平，不引起直立性低血压，能增加肾血流量和肾小球滤过率，保护肾功能。还能促进肾脏尿酸盐的排泄，防止利尿药引起的高尿酸血症。可用于高血压、糖尿病合并肾功能不全的患者。长期用药可减轻左心室肥厚和血管壁增厚。

【不良反应】 不良反应较少，少数患者用药后可出现头痛、眩晕。禁用于妊娠期妇女、哺乳期妇女及肾动脉狭窄者。

考点：氯沙坦药理作用、作用机制和不良反应

缬 沙 坦

缬沙坦（valsartan）对 AT_1 受体亲和力比氯沙坦强 5 倍。一次口服 80mg，2 小时出现降压作用，4～6 小时达最大降压效果。降压作用平稳，可持续 24 小时。长期给药也可逆转心室重构和血管壁增厚。临床应用同氯沙坦，对伴有肾衰竭的高血压也有良好疗效，不良反应少，主要有头痛、眩晕、疲劳等，孕妇禁用。

考点：缬沙坦的药理作用特点、临床应用及其主要不良反应

坎 地 沙 坦

坎地沙坦（candesartan）对 AT_1 受体的作用具有强效、长效、选择性较高等特点。它对 AT_1 受体的亲和力比氯沙坦强 50～80 倍。口服生物利用度 42%，食物不影响其吸收。血浆蛋白结合率 99.5%。经肾和胆汁排出体外。长期使用可逆转心室肥厚，对肾也有保护作用。

链 接 高血压急症

高血压急症是指原发性或继发性高血压患者在某些诱因作用下血压突然和显著升高（一般超过 180/120mmHg）同时伴有进行性心、脑、肾等重要靶器官功能不全的表现，包括高血压脑病、高血压伴颅内出血（脑出血和蛛网膜下腔出血）、脑梗死、心力衰竭、急性冠状动脉综合征（不稳定型心绞痛、急性心肌梗死）、主动脉夹层、嗜铬细胞瘤危象、围手术期高血压、子痫前期或子痫等。应注意血压水平的高低与急性靶器官损害的程度并非成正比。一部分高血压急症并不伴有特别高的血压值，如并发急性肺水肿、主动脉夹层、心肌梗死等而血压仅为中度升高但对靶器官功能影响重大，也应视为高血压急症。

第3节 其他抗高血压药

一、中枢交感神经抑制药

可 乐 定

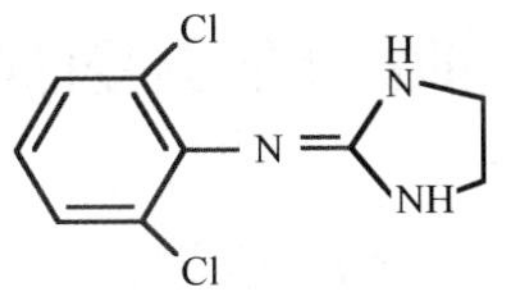

【体内过程】 可乐定（clonidine）口服吸收良好，生物利用度约 75%，服后半小时起效，2～4小时作用达高峰，持续 6～8 小时。在体内分布均匀，也易透过血脑屏障。$t_{1/2}$ 为 7.4～13 小时，约 50% 在肝代谢，使结构中的咪唑环裂解，苯环被羟化，其余以原形随尿排出。

【药理作用及作用机制】 可乐定通过激动延髓腹外侧区的咪唑啉 I_1 受体，使控制外周血管的中枢交感神经张力降低，血管扩张，血压下降。还可兴奋延髓背侧孤束核突触后膜的 α_2 受体，抑制交感神经中枢的传出冲动，使外周血管扩张，而产生降压作用。同时还有中枢镇静、嗜睡的作用。过大剂量的可乐定也可兴奋外周血管平滑肌上的 α_2 受体，引起血管收缩，使降压作用减弱。

【临床应用】 临床上适用于治疗中度以上高血压，常于其他降压药无效时应用。在降压明显时不出现直立性低血压，与利尿药（如氢氯噻嗪）或其他降压药（如利血平）合用，比单服本品疗效明显提高。因能抑制胃肠蠕动和胃酸分泌，故尤适用于伴有消化性溃疡的高血压患者。本品预防偏头痛亦有效，滴眼能降低眼压，可用于治疗开角型青光眼。还可用于吗啡类成瘾者的戒毒。

【不良反应】 治疗量下常见口干、便秘、嗜睡、乏力、心动过缓等，停药后很快消失。久用因肾小球滤过率降低可引起水钠潴留，须同时合用利尿药。不宜用于高空作业或驾驶机动车辆的人员，以免因精力不集中、嗜睡而导致事故发生。此外，久用突然停药可出现反跳现象，表现为头痛、震颤、腹痛、出汗及心悸、血压骤升，恢复用药或用 α 受体阻断药可以取消。

考点：可乐定的降压作用机制、临床应用及其主要不良反应

甲 基 多 巴

甲基多巴（methyldopa）口服吸收个体差异大，生物利用度为 25%。服后于 2～5 小时起效，6～8 小时作用达高峰，可维持 24 小时。本药易通过血脑屏障，进入中枢后转变为 α-甲基去甲肾上腺素，能激活中枢 α_2 受体，使中枢抑制性中间神经元兴奋，从而抑制血管运动中枢，使外周交感神经的功能降低而产生降压作用。适用于肾功能减退的高血压患者，也用于中度以上原发性高血压。可有嗜睡、眩晕、口干、腹胀，直立性低血压，偶见粒细胞减少。不宜与利血平、单胺氧化酶抑制剂同用。

考点：甲基多巴的药理作用特点、临床应用及其主要不良反应

莫 索 尼 定

莫索尼定（moxonidine）为第二代中枢性降压药。口服易吸收，不受食物的干扰。$t_{1/2}$ 为 2～3 小时，但降压作用可维持 24 小时。主要激动延髓腹外侧区的咪唑啉 I_1 受体，临床适用于治疗轻、中度高血压。因对 α_2 受体基本无影响，故口干、嗜睡等不良反应较可乐定少见，停药无反跳现象。

二、交感神经节阻断药

本类药物可阻断交感神经节 N_1 受体，使节后神经元支配的血管外周阻力降低，血压下降。作用迅速、强大，但因选择性不高，同时也因阻断副交感神经节，不良反应严重，现已少用，只用于其他药无效的重度高血压或高血压危象的迅速降压。代表药物有樟磺咪芬（trimethaphan camsylate）、美卡拉明（mecamylamine）等。

三、去甲肾上腺素能神经末梢抑制药

本类药物主要作用于去甲肾上腺素能神经末梢，影响递质的再摄取、储存、释放等过程，从而使

交感神经系统冲动的传递受阻，表现为血管扩张、心率减慢、血压下降。代表药物为利血平（reserpine）和胍乙啶（guanethidine）。利血平主要抑制囊泡膜对去甲肾上腺素的再摄取，而使囊泡递质耗竭。降压作用缓慢、温和、持久。长期使用易发生消化性溃疡、抑郁等不良反应，现已很少单用，仅在复方制剂中应用。作用较强的胍乙啶主要影响递质的释放，作用强，也因不良反应多而少用。

四、其他肾上腺素受体阻断药

（一）α_1受体阻断药

哌唑嗪

【体内过程】 哌唑嗪（prazosin）口服易吸收，首过消除显著，生物利用度约65%。经1～2小时血药浓度达高峰，$t_{1/2}$为2～3小时，作用可持续6～10小时。与血浆蛋白结合率约90%，在肝中被代谢，不足10%的原形药物经肾排泄。

【药理作用及临床应用】 为选择性突触后膜α_1受体阻断药，能松弛血管平滑肌，产生降压效应。对突触前膜α_2受体影响极小，不会引起明显的反射性心动过速，也不增加肾素的分泌。适用于治疗轻、中度高血压，因可降低低密度脂蛋白胆固醇（LDL-C）和三酰甘油（TG），增加高密度脂蛋白胆固醇（HDL-C），故对血脂代谢产生有利影响。可用于血脂异常的高血压患者，也常与β受体阻断药或利尿药合用，增强降压效果。由于本品既能扩张容量血管，降低前负荷，又能扩张阻力血管，降低后负荷，也可用于治疗难治性慢性心功能不全，对常规疗法（ACEI、洋地黄、利尿药）无效或效果不显著的心功能不全患者也有效，但不能降低死亡率。

【不良反应】 初次服药时可有恶心、眩晕、头痛、嗜睡、心悸、直立性低血压等，称为“首剂现象”。立位、低钠饮食或合用β受体阻断药较易发生。睡前服用或首次用量减半（0.5mg），可减轻反应。其他反应有头痛、口干、鼻塞、乏力等，停药后可消失。

考点： 哌唑嗪抗高血压的药理作用特点、作用机制和不良反应

同类药物特拉唑嗪（terazosin）、多沙唑嗪（doxazosin）的生物利用度高，半衰期长，每日仅需用药一次，由于还可以降低前列腺及膀胱出口平滑肌的紧张度，也适用于伴有前列腺肥大、排尿困难的高血压患者。首剂现象较少发生。

（二）α、β受体阻断药

拉贝洛尔（labetalol）：阻断β受体的作用强于阻断α_1受体的作用，适用于各种类型的高血压及高血压急症、妊娠期高血压、嗜铬细胞瘤、麻醉或手术时高血压，合用利尿药能增强其降压效果。静脉注射或静脉滴注主要用于处理高血压急症，如妊娠期高血压综合征。大剂量可造成直立性低血压。

卡维地洛（carvedilol）：为α、β受体阻断药。阻断β受体的同时具有阻断α_1受体作用，因而可以舒张血管，一日1次用药降压作用可维持24小时。适用于轻、中度高血压或伴有缺血性心肌病、肾功能不全、糖尿病的高血压患者，也可用于慢性心功能不全的治疗。肝功能不全者忌用。

考点： 卡维地洛的药理作用特点、临床应用

五、血管扩张药

肼屈嗪

肼屈嗪（hydralazine）口服吸收好，给药后1～3小时降压作用达峰值，维持约12小时以上。降压作用快而强，能直接松弛血管平滑肌，降低外周阻力。主要扩张小动脉，对肾、冠状动脉及内脏血管的扩张作用大于骨骼肌血管。适用于中度以上高血压，但无器官保护作用，很少单独使用。因易引起心悸和水钠潴留，常与普萘洛尔、利尿药等其他降压药合用。其不良反应还有头痛、面红、黏膜充血、心动过速等，较严重时诱发心绞痛，长期大剂量使用时可引起全身性红斑狼疮样综合征，一旦发生，应停药，用糖皮质激素治疗。冠心病、心绞痛、脑血管硬化及心动过速者禁用。

考点： 肼屈嗪的药理作用特点、临床应用及其主要不良反应

硝普钠

硝普钠（sodium nitroprusside）是一种强效、速效、短效的降压药。直接作用于血管平滑肌，对全身小动脉和小静脉都有松弛作用。静脉滴注给药1分钟即可出现明显降压作用，但维持时间短，停药5分钟内血压即快速回升，可通过调整滴速来控制血压水平。作用机制相似于硝酸酯类，通过产生NO增加血管平滑肌细胞内cGMP水平而使血管松弛。

主要用于高血压危象，特别是伴有急性心肌梗死或左心室功能衰竭的严重高血压患者，也可用于急、慢性心功能不全。

不良反应有呕吐、出汗、头痛、心悸，均为过度降压所引起。毒性较少，在体内产生的氰酸根（CN^-），在肝中被转化成硫氰酸根（SCN^-），后者基本无毒，经肾排泄。但大剂量或连用数日后，SCN^-在体内蓄积，可导致甲状腺功能减退、高铁血红蛋白血症和代谢性酸中毒。其浓度超过20mg/100ml时，易致中毒，有肝、肾功能不全者禁用。遇光易破坏，静脉滴注的药液应新鲜配制和裹黑纸避光。

考点：硝普钠的药理作用特点、临床应用、不良反应

六、钾通道开放药

常用于抗高血压的药物有米诺地尔、二氮嗪、吡那地尔等。

米诺地尔

米诺地尔（minoxidil）通过激活血管平滑肌细胞膜的ATP敏感型钾通道，促进K^+外流，血管平滑肌细胞膜超极化，结果钙通道失活，Ca^{2+}内流减少，从而使血管扩张，血压下降。口服吸收完全，能较持久地储存于小动脉平滑肌中，扩张小动脉作用强大而持久。可用于其他降压药无效的重度高血压。不宜单用，骤然停药可引起血压突升。不良反应有水钠潴留、心悸等，与利尿药、β受体阻断药合用可减轻。还可引起多毛症，促进毛发生长可能与增加皮肤及毛发滤泡的血流，激活了调节毛发杆蛋白的特殊基因而促进毛发的生长和成熟有关，故此药可作为脱发（男性）治疗药。

二氮嗪

二氮嗪（diazoxide）降压机制是通过激活血管平滑肌细胞的ATP敏感性钾通道，促进K^+外流，使钙通道失活所致。

临床上静脉注射用于高血压危象及高血压脑病。因可致高血糖，能抑制胰岛素释放，糖尿病患者禁用。由于不良反应多，常被硝普钠替代。

第4节 抗高血压药的应用原则

1. 初始剂量宜小 采用较小的有效剂量以获得疗效而使不良反应最小，如有效而不满意，可渐增剂量以获得最佳的疗效。

2. 平稳降压 为了有效防止靶器官损害，要求一天24小时内稳定降压，并能防止从夜间较低血压到清晨血压突然升高而导致的猝死、脑卒中和心脏病发作。要达到此目的，最好使用一天1次给药且有24小时持续降压作用的药物。血压在24小时内存在自发性波动，称为血压波动性（blood pressure variability，BPV）。在血压水平相同的高血压患者，BPV越高，对靶器官的损害越严重。所以应尽可能减少人为因素造成的血压不稳定，在降压治疗中尽量保持血压平稳，波动幅度不要太大。短效的降压药物因血药浓度谷/峰比值小，常使BPV大，而长效制剂或缓释、控释剂血药浓度谷/峰比值多在50%以上，BPV小，不仅降压平稳，而且1日仅服药1次，增加了用药的依从性。

3. 坚持长期化治疗 我国目前仅有17%的原发性高血压患者的血压得到有效控制。必须加强健康教育，纠正“尽量不用药”的错误观念。所有非药物治疗通常只能作为药物治疗的辅助手段，而不能取代药物治疗。药物治疗是提高高血压患者生活质量，预防并发症、延长寿命的主要措施。原发性高血压病因未明，无法根治，必须坚持长期不间断用药，甚至是终身用药，才能将血压控制在目标水平。

切忌中途随意停药，若需更换药物，应循序渐进，逐步替代。

4. 保护靶器官 高血压的靶器官损伤包括心肌肥厚、肾小球硬化和小动脉病理性重构，在抗高血压治疗中必须考虑逆转或防止靶器官的损伤。对靶器官的保护作用比较好的药物是 ACEI、ARB 和长效钙通道阻滞药，其他药物如小剂量噻嗪类、β 受体阻断药对靶器官也有一定保护作用，但稍弱。

5. 联合用药 对于接受一种药物治疗而血压未能控制的患者的最佳对策是联合用药，联合应用降压药物已成为降压治疗的基本方法。对于中度高血压和（或）伴有多种危险因素、靶器官损害或临床疾患的高危人群，往往初始治疗即需要应用两种小剂量降压药物，如仍不能达到目标水平，可在原药基础上加量或可能需要 3 种甚至 4 种以上降压药物。我国临床主要推荐应用的优化联合用药方案是：①ARB（或 ACEI）+噻嗪类利尿药；②ARB（或 ACEI）+CCBs；③CCBs+噻嗪类利尿药；④CCBs+β 受体阻断药。不同作用机制的药物联合应用多数能起协同作用，这样可使两种药物的用量减少，副作用降低，有利于重要器官的保护和提高用药依从性。

6. 个体化治疗 不同患者对同一种药物或同一患者对不同的药物敏感性并不一致，患者因遗传因素的差异、药物代谢酶的多态性，使应用同样剂量的降压药的不同患者疗效各异。病情的轻重缓急、有无并发症，有无合并高危险因素等都对药物反应产生不同影响。所以，必须强调个体化治疗方案，其基本原则是：使用较小剂量的某种药物或联合用药后，患者获得了满意的疗效，血压控制稳定无反弹，而且不良反应降到最小，并发症或合并的其他疾病也得到有效缓解或改善，降低了心血管疾病的发病率及死亡率。

考点： 抗高血压药的应用原则

自测题

一、选择题

【A 型题】

1. 关于利尿药的降压机制下列哪项是不正确的（ ）
   A. 排钠利尿，降低血容量
   B. 使血管平滑肌对缩血管物质的敏感性降低
   C. 通过 Na^+-Ca^{2+}交换机制，使细胞内 Ca^{2+}量减少
   D. 诱导动脉壁产生扩血管物质
   E. 降低肾素活性
2. 卡托普利的抗高血压作用机制是（ ）
   A. 抑制肾素活性
   B. 抑制血管紧张素转化酶的活性
   C. 抑制 β-羟化酶的活性
   D. 抑制血管紧张素 I 的生成
   E. 阻滞血管紧张素受体
3. 卡托普利治疗高血压的特点错误的是（ ）
   A. 用于各型高血压
   B. 扩张外周血管
   C. 易引起低血钾
   D. 增加机体对胰岛素敏感性
   E. 防止和逆转心血管的病理性重构
4. 普萘洛尔降压机制不包括（ ）
   A. 减少心输出量
   B. 抑制肾素的释放
   C. 阻止 Ca^{2+}内流，松弛血管平滑肌
   D. 降低血管中枢兴奋性神经元活性
   E. 减少 NA 的释放
5. 血管紧张素转化酶抑制药的降压特点不包括下列哪项（ ）
   A. 适用于各型高血压
   B. 降压时可使心率加快
   C. 长期应用不易引起电解质紊乱
   D. 防止和逆转心血管病理性重构
   E. 能改善高血压患者的生活质量，降低死亡率
6. 为避免哌唑嗪的“首剂现象”，可采取的措施是（ ）
   A. 合用 β 受体阻断药　B. 低钠饮食
   C. 首次剂量减半　D. 立位
   E. 首次剂量加倍
7. 高血压合并高尿酸血症患者不宜用（ ）
   A. 阿替洛尔　B. 依那普利
   C. 硝苯地平　D. 氢氯噻嗪
   E. 伊贝沙坦
8. 高血压合并消化性溃疡者不宜选用（ ）
   A. 氯沙坦　B. 可乐定
   C. 肼屈嗪　D. 利血平
   E. 哌唑嗪
9. 抑制肾素的释放，降低 RAAS 活性的降压药是（ ）
   A. 氢氯噻嗪　B. 哌唑嗪
   C. 普萘洛尔　D. 硝苯地平

E. 二氮嗪

10. 对高血压伴有心绞痛的患者宜选用（　　）

A. 氢氯噻嗪　　B. 普萘洛尔

C. 哌唑嗪　　D. 肼屈嗪

E. 可乐定

11. 对α、β受体均有阻断作用的降压药是（　　）

A. 普萘洛尔　　B. 哌唑嗪

C. 美托洛尔　　D. 特拉唑嗪

E. 拉贝洛尔

12. 初次用药时可产生“首剂现象”的降压药是（　　）

A. 可乐定　　B. 哌唑嗪

C. 胍乙啶　　D. 硝苯地平

E. 莫索尼定

13. 高血压危象伴有心力衰竭的患者宜选用（　　）

A. 硝苯地平　　B. 哌唑嗪

C. 硝普钠　　D. 依那普利

E. 可乐定

14. 高血压合并支气管哮喘的患者不宜用（　　）

A. β受体阻断药　　B. α_1受体阻断药

C. 利尿降压药　　D. 血管扩张药

E. 钙通道阻滞药

15. 硝普钠主要用于（　　）

A. 高血压危象　　B. 中度高血压

C. 轻度高血压　　D. 肾型高血压

E. 原发性高血压

【B型题】

（第16～18题备选答案）

A. 卡托普利　　B. 可乐定

C. 哌唑嗪　　D. 肼屈嗪

E. 米诺地尔

16. 可引起心率加快、水钠潴留、多毛症的是（　　）

17. 可引起红斑狼疮综合征的是（　　）

18. 可出现顽固性干咳的是（　　）

【X型题】

19. 直接舒张血管的降压药是（　　）

A. 肼屈嗪　　B. 卡托普利

C. 哌唑嗪　　D. 硝普钠

E. 米诺地尔

20. 有关硝普钠的叙述下列哪些是正确的（　　）

A. 降压作用迅速

B. 主要用于治疗高血压危象

C. 降压作用持久

D. 肝、肾功能不全者禁用

E. 遇光不易破坏

21. 关于卡托普利的叙述错误的是（　　）

A. 低血钾　　B. 增加缓激肽的降解

C. 治疗肾性高血压　　D. 可减轻左心室肥厚

E. 长期用药可出现顽固性干咳

22. 长期大量应用氢氯噻嗪可引起哪些不良反应（　　）

A. 增加总胆固醇　　B. 增加尿酸

C. 血浆肾素活性增高　　D. 高血钾，高血镁

E. 低血钾，低血钠

二、简答题

1. 常用的抗高血压药物有哪几类？请写出各自代表药物。
2. 简述氢氯噻嗪的降压机制、不良反应及注意事项。
3. 普萘洛尔的降压作用机制有哪些？临床应用主要有哪些？
4. 简述钙通道阻滞药扩张血管的作用机制及其降压特点。

（李振新）

第 14 章

抗心律失常药

心律是指心脏的规律性运动，它包括心动的节律和频率两方面。正常心律使心脏各部协调而规律地收缩、舒张、交替活动完成泵血功能。若心动的节律和频率发生改变，称心律失常（arrhythmia），并将导致泵血功能障碍，影响血流动力学，严重者危及生命。心律失常是临床心脏病学中一个重要组成部分，它在临床很常见。治疗心律失常方式有药物治疗和非药物治疗（心导管消融、外科手术、心脏起搏器、心脏电转复律术）两种。临床按心动频率将心律失常分为两类：缓慢型及快速型心律失常。本章讨论的是治疗快速型心律失常的药物。

第 1 节　心律失常的心肌电生理学基础

一、正常心肌电生理

心肌细胞可以分为无自律细胞和自律细胞。心脏具有兴奋性、传导性、自律性和收缩性这四个生理特性。无自律细胞如心房肌、心室肌，具有明显的收缩性功能，又有兴奋性、传导性，一般不具有自律性；自律细胞是心脏中的一类特殊细胞如窦房结、希氏束、房室结及浦肯野纤维等，组成了心脏的传导系统，具有自动产生自律性、兴奋性和传导性的能力，但无收缩性功能。心脏的节律性跳动的冲动是自窦房结发出经房室结和希氏束到达浦肯野纤维，然后到心房和心室肌细胞。如果当这个过程出现任何的障碍时，就表现为心律失常。

（一）心肌细胞膜电位

心肌细胞膜电位分静息电位和动作电位。静息膜电位是指心肌细胞膜在静息状态下细胞膜两侧内负外正的极化状态。这与细胞膜两侧的离子分布及对离子的通透性有关。在静息状态下心肌细胞膜对 K^+ 的通透性显著高于 Na^+，这时 K^+ 有向细胞膜外扩散的趋势，最终达到平衡，膜两侧的电化学势差为零，这时 K^+ 的平衡电位就是静息电位。心肌细胞兴奋时，发生除极化和复极化，形成动作电位。心肌细胞动作电位可分为 5 个时相（图 14-1）。

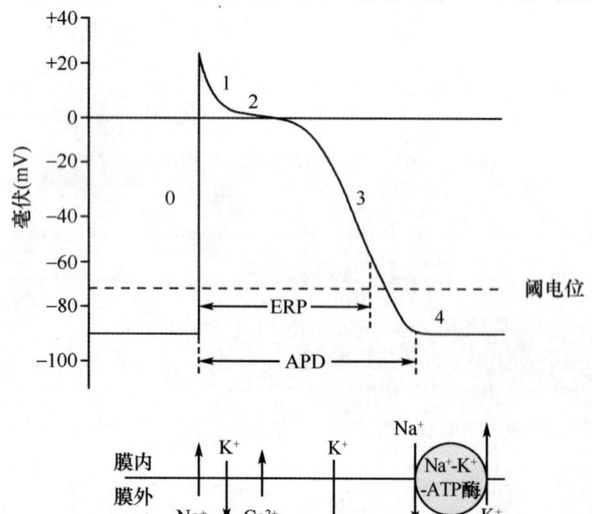

图 14-1　心肌细胞膜电位与离子转运示意图

0 相为除极化期，是钠通道激活，Na^+ 快速内流所致。0 相上升最大速度和幅度与兴奋传导速度相关。

1 相为快速复极初期，由 K^+ 短暂外流所致。

2 相为平台期，由 Ca^{2+} 缓慢内流与 K^+ 外流所致。

3 相为快速复极末期，由 K^+ 快速外流所致。0 相至 3 相的时程合称为动作电位时程（action potential duration，APD）。

4 相为静息期，无自律细胞中膜电位维持在静息水平，在自律细胞则为自发性舒张期除极，是由于 K^+ 外流逐渐减少，而 Na^+ 或 Ca^{2+} 持续内流结果所致，形成一个 4 相坡度，当它除极达到阈电位就重新激发动作电位。4 相坡度曲线越大，自律性越高。

（二）快反应和慢反应电活动

心脏的自律细胞，根据心肌各种细胞膜的电位有明显差异可分为快反应细胞（如工作肌及传导系统的细胞）和慢反应细胞（如窦房结和房室结细胞）。快反应细胞电活动特点为：静息电位大（负值较大），除极速率快，振幅高、传导速度也快，呈快反应电活动，主要由快钠通道开放，快速 Na^+内流所致；慢反应细胞电活动特点有：静息电位小（负值较小），除极化速度慢，振幅小、传导也慢，呈慢反应电活动，为钙通道开放，由 Ca^{2+}缓慢内流所致，没有 1 相快速复极，也无平台期。心肌病变时，快反应细胞也表现出慢反应电活动，易发生传导阻滞。

（三）膜反应性和传导速度

膜反应性是指膜电位水平与其所激发的 0 相上升最大速率之间的关系。一般膜电位大，0 相上升快，振幅大，传导速度就快；反之，则传导减慢。可见膜反应性是决定传导速度的重要因素，多种因素（包括药物）可以增高或降低之。

（四）有效不应期

复极过程中膜电位恢复到−60mV～−50mV 时，细胞才对刺激产生可扩布的动作电位。从除极开始到这以前的一段时间即为有效不应期（effective refractory period，ERP），ERP 反映快钠通道恢复有效开放所需的最短时间。ERP 时间长短变化与 APD 长短变化相应，但变化的程度可有不同。一个 APD 中，ERP/APD 值越大，意味着有更多冲动落在 ERP，对心肌冲动不起反应，就越不易发生快速型心律失常。

考点：心肌细胞膜的电位变化

二、心律失常发生的电生理学机制

心律失常可由冲动形成障碍和冲动传导障碍或两者兼有所引起。

（一）冲动形成障碍

冲动形成障碍常由单一心肌细胞或某一群体细胞跨膜离子流发生局部改变造成，它又分自律性异常和触发活动两类。

1. 自律性异常　自律性心肌细胞如窦房结、房室结、浦肯野纤维，其自律性源于 4 相自动除极，当 4 相除极加快、最大舒张电位减小，则自律性升高，引起心律失常。交感神经过度兴奋、低血钾、心肌细胞受到机械牵张等都会导致 4 相斜率增加，自律性增高。非自律性心肌细胞，如心室肌细胞，在某些病理情况下，如心肌缺血缺氧等也会产生异常自律性。

2. 后除极与触发活动（triggered activity）　触发活动由后除极引发异常冲动形成，与自律性不同，它不是舒张期自动除极化引起。后除极是在一个动作电位除极后引发的频率快、振幅小的振荡电位，膜电位不稳定，呈振荡性波动。这种振荡电位容易达到阈电位，引起新动作电位及期前兴奋即所谓触发活动。后除极分为早后除极与迟后除极（图 14-2）。前者发生在完全复极之前的 2 相和 3 相中，主要由于 Ca^{2+}内流所致，钙通道阻滞药可抑制 Ca^{2+}内流，消除心律失常。后者发生在完全复极之后的 4 相中，可能是由于细胞内无 Na^+而高 Ca^{2+}，诱发 Na^+短暂内流所引起。

（二）冲动传导障碍

1. 单纯性传导障碍　包括传导减慢、传导阻滞等。当最大舒张电位增大或阈电位上移时，心肌细胞兴奋性降低，传导减慢，0 相上升速度减慢，振幅减小。

2. 折返激动　指冲动经传导通路折回原处而反复运行的现象（reentry）。如图 14-3 所示，正常时浦肯野纤维 A 与 B 两支同时传导冲动到达心室肌，激发除极与收缩，而后冲动在心室肌内各自消失在对方的不应期中。

在病变条件下，如 B 支发生单向传导阻滞，冲动不能下传，只能沿 A 支经心室肌而逆行至 B 支，在此得以逆行通过单向阻滞区而折回至 A 支，然后冲动继续沿上述通路运行，形成折返。单次折返可引起期前收缩，连续折返则引起阵发性心动过速、心房扑动或心房颤动。

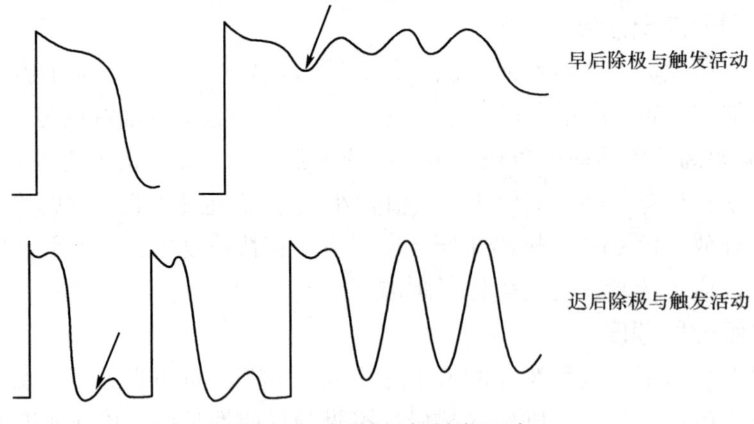

图 14-2 后除极与触发活动

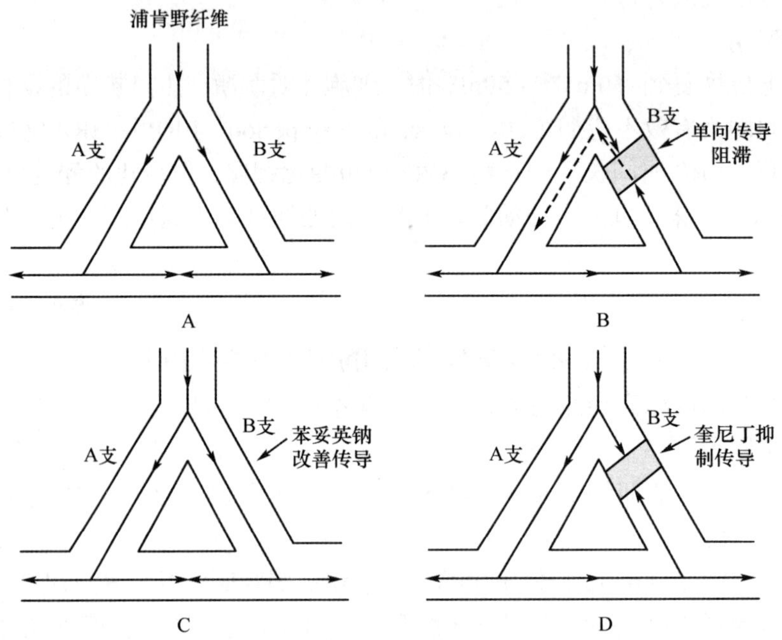

图 14-3 折返形成与抗心律失常药作用机制

A. 正常；B. 单向传导阻滞；C. 消除单向阻滞；D. 变单向阻滞为双向阻滞

（三）抗心律失常药的基本电生理学作用

抗心律失常药主要通过影响心肌细胞膜的离子通道，改变离子流而改变细胞电生理特性，达到治疗目的。针对心律失常发生的机制，可将抗心律失常药物的基本电生理作用概括如下。

1. 降低自律性 药物通过抑制快反应细胞 4 相 Na^+内流或抑制慢反应细胞 4 相 Ca^{2+}内流，降低 4 相自动除极化速率；或通过促进 K^+外流而增大最大舒张电位，使其远离阈电位，降低自律性。

2. 减少后除极与触发活动 早后除极的发生与 Ca^{2+}内流增多有关，钙通道阻滞药可对抗之。迟后除极所致的触发活动与细胞内 Ca^{2+}过多和短暂 Na^+内流有关，因此钙通道阻滞药和钠通道阻滞药能有效对抗之。

3. 改变膜反应性，消除折返 增强膜反应性改善传导或降低膜反应性而减慢传导都能取消折返激动，前者因改善传导而取消单向阻滞，因此停止折返激动，某些促 K^+外流加大最大舒张电位的药如苯妥英钠有此作用；后者因减慢传导而使单向传导阻滞发展成双向阻滞，从而停止折返激动，某些抑制 Na^+内流的药如奎尼丁有此作用（图 14-3）。

4. 改变 ERP 及 APD

（1）延长 APD、ERP：以延长 ERP 更为明显，称绝对延长 ERP，如奎尼丁类药物。

（2）缩短 APD、ERP：但缩短 APD 更为显著，称相对延长 ERP，如利多卡因类药物。一般认为

ERP与APD的比值（ERP/APD）在抗心律失常作用中有一定意义，比值越大，说明在一个APD中ERP占时越多，折返冲动将有更多机会落入ERP中，折返易被终止。

（3）促使邻近细胞的ERP趋向均一，也可防止或取消折返的发生。

考点：抗心律失常药的电生理学作用

第2节 抗心律失常药物的分类及常用药物

案例14-1

患者，女性，47岁。自10岁起出现阵发性心悸，发作时，脉率快，常难计数。每次发作达数小时，可自行缓解。诊断为室上性心动过速。2003年6月28日心悸复发半小时，再次入院治疗。入院后，压迫颈动脉窦和压迫眼球等刺激迷走神经无效，静脉给予维拉帕米，在数分钟内终止发作，恢复窦性节律。

问题与思考：1. 用物理方法压迫颈动脉窦和压迫眼球等刺激迷走神经会有效吗？

2. 为什么静脉给予维拉帕米在数分钟内就终止发作并恢复窦性节律？

抗心律失常药众多，根据对心肌电生理影响的不同，可将抗心律失常的药物分为四类（表14-1）。

表14-1 抗心律失常药物的分类

分类		代表药物
Ⅰ类	钠通道阻滞药	
	ⅠA类 适度阻滞钠通道	奎尼丁、普鲁卡因胺
	ⅠB类 轻度阻滞钠通道，并促进K^+外流	利多卡因、苯妥英钠
	ⅠC类 明显阻滞钠通道	氟卡尼、普罗帕酮
Ⅱ类	β受体阻断药	普萘洛尔、美托洛尔
Ⅲ类	延长动作电位时程药	胺碘酮、溴苄铵
Ⅳ类	钙通道阻滞药	维拉帕米

一、Ⅰ类—钠通道阻滞约

（一）IA类

它们能适度阻滞钠通道，减少除极时Na^+内流，降低0相上升最大速率和动作电位振幅，减慢传导速度。也能减少异位起搏细胞4相Na^+内流而降低自律性。延长ERP及APD，且以延长ERP更为显著。这类药还能不同程度地阻滞K^+外流和Ca^{2+}内流。

奎尼丁

奎尼丁（quinidine）为金鸡纳树皮所含生物碱，是抗疟药奎宁的右旋体。

【体内过程】 口服后吸收快而完全，2～4小时达血浆峰浓度，生物利用度72%～87%，在血浆中约有80%与血浆蛋白相结合，心肌中浓度约为血浆浓度的10倍。$t_{1/2}$为6～8小时。在肝中代谢，最终经肾排泄。当肝、肾功能不全，$t_{1/2}$延长，并易出现毒性反应。

【药理作用】

1. 降低自律性 奎尼丁可阻滞4相Na^+内流，降低自律性。降低心房肌和浦肯野纤维的自律性作用较强，对正常窦房结影响微弱，但对病态窦房结综合征患者有明显抑制作用。

2. 减慢传导速度 奎尼丁可阻滞0相Na^+内流，降低心房、心室、浦肯野纤维等的0相除极的速度和幅度，因而减慢传导速度。这种作用可使病理情况下的单向传导阻滞变为双向阻滞，从而终止折返。

3. 延长有效不应期 奎尼丁能阻滞3相K^+外流和2相Ca^{2+}内流，延长ERP和APD，其中ERP

的延长更为明显，因而可以终止折返。此外，在心脏局部病变时，常因某些浦肯野纤维末梢部位 ERP 缩短，造成邻近细胞复极不均一而形成折返，奎尼丁可使这些末梢部位 ERP 延长而趋向均一化，从而减少折返的形成。

4. 其他 奎尼丁阻滞 Ca^{2+}内流，能抑制心肌收缩力；还有较明显的抗胆碱作用及 α 受体阻断作用，使血管舒张，血压下降而反射性兴奋交感神经。

【临床应用】 奎尼丁为广谱抗心律失常药，用于治疗心房颤动、心房扑动、室上性及室性心动过速。对心房颤动目前虽多采用电转律术，但奎尼丁仍有应用价值，转律后用奎尼丁维持窦性节律。预激综合征时，用奎尼丁可以终止室性心动过速或抑制反复发作的室性心动过速。

【不良反应】 奎尼丁应用过程中约有 1/3 患者出现各种不良反应，使其应用受到限制。

1. 金鸡纳反应 常见的有胃肠道反应，多见于用药早期。久用后，有耳鸣、听力障碍、眩晕、精神失常等，称为金鸡纳反应（cinchonism）。

2. 过敏反应 表现为药物热、血小板减少、皮疹、血管神经性水肿。

3. 低血压 奎尼丁能扩张血管和减弱心肌收缩力而导致低血压。

4. 心脏毒性 较为严重，治疗浓度可致心室内传导减慢（Q-T 间期延长），延长超过 50%表明是中毒症状。高浓度可致窦房结功能阻滞、房室传导阻滞、室性心动过速等，室性心动过速是传导阻滞而浦肯野纤维出现异常自律性所致。

奎尼丁治疗心房颤动或心房扑动时，应先用强心苷抑制房室传导，否则可引起心室频率加快，甚至心室颤动。因奎尼丁的抗胆碱作用和反射性兴奋交感神经均可使房室传导速度加快。

5. 奎尼丁晕厥 是偶见而严重的毒性反应。发作时患者意识丧失，四肢抽搐，呼吸停止，出现阵发性室上性心动过速，甚至心室颤动而死。一旦出现应立即进行人工呼吸、胸外心脏按压、电除颤等抢救措施。药物抢救可用乳酸钠，提高血液 pH，能促 K^+进入细胞内，降低血钾浓度，减少 K^+对心肌的不利影响。同时，血液偏于碱性可增加奎尼丁与血浆蛋白的结合而减少游离奎尼丁的浓度，从而降低毒性。

【药物相互作用】

1. 奎尼丁与地高辛合用，可降低后者的肾清除率而增加其血药浓度。
2. 肝药酶诱导剂苯巴比妥等能加速奎尼丁在肝脏的代谢，减弱奎尼丁的作用。
3. 西咪替丁和钙通道阻滞药等能减慢奎尼丁在肝脏的代谢。
4. 与香豆素类合用，可竞争与血浆蛋白的结合，从而增强后者的抗凝血作用。
5. 与扩血管药合用应注意诱发严重直立性低血压。

普鲁卡因胺

【体内过程】 普鲁卡因胺（procainamide）口服吸收快而完全，吸收率达 75%～95%，生物利用度达 80%，血浆蛋白结合率约 20%，30%～60%以原形经肾排泄。$t_{1/2}$ 为 3～4 小时。当肝、肾功能不全时，$t_{1/2}$ 延长，并易出现毒性反应。

【药理作用及临床应用】 作用与奎尼丁相似而较弱，适用于阵发性心动过速、频发期前收缩（对室性期前收缩疗效较好）、心房颤动和心房扑动，常与奎尼丁交替使用。

【不良反应】 长期口服应用，有厌食、呕吐、恶心及腹泻等消化道反应。特异体质患者可有畏寒、发热、关节痛、肌痛、皮疹及粒细胞减少症等；偶有幻视、幻听、精神抑郁等症状出现；静脉滴注可使血压下降，发生虚脱，应严密观察血压和心律变化。久用，严重者可出现红斑狼疮样综合征。

丙吡胺

【体内过程】 丙吡胺（disopyramide）口服后吸收良好，广泛分布于全身，与血浆蛋白结合率依血药浓度而异，为 35%～95%。$t_{1/2}$ 为 4～10 小时，1～3 小时血药浓度达峰值，持续 2～3 小时。尿液 pH 不影响清除。缓释片口服后血药浓度较速释片峰谷波动现象明显减少，血药浓度曲线平稳，一次给药可维持药效12小时。本品可通过胎盘，亦可通过乳汁分泌。

【药理作用及临床应用】 电生理作用与奎尼丁相似，具有奎尼丁样抑制心脏兴奋传导和延长不应期的作用，其作用比奎尼丁、普鲁卡因胺强。为广谱抗心律失常药物，可用于治疗多种室上性或室性心律失常，尤其适用于预防心房颤动、电击复律后的复发和预防心肌梗死后的心律失常。也可用于其他药物无效的危及生命的室性心律失常。

【不良反应】 具抗胆碱能作用，引起口干、便秘、排尿不畅或尿潴留。少数可能有皮疹、低血糖及粒细胞减少症等。过量可致呼吸暂停、神志丧失、心脏停搏、传导阻滞及室性心律失常，心电图出现PR间期延长、QRS波增宽及Q-T间期延长，扭转性室速及心室颤动；负性肌力作用是本品最重要的不良反应，可使50%患者心力衰竭复发或加重，无心力衰竭史者发生心力衰竭的机会少于5%，可致低血压，甚至休克；已有报道静脉注射可产生明显的冠状动脉收缩。

【禁忌证】 青光眼、前列腺肥大、心力衰竭、房室传导阻滞或心源性休克等。

莫雷西嗪

【体内过程】 莫雷西嗪（moracizine）口服生物利用度38%。饭后30分钟服用影响吸收速度，使峰浓度下降，但不影响吸收量。蛋白结合率约95%，约60%经肝脏生物转化，至少有2种代谢产物具药理活性，$t_{1/2}$为1.5～3.5小时。口服后0.5～2小时血药浓度达峰值，抗心律失常作用与血药浓度的高低和时程无关。

【药理作用及临床应用】 为吩噻嗪衍生物，阻滞钠通道，并有局麻作用。其作用与奎尼丁相似，具有中度扩张冠脉、解痉和抗胆碱作用，抗快速型心律失常作用显著。适用于房性和室性期前收缩、阵发性心动过速、心房颤动或扑动。

【不良反应】 有头晕、恶心、头痛、乏力、嗜睡、腹痛、消化不良、呕吐、出汗、感觉异常、口干、复视等。致心律失常作用的发生率约3.7%。静脉注射有短暂眩晕和血压下降。严重传导阻滞、严重低血压及肝、肾功能不全者忌用。

（二）IB类

这类药物能轻度阻滞钠通道，降低0相上升最大速率，略能减慢传导速度，在特定条件下能促进传导；也能抑制4相Na^+内流，降低自律性，还有促进K^+外流的作用，加速复极过程，缩短ERP、APD，以缩短APD更显著。

利多卡因

【体内过程】 利多卡因（lidocaine）口服吸收良好，但首过消除明显，生物利用度低，且口服易致恶心、呕吐，因此常静脉给药。血浆蛋白结合率约70%，在体内分布广泛，心肌中浓度为血药浓度的3倍。在肝中迅速代谢，仅10%以原形经肾排泄。

【药理作用】 利多卡因对心脏的直接作用是轻度阻滞Na^+内流，促进K^+外流，主要作用于浦肯野纤维和心室肌，对心房组织及自主神经几乎无作用。

1. 降低自律性 治疗量能降低心室内浦肯野纤维的自律性，降低4相除极速率而提高阈电位。治疗量对正常窦房结无明显影响，而对病窦综合征或老年患者可有抑制作用。

2. 影响传导 利多卡因对传导速度的影响比较复杂。治疗量对希氏束-浦肯野系统的传导速度没有影响，高浓度（10μg/ml）的利多卡因则明显抑制0相上升速率而减慢传导。在细胞外K^+浓度较高时则能减慢传导，血液趋于酸性时将增强这一作用。心肌缺血部位细胞外K^+浓度升高而血液偏于酸性，所以利多卡因对之有明显的减慢传导作用，这可能是其防止急性心肌梗死后心室颤动的原因之一。在低血钾或心肌纤维受损而部分去极的浦肯野纤维，则因促进K^+外流而引起超极化，故可以加快传导，有利于消除折返性心律失常。

3. 相对延长ERP 利多卡因能缩短浦肯野纤维及心室肌的APD和ERP，由于缩短APD比ERP明显，故为相对延长ERP，有利终止折返形成。

【临床应用】 利多卡因主要用于室性心律失常，特别适用于急性心肌梗死及强心苷所致的室性心律失常，是防治急性心肌梗死所致室性心律失常首选药。

【不良反应】 较少也较轻微。常见的不良反应主要是中枢神经系统症状，有嗜睡、眩晕、感觉障碍，大剂量引起语言障碍、惊厥，甚至呼吸抑制，偶见窦性心动过缓、房室传导阻滞等心脏毒性。剂量过大时可引起惊厥及心搏骤停。严重房室传导阻滞、室内传导阻滞者禁用。

链 接 利多卡因缓解耳鸣的作用

1934 年由 Lofgren 首先合成利多卡因，将其作为局部麻醉药用于局部止痛。此后研究发现向鼻甲注入该药可使耳鸣暂时缓解。某患者深受耳鸣折磨而痛不欲生，当其第一次使用利多卡因静脉注射治疗时，在药物徐徐推入过程中他的耳鸣戛然终止。利多卡因对大约 80%的患者有效，一般无不良反应。对高调耳鸣者，利多卡因的疗效可能更好。利多卡因的作用机制尚有争论，可能不是直接作用于内耳，而主要是作用于外周神经。但利多卡因静脉注射的疗效是短暂的，多持续 20 分钟左右，个别人仅作用 1～2 分钟，效果最好的可使耳鸣缓解几天。尽管利多卡因静脉注射的疗效是短暂的，但仍被列为耳鸣专科门诊的常规治疗方法之一。

美 西 律

美西律（mexiletine）为利多卡因的衍生物，具有抗心律失常、抗惊厥及局部麻醉作用。口服或静脉注射均有效。适用于急、慢性室性心律失常，特别适用于顽固性心律失常患者长期用药。可有恶心、呕吐、嗜睡、心动过缓、低血压、震颤、头痛、眩晕等不良反应。大剂量可引起低血压、心动过缓、传导阻滞等。

苯 妥 英 钠

苯妥英钠（phenytoin sodium）作用与利多卡因相似，可促进 K^+外流，增加最大舒张电位，降低浦肯野纤维自律性，缩短 APD，相对延长 ERP。在低钾状况下，苯妥英钠能增加 0 相上升速度，加快房室传导和心室内传导，而终止单向传导阻滞。

主要适用室性心律失常，是强心苷中毒所致的室性心律失常的首选药。对利多卡因无效的心律失常也可用。静脉注射过快可出现低血压、心动过缓、房室传导阻滞、甚至心搏骤停、呼吸抑制。其他不良反应见抗癫痫药。

妥 卡 胺

妥卡胺（tocainide）为利多卡因同系物，电生理作用与利多卡因相似，优点是口服有效，作用持久，安全，副作用小，预防和治疗室性心律失常有良好的效果。适用于多种室性心律失常，尤其对强心苷中毒和心肌梗死室性期前收缩的疗效尤为显著。对功能性室性心律失常也有一定疗效。对其他抗心律失常药无效的患者常可奏效。不良反应轻微、短暂，一般不影响治疗。常见厌食、恶心、呕吐、便秘等胃肠道反应；神经系统不良反应有眩晕、头痛、嗜睡、听力下降、震颤等。严重传导阻滞及过敏者慎用。

（三）Ⅰc 类药物

这类药物明显阻滞钠通道，能较强降低 0 相上升最大速率而减慢传导，也抑制 4 相 Na^+内流而降低自律性。对复极过程影响很小。近年报道这类药有致心律失常作用，可增高病死率，应予注意。

普 罗 帕 酮

普罗帕酮（propafenone）能降低浦肯野纤维自律性，而明显减慢传导，轻度延长 APD 和 ERP，还有较弱 β 受体阻断和钙通道阻滞作用。临床上用于治疗室上性心动过速和室性心律失常。

不良反应较少，主要为口干、舌唇麻木、头痛、头晕、恶心、呕吐、便秘等。少数患者出现房室传导阻滞，宜减少剂量或停药。

二、Ⅱ类—β受体阻断药

这类药物主要阻断β受体而影响心脏电生理，高浓度时还有膜稳定作用。表现为减慢窦房结、房室结的4相除极而降低自律性；也能减慢0相上升最大速率而减慢传导速度；延长或相对延长ERP。

普萘洛尔

【药理作用】 交感神经兴奋或儿茶酚胺释放增多时，心肌自律性增高，传导速度增快，不应期缩短，心率加快，易引起快速型心律失常。普萘洛尔则能阻止这些反应。

1. 降低自律性 阻滞窦房结、心房传导束及浦肯野纤维4相Na^+内流而降低自律性。在运动及情绪激动时作用明显。也能降低儿茶酚胺所致的迟后除极幅度而防止触发活动。

2. 减慢传导速度 较高浓度能明显减慢房室结及浦肯野纤维的传导速度，可能与膜稳定作用有关。

3. 延长ERP 治疗浓度缩短浦肯野纤维APD和ERP，高浓度则延长之。

【临床应用】 临床上用于治疗多种原因所致的心律失常。对窦性心动过速可作为首选。对运动或情绪激动等诱发交感神经兴奋及儿茶酚胺释放过多、甲亢等引起的心律失常疗效好。对各种室上性心律失常及强心苷中毒所引起的快速型心律失常也适用。对麻醉药或心肌缺氧或原发性心肌肥厚而致室性心律失常疗效显著。对心脏外科手术后即时出现心动过速疗效甚佳。对嗜铬细胞瘤而发生的心律失常（尤其在手术中）有特异作用，故可用于术前准备。

【不良反应】 本品可致窦性心动过缓、房室传导阻滞、低血压等，并可诱发心力衰竭和哮喘。长期应用影响脂质代谢和糖代谢，高脂血症和糖尿病患者慎用。突然停药会产生反跳现象。

三、Ⅲ类—延长动作电位时程药

这类药物能选择性地延长心房肌、心室肌和浦肯野纤维细胞的APD和ERP，较少影响传导速度。

胺碘酮

【体内过程】 胺碘酮（amiodaron）又称乙胺碘呋酮，口服吸收缓慢而不完全，且个体差异大，生物利用度约50%，血浆蛋白结合率为95%，广泛分布于组织中，尤以脂肪组织及血流量较高的器官为多。$t_{1/2}$平均14～26天，全部清除需4个月。主要经胆汁由肠道排泄，经肾排泄者仅1%，故肾功能减退者不需减量应用。

【药理作用及临床应用】 为广谱抗心律失常药，可用于室性和室上性心动过速和期前收缩、阵发性心房扑动和颤动、预激综合征等。也可用于伴有充血性心力衰竭和急性心肌梗死的心律失常患者。

【不良反应】 主要有胃肠道反应（食欲不振、恶心、腹胀、便秘等）及角膜色素沉着（占20%～90%），偶见皮疹及皮肤色素沉着，但停药后可自行消失。本药含碘，部分患者可引起甲状腺功能亢进或减退。偶致严重的肺间质纤维化。房室传导阻滞、心动过缓、甲状腺功能障碍及对碘过敏者禁用。

索他洛尔

【体内过程】 索他洛尔（sotalol）口服生物利用度基本完全（超过90%），口服后2.5～4小时达峰浓度，2～3天达到稳态浓度。进食可影响吸收。半衰期为10～20小时。不与血浆蛋白结合，且无代谢过程。血浆浓度的个体差异极小。不易通过血脑屏障，在脑脊液中浓度仅为血浆浓度的10%。主要经肾排泄，肾功能减退时必须减少用量。

【药理作用及临床应用】 索他洛尔不仅阻断β受体，还可以通过延长复极相而延长动作电位时程。其主要作用为延长心房、心室和旁路的有效不应期。使用也从早期治疗高血压及缺血性心脏病转变为如今作为广谱抗心律失常药物而广泛应用于临床。主要用于各种严重室性心律失常的治疗，也可用于阵发性室上性心动过速及心房颤动。对急性心肌梗死存活患者，本品降低猝死发生率较安慰剂高，再梗死发生率明显降低。

【不良反应】 索他洛尔的不良反应主要与其阻断β受体和延长心肌动作电位复极时间（延长Q-T间期）有关。可出现乏力、头痛、胸闷、气短、恶心、呕吐、皮疹等症状，亦可发生药物相关的心动过缓、低血压及支气管痉挛。故索他洛尔不宜用于心力衰竭未控制，以及低血压、休克、Ⅱ～Ⅲ度房室传导阻滞的患者。

伊布利特

【体内过程】 伊布利特（ibutilide）清除半衰期平均约 6 小时，组织分布广泛。大部分药物经肾排泄。药动学特征不受心律失常的类型（心房颤动、心房扑动）、患者的年龄、性别、是否同时服用地高辛、钙通道阻滞药或 β 受体阻断药等的影响。

【药理作用及临床应用】 伊布利特是一种具有新型离子通道活性的Ⅲ类抗心律失常药。现已成为治疗新近发生的心房颤动和心房扑动首选转复药物，长期房性心律失常的患者对伊布利特不敏感。疗效优于胺碘酮、普鲁卡因胺、索他洛尔等抗心律失常药。主要通过激活缓慢内向电流（主要是 Na^+电流）使复极延迟，这与其他Ⅲ类抗心律失常药物阻断外向 K^+电流的作用明显不同。

【不良反应】 伊布利特能引发一定的尖端扭转型室速，但发生率较低，且发生时间早，易于用药过程早期监测，并可被预防和纠正。

四、Ⅳ类—钙通道阻滞药

通过阻滞细胞膜的钙通道，降低窦房结、房室结动作电位 4 相坡度，而降低自律性；减慢 0 相除极速率和振幅，而抑制传导。

维拉帕米

【体内过程】 维拉帕米（verapamil）口服吸收快而完全，首过消除明显，口服约 85%经肝灭活。与血浆蛋白结合率为 90%。静脉注射后 1～2 分钟显效，作用持续时间约 20 分钟。

【药理作用】 由于抑制 Ca^{2+}内流可降低心脏舒张期自动除极化速率，降低自律性，减慢传导，延长 APD 和 ERP，消除折返。此外有扩张外周血管作用，使血压下降，但较弱。

【临床应用】 可作为阵发性室上性心动过速的首选药，对房室交界区心动过速疗效也很好，也可用于心房颤动、心房扑动、房性早搏。

【不良反应】 常见胃肠道反应和中枢神经系统症状。若与 β 受体阻断药合用，易引起低血压、心动过缓、传导阻滞，甚至停搏。支气管哮喘患者慎用。低血压、传导阻滞及心源性休克患者禁用。

地尔硫䓬

地尔硫䓬（diltiazem）对心肌电生理的影响与维拉帕米相似，但其扩张血管作用较强，而减慢心率的作用较弱。临床主要用于室上性心律失常，如阵发性室上性心动过速及频发性房性期前收缩，对阵发性心房颤动也有效。口服后首过消除明显。口服不良反应较小，可见头晕、乏力及胃肠道反应，偶见过敏反应。

五、其 他 类

腺 苷

腺苷（adenosine）是细胞代谢的中间产物，是一种内源性的嘌呤核苷酸。腺苷作用于 G 蛋白偶联的腺苷受体，激活乙酰胆碱敏感钾通道，缩短 APD，降低自律性，具有明显的心电生理作用。临床主要用于室上性心动过速。由于腺苷可被体内大多数组织细胞摄取，并被腺苷脱氨酶灭活，代谢快，半衰期短，使用时需快速静脉注射。副作用比较轻微，常见面部潮红、呼吸困难、胸痛、胸部压迫感等。

考点：抗心律失常药的分类及代表性药物的药理作用、临床应用及其主要不良反应

链 接 快速型心律失常的非药物治疗方法

1. 刺激迷走神经 是最简便易行的方法。包括颈动脉窦刺激试验、眼球按摩、吞咽反射、潜水反射和直肠刺激等方法。这些方法主要对阵发性室上性心动过速有效。

2. 消融术 如冷冻消融术、射频消融术、微波消融术、导管消融术，其中以冷冻消融术较安全、效果较好。

3. 抗房颤起搏器治疗（消除心房颤动的触发因素） 房性期前收缩是心房颤动发生的最常见的触发因素，起搏器治疗可预防心房颤动的发生。

4. 心脏电复律 是终止各种快速型心律失常和心室颤动的一种最有效的方法。电击除颤是在瞬间给予心脏发放强电流，电流通过心肌，可使全部心肌细胞在瞬时内同时除极。

第3节 快速型心律失常的药物选用

选用抗心律失常药物应考虑心律失常的类别及熟悉各类药物作用机制。合理选用有效抗心律失常药物，可使许多垂危患者从濒临死亡的边缘上抢救过来。

各种快速型心律失常的选药如下。

1. **窦性心动过速** 应针对病因进行治疗，需要时选用β受体阻断药，也可选用维拉帕米。

2. **阵发性室上性心动过速** 除先用兴奋迷走神经的方法外，可选用维拉帕米、普萘洛尔、胺碘酮、奎尼丁、普罗帕酮。

3. **房性期前收缩** 必要时选用普萘洛尔、维拉帕米、胺碘酮，次选奎尼丁、普鲁卡因胺、丙吡胺。

4. **心房颤动或扑动转律** 用奎尼丁（宜先给强心苷），或与普萘洛尔合用，预防复发可加用或单用胺碘酮，控制心室频率用强心苷或加用维拉帕米或普萘洛尔。

5. **室性期前收缩** 首选利多卡因、普鲁卡因胺、丙吡胺、美西律、妥卡胺、胺碘酮，急性心肌梗死时宜用利多卡因，强心苷中毒引起的室性心律失常用苯妥英钠。

6. **室性心动过速** 选用利多卡因、普鲁卡因胺、丙吡胺、美西律、妥卡胺等。

7. **心室颤动** 选利多卡因、普鲁卡因胺等心室腔内注射。

自测题

一、选择题

【A型题】

1. 对室性心律失常疗效差的是（　　）
   A. 利多卡因　　B. 美西律
   C. 苯妥英钠　　D. 维拉帕米
   E. 普鲁卡因胺

2. 用于阵发性室上速疗效最佳的是（　　）
   A. 维拉帕米　　B. 苯妥英钠
   C. 利多卡因　　D. 普萘洛尔
   E. 奎尼丁

3. 对室性心动过速疗效最好的药物是（　　）
   A. 维拉帕米　　B. 利多卡因
   C. 普萘洛尔　　D. 地高辛
   E. 奎尼丁

4. 治疗窦性心动过速最宜选用（　　）
   A. 苯妥英钠　　B. 利多卡因
   C. 地尔硫䓬　　D. 普萘洛尔
   E. 奎尼丁

5. 苯妥英钠最佳的适应证是（　　）
   A. 心房颤动　　B. 房室传导阻滞
   C. 窦性心动过速　　D. 室上性心动过速
   E. 强心苷中毒引起的快速型心律失常

6. 房室传导阻滞，心率每分50次，宜选用（　　）
   A. 阿托品静脉注射　　B. 硝酸甘油舌下含化
   C. 毛花苷C静脉注射　　D. 氯化钾静脉滴注
   E. 利多卡因静脉注射

7. 心室颤动的抢救药物是（　　）
   A. 普萘洛尔　　B. 美西律
   C. 维拉帕米　　D. 利多卡因
   E. 胺碘酮

【B型题】

（第8～11题备选答案）

A. 抑制0相Ca^{2+}内流
B. 促进0相Na^{+}内流
C. 抑制0相Na^{+}内流、促进K^{+}外流，使细胞膜超极化
D. 促进0相Ca^{2+}内流
E. 膜稳定作用，抑制0相Na^{+}内流

8. 奎尼丁减慢传导是由于（　　）
9. 利多卡因加快部分去极化心肌组织的传导是由于（　　）
10. 维拉帕米减慢传导是由于（　　）
11. 普萘洛尔减慢浦肯野纤维的传导是由于（　　）

【X型题】

12. 利多卡因（ ）
    A. 属于IB类药
    B. 能抑制 Na^+内流和促进 K^+外流
    C. 相对延长有效不应期
    D. 常用静脉给药
    E. 也是局部麻醉药
13. 胺碘酮的不良反应包括（ ）
    A. 首剂效应 B. 碘过敏
    C. 角膜褐色微粒沉着 D. 甲状腺功能改变
    E. 间质性肺炎

二、简答题

1. 临床上抗心律失常药物可分哪几类？请写出各类代表药物名称。
2. 通过学习请用药理学知识解释利多卡因、胺碘酮、维拉帕米、普萘洛尔的抗心律失常作用机制。
3. 简述抗心律失常药的电生理学作用。

（顾海铮）

第 15 章
抗慢性心功能不全药

慢性心功能不全（chronic cardiac insufficiency）是指心脏在多种病因作用下，长期负荷过重，心肌收缩与舒张功能障碍，心脏泵血功能减退，导致动脉系统缺血和静脉系统淤血的临床综合征。因静脉系统淤血症状和体征明显，故又称充血性心力衰竭（congestive heart failure，CHF）（图 15-1）。

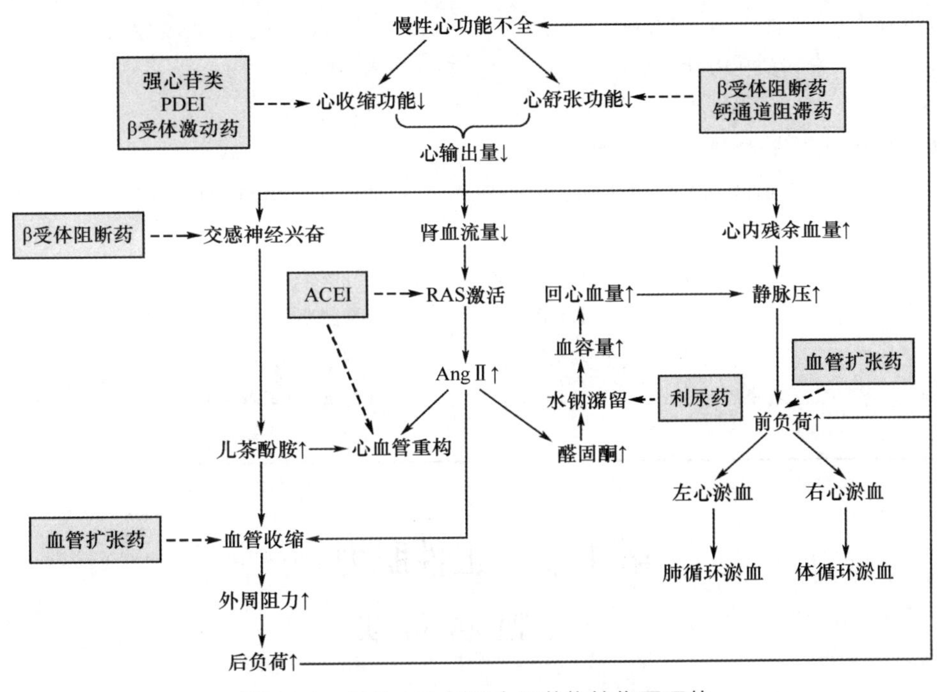

图 15-1　慢性心功能不全及药物的作用环节

心功能不全的特征是导致发生局部和全身的适应机制。这一机制首先是代偿下降的心功能，以保证器官的灌流量。心脏和循环系统代偿的长期结果是功能和结构的改变，并使慢性心功能不全进行性加重。后期才常出现的或早期仅在负荷状态下才出现的症状，是代偿机制业已启动的表现。慢性心功能不全以前被看成心–肾问题及与之相关的水钠潴留，并因而成为利尿治疗的理由。后来在更好地理解收缩期紧张与舒张期松弛的基础上，注意到了泵功能下降在阐明慢性心功能不全发病机制时的重要作用。全身血管收缩也是循环功能不全的重要致病因素。这一心脏循环模式已用于药物治疗，其目的在于增加心肌收缩力和扩张血管。过去实验和临床研究表明，慢性心功能不全的特征是神经体液激活，特别是交感神经系统和 RAAS 的激活。因而，使用血管紧张素转换酶抑制药和血管紧张素受体阻断药抑制 RAAS，用 β 受体阻断药阻断交感张力，可延缓心功能不全的进程或发展。最新研究结果表明，心功能不全过程中可出现前炎性细胞因子的激活，因而炎症因素可能在心功能不全的功能和结构改变中发挥作用，使慢性心功能不全加重。

链 接　慢性心功能不全分级

1. 心功能一级（心功能有代偿期）　无症状，体力活动不受限制。
2. 心功能二级（一度心功能不全）　轻度体力活动无不适感，较重体力活动，有呼吸困难、疲劳和心悸症状。体力活动受到限制。

3. 心功能三级（二度心功能不全） 轻度体力活动有呼吸困难、疲劳和心悸症状。休息后减轻，体力活动大受限制。

4. 心功能四级（三度心功能不全） 在安静休息时有明显呼吸困难、心悸症状。体力活动完全受到限制。

抗慢性心功能不全药主要包括正性肌力药、减轻心脏负荷药、血管紧张素转化酶抑制药（ACEI）、血管紧张素Ⅱ受体阻断药（ARB）、β受体阻断药等（表 15-1）。

表 15-1 抗慢性心功能不全药物分类

分类			代表药物
正性肌力药	强心苷类（洋地黄类）		洋地黄毒苷、地高辛、毛花苷 C（西地兰）、去乙酰毛花苷 C（西地兰 D）、毒毛花苷 K
非强心苷类正性肌力药	磷酸二酯酶抑制药		氨力农、米力农、维司力农等
	多巴胺受体激动药		异布帕胺
	β受体激动药		多巴酚丁胺
肾素-血管紧张素-醛固酮系统抑制药	血管紧张素转化酶抑制药		卡托普利等
	血管紧张素Ⅱ受体阻断药		氯沙坦、缬沙坦、厄贝沙坦
	抗醛固酮药		螺内酯
减轻心脏负荷药	血管扩张药	扩张小动脉	肼屈嗪
		扩张静脉	硝酸酯类
		均衡扩血管	硝普钠
	利尿药		氢氯噻嗪、呋塞米等
β受体阻断药			美托洛尔、卡维地洛等

第 1 节 正性肌力药

一、强 心 苷 类

案例 15-1

患者，女性，23 岁。每天家务劳动 1～2 小时就感疲倦、乏力、心悸、气促，时有咳嗽，泡沫痰带血色，口唇青紫、声音嘶哑、卧位呈呼吸困难，入睡要增加 2 个枕头或端坐呼吸方能减轻。常感极度胸闷，须站在窗口呼吸。体检：体温 37.5℃，呼吸 30 次/分，脉搏 109 次/分，心率 130 次/分，脉律不规则，血压 110/85mmHg。口唇青紫，半卧位，慢性病容，颈软，颈静脉怒张，腹部平软，胸部检查除发现气喘及叩响过度外，可闻及两肺底部水泡音及哮鸣音。心脏听诊心前区Ⅱ级收缩期杂音，患者左侧卧位，做深呼气可闻及舒张期奔马律。X 线检查发现左心增大、肺门阴影加深增宽、肺野不透明性增加。诊断：充血性心力衰竭（左心衰竭）。

问题与思考： 1. 充血性心力衰竭一般治疗原则有哪些？

2. 充血性心力衰竭常选择何种药物治疗？请指出应用该种药物的理论依据。

3. 该种药物在治疗充血性心力衰竭时可能有哪些不良反应出现？这些不良反应如何防治？

强心苷类来源于植物如紫花洋地黄和毛花洋地黄，所以又称洋地黄类（digitalis）药物。目前常用的药物有洋地黄毒苷（digitoxin）、地高辛（digoxin）、毛花苷 C（cedilianid，西地兰）、去乙酰毛花苷 C（deslanoside，西地兰 D）、毒毛花苷 K（strophanthin K，毒毛旋花苷 K）。

强心苷由糖和苷元结合而成（图 15-2），苷元由甾核与不饱和内酯环构成，糖的部分除葡萄糖外，都是稀有的糖如洋地黄毒糖等。强心苷加强心肌收缩性的作用来自苷元，糖则能增强苷元的水溶性，延长其作用，一般以三糖苷作用最强。

不同强心苷的作用、作用机制和不良反应基本相同，但作用强度、起效速度、持续时间有所差异。根据药物的起效速度、持续时间把强心苷类药物分为慢效、中效、速效三类。

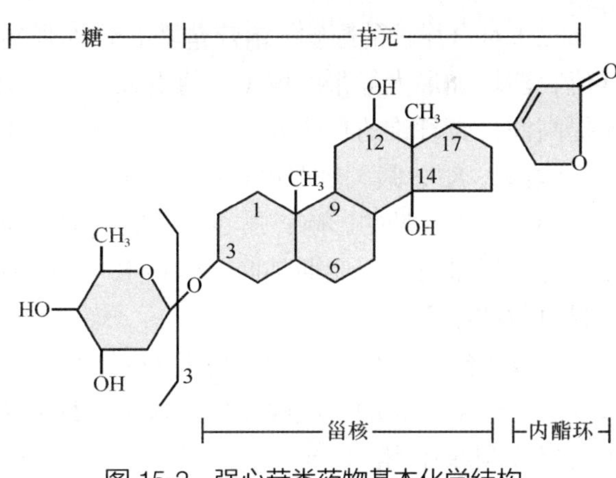

图 15-2　强心苷类药物基本化学结构

【体内过程】　各类强心苷药物给药途径、与血浆蛋白结合率、代谢方式及半衰期等有很大差异（表 15-2）。

表 15-2　强心苷类药物的分类及药动学特点

分类	药 物	给药途径	口服吸收率（%）	血浆蛋白结合率（%）	肝肠循环（%）	肝代谢（%）	肾排泄（%）	$t_{1/2}$
慢效	洋地黄毒苷	口服	90～100	97	26	30～70	10	5～7 天
中效	地高辛	口服	50～80	25	7	5～10	60～90	33～36 小时
速效	毒毛花苷 K	静脉注射	3～10	5	少	0	90～100	21 小时

【药理作用】

1. 正性肌力作用　强心苷对心脏具有高度的选择性，能明显加强心力衰竭患者的心肌收缩力，表现为：

（1）提高心肌收缩效能：强心苷能提高心肌收缩的最大速度和最大张力，使心脏收缩更敏捷、更有力，这对衰竭心脏恢复泵血功能十分有利。加快心肌收缩速度，使收缩期缩短，舒张期相对延长，有利于衰竭心脏充分休息，增加静脉血回流及冠状动脉供血。

（2）增加衰竭心脏的心输出量：心功能不全时，心输出量不足，血压降低，通过减压反射，交感神经张力提高，血管收缩，外周阻力加大，心脏后负荷加大，使心输出量进一步减少。强心苷提高心肌收缩性，直接增加心输出量，同时血压回升，血管反射舒张，心脏后负荷减小，使心输出量更大。强心苷对正常人不增加心脏的搏出量，因为对正常人还有收缩血管提高外周阻力的作用，由此限制了心输出量的增加。

（3）降低衰竭心脏的耗氧量：对正常心脏因加强心肌收缩力而导致心肌耗氧量增加。对衰竭心脏，强心苷增强心肌收缩力，心输出量增加，心室充盈压降低，心室舒张末期容积减小，使心室壁肌张力减轻，加之使心率减慢，心脏前、后负荷减轻，使心肌的耗氧量减少，抵消或超过因增强心肌收缩力造成的心肌耗氧量增加，故总耗氧量减少。

2. 负性频率作用　慢性心功能不全患者心输出量减少，通过颈动脉窦、主动脉弓压力感受器的反射，增强交感神经张力而使心率加快。强心苷使心肌收缩力加强所产生的强有力的动脉搏动，增强了对主动脉弓和颈动脉窦压力感受器的刺激，从而提高了迷走神经的兴奋性，使得对心脏的抑制增强，从而引起心率减慢。

3. 对心肌电生理特性的影响

（1）对传导的影响：减慢传导（负性传导作用），治疗量强心苷通过提高迷走神经的活性，减少房室结细胞（慢反应细胞）0 相 Ca^{2+}内流而减慢冲动在房室结的传导速度，也可促进 K^+外流，使心房细胞的不应期缩短。强心苷作用的综合结果使传导减慢。

（2）对自律性的影响：治疗量强心苷加强迷走神经活性而降低窦房结自律性，因迷走神经加速 K^+ 外流，能增加最大舒张电位（负值更大），与阈电位距离加大，从而降低自律性。与此相反，强心苷能提高浦肯野纤维的自律性，在此迷走神经影响很小，强心苷直接抑制 Na^+–K^+–ATP 酶的作用，结果是细胞内失 K^+，最大舒张电位减弱（负值减少），与阈电位距离缩短，从而提高自律性。

（3）对不应期的影响：强心苷缩短心房不应期，也是由于迷走神经活性增高而促 K^+外流所致。缩短浦肯野纤维有效不应期是抑制 Na^+–K^+–ATP 酶，使细胞内失 K^+，最大舒张电位减弱，除极发生在较小膜电位的结果。

4. 对肾的作用 CHF 患者用强心苷后利尿作用明显，是因为抑制肾小管细胞 Na^+–K^+–ATP 酶，减少肾小管对 Na^+的重吸收作用。这是正性肌力作用使肾血流增加所致。对正常人或非心性水肿患者也有轻度利尿作用。

5. 对神经系统的作用 治疗量的强心苷对中枢系统无明显的影响。中毒量则可兴奋延髓极后区催吐化学感受区而引起呕吐，可以用氯丙嗪对抗。严重中毒时还可引起中枢神经兴奋症状，如行为失常、精神失常、谵妄甚至惊厥。

【作用机制】 目前认为强心苷的受体就是心肌细胞膜上的 Na^+–K^+–ATP 酶，强心苷与 Na^+–K^+–ATP 酶结合并抑制 Na^+–K^+–ATP 酶的活性，结果 Na^+–K^+交换减少，细胞内 Na^+量增多，K^+量减少。细胞内 Na^+量增多后，再通过 Na^+–Ca^{2+}交换体，使 Na^+外流增加，Ca^{2+}内流增加，结果使细胞内 Ca^{2+}量增加，心肌收缩力增强。

【临床应用】

1. 慢性心功能不全 强心苷加强心肌收缩力，使心输出量和回心血量增多，增强迷走神经活性，使心率减慢、心肌耗氧量减少，最终减轻或解除动脉供血不足和静脉系淤血等心力衰竭的症状和体征。由于心功能不全引起的原因不一，强心苷疗效也不一致。对伴有心房颤动或心室率过快的心功能不全疗效最好；对瓣膜病、风湿性心脏病、冠状动脉硬化性心脏病也有较好的疗效。对继发于严重贫血、甲亢及维生素 B_1 缺乏症的心功能不全则疗效较差。对肺源性心脏病、严重心肌损伤或活动性心肌炎的心功能不全疗效也差，因为此时心肌缺氧，又有能量的供应障碍，而且易发生强心苷中毒。对严重二尖瓣狭窄及缩窄性心包炎，强心苷疗效更差，因心脏舒张及血液充盈受限，所以药物难以改善心功能不全时血流动力学异常。

2. 某些心律失常

（1）心房颤动：是心房发生极快而细弱的纤维性颤动，心房率可达 400～600 次/分，过多的冲动可能下传到心室，引起心室频率过快，妨碍心室射血而致循环障碍。强心苷通过直接和间接增强迷走神经活性而抑制房室结的传导性，阻止引起心房颤动的细小冲动进入心室，从而减慢心室率，用药后多数患者的心房颤动仍存在，而循环障碍得以纠正。

（2）心房扑动：是快速而规律的心房异位节律，心房率可达 250～300 次/分，心房扑动时冲动虽然较少，但较强，容易传入心室，故心室率较快，而且难控制。强心苷通过缩短心房不应期，使心房扑动转为心房颤动，然后再发挥治疗心房颤动的作用。此时若停用强心苷，心房不应期延长，部分患者可恢复窦性心律。

（3）阵发性室上性心动过速：强心苷通过兴奋迷走神经，减慢房室传导而终止房性或房室结性心动过速发作。

【不良反应】 强心苷安全范围较小，一般治疗量已接近中毒量的 60%，且个体差异大，加之中毒症状与心功能不全的症状不易鉴别，不良反应发生率较高。

1. 胃肠道反应 最常见，表现为厌食、恶心、呕吐和腹泻等，应注意与强心苷用量不足心力衰竭未受控制所致的胃肠道症状相鉴别，后者由胃肠道淤血所引起。

2. 中枢神经系统反应和视觉障碍 中枢神经系统反应有眩晕、头痛、乏力、失眠、谵妄等症状。视觉障碍有黄视、绿视症及视物模糊等，可能与强心苷分布在视网膜或与电解质紊乱有关。

3. 心脏毒性　是强心苷最严重最危险的不良反应，可出现各种类型的心律失常，表现为：①快速型心律失常：室性期前收缩，房性、房室交界性或室性心动过速，严重者可发生室颤。②房室传导阻滞。③窦性心动过缓。

【不良反应防治】

1. 预防　应避免诱发强心苷中毒的各种危险因素，低血钾、高血钙、低血镁、心肌缺血、肝肾功能不良等患者应慎用。还应警惕中毒的先兆症状，如出现视觉障碍、室性期前收缩、二联律、三联律、室性心动过速、房室传导阻滞、窦性心动过缓等，应立即停用强心苷药物。对严重的室性心动过速，则需积极治疗。

2. 治疗

（1）补钾：对强心苷中毒所致心律失常，补钾是常用的治疗手段。K^+可阻止强心苷与 Na^+-K^+-ATP 酶结合恢复细胞膜的静息电位，降低细胞的自律性和兴奋性，减轻或阻止强心苷毒性发展。强心苷中毒患者，轻者可口服氯化钾，对快速型心律失常者可用钾盐静脉滴注，切忌将氯化钾静脉注射。补钾不应过量，肾衰竭、高血钾患者，绝对禁用钾盐。当心功能不全但伴有Ⅱ度房室传导阻滞、高度或完全房室传导阻滞者，也禁用钾盐，因钾盐可抑制房室传导。

（2）抗心律失常药：对强心苷中毒所致室性心动过速可选用苯妥英钠、利多卡因等药物治疗。对强心苷中毒引起的房室传导阻滞或窦性心动过缓，可用阿托品、异丙肾上腺素治疗。

（3）强心苷抗体：特异性抗体 Fab 片段和强心苷有很高的亲和力，静脉注射后能与强心苷迅速结合，使血液游离型强心苷浓度大大降低，进而导致与心肌结合的强心苷解离，Fab-强心苷复合物很快由肾脏排出，可迅速纠正强心苷中毒引起的严重心律失常。

【给药方法】

1. 传统的给药方法　分两步进行，首先在短期内给足强心苷，所用剂量称为全效量，又称负荷量、“洋地黄化量”。获全效后，逐日给予维持量。全效量又分速给法和缓给法。速给法即在 24 小时内给足全效剂量。缓给法即在 3～4 天内给足全效剂量。临床实践证明传统的给药方法引起强心苷中毒发生率高。

2. 逐日维持量给药法　对慢性心功能不全的轻中度患者，给予中效的地高辛，可不必先给全效量，而是每天给予维持量，经过 4～5 个半衰期后，达到稳态血药浓度，而充分发挥疗效。这种给药方法即能达到治疗目的又能明显减少药物的不良反应，是目前常用的给药法。但不适用于危急患者治疗。

【药物相互作用】

1. 糖皮质激素和排钾利尿药可引起低血钾，诱发强心苷中毒，与强心苷合用时应注意补钾。

2. 奎尼丁能将组织中的地高辛置换出来，使地高辛的血药浓度提高 1 倍，两者合用应减少地高辛用量。

3. 胺碘酮、维拉帕米、普罗帕酮、红霉素等也可提高地高辛血药浓度，合用时注意减量。

4. 与钙剂合用毒性增强。

考点：强心苷的药动学特点、药理作用、作用机制、临床应用、不良反应及防治、给药方法及其药物相互作用

二、非强心苷类正性肌力药物

本类药物有磷酸二酯酶抑制药、多巴胺受体激动药和 β 受体激动药。

（一）磷酸二酯酶抑制药

氨力农（amrinone）是磷酸二酯酶抑制药的代表药物。磷酸二酯酶是 cAMP 降解酶，氨力农抑制此酶活性可增加细胞内的 cAMP 含量，发挥正性肌力作用和舒张血管作用。临床证明，该药物能增加心输出量，减轻心脏负荷，降低心肌耗氧量，缓解心力衰竭的症状。临床发现氨力农长期口服不良反应多，约 15%患者出现血小板减少，可致死亡。另有心律失常、肝功能减退。现仅偶用于急性心功能不全短期静脉滴注。

米力农（milrinone）是氨力农替代品。抑酶作用较前者强 20 倍，临床应用有效，能缓解症状、提高运动耐力，不良反应较少，未见引起血小板减少。但有报道长期用药后病死率反较对照组为高，用后疗效并不优于地高辛，反更多引起心律失常，也仅供短期静脉给药用。

匹罗昔酮（piroximone）、匹莫苯（pimobendan）、维司力农（Vesnarinone）等药物除抑制磷酸二酯酶外，也增加细胞内 Na^+量，抑制 K^+外流，还兼有增强肌钙蛋白对 Ca^{2+}敏感性的作用，即不用增加细胞内 Ca^{2+}量也能加强心肌收缩性，这种作用具有特定意义，受到重视。目前正待研制具有选择性的“钙增敏药”。

考点：米力农的药理作用及临床应用

（二）多巴胺受体激动药

异布帕胺（ibopamine）通过激动多巴胺受体和 β 受体，产生舒张肾血管，增加肾血流量而产生明显利尿作用；产生正性肌力作用，增加心输出量；舒张外周血管，减轻心脏后负荷。用于缓解心力衰竭的症状，提高运动耐受力，是多巴胺类中较有应用前景的药物。

（三）β 受体激动药

多巴酚丁胺（dobutamine）主要兴奋 β_1受体，能增加心肌收缩力，增加心输出量，降低外周血管阻力，尿量增加，对心率影响较小。用于急性心肌梗死或心脏外科手术并发心功能不全及慢性难治性的心力衰竭。

考点：多巴酚丁胺的药理作用及临床应用

第 2 节 肾素-血管紧张素-醛固酮系统抑制药

肾素-血管紧张素-醛固酮系统抑制药包括血管紧张素转化酶抑制药（ACEI）、血管紧张素Ⅱ受体阻断药（ARB）和抗醛固酮药。此类药物的应用是心力衰竭药物治疗史上的一大重要进展。临床研究表明，此类药物不仅能缓解心力衰竭症状，长期应用还能降低心力衰竭患者的病死率，逆转或延缓心肌重构作用，是目前治疗 CHF 的一线药物。

一、血管紧张素转化酶抑制药

ACEI 广泛用于 CHF 的治疗，常用药物有卡托普利、依那普利等。

【药理作用】

1. 抑制血管紧张素转化酶 ACEI 能抑制血液循环及局部组织中的血管紧张素Ⅰ（AngⅠ）转化为血管紧张素Ⅱ（AngⅡ），降低血浆及组织（心脏、血管等）中的 AngⅡ浓度，同时抑制缓激肽降解，从而扩张血管，降低外周阻力，降低左心室充盈压和心室壁张力，增加肾血流量等，能改善心功能，缓解 CHF 的症状，提高患者的生活质量。AngⅡ生成减少又使醛固酮的释放减少，减少水钠潴留。

2. 抑制心肌和血管重构 CHF 是一种超负荷心肌病，AngⅡ和醛固酮能促进细胞生长，导致心肌肥厚和心室重构。在 CHF 的晚期，出现血管壁细胞的增殖，心肌肥厚和心肌纤维化又加剧心脏收缩和舒张功能的障碍。ACEI 可通过减少 AngⅡ生成、增加缓激肽含量，有效地阻止和逆转心肌肥厚、心肌纤维化及血管壁的增厚。

二、血管紧张素Ⅱ受体阻断药

ARB 能直接阻断血管紧张素Ⅱ与其受体的结合，能阻断 ACE 和非 ACE 途径产生的 AngⅡ对心血管系统的作用，逆转心肌肥厚、左心室重构及心肌纤维化。因其对缓激肽途径无影响，故不引起咳嗽、血管神经性水肿等，尤其适用于不能耐受咳嗽的患者。常用的药物有氯沙坦、缬沙坦、厄贝沙坦等。不良反应较少，孕妇及哺乳期妇女禁用。

三、抗醛固酮药

螺内酯（spironolactone）可拮抗醛固酮，阻断醛固酮在 CHF 过程中的不良影响，减轻或逆转 CHF

时的心血管重构，可降低 CHF 的发病率与病死率。可与氢氯噻嗪、ACEI 或 ARB 等合用治疗 CHF。

第 3 节 减轻心脏负荷药

一、血管扩张药

这类药物通过扩张动脉和静脉，降低心脏前、后负荷，改善心脏功能，改善血流动力学变化，提高运动耐力和改善生活质量，缓解心力衰竭的症状。

1. 主要扩张小动脉药 如肼屈嗪主要舒张小动脉，降低后负荷，用药后心输出量增加，血压不变或略降，不引起反射性心率加快。主要用于外周阻力高，心输出量明显减少的 CHF 患者。

2. 主要扩张静脉药 硝酸酯类如硝酸甘油等主要作用于静脉，降低前负荷，用药后能明显减轻呼吸急促和呼吸困难。

3. 均衡扩血管药 如硝普钠能舒张静脉和小动脉，降低心脏前、后负荷，对急性心肌梗死及高血压所致 CHF 效果较好，但不能降低病死率。

二、利 尿 药

利尿药通过排钠利尿，减少血容量和回心血量。长期使用可降低血管壁张力，减轻心脏前、后负荷，缓解静脉充血及其所引发的肺水肿和外周水肿，是慢性心功能不全的主要治疗措施之一。

考点：利尿药抗慢性心功能不全的作用机制

第 4 节 β 受体阻断药

长期以来 β 受体阻断药一直被认为是治疗心力衰竭的禁忌。经过大量的临床研究证实了这类药物对心力衰竭改善症状作用肯定。常用药物有美托洛尔和卡维地洛等。

β 受体阻断药治疗心力衰竭的作用机制可能是：

1. 上调心肌 β 受体 恢复受体的敏感性。

2. 抑制 RAAS 系统 防止和逆转心肌和血管重构。

3. 阻断心脏 β_1 受体 抑制儿茶酚胺对心脏的毒性作用，使心率减慢，心脏负荷降低，心肌耗氧减少，心输出量增加。

主要用于扩张型心肌病、高血压及缺血性心脏病等所致 CHF。

因本类药物对心脏有抑制作用，可出现心动过缓、房室传导阻滞、心肌收缩力减弱、血压下降等。CHF 伴有支气管哮喘、房室传导阻滞者禁用。

考点：β 受体阻断药抗慢性心功能不全的作用机制及临床应用

CHF 是多病因、多病理变化、多症状的慢性综合征，其病死率高。现代认为治疗复杂 CHF 很难用一种药物有效治疗。当前临床联合应用 ACEI、强心苷，利尿药及 β 受体阻断药、抗醛固酮药等，已取得比传统治疗更满意的疗效。相信随着心血管疾病研究的推进，在治疗 CHF 药物上将更有针对性，能消除慢性心功能不全的症状和体征，提高运动耐力，改善生活质量，大幅度降低病死率，达到更为满意的效果。

自测题

一、选择题

【A 型题】

1. 强心苷提高心肌收缩力作用机制是（　　）

A. 激活心肌细胞上的 Na^+-K^+-ATP 酶，提高细胞内 Ca^{2+} 浓度

B. 激活心肌 β 受体，提高细胞内 cAMP 浓度

C. 抑制心肌细胞上的 Na^+-K^+-ATP 酶，提高细胞内 Ca^{2+} 浓度
D. 提高交感神经活性
E. 阻止细胞外钙离子内流

2. 在静脉给药时起效最快的强心苷是（　　）
A. 毛花苷 C　B. 洋地黄毒苷
C. 铃兰毒苷　D. 地高辛
E. 毒毛花苷 K

3. 不适于治疗慢性心力衰竭的药物是（　　）
A. 酚妥拉明　B. 硝普钠
C. 哌唑嗪　D. 卡托普利
E. 异丙肾上腺素

4. 强心苷中毒时出现室性心动过速，应选用（　　）
A. 氯化钙　B. 苯妥英钠
C. 异丙肾上腺素　D. 奎尼丁
E. 阿托品

5. 强心苷中毒所引起的心动过缓或房室传导阻滞，可用（　　）
A. 利多卡因　B. 钾盐口服
C. 阿托品　D. 苯妥英钠
E. 钾盐静脉注射

6. 强心苷可治疗阵发性室上性心动过速，是因为（　　）
A. 延长心房不应期
B. 增强心肌收缩力
C. 兴奋迷走神经，减慢房室传导
D. 提高窦房结自律性
E. 降低浦肯野纤维的自律性

7. 使用强心苷期间禁忌（　　）
A. 镁盐静脉注射　B. 钾盐静脉滴注
C. 钠盐静脉滴注　D. 葡萄糖静脉注射
E. 钙盐静脉注射

8. 强心苷类的不良反应，错误的是（　　）
A. 胃肠道反应　B. 神经症状
C. 黄视、绿视　D. 各种心律失常
E. 肺纤维化

【B型题】

（第9～12题备选答案）
A. 抑制房室传导，减慢心室率
B. 加强心肌收缩力
C. 抑制窦房结
D. 缩短心房肌的 ERP
E. 增加房室结的隐匿性传导

9. 强心苷治疗心力衰竭的药理基础是（　　）
10. 强心苷治疗心房颤动的药理基础是（　　）
11. 强心苷治疗心房扑动的药理基础是（　　）
12. 强心苷中毒导致窦性心动过缓的原因是（　　）

【X型题】

13. 强心苷的临床应用有（　　）
A. 心房颤动　B. 心房扑动
C. 心室颤动　D. 慢性心功能不全
E. 室性心动过速

14. 强心苷的主要不良反应有（　　）
A. 胃肠道反应　B. 过敏反应
C. 视觉异常　D. 心脏毒性
E. 粒细胞减少

二、简答题

1. 试述强心苷的药理作用、强心作用机制及临床应用。
2. 试述强心苷的不良反应及其防治。
3. 简述强心苷中毒机制。

（顾海铮）

第16章

抗动脉粥样硬化药

动脉粥样硬化（atherosclerosis，AS）是一种慢性炎症过程，是心、脑血管疾病的主要病理基础，主要发生在大、中动脉，特别是冠状动脉、脑动脉和主动脉。此时，动脉可呈现不同程度的内膜增厚、脂质沉着、纤维组织增生，并形成脂肪条纹及斑块，导致血管管腔狭窄、阻塞。如果斑块破裂并形成血栓，则可能发展为急性心脑血管事件。因此，防治 AS 是防治心脑血管疾病的重要措施，包括调节情志、合理膳食、适量运动、戒烟限酒和药物治疗五个方面。其中，药物治疗主要是消除和控制诱发动脉粥样硬化的各种危险因素，如血脂代谢紊乱、高血压、糖尿病等；同时也要防治 AS 及其并发症和血栓形成。防治 AS 的药物主要有调血脂药、抗氧化剂、多烯脂肪酸类及血管内皮保护药。

链 接 动脉粥样硬化的发病机制

近年来越来越多的资料证明，AS 是多种遗传基因与环境危险因素相互作用的结果，内皮细胞功能紊乱是 AS 发生的始动因素。老龄、脂代谢紊乱、高血压、糖尿病、吸烟、肥胖等都可能损伤血管内皮细胞，使以单核细胞为主的白细胞沿血管壁滚动，并黏附于血管内皮，移向内皮下间隙，转化为巨噬细胞。后者无限制地吞噬摄取修饰的低密度脂蛋白（LDL），特别是氧化型低密度脂蛋白（ox-LDL），形成泡沫细胞。受损的血管内皮细胞也可以摄取 ox-LDL，成为泡沫细胞。久之泡沫细胞发生坏死，其中的胆固醇酯被释放出来，脂质逐渐累积形成脂质条纹，这种反应持续发生和发展最终形成 AS。

第1节 调 血 脂 药

血脂是血浆或血清中所含脂类的总称，包括游离胆固醇（FC）、胆固醇酯（CE）、甘油三酯（TG）、磷脂（PL）及游离脂肪酸（FFA）等，FC 和 CE 相加为总胆固醇（TC）。它们在血浆中与载脂蛋白（Apo）结合，形成脂蛋白（LP）后才能溶于血浆进行转运和代谢。血浆中的 LP 可分为乳糜微粒（CM）、极低密度脂蛋白（VLDL）、中间密度脂蛋白（IDL）、低密度脂蛋白（LDL）和高密度脂蛋白（HDL）等。血脂代谢紊乱（俗称高脂蛋白血症）主要是指血浆低密度脂蛋白胆固醇（LDL-C）、TC、TG 或 VLDL 增加，可分为六型（表 16-1）。

表 16-1 高脂蛋白血症分型

分型	脂蛋白变化	脂质变化	
		TG	TC
Ⅰ	CM↑	↑↑↑	↑
Ⅱa	LDL↑	正常或↓	↑↑
Ⅱb	VLDL 及 LDL↑	↑↑	↑↑
Ⅲ	IDL↑	↑↑	↑↑
Ⅳ	VLDL↑	↑↑	↑
Ⅴ	CM 及 VLDL↑	↑↑	↑

调血脂药按作用机制不同可分为：

1. **主要降低 TC 和 LDL 的药物** 如 HMG-CoA（3-羟基-3-甲基戊二酰辅酶 A）还原酶抑制药和胆汁酸螯合剂。

2. **主要降低 TG 和 VLDL 的药物** 如烟酸类和苯氧酸类。

一、HMG-CoA 还原酶抑制药

HMG-CoA 还原酶抑制药也称为他汀类，是治疗高胆固醇血症的常用药物，包括洛伐他汀（lovastatin）、辛伐他汀（simvastatin）、普伐他汀（pravastatin）、氟伐他汀（fluvastatin）、阿托伐他汀（atorvastatin）等。其中，洛伐他汀系由霉菌发酵液提取的天然药物，辛伐他汀、普伐他汀为半合成他汀类化合物，而阿托伐他汀及氟伐他汀等药为全合成他汀类。

链 接 他汀类药物的发现

1971 年开始，日本学者远藤彰（Akira Endo）认为许多微生物的生长都需要胆固醇，他受弗莱明发现青霉素的鼓舞，和他的同事们用两年多时间测试了 6800 多种菌种抑制脂类合成的能力，在一种产生青霉素的青霉菌同类菌种中找到了能够抑制胆固醇合成的物质，发现了第一个有活性的他汀类药物——美伐他汀。随后普伐他汀、洛伐他汀、氟伐他汀等一系列他汀类药物相继问世。由美国 Warner-Lambert 公司和辉瑞（Pfizer）公司共同开发的阿托伐他汀，于 1997 年上市，2004 年阿托伐他汀（辉瑞公司商品名“立普妥”）成为世界药物销售冠军，销售额达 109 亿美元，成为第一个销售额超过 100 亿美元的药物。

【体内过程】 口服吸收迅速，除氟伐他汀生物利用度稍高外，多数药物首过消除作用明显。洛伐他汀和辛伐他汀均为前体药物，需在肝脏内将内酯打开才转化成活性物质。除普伐他汀外，大多数他汀类药物与血浆蛋白结合率较高，经肝代谢，主要经胆汁从肠道排泄，少量经肾排泄。常用药物药动学参数见表 16-2。

表 16-2 常用他汀类药物药动学特点

	洛伐他汀	辛伐他汀	普伐他汀	氟伐他汀
原药	无活性	无活性	活性型	活性型
代谢物	活性型	活性型	无活性	无活性
肠道吸收（%）	30	60～85	35	＞98
血浆蛋白结合率（%）	≥95	＞95	50	≥98
生物转化	高	高	高	高
肾脏排泄率（%）	＜10	13	20	5
$t_{1/2}$（小时）	3	1.9	1.5～2	1.2
剂量范围（mg/d）	10～80	5～40	10～40	20～40

【药理作用及作用机制】

1. **调血脂作用** 他汀类药物为当前临床上降低 TC 和 LDL-C 的首选药物。治疗剂量下，他汀类对 LDL-C 的降低作用最强，TC 次之，降 TG 作用较弱，而对 HDL-C 还略有升高。调血脂作用呈剂量依赖性，一般用药 2 周后显效，4～6 周作用达高峰。HMG-CoA 还原酶是肝细胞合成胆固醇过程中的关键限速酶，催化 HMG-CoA 生成甲羟戊酸（mevalonic acid，MVA）。他汀类药物与 HMG-CoA 结构非常相似，与 HMG-CoA 还原酶的亲和力较 HMG-CoA 高数千倍，能竞争性抑制 HMG-CoA 还原酶，从而减少肝胆固醇合成。胆固醇合成的减少，可触发肝代偿性地增加 LDL 受体的合成，增加肝脏对血浆内 LDL 的摄取，这就使血浆 LDL-C 下降，从而降低血浆 TC、LDL 及 VLDL 的水平，也能降低 TG 的水平，增加 HDL 水平。

2. 非调血脂作用　本类药物还有改善血管内皮，抑制血管平滑肌细胞的增殖和迁移，促进其凋亡；减少动脉壁巨噬细胞及泡沫细胞的形成，减轻动脉粥样硬化过程的炎症反应；抑制血小板聚集和提高纤溶系统活性等作用，均有助于抗动脉粥样硬化。

3. 肾保护作用　他汀类药物不仅可以纠正因脂代谢异常而引发的肾损害，还具有通过抗细胞增殖、炎症、骨质疏松、免疫抑制等作用保护肾功能。

【临床应用】　主要用于Ⅱa、Ⅱb 型和Ⅲ型高脂蛋白血症患者。也可用于合并 2 型糖尿病和肾病综合征引起的高胆固醇血症患者。病情较重者，可与胆汁酸结合树脂合用。

【不良反应】　不良反应较少、轻、且短暂。大剂量应用时偶可出现胃肠道反应、皮肤潮红、头痛等。偶见有无症状性氨基转移酶升高，肌酸磷酸激酶（CPK）升高，但停药后即恢复正常。极少数人如出现全身性肌肉疼痛、僵硬、乏力时应警惕肌病（横纹肌溶解症）的发生，与贝特类药物、烟酸、环孢素 A、红霉素等合用可能增加肌病的发生率。用药期间应定期检查肝功能，有肌痛者应检测 CPK，必要时停药。孕妇、哺乳期妇女、对本品过敏者及持续肝功能异常者禁用。

考点：他汀类药物的药理作用、作用机制、临床应用和不良反应

链 接　拜斯亭事件

2001 年 8 月 8 日，德国拜尔公司宣布停止销售拜斯亭（西立伐他汀钠），原因是美国有 31 例，其他国家有 21 例因服用该药导致横纹肌溶解症（rhahdomyolysis，RL）而死亡。横纹肌溶解症是指横纹肌细胞受损后使细胞膜的完整性发生改变，细胞内物质，如蛋白、离子、酶等溶解释放入血，最后从尿中排出。其临床特征是肌痛、肌紧张、肌肉注水感，尿色异常（黑红或可乐色），血清 CPK 显著增高，可超过正常 10 倍以上。血、尿肌红蛋白阳性，甚至导致急性肾衰竭死亡。拜斯亭事件说明新药上市前必须有较长时间的临床药理试验，较大的人群样本量，才能准确客观地评价一个药物的安全性和有效性。

二、胆汁酸螯合剂

胆汁酸螯合剂包括考来烯胺（cholestyramine，消胆胺）和考来替泊（colestipol），此类药物为碱性阴离子交换树脂。

【药理作用及作用机制】　胆汁酸是胆固醇的代谢产物，正常时 95%在空肠和回肠被重吸收。胆汁酸结合树脂进入肠道不被吸收，却能与胆汁酸牢固结合，阻止胆汁酸的肝肠循环和反复利用，使胆汁酸的排泄率提高 10 倍以上。由于胆汁酸清除率增加，促使肝内胆固醇经 7α-羟化酶向胆汁酸转化，致使肝内 TC 水平下降。肝胆固醇水平降低，导致肝细胞表面 LDL 受体增敏，同时 HMG-CoA 还原酶活性增加，促进血浆中 LDL 向肝中转移并加快分解代谢，从而减少血浆 TC 和 LDL-C 水平。本类药物对 TG 和 VLDL 影响较小。

【临床应用】　临床主要用于治疗Ⅱa 型高脂蛋白血症，如与他汀类药物合用，作用显著增强。考来烯胺与普罗布考合用有协同降低 TC 和 LDL-C 的作用，还可互相减轻便秘和腹泻的不良反应。对Ⅱb 型高脂蛋白血症者，应与贝特类药物联合应用。

【不良反应】　本类药物不吸收，毒性不大。缺点是用量大，有特殊的臭味（考来烯胺）和一定的刺激性。约 2%的患者产生胃肠道反应，可致恶心、腹胀和便秘等消化道症状，其中便秘最常见。长期服用可使肠内结合胆盐减少，脂肪吸收不良，引起脂肪痢，并增加出血可能。应适当补充脂溶性维生素 A、维生素 D、维生素 K 及钙盐；偶尔可出现短时的氨基转移酶升高和高氯酸血症。因胆汁酸结合树脂会影响多种药物的吸收，特别是酸性药物。因此，必需使用时，其他药物应在服树脂类药物前 1 小时或后 3～4 小时服用。

考点：考来烯胺的药理作用、作用机制、临床应用、不良反应

三、烟 酸 类

该类药物包括烟酸（nicotinic acid）、烟酸肌醇酯（inositol nicotinate）、阿昔莫司（acipimox，氧甲吡嗪）等。

烟 酸

烟酸即维生素 B_3，为水溶性维生素。

【药理作用】 药理剂量对多种类型高脂蛋白血症均有效，大剂量可通过降低 VLDL 水平迅速降低血浆中三酰甘油的浓度，长期用药也可降低 LDL 和胆固醇水平。与胆汁酸结合树脂合用，疗效增加，若再加用他汀类药物作用还可增强。作用机制可能与抑制脂肪组织中的脂肪酶，减少脂肪分解，使肝中合成 TG 的原料不足，减少了 VLDL 的合成与释放，也与 LDL 来源减少有关。烟酸还有升高 HDL 的作用和抗血小板聚集和扩张血管的作用。

【临床应用】 烟酸属广谱调血脂药，可作为一线治疗药。适用于除Ⅰ型高脂蛋白血症以外的各型高脂蛋白血症，对Ⅱb 和Ⅳ型疗效最好。与他汀类或贝特类药物合用可以提高疗效。已经证明长期应用烟酸或烟酸加胆汁酸结合树脂有稳定和消退 AS 的作用，可降低冠心病事件发生率和死亡率。

【不良反应】 较多，最常见的为治疗开始时，因扩张血管常致面红和皮肤瘙痒，用药前 30 分钟服用阿司匹林或吲哚美辛可以减轻。还可刺激胃肠道引起恶心、呕吐、腹泻甚至溃疡。大剂量可引起血糖升高、尿酸增加、肝功能异常。与 HMG-CoA 还原酶抑制药合用，有 2%患者发生肌病，有潜在引起横纹肌溶解症的危险，故合用应非常慎重。糖尿病、痛风、肝功能不全及消化性溃疡患者禁用，肾功能不全患者慎用。

考点：烟酸的药理作用、临床应用和不良反应

阿 昔 莫 司

阿昔莫司为烟酸衍生物，具有良好的调脂作用，对血浆 TG 和 TC 均有降低作用，并可升高 HDL，抑制 VLDL 和 LDL 脂蛋白的合成。不良反应较烟酸少见，临床基本替代烟酸用于Ⅱ、Ⅲ、Ⅳ、Ⅴ型高脂血症。

四、苯 氧 酸 类

苯氧酸类又称贝特类、苯氧芳酸类或纤维酸类。

氯贝丁酯（clofibrate）是最早应用的贝特类药物，调血脂作用明显，但不良反应多而严重。新型贝特类疗效高，毒性低，临床应用广泛。主要药物有吉非贝齐（gemfibrozil）、苯扎贝特（benzafibrate）、非诺贝特（fenofibrate）、环丙贝特（ciprofibrate）等。吉非贝齐和苯扎贝特具有活性酸形式，吸收快而完全，发挥作用快，持续时间短，氯贝丁酯和非诺贝特为前药，吸收后需先水解成活性酸形式才能发挥作用，起效稍慢，$t_{1/2}$ 为 13～20 小时。

【药理作用】 贝特类既有调血脂作用也有非调血脂作用。主要降低血浆 TG、VLDL，在一定程度上也能降低 TC 和 LDL-C，并能升高 HDL-C。非调血脂方面有抗血小板聚集、抗血栓、降低血液黏度和抗炎作用等，共同发挥抗 AS 效应。

贝特类药物的调血脂作用机制可能为抑制乙酰辅酶 A 羧化酶，减少脂肪酸从脂肪组织进入肝脏合成 TG 及 VLDL；增强脂蛋白酯酶（LPL）的含量和活性，加速 CM 和 VLDL 的分解及 VLDL 中 TG 的分解代谢；增加 HDL 的浓度，减慢其清除及促进 LDL 颗粒的清除等。

【临床应用】 临床上为血清 TG 增高为主的高脂蛋白血症的首选药，主要用于高 TG 和 VLDL 血症为主的Ⅱb 型高脂蛋白血症，对Ⅲ型和Ⅳ型高脂蛋白血症也有较好疗效，也用于有 2 型糖尿病的高脂血症患者。非诺贝特尚可降低血尿酸水平，可用于伴有高尿酸血症的患者，苯扎贝特能改善糖代谢，适合于伴有糖尿病的高 TG 患者。

【不良反应】 氯贝丁酯可促进胆道结石的发生，使胆石症的发病率提高 2～4 倍，对冠心病的死

亡无预防作用，现已少用。新型贝特类不良反应较轻。个别患者有恶心、呕吐、食欲不振等胃肠道症状；其次为乏力、头痛、失眠。偶有皮疹、视物模糊、血象及肝功能异常等。有肝、胆系统疾病者、孕妇、儿童、肾功能不全者禁用。

【药物相互作用】 因本品增强口服抗凝血药的抗凝血活性，与抗凝剂合用时，要调整后者的剂量。与他汀类药物合用，有增加肌病发生的可能性。

第2节 抗氧化剂

氧自由基（oxygen free radical，OFR）是体内氧代谢的产物，有极强的氧化性。OFR能损伤生物膜，导致细胞功能障碍，特别是氧化修饰脂蛋白，形成的ox-LDL影响AS发生发展的多个过程。抗氧化剂能抑制LDL的氧化，可有效防治AS。

普罗布考

普罗布考（probucol）又称丙丁酚，为人工合成抗氧化剂。

【体内过程】 口服吸收不规则，饭后服用可增加吸收。服药后24小时血药浓度达峰值，长期服用3～4个月达C_{ss}。血清中药物主要分布于脂蛋白的疏水核，药物大部分经粪便排出。

【药理作用】 抗氧化作用为α-维生素E的5～6倍。能阻断脂质过氧化，减少脂质过氧化物（LPO）的产生，并能抑制ox-LDL的生成及所引起的一系列细胞病变过程，延缓AS。还能抑制HMG-CoA还原酶，使胆固醇合成减少。用药后使TC和LDL-C下降，但HDL-C及apo-A也明显下降。对血浆TG和VLDL一般无影响。长期应用可使冠心病发病率明显降低，使已形成的AS停止发展或消退，黄色瘤明显缩小或消除。

【临床应用】 主要用于各型LDL升高的高胆固醇血症，若与他汀类、胆汁酸结合树脂合用，可增强其调血脂作用。

【不良反应】 少而轻，常见恶心、腹痛、腹胀、腹泻等胃肠道反应。偶有嗜酸性粒细胞增多、肝功能异常、高尿酸血症、高血糖、肌痛、感觉异常等。个别患者心电图Q-T间期延长，有室性心律失常和近期有心肌损伤者、孕妇及小儿禁用，用药期间应定期监测心电图。

考点：普罗布考的药理作用与机制、临床应用和不良反应

维生素E

维生素E（vitamin E）又称生育酚，为植物油分离出的成分，口服易吸收，在体内分布于细胞膜及脂蛋白，自身能被氧化为生育醌，再被维生素C或氧化还原系统复原，能产生很强的抗氧化作用，清除体内氧自由基和过氧化物，或抑制磷脂酶A_2和脂氧酶，减少白三烯类的合成，并促进PGI_2的释放。能防止脂蛋白的氧化修饰，抑制AS的发展过程，降低缺血性心脏病的发病率及死亡率。

另外，维生素C、β-胡萝卜素、微量元素硒、镁都有较好抗LDL氧化作用。

第3节 多烯脂肪酸类

多烯脂肪酸类又称多不饱和脂肪酸类（polyunsaturated fatty acids，PUFAs）。多烯脂肪酸是指含有2个或2个以上不饱和键结构的直链脂肪酸，根据第一个不饱和键位置不同，可分为n-3及n-6型两大类。n-6型PUFAs主要存在于植物油中，调血脂作用较弱。n-3型PUFAs主要包括二十碳五烯酸（EPA）、二十二碳六烯酸（DHA），主要含于海洋生物藻类、鱼及贝壳类中。大量食海洋鱼类的因纽特人及北极居民冠心病发病率很低。

临床试验结果表明：EPA和DHA能通过调血脂和非调血脂机制发挥抗AS作用，因药理作用较弱，可作为调血脂药的辅助用药。其作用机制为：①降低血浆TG及TC，升高HDL-C；②抗血小板聚集，

防止血栓形成，降低血液黏滞度，改善血液流变学；③减少血管平滑肌细胞增殖，防止 AS 发生。

PUFAs 适用于高 TG 血症，对心肌梗死的患者的预后有改善作用。亦可用于糖尿病并发高脂蛋白血症等。

第 4 节 血管内皮保护药

血管内皮保护药(angioendothelium-protecting agents)能保护血管内皮细胞免受各种危险因子损伤，防止血细胞与血管内皮细胞发生黏附聚集反应，是防治动脉粥样硬化的重要环节。目前常用的药物主要是黏多糖和多糖类，如肝素、硫酸乙酰肝素（heparin sulfate）、硫酸软骨素 A（chondroitin sulfate A）、藻酸双酯钠、右旋糖酐硫酸酯钠等。

肝 素

肝素（heparin）具有降低 TC、LDL、TG、VLDL，升高 HDL 的作用。肝素还能保护血管内皮、抗血栓形成，抑制血管平滑肌细胞增生和迁移等抗 AS 效应。但因其抗凝血活性太强，且口服无效，故不便应用。而低分子量肝素（low molecular weight heparin，LMWH）因分子量低，生物利用度高，与血浆、血小板、血管壁蛋白结合的亲和力较低，抗凝血因子Ⅹa 活力大于抗凝血因子Ⅱa 活力，抗凝血作用较弱，抗血栓形成作用强，可用于不稳定型心绞痛、急性心肌梗死等。

藻酸双酯钠

藻酸双酯钠为酸性多糖类药物，是以藻酸为基础原料，用化学方法引入有效基团合成而得。

【药理作用及作用机制】

1. 藻酸双酯钠具有阴离子聚电解质纤维结构的特点，沿链电荷集中，在其电斥力的作用下，能使富含负电荷的细胞表面增强相互间的排斥力，故能阻抗红细胞之间和红细胞与血管壁之间的黏附，具有改善血液流变学的黏弹性的作用。

2. 抑制凝血酶活性，抗凝血效力相当于肝素的 1/3～1/2，能阻止血小板对胶原蛋白的黏附，抑制血小板聚集，因而具有抗血栓、降血黏度、微动静脉解痉、红细胞及血小板解聚等前列腺环素（PGI_2）样作用。

3. 降低血浆中 TC、TG、LDL、VLDL 的水平，同时又能升高 HDL 的水平，抑制动脉粥样硬化病变的发生和发展。

【临床应用】

1. 用于缺血性脑血管病如脑血栓、脑栓塞、短暂性脑缺血发作及心血管疾病如高血压、高脂蛋白血症、冠心病、心绞痛等的治疗。

2. 用于治疗弥散性血管内凝血、慢性肾小球肾炎及出血热等。

【不良反应】 可有发热、白细胞及血小板减少、血压降低、肝功能及心电图异常、子宫或眼结合膜下出血、过敏反应、头痛、心悸、烦躁、乏力、嗜睡等。

考点：藻酸双酯钠的药理作用和临床应用

自测题

一、选择题

【A 型题】

1. 他汀类药物对下列哪种类型高脂血症效果最好（ ）

A. Ⅱb 型 B. Ⅲ型
C. Ⅳ型 D. 家族性Ⅲ型
E. Ⅱa 型

2. 下列哪种药物可以阻断胆汁酸的肝肠循环，降低 TC（ ）

A. 烟酸 B. 考来烯胺
C. 普罗布考 D. 苯扎贝特
E. 氟伐他汀

3. HMG-CoA 还原酶抑制剂是（　　）
   A. 烟酸　　B. 考来替泊
   C. 硫酸软骨素 A　　D. 吉非贝齐
   E. 辛伐他汀
4. 下列哪种药与 HMG-CoA 还原酶抑制剂合用可以明显增强降低血胆固醇的作用（　　）
   A. 考来烯胺　　B. 烟酸
   C. 阿昔莫司　　D. 氯贝丁酯
   E. 普罗布考

【B 型题】

（第 5～9 题备选答案）
   A. 考来烯胺　　B. 吉非贝齐
   C. 维拉帕米　　D. 洛伐他汀
   E. 烟酸
5. 能与胆汁酸牢固结合降低胆固醇的药物是（　　）
6. 可抑制 HMG-CoA 还原酶降低胆固醇的药物是（　　）
7. 广谱调血脂药物是（　　）
8. 降低三酰甘油作用最明显的药物是（　　）
9. 服用阿司匹林可减轻用药后不良反应的药物是（　　）

【X 型题】

10. 贝特类药物的调血脂特点有（　　）
   A. 显著降低 TG、VLDL、IDL，升高 HDL
   B. 抑制乙酰 CoA 羧化酶，降低肝脂肪酸的合成
   C. 显著增强 LPL 活力，加速 CM 和 VLDL 分解
   D. 有抗血小板聚集作用
   E. 可降低血液黏度
11. 洛伐他汀的调血脂作用包括（　　）
   A. 减少胆固醇合成
   B. 抑制 HMG-CoA 还原酶
   C. 减少胆汁酸、胆固醇吸收
   D. 降低胆固醇和 LDL-C
   E. 也能降低甘油三酯
12. 考来烯胺的调血脂机制为（　　）
   A. 与胆汁酸络合而减少胆汁酸吸收
   B. 增加胆固醇向胆汁酸转化
   C. 影响胆固醇吸收
   D. 使 HMG-CoA 还原酶活性减弱
   E. 降低血浆 LDL
13. 大剂量服用烟酸的主要不良反应有（　　）
   A. 皮肤潮红及瘙痒　　B. 胃肠道刺激
   C. 血尿酸增加　　D. 血糖升高
   E. 肾功能不良

二、简答题

1. 主要降低血浆 TC 和 LDL-C 的药物有哪些？
2. 他汀类药物有何不良反应？有何用药注意事项？
3. 简述考来烯胺和他汀类药物调血脂的作用机制？

（王国明）

第五篇

作用于内脏系统的药物

第17章

利尿药及脱水药

第1节 利 尿 药

利尿药（diuretics）是作用于肾，增加电解质及水排泄，使尿量增多的药物。临床主要用于治疗各种水肿性疾病，也用于治疗高血压及药物中毒等非水肿性疾病。

正常成人每日的原尿可达180L，而进入输尿管排出的终尿仅为1～2L，约99%的水分被肾小管和集合管重吸收。常用的利尿药主要通过影响肾小管和集合管的重吸收而发挥利尿作用（图17-1）。

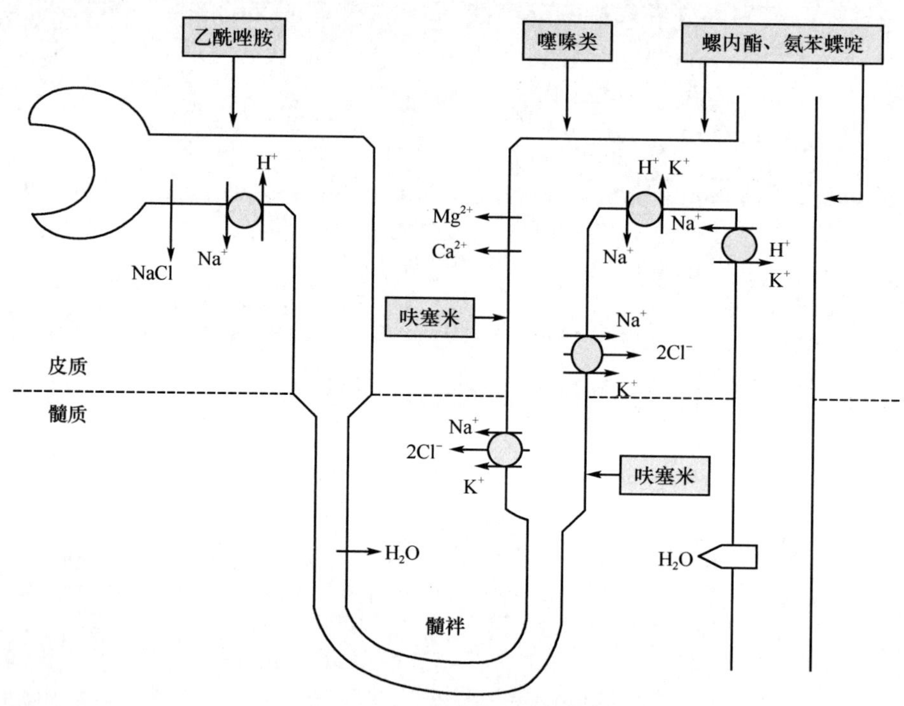

图17-1 利尿药的作用部位

一、利尿作用的肾生理学基础

肾的结构与功能的基本单位是肾单位，由肾小球、肾小囊和肾小管构成。尿液的生成是通过肾小球滤过、肾小管重吸收及分泌而实现的。利尿药主要通过影响肾小管和集合管的重吸收及肾小管和集合管的分泌呈现利尿作用。

（一）增加肾小球的滤过率

血液流经肾小球，除蛋白质和血细胞外，其他成分均可滤过而形成原尿。原尿量的多少取决于有效滤过压。由于99%的原尿在肾小管被重吸收，增加肾小球滤过率的药物，其利尿作用极弱，一般不作利尿药用。

（二）减少肾小管和集合管的重吸收

1. 近曲小管 此段重吸收Na^+约占原尿中Na^+量的60%～65%，原尿中约有85%的$NaHCO_3$及40%的NaCl在此段被重吸收。

在肾小管上皮细胞基底膜 Na^+-K^+-ATP 酶（钠泵）的作用下，Na^+被重吸收，细胞内 Na^+浓度降低，小管液中的 Na^+在 Na^+-H^+交换体的作用下进行逆向转运，H^+被分泌到小管液中，小管液中 Na^+顺浓度梯度进入上皮细胞内。

H^+的产生来自 H_2O 与 CO_2 所生成的 H_2CO_3，这一反应需上皮细胞内碳酸酐酶的催化，然后 H_2CO_3 再解离成 H^+和 HCO_3^-，H^+将 Na^+交换入细胞内，然后由钠泵将 Na^+送至组织间液。

碳酸酐酶抑制剂乙酰唑胺（acetazolamide）能使 H^+的生成减少，Na^+-H^+交换减少，致使 Na^+的重吸收减少而引起利尿。

2. 髓袢升支粗段的髓质和皮质部　此段重吸收原尿中 30%～35%的 Na^+，而不伴有水的重吸收。髓袢升支的功能与利尿药作用关系密切，也是高效利尿药的重要作用部位，此处转运是通过 Na^+-K^+-$2Cl^-$共同转运体（cotransport）（图 17-1）完成。当尿液流经髓袢升支粗段时，随着 Na^+、Cl^-的重吸收不断进入髓质间隙，使髓质间隙保持高渗状态，而管腔内滤液则呈现低渗状态，使尿液稀释。重吸收的 Na^+、Cl^-与尿素一起维持此段髓质的高渗，当尿液流经集合管时，在抗利尿激素的调节下，大量的水被重吸收，使尿液浓缩。高效利尿药呋塞米等可抑制升支粗段髓质和皮质部对 Na^+、K^+、Cl^-的重吸收，使肾的稀释功能降低，同时影响肾的浓缩功能。中效利尿药噻嗪类等抑制髓袢升支粗段皮质部（远曲小管开始部分）对 NaCl 的重吸收，使肾的稀释功能降低，但不影响肾的浓缩功能。

3. 远曲小管及集合管　在远曲小管，主要通过 Na^+-Cl^-共同转运体重吸收原尿中约 10%的 Na^+，对水的通透性低，小管液进一步被稀释。噻嗪类利尿药通过阻断 Na^+-Cl^-共同转运体产生利尿作用。

远曲小管后段和集合管重吸收原尿中 2%～5%的 Na^+，除 Na^+-H^+交换外，同时也有 Na^+-K^+交换，这是在醛固酮调节下进行的。如能抗醛固酮的调节功能或直接抑制 Na^+-K^+交换，就会造成排钠留钾的利尿作用。螺内酯、氨苯蝶啶等药作用于此部位，它们又称留钾利尿药。

二、利尿药的分类

常用的利尿药根据其排钠能力可分为三类：①高效能利尿药，包括呋塞米、依他尼酸、布美他尼等；②中效能利尿药，包括噻嗪类、氯噻酮；③低效能利尿药，包括留钾利尿药如螺内酯、氨苯蝶啶及碳酸酐酶抑制剂乙酰唑胺。

考点：利尿药的作用部位及分类

三、常用的利尿药

案例 17-1

患者，男性，40 岁，建筑工人，因意外事故导致严重创伤，大量出血，血压下降少尿，经抢救低血压和低血容量已纠正后，尿量仍很少。

问题与思考：为避免肾衰竭，应给予患者什么药物治疗？为什么？

（一）高效能利尿药

高效能利尿药主要作用于髓袢升支粗段，又称袢利尿药，利尿作用强。常用药物有呋塞米（furosemide，呋喃苯胺酸）、依他尼酸（ethacrynic acid，利尿酸）、布美他尼（bumetanide，丁尿胺）。

呋 塞 米

【体内过程】　口服吸收迅速，约 30 分钟起效，生物利用度为 50%～70%，1～2 小时达药峰浓度，维持 6～8 小时。静脉注射 5 分钟后生效，30～60 分钟达药峰浓度，维持 2～3 小时。药物可通过近曲小管有机酸转运机制分泌，以原形经肾排泄。$t_{1/2}$ 约为 1 小时，肾功能不全和老年患者 $t_{1/2}$ 延长。

【药理作用】　作用于髓袢升支粗段，抑制 Na^+-K^+-$2Cl^-$同向转运体，抑制 NaCl 重吸收，降低了尿液的稀释功能，同时使髓质间隙渗透压降低，也降低了尿液的浓缩功能，从而发挥强大的利尿作用。Na^+、K^+、Cl^-排出的同时也增加 Ca^{2+}、Mg^{2+}的排泄，属排钾利尿药。Cl^-的排出量往往超过 Na^+，故可出现低氯碱血症。

【临床应用】

1. **急性肺水肿和脑水肿** 对急性肺水肿，静脉注射后能迅速缓解症状，这是因为呋塞米能扩张血管，减少回心血量，降低外周阻力，从而减轻左心负荷的缘故。是治疗急性肺水肿的首选药。同时，由于大量排尿，血液浓缩，血浆渗透压升高，有助于消除脑水肿。

2. **其他严重水肿** 治疗心、肝、肾等病变引起的各类水肿。因利尿作用强大，一般不宜首选，多用于其他利尿药无效的严重水肿患者。

链 接 水肿

过多的体液在组织间隙或体腔中积聚称为水肿。水肿可分为全身性水肿和局部性水肿。全身性水肿时液体在体内组织间隙呈弥漫性分布。当液体量相当多时可出现凹陷性水肿。全身性水肿可分为心源性水肿、肝源性水肿、肾源性水肿、营养缺乏性水肿、妊娠性水肿、内分泌性水肿、特发性水肿等。局部性水肿可分为淋巴性水肿、静脉阻塞性水肿、炎症性水肿、过敏性水肿、血管神经性水肿等。

3. **急、慢性肾衰竭** 急性肾衰竭时，呋塞米的强大利尿作用可使阻塞的肾小管得到冲洗，并可扩张肾血管，增加肾血流量，减少肾小管萎缩、坏死。其他药物无效的慢性肾衰竭，大剂量的呋塞米可增加尿量，保护肾脏。

4. **加速毒物排泄** 强大的利尿作用促使毒物排出，主要用于某些经肾排泄的药物中毒的抢救，如巴比妥类、水杨酸类等。

5. **高钙血症** 呋塞米可抑制钙重吸收，增加钙排出而降低血钙。

【不良反应】

1. **水与电解质紊乱** 为最常见的不良反应，表现为低血容量、低血钾、低血钠、低氯碱血症等。其中低血钾最为常见，主要症状有恶心、呕吐、腹胀、肌无力及心律失常等，故应注意及时补充钾盐，合并留钾利尿药可避免或减少低血钾的发生。长期应用还可引起低血镁，由于 Na^+-K^+-ATP 酶的激活需要 Mg^{2+}，当低血钾与低血镁同时存在时，应先纠正低血镁，否则即使补充钾盐也不易纠正低血钾。

2. **耳毒性** 表现为眩晕、耳鸣、听力减退或暂时性耳聋，依他尼酸最易引起，且可发生永久性耳聋。可能与药物引起内淋巴液电解质成分改变，使耳蜗基底膜毛细胞受损伤有关。耳毒性主要发生在肾衰竭者使用高剂量利尿药时。应避免与其他有耳毒性的药物如氨基糖苷类、万古霉素等抗生素合用。

3. **高尿酸血症** 长期用药时多数患者可出现高尿酸血症，并诱发痛风。主要由于利尿后血容量降低、胞外液浓缩，使尿酸经近曲小管的重吸收增加所致。另一原因是利尿药和尿酸竞争有机酸分泌途径，使尿酸排出减少。

4. **胃肠道反应** 表现为恶心、呕吐、上腹部不适，大剂量时还可出现胃肠出血。

考点：呋塞米的药理作用、临床应用及不良反应

（二）中效能利尿药

噻嗪类利尿药

噻嗪类（thiazides）利尿药有共同的基本结构，由杂环苯并噻二嗪与一个磺酰氨基（—SO_2NH_2）组成。作用部位及作用机制相同，但各个利尿药的效价强度可相差达千倍，从弱到强的顺序依次为：氯噻嗪（chlorothiazide）＜氢氯噻嗪（hydrochlorothiazide）＜氢氟噻嗪（hydroflumethiazide）＜苄氟噻嗪（bendroflumethiazide）＜环戊噻嗪（cyclopenthiazide）。但噻嗪类药物的效能相同，所以有效剂量的大小在各药的实际应用中并无重要意义。临床最常用的是氢氯噻嗪。氯噻酮（chlortalidone）无噻嗪环结构，但其药理作用相似，故在此一并介绍。

【体内过程】 口服吸收良好，除氯噻嗪吸收率只有30%～35%外，其他噻嗪类药因脂溶性高，吸

收率都在80%以上。它们在体内不被代谢，主要通过肾小球滤过及近曲小管分泌而排泄，少量由胆汁排泄。

【药理作用】

1. 利尿作用 噻嗪类药物作用于髓袢升支粗段皮质部（远曲小管开始部位）抑制NaCl的重吸收。由于转运至远曲小管的Na^+增加，促进了Na^+-K^+交换，尿中除含较多的Cl^-及Na^+外，还含K^+。长期服用可致低血钾、低血镁。本类药物具有磺酰氨基的结构，对碳酸酐酶有轻度抑制作用，所以也略增加HCO_3^-的排泄。

2. 抗利尿作用 噻嗪类利尿药能明显减少尿崩症患者的尿量，其机制可能与噻嗪类对磷酸二酯酶的抑制作用有关，因此增加远曲小管及集合管细胞内cAMP的含量，提高远曲小管对水的通透性。同时因增加NaCl的排出、造成负盐平衡，导致血浆渗透压的降低，减轻口渴感和饮水量，导致尿量减少。

3. 降压作用 噻嗪类是基础降压药，用药早期通过排钠利尿、血容量减少而降压，长期用药则通过扩张外周血管而产生降压作用（详见抗高血压药）。

【临床应用】

1. 治疗各型水肿 对心性及肾性水肿效果好，肝性水肿慎用，以防低血钾诱发肝性脑病。

2. 治疗高血压 与其他降压药配合使用，用于各型高血压。

3. 治疗尿崩症 主要用于肾性尿崩症及血管升压素无效的垂体性尿崩症。

链接 尿崩症

尿崩症（diabetes insipindus）是指血管升压素（vasopressin，VP，抗利尿激素，antidiuretic hormone，ADH）分泌不足（又称中枢性或垂体性尿崩症），或肾脏对血管升压素反应缺陷（又称肾性尿崩症）而引起的一组症群，其特点是多尿、烦渴、低比重尿和低渗尿。24小时尿量可多达5～10L。因低渗性多尿，血浆渗透压常轻度升高，因而兴奋口渴中枢，患者因烦渴而大量饮水。尿崩症常用血管升压素替代治疗，还可以用氯磺丙脲及噻嗪类利尿药进行治疗。对继发性尿崩症应先进行病因治疗，如不能根治也可考虑药物治疗。

【不良反应】

1. 电解质紊乱 如低血钾、低血镁、低氯碱血症等，其中低钾血症多见，可合用留钾利尿药克服。

2. 高尿酸血症、高钙血症 主要是药物减少细胞外液容量，增加近曲小管对尿酸的重吸收所致，痛风患者不宜应用。

3. 代谢性变化 与剂量有关，可致高血糖、高脂血症。可使糖尿病患者及糖耐量异常患者血糖升高，其机制可能是由于低血钾，抑制胰岛素原转变为胰岛素，使胰岛素分泌减少而升高血糖。还可以增加血清胆固醇和低密度脂蛋白的含量。糖尿病、高血脂患者不宜应用。

4. 过敏反应 如发热、皮疹、光敏性皮炎等。与磺胺类有交叉过敏反应，对磺胺药过敏者禁用本类药物。

考点： 噻嗪类的药理作用、临床应用及不良反应

案例17-2

患者，男性，50岁，充血性心力衰竭2年，近期出现水肿加重，颈静脉怒张，呼吸困难。医生给予口服地高辛和氢氯噻嗪治疗，半个月后，患者出现心悸，心电图检查显示为室性期前收缩。

问题与思考： 患者出现室性期前收缩的原因是什么?应该给予什么药物进行治疗?

（三）低效能利尿药

螺内酯

螺内酯（spironolactone）又名安体舒通（antisterone），结构与醛固酮相似，作用于远曲小管和集

合管，与醛固酮竞争醛固酮受体，阻止醛固酮-受体复合物的形成，从而干扰醛固酮的作用，抑制 Na^+-K^+ 交换，减少 Na^+的重吸收和 K^+的分泌，发挥排钠留钾的利尿作用。

螺内酯的利尿作用弱而缓慢、持久，其利尿作用与体内醛固酮的浓度有关。仅当体内有醛固酮存在时，它才发挥作用。对切除肾上腺的动物则无利尿作用。由于其利尿作用较弱，抑制 Na^+重吸收量还不到 3%，因此较少单用。常与噻嗪类利尿药或高效能利尿药合用治疗伴有醛固酮升高的顽固性水肿，如肝硬化和肾病综合征水肿。还可用于充血性心力衰竭的治疗。

久用可引起高血钾，尤其当肾功能不良时，故肾功能不良者禁用。还有性激素样副作用，可引起男子乳房女性化和性功能障碍，致妇女多毛症等。

考点： 螺内酯利尿作用的特点及临床应用

案例 17-3

患者，男性，37 岁，患肝硬化，腹水严重。医生给予螺内酯和呋塞米联合应用。

问题与思考： 该治疗方案是否合理？为什么？

氨苯蝶啶及阿米洛利

氨苯蝶啶（triamterene）及阿米洛利（amiloride）虽结构不同，却有相同的药理作用，均可作用于远曲小管及集合管，阻滞钠通道而减少 Na^+的重吸收，由于 Na^+的重吸收减少，使管腔的负电位减小，管腔内外电位差下降，乃使 K^+分泌的驱动力减小，K^+的排泄减少，发挥排钠留钾利尿作用。两药作用并非竞争性拮抗醛固酮所致。它们对切除肾上腺的动物仍有留钾利尿作用。在远曲小管阿米洛利还可抑制钙的排泄，这一作用也是与抑制 Na^+重吸收相偶联的。

临床上常与排钾利尿药合用治疗顽固性水肿。两药长期服用均可引起高血钾。肾功能不良者、糖尿病患者、老人较易发生。其中氨苯蝶啶还抑制二氢叶酸还原酶，引起叶酸代谢障碍，肝硬化患者服用此药可发生巨幼红细胞性贫血，偶可引起高敏反应及形成肾结石。

考点： 氨苯蝶啶和阿米洛利利尿作用的特点及临床应用

乙 酰 唑 胺

乙酰唑胺（acetazolamide）是碳酸酐酶抑制药，通过减少近曲小管 Na^+-H^+交换，使 Na^+的重吸收减少，但在集合管引起继发性的 Na^+-K^+交换增加而发挥排钾利尿作用。由于利尿作用弱，且易致酸中毒，现在很少作利尿药使用。

因能抑制睫状体上皮碳酸酐酶的活性，从而减少房水生成（50%～60%），使眼压下降。主要用于多种类型的青光眼。

常见的不良反应有代谢性酸中毒、低血钾、过敏反应等，长期用药可致肾结石及中枢神经系统毒性。

第2节 脱 水 药

脱水药（dehydrant agents）又称渗透性利尿药（osmotic diuretics），是指能迅速提高血浆和肾小管腔液渗透压，使组织水分向血浆转移而使组织脱水并产生渗透性利尿作用的药物。脱水药包括甘露醇、山梨醇、高渗葡萄糖等。共同特点：①静脉注射后不易从毛细血管进入组织；②易经肾小球滤过；③不易被肾小管重吸收；④在体内不被代谢。

甘 露 醇

甘露醇（mannitol）为己六醇结构，不被肠道吸收，可发挥导泻作用，脱水必须静脉给药，临床用其 20%的高渗溶液。

【药理作用及临床应用】

1. 脱水作用 静脉注射后，该药不易从毛细血管渗入组织，能迅速提高血浆渗透压，使组织间液水分向血浆转移而产生组织脱水作用，降低颅内压、眼压。对多种原因引起的脑水肿（如脑瘤、颅脑外伤、缺氧等情况时）是首选药。甘露醇也降低青光眼患者的房水量及眼压，短期用于急性青光眼，或术前使用以降低眼压。

2. 利尿作用　静脉注射高渗甘露醇后，血浆渗透压升高，血容量增加，扩张肾血管，增加肾小球滤过率和肾血流量；由于不被肾小管重吸收，增加肾小管腔液渗透压，产生渗透性利尿作用。一般在10分钟左右起效，能迅速增加尿量及排出 Na^+、K^+。经2～3分钟利尿作用达高峰。用于预防急性肾衰竭。早期应用，甘露醇扩张血管，增加肾血流量，改善肾实质的缺血缺氧状态；脱水作用减轻肾实质水肿；渗透性利尿作用，维持足够的尿量，且使肾小管内有害物质稀释，从而保护肾小管，使其免于坏死。

【不良反应】　注射过快时可引起一过性头痛、眩晕、视物模糊、心悸等。禁用于慢性心功能不全者，因可增加循环血量而加重心脏负荷。活动性颅内出血者，一般不用。静脉输入时防止外漏，以免引起局部疼痛、组织坏死。

考点：甘露醇的药理作用及临床应用

山梨醇

山梨醇（sorbitol）是甘露醇的同分异构体，作用与临床应用同甘露醇，但其水溶性较高，一般可制成25%的高渗溶液使用，进入体内后可在肝内部分转化为果糖，故作用较弱。

高渗葡萄糖

50%的高渗葡萄糖（hypertonic glucose）也有脱水和渗透性利尿作用，因易被代谢，并有部分葡萄糖从血管弥散到组织中，故作用不持久。停药后，可出现颅内压回升而引起反跳，临床上常与甘露醇或山梨醇合用，治疗脑水肿。

自测题

一、选择题

【A型题】

1. 作用于髓袢升支粗段皮质部（远曲小管开始部位）抑制 Na^+、Cl^-重吸收的是（　　）
   A. 依他尼酸　B. 乙酰唑胺
   C. 氢氯噻嗪　D. 氨苯蝶啶
   E. 甘露醇
2. 急性肺水肿首选（　　）
   A. 甘露醇　B. 螺内酯
   C. 氢氯噻嗪　D. 呋塞米
   E. 氯噻酮
3. 促进毒物排泄首选的利尿药是（　　）
   A. 氢氯噻嗪　B. 呋塞米
   C. 螺内酯　D. 氨苯蝶啶
   E. 甘露醇
4. 拮抗醛固酮而引起利尿作用的药物是（　　）
   A. 布美他尼　B. 氢氯噻嗪
   C. 螺内酯　D. 氨苯蝶啶
   E. 阿米洛利
5. 可用于治疗尿崩症的利尿药是（　　）
   A. 布美他尼　B. 氢氯噻嗪
   C. 螺内酯　D. 乙酰唑胺
   E. 呋塞米
6. 易引起听力减退或耳聋的利尿药是（　　）
   A. 呋塞米　B. 氢氯噻嗪
   C. 氨苯蝶啶　D. 螺内酯
   E. 乙酰唑胺
7. 呋塞米用药后不会引起（　　）
   A. 低氯性碱中毒　B. 低钾血症
   C. 低钠血症　D. 耳毒性
   E. 低血糖

【B型题】

（第8～11题备选答案）
A. 呋塞米　B. 氢氯噻嗪
C. 螺内酯　D. 甘露醇
E.乙酰唑胺

8. 属于高效能利尿药的是（　　）
9. 属于中效能利尿药的是（　　）
10. 属于保钾利尿药的是（　　）
11. 属于渗透性利尿药的是（　　）

【X型题】

12. 可引起血钾降低的药物是（　　）

A. 呋塞米　B. 氢氯噻嗪
C. 螺内酯　D. 乙酰唑胺
E. 氨苯蝶啶

13. 氢氯噻嗪的临床应用有（　　）
A. 轻、中度高血压　B. 各类水肿
C. 轻症尿崩症　D. 急性肾衰竭
E. 高钙血症

14. 螺内酯与氢氯噻嗪合用的目的是（　　）
A. 增强利尿作用
B. 纠正氢氯噻嗪引起的低血钾
C. 克服螺内酯引起的高血钾
D. 延长氢氯噻嗪作用持续时间
E. 防止氢氯噻嗪引起血容量改变

15. 呋塞米的不良反应包括（　　）
A. 水与电解质紊乱　B. 耳毒性
C. 高尿酸血症　D. 胃肠道反应
E. 高钙血症

16. 属于渗透性利尿药的有（　　）
A. 呋塞米　B. 高渗葡萄糖
C. 螺内酯　D. 山梨醇
E. 甘露醇

二、简答题

1. 简述利尿药的分类、代表药及各类利尿药的作用部位。
2. 简述呋塞米、氢氯噻嗪、甘露醇的临床应用及不良反应。
3. 为何心功能不全患者禁用甘露醇？

（彭　电）

第 18 章 作用于呼吸系统的药物

咳、痰、喘为呼吸系统疾病的常见症状。镇咳药（antitussives）、祛痰药（expectorants）和平喘药（antiasthmatic drugs）是呼吸系统疾病对症治疗的常用药物。

第 1 节 平 喘 药

平喘药是一类能缓解或消除哮喘及其他呼吸系统疾病所致喘息症状的药物。喘息是支气管哮喘和喘息性支气管炎的主要症状，主要是由于支气管平滑肌痉挛和支气管黏膜炎症引起的呼吸道分泌物增加和黏膜水肿所致的气道阻塞的结果。

链 接 cAMP/cGMP 值与哮喘控制

细胞内 cAMP/cGMP 值可决定支气管平滑肌的功能状态，药物通过提高细胞 cAMP 含量或降低 cGMP 含量，从而升高比值缓解哮喘。

当激动 β 受体时（如沙丁胺醇），细胞内 cAMP 含量增加，cAMP/cGMP 值升高，支气管平滑肌松弛，哮喘缓解；当磷酸二酯酶活性被抑制时（如氨茶碱），cAMP 降解减少，细胞内 cAMP 含量增加，cAMP/cGMP 值升高，支气管平滑肌松弛，哮喘缓解；当阻断 M 受体时（如异丙托溴铵），细胞内 cGMP 含量降低，cAMP/cGMP 值升高，支气管平滑肌松弛，哮喘缓解。

一、肾上腺素受体激动药

根据药物对 β 受体的选择性不同，可分为非选择性 β 受体激动药和选择性 β_2 受体激动药。

（一）非选择性 β 受体激动药

非选择性 β 受体激动药包括肾上腺素、麻黄碱、异丙肾上腺素。肾上腺素、异丙肾上腺素主要用于控制哮喘的急性发作，麻黄碱口服用于预防哮喘发作及轻症的治疗（详细内容见第 2 章传出神经系统药物）。因本类药物对 β_1 和 β_2 受体缺乏选择性，易发生心悸等不良反应，故临床现已少用，主要应用选择性 β_2 受体激动药。

（二）选择性 β_2 受体激动药

本类药物对 β_2 受体有较强选择性，对心脏 β_1 受体的作用较弱，对 α 受体无作用。临床常用的有中效 β_2 受体激动药沙丁胺醇（salbutamol，舒喘灵）、特布他林（terbutaline，间羟舒喘宁）、克伦特罗（clenbuterol）；长效 β_2 受体激动药福莫特罗（formoferol）、沙美特罗（salmeterol）、班布特罗（bambuterol，吡舒喘）等。

【药理作用】 选择性激动气道内不同细胞的 β_2 受体，激活腺苷酸环化酶而增加平滑肌细胞内 cAMP 浓度，松弛支气管平滑肌，解除支气管痉挛；还通过抑制组胺、白三烯等炎症介质的释放及促进黏液分泌和纤毛的运动，增强气道清除功能等多种药理效应发挥平喘的作用。

【临床应用】 主要用于支气管哮喘和喘息性支气管炎，也可用于肺气肿、慢性阻塞性肺病及其他呼吸系统疾病所致的支气管痉挛。气雾吸入或静脉注射给药，适用于哮喘的急性发作和控制哮喘持续状态。多数药物可口服，用于预防哮喘发作或轻症的治疗。长效的 β_2 受体激动药主要用于慢性哮喘或缓解慢性呼吸系统疾病的喘息症状。

【不良反应】 常规剂量口服或吸入给药时很少产生心血管系统不良反应。但剂量过大，可引起：①心脏反应，表现为心悸，甚至心律失常；②肌肉震颤，与激动骨骼肌慢收缩纤维上 β_2 受体，破坏了快慢收缩纤维之间的融合现象有关，好发于四肢和颈部，随着用药时间的延长可逐渐减轻或消失；③增加糖原分解，促进糖异生，使血糖升高，促进 K^+进入细胞内导致低血钾；④长期或反复应用可产生耐受性或气道的高反应性，使哮喘加重、死亡率增加。

沙 丁 胺 醇

沙丁胺醇（salbutamol）口服 30 分钟起效，作用维持 4～6 小时。气雾吸入 5 分钟起效，作用维持 3～4 小时。临床上有缓释和控释剂型，可使作用时间延长，适用于夜间发作患者。

克 伦 特 罗

克伦特罗（clenbuterol）为强效选择性 β_2 受体激动剂，松弛支气管平滑肌作用为沙丁胺醇的 100 倍。口服后，10～20 分钟起效，持续 4～6 小时。气雾吸入 5～10 分钟起效，持续 2～4 小时。心血管系统不良反应较少。

特 布 他 林

特布他林（terbutaline）作用与沙丁胺醇相似，既可口服，又可注射，是唯一能做皮下注射的选择性 β_2 受体激动药。虽然肾上腺素也可作皮下注射用，但本品作用持久。皮下注射 5～15 分钟生效，30～60 分钟作用达高峰，持续 1.5～5.0 小时。重复用药易致蓄积作用。

考点：异丙肾上腺素、沙丁胺醇和克仑特罗的药理作用和临床应用

链 接 瘦肉精

瘦肉精主要包括在中国使用的克伦特罗（clenbuterol）和在美国允许微量残留的莱克多巴胺（ractopamine）。克伦特罗最早作为平喘药使用，20 世纪 80 年代初，有人发现将一定量的盐酸克伦特罗添加在饲料中，可促进动物肌肉、特别是骨骼肌蛋白质的合成，抑制脂肪的合成和积累，从而使瘦肉率提高。但本品易在猪体内蓄积，人食用这种猪肉后就可能中毒。中毒症状有心慌、胸闷、面颈和四肢肌肉颤动、手抖、不能站立、头晕、乏力、心律失常等。如出现中毒，应当进行洗胃、导泻，监测血钾浓度，并少量多次口服 β 受体阻断药以对抗中毒症状。

其他选择性 β_2 受体激动药的作用特点见表 18-1。

表 18-1 其他选择性 β_2 受体激动药的特点

药名	药理作用	临床应用	不良反应
福莫特罗 formoterol	新型长效选择性 β_2 受体激动药，扩张支气管作用较沙丁胺醇强而持久。尚有明显的抗炎作用	用于慢性哮喘与慢性阻塞性肺病的维持治疗与预防发作。吸入后作用可持续 12 小时，特别适用于哮喘夜间发作的患者	偶见心动过速、室性期前收缩、面部潮红、胸部压迫感、头痛、头晕、发热腹痛和皮疹等
沙美特罗 salmeterol	为新型长效选择性 β_2 受体激动药，是沙丁胺醇的衍生物。尚有强大的抑制肺肥大细胞释放组胺等过敏反应介质的作用	用于哮喘（包括夜间哮喘和运动性哮喘）、喘息性支气管炎和可逆性气道阻塞等。对夜间哮喘发作疗效更好	偶见恶心、呕吐、震颤、心悸、头痛及口咽部刺激症状等
班布特罗 bambuterol	为新型长效选择性 β_2 受体激动药，为特布他林的前体药物。通过扩张支气管、抑制内源性过敏介质释放、减轻肺水肿及腺体分泌的作用而改善肺和支气管通气功能	用于支气管哮喘、慢性喘息性支气管炎、阻塞性肺气肿及其他伴有支气管痉挛的肺部疾病	偶见震颤、头痛、强直性肌肉痉挛及心悸等

二、茶碱类药

茶碱（theophylline）类为甲基黄嘌呤的衍生物，是一类常用的支气管扩张药。茶碱难溶于水，临床上常用其与乙二胺的复盐氨茶碱（aminophylline）。

氨 茶 碱

【药理作用及临床应用】

1. 平喘作用 能松弛支气管平滑肌，对处于痉挛状态的支气管作用更为突出。作用机制包括：①抑制磷酸二酯酶，使 cAMP 降解减少，支气管扩张；②促进内源性的儿茶酚胺类物质释放，使支气管平滑肌松弛；③阻断腺苷受体，解除腺苷引起的支气管平滑肌痉挛；④干扰气道平滑肌 Ca^{2+}转运，影响细胞外 Ca^{2+}的内流和细胞内质网贮存 Ca^{2+}释放，从而产生气道平滑肌松弛作用；⑤对炎细胞的抑制作用和免疫抑制；⑥能增强膈肌收缩力，减轻膈肌疲劳及促进气道纤毛运动。

适用于治疗支气管哮喘、喘息性支气管炎、阻塞性肺气肿等。

2. 强心、利尿作用 增加心肌收缩力，增加心输出量，增加肾血流量和肾小球滤过率，并抑制肾小管对 Na^+、Cl^-的重吸收。可用于心源性哮喘及心性水肿的辅助治疗。

【不良反应】

1. 局部刺激 本品碱性较强，口服对胃有刺激性，易致恶心、呕吐、胃痛，饭后服用可减轻。

2. 中枢兴奋作用 治疗量可出现失眠、烦躁不安、头痛、头晕等症状。

3. 急性中毒 剂量过大或静脉注射过快，可致心律失常、血压骤降、谵妄、惊厥、昏迷等急性中毒症状，严重时可致心搏骤停或猝死。

其他茶碱类药物

胆茶碱（choline theophylline）为茶碱与胆盐的复盐，二羟丙茶碱（diprophylline，甘油茶碱）为茶碱与甘油的缩合物，二者对胃的刺激性小，胆茶碱的疗效与氨茶碱相似，二羟丙茶碱疗效不及氨茶碱。

茶碱衍生物多索茶碱（doxofylline，ansimar）及恩丙茶碱（enprofylline）为非腺苷受体阻断药，扩张支气管作用比茶碱强数倍，安全性高，较少引起胃肠道、中枢及心血管系统的不良反应。

案例 18-1

患者，女性，60 岁，支气管哮喘，正在服用氨茶碱，由于心动过速，医生加用普萘洛尔进行治疗。

问题与思考：请问医生的治疗方案是否有效，为什么？

三、M 胆碱受体阻断药

阿托品、东莨菪碱等为非选择性 M 受体阻断药，对支气管作用弱，不良反应较多，一般不用于治疗哮喘。临床常用阿托品的衍生物。

异丙托溴铵

异丙托溴铵（ipratropium bromide）又称异丙阿托品，为阿托品的季铵盐，常用气雾吸入给药，吸入后 5 分钟左右起效，30～60 分钟作用达峰值，作用维持 4～6 小时。具有较强的支气管平滑肌的松弛作用，吸收少，全身不良反应少，起效快，持续时间较长。对 β_2受体激动药耐受的患者也有效。主要用于缓解慢性阻塞性肺部疾病的喘息症状，还可用于 β 受体阻断药引起的支气管痉挛。

氧托溴铵（oxitropium bromide）又称溴乙东莨菪碱，其作用与异丙阿托品相似且稍强，持续时间较其长 1/3。

噻托溴铵（tiotropium bromide）能选择性阻断 M_1、M_3受体，为新型长效的抗胆碱类平喘药。平喘作用强大，疗效好，不良反应少，$t_{1/2}$约 5 天，作用可维持 24 小时，一天用药一次，使用方便。适用于慢性阻塞性肺病的维持治疗。

四、抗炎平喘药

抗炎平喘药通过抑制气道炎症反应，防止哮喘的发作，已成为平喘药中的一线药物。

（一）糖皮质激素

糖皮质激素（glucocorticoids，GCs）是目前治疗哮喘最有效的抗炎药物，是哮喘持续状态或危重哮喘发作的重要抢救药物，也适于预防和轻、中度哮喘的治疗。作用机制主要有：抑制炎症细胞的活化和炎症介质的释放，减轻气道肿胀、黏液分泌、降低微血管通透性；增加平滑肌 β_2 受体的反应性，防止向下调节。近年应用吸入治疗法，药物在气道内达到较高浓度，充分发挥了糖皮质激素对气道的抗炎作用，并避免了全身性不良反应。

目前常用的吸入型糖皮质激素类药物有二丙酸倍氯米松（beclomethasone dipropionate）、丙酸氟替卡松（fluticasone propionate）、布地奈德（budesonide，丁地去米松）、曲安奈德（triamcinolone acetonide）、氟尼缩松（flunisolide）等。常见局部副作用包括声音嘶哑、口咽部白色念珠菌感染等。

（二）抗白三烯药物

白三烯（leukotrienes，LT）是花生四烯酸经 5-脂氧酶代谢后的产物，是哮喘发病过程中重要的炎症介质，对呼吸道平滑肌有强大的收缩作用，还可引起黏液分泌增加，降低支气管纤毛功能，促进气道微血管通透性增加而导致肺水肿等。拮抗白三烯受体或抑制 5-脂氧酶的活性，均可有效治疗支气管哮喘。

扎鲁司特（zafirlukast）和孟鲁司特（montelukast）为白三烯受体阻断药，临床主要用于预防哮喘发作，尤其对阿司匹林哮喘、冷空气诱发哮喘或运动性哮喘效果较好。

齐留通（zileuton）为可口服的 5-脂氧酶抑制药，通过抑制白三烯的生物合成从而发挥抗哮喘的作用，主要用于哮喘的预防和长期治疗。

五、肥大细胞膜稳定药

这类药物可抑制肥大细胞释放过敏介质，起效较慢，不宜用于哮喘的急性发作，临床主要用于预防哮喘的发作。包括肥大细胞膜稳定剂色甘酸钠、奈多罗米钠及 H_1 受体阻断药酮替芬。

案例 18-2

患者，男性，7 岁，过敏体质，有哮喘病史。近日住进刚装修的新家中，突发气急、胸闷、呼吸困难等哮喘症状，其母亲立即取出家里的色甘酸钠气雾剂，让他吸入。

问题与思考：色甘酸钠气雾剂用于哮喘急性发作是否有效，为什么？

色 甘 酸 钠

【体内过程】 色甘酸钠（sodium cromoglicate）口服吸收很少，仅 1%。治疗支气管哮喘主要用其微粒粉末（直径约 6μm）吸入给药，约 10%到达肺深部组织并吸收入血，15 分钟达血药浓度峰值。血浆蛋白结合率 60%～75%。$t_{1/2}$ 约 80 分钟。以原形从胆汁和尿排出。

【药理作用】 色甘酸钠无松弛支气管及其他平滑肌的作用，也没有对抗组胺、白三烯等过敏介质的作用。它能抑制肺肥大细胞对各种刺激所产生的脱颗粒作用，抑制组胺、白三烯等过敏介质的释放而发挥作用，但对已经释放的过敏介质无效。因此，在接触抗原前用药，可预防 I 型变态反应所致的哮喘，也能预防运动或其他刺激所致的哮喘。需提前 7～10 天用药。

【临床应用】 主要用于支气管哮喘的预防性治疗，能防止变态反应或运动引起的速发和迟发型哮喘反应。应用 2～3 天，能降低支气管的高反应性。也可用于过敏性鼻炎、溃疡性结肠炎及其他胃肠道过敏性疾病。

【不良反应】 毒性很低。少数患者因粉末的刺激可引起呛咳、气急、胸部紧迫感，甚至诱发哮喘，与少量异丙肾上腺素合用可以预防。

奈多罗米钠

奈多罗米钠（nedocromil　sodium）能抑制支气管黏膜炎症细胞释放多种炎症介质，肥大细胞膜稳定作用比色甘酸钠强，并有一定的抗炎作用，但较糖皮质激素弱。吸入给药能降低哮喘患者的气道反应，改善哮喘症状和肺功能。可防治哮喘、喘息性支气管炎。偶有头痛，儿童、妊娠期妇女慎用。

酮　替　芬

酮替芬（ketotifen）为一新型抗变态反应药物。其特点是兼具有很强的组胺 H_1 受体阻断作用和抑制过敏介质释放的作用。作用较色甘酸钠强。口服有效，作用持续时间较长，一日仅需给药 2 次。对多种类型的支气管哮喘均有明显疗效，对过敏性哮喘的预防效果优于色甘酸钠。

考点： 氨茶碱、色甘酸钠、二丙酸倍氯米松和二羟丙茶碱的临床应用

第 2 节　镇　咳　药

咳嗽是呼吸系统的一种防御性反射，当炎症、异物或痰液刺激呼吸道机械感受器、化学感受器或牵张感受器时，可通过传入神经传到延髓咳嗽中枢，通过传出神经和效应器引起咳嗽。咳嗽可促进呼吸道内痰液和异物的排出，保持呼吸道的清洁与畅通。但剧烈而频繁的咳嗽会影响患者的生活和休息，还可引起并发症，需用镇咳药。

镇咳药通过抑制咳嗽反射弧中某一个或多个环节产生镇咳作用。根据作用机制分为两类：①中枢性镇咳药：直接抑制延髓咳嗽中枢而发挥镇咳作用；②外周性镇咳药：通过抑制延髓咳嗽反射弧中的感受器、传入神经、传出神经或效应器中的任一环节而发挥镇咳作用。有的药物兼有中枢和外周镇咳作用。

一、中枢性镇咳药

可　待　因

可待因（codeine）为阿片生物碱。药理作用与吗啡相似但较弱，镇咳剂量不抑制呼吸，依赖性也较吗啡弱。临床主要用于各种原因引起的剧烈干咳，也用于中等强度的疼痛，对胸膜炎干咳伴胸痛患者尤为适用。

反复应用可产生依赖性，应控制使用。偶有恶心、呕吐、便秘等副作用，大剂量可致中枢兴奋、烦躁不安和呼吸抑制。痰多者禁用。

右 美 沙 芬

右美沙芬（dextromethorphan）是吗啡类左吗喃甲基醚的右旋异构体，很多感冒药里都含有此成分。1956 年被 FDA 列为非处方药。1961 年在世界麻醉药品会议上被定为非麻醉药品，1989 年被 WHO 认定为是可以取代可待因的一种镇咳药。

镇咳强度与可待因相似或略强，起效快。无镇痛作用，治疗量对呼吸中枢无抑制作用，亦无依赖性和耐受性。用于干咳。偶有头晕、嗜睡、口干、恶心、呕吐、便秘等。中毒量有中枢抑制作用。超大剂量滥用可造成严重的不良反应，如脑损伤、癫痫发作、意识丧失、心律失常、呼吸抑制等，甚至导致死亡。孕妇、哮喘、肝病及痰多患者、儿童慎用。青光眼、精神病史者禁用。

喷 托 维 林

喷托维林（pentoxyverine）对咳嗽中枢有直接抑制作用，兼有轻度阿托品样作用和局部麻醉作用，能松弛支气管平滑肌和抑制呼吸道感受器。镇咳强度为可待因的 1/3。适用于上呼吸道感染引起的干咳、阵咳。对小儿百日咳效果尤好。偶有轻度头痛、头昏、口干、便秘等。有阿托品样作用，青光眼、前列腺肥大及心功能不全患者慎用。

考点： 可待因、右美沙芬和喷托维林的药理作用及其临床应用

二、外周性镇咳药

本类药物通过抑制咳嗽反射弧中的感受器、传入或传出神经的传导而起镇咳作用。

苯丙哌林

苯丙哌林（benproperine）主要阻断肺及胸膜牵张感受器的传入神经冲动，对咳嗽中枢也有一定的抑制作用，且有平滑肌解痉作用。镇咳作用比可待因强 2～4 倍。口服后 15～20 分钟生效，镇咳作用维持 4～7 小时，可用于各种原因引起的刺激性干咳。有轻度口干、头晕、胃部烧灼感和皮疹等不良反应。

苯佐那酯

苯佐那酯（benzonatate）为丁卡因的衍生物。有较强的局部麻醉作用，抑制肺牵张感受器及感觉神经末梢，减少咳嗽冲动的传导，兼有中枢镇咳作用。用药后 20 分钟左右产生作用，维持 3～4 小时。对干咳、镇咳效果良好，也可用于支气管镜等检查前预防咳嗽。有轻度嗜睡、头晕、鼻塞等副作用，偶见过敏性皮炎。服用时勿将药丸咬碎，以免引起口腔麻木。

第 3 节 祛痰药

祛痰药是一类能使痰液变稀、黏稠度降低，或能加速呼吸道黏膜纤毛运动，使痰液易于咳出的药物。祛痰药促进呼吸道内积痰排出，减少了痰液对呼吸道黏膜的刺激，有利于缓解咳嗽等症状，也有利于控制继发感染。

氯化铵

氯化铵（ammonium chloride）口服对胃黏膜产生局部刺激作用，反射性地引起呼吸道的分泌，使痰液变稀，易于咳出。本品很少单独应用，常与其他药物配伍制成复方。用于急、慢性呼吸道炎症而痰稠不易咳出的患者。

氯化铵口服吸收后可使体液及尿液呈酸性，可用于酸化尿液及某些碱血症。溃疡病与肝、肾功能不良者慎用。

其他药物如口服碘化钾、吐根、酒石酸锑钾、愈创甘油醚、桔梗等，也能刺激胃黏膜，反射性促进痰液分泌增加，易于咳出。

乙酰半胱氨酸

乙酰半胱氨酸（acetylcysteine）性质不稳定，为一还原剂，吸入后能与黏蛋白的双硫键（—S—S—）结合，使之裂解，变成小分子的肽链，从而降低痰的黏滞性，易于咳出。雾化吸入用于治疗黏稠痰阻塞气道，咳嗽困难者。紧急时可气管内滴入，迅速使痰变稀，便于吸引排痰。

本药有特殊臭味，可引起恶心、呕吐。对呼吸道有刺激性，可致支气管痉挛，加用异丙肾上腺素可避免。支气管哮喘患者慎用。滴入气管可产生大量分泌液，故应及时吸引排痰。雾化吸入不宜与铁、铜、橡胶和氧化剂接触，应以玻璃或塑料制品作喷雾器。不宜与青霉素、头孢菌素、四环素混合，以免降低抗生素活性。

羧甲司坦

羧甲司坦（carbocisteine）为黏液调节剂，主要调节支气管腺体的分泌，使低黏度的唾液黏蛋白分泌增加，高黏度的岩藻黏蛋白产生减少，因而使痰液的黏稠性降低而易于咳出。口服起效快，服用 4 小时可见明显疗效。用于治疗慢性支气管炎、支气管哮喘等疾病引起的痰液黏稠、咳痰困难和痰阻气管所致的肺通气功能不全。有轻度头晕、恶心、胃部不适、腹泻及皮疹等不良反应。消化性溃疡患者慎用或禁用。

同类药物还有厄多司坦（erdosteine）等。

溴己新

溴己新（bromhexine）又称溴己铵，有较强的黏痰溶解作用，可裂解黏痰中的黏多糖，并抑制其合成，使痰液变稀，还可促进呼吸道腺体分泌增加，使痰液易于咳出，保持呼吸道畅通。适用于慢性支气管炎，哮喘及支气管扩张症痰液黏稠不易咳出患者。少数患者可感胃部不适，偶见氨基转移酶升高。消化性溃疡、肝功不良者慎用。

氨溴索

氨溴索（ambroxol）为溴己新在体内的活性代谢产物，可显著促进排痰、降低痰黏稠度，还可改善呼吸状况。适用于伴有痰液分泌不正常及排痰功能不良的急、慢性肺部疾病。例如，慢性支气管炎急性加重、喘息型支气管炎及支气管哮喘的祛痰治疗。也可用于婴儿呼吸窘迫综合征（IRDS）的治疗。不良反应较少，主要为胃部灼热、消化不良及恶心、呕吐。过敏反应极少出现，主要为皮疹。

考点：氯化铵、溴己新、氨溴索的临床应用

案例 18-3

患者，女性，35 岁，哮喘复发 3 日，伴轻微咳嗽，痰呈泡沫状，量不多，医生给予醋酸泼尼松片、氨茶碱片、溴己新片三种药物进行治疗。

问题与思考：请问医生的治疗方案是否合理，为什么？

自测题

一、选择题

【A 型题】

1. 心血管系统不良反应较少的平喘药是（ ）
   A. 茶碱 B. 肾上腺素
   C. 沙丁胺醇 D. 异丙肾上腺素
   E. 麻黄碱
2. 预防支气管哮喘发作的首选药物是（ ）
   A. 肾上腺素 B. 异丙肾上腺素
   C. 麻黄碱 D. 异丙基阿托品
   E. 色甘酸钠
3. 用于平喘的 M 胆碱受体阻断药是（ ）
   A. 哌仑西平 B. 异丙阿托品
   C. 阿托品 D. 后阿托品
   E. 氨茶碱
4. 明显抑制支气管炎症过程的平喘药是（ ）
   A. 肾上腺素 B. 倍氯米松
   C. 沙丁胺醇 D. 异丙肾上腺素
   E. 异丙阿托品
5. 为减少全身性不良反应，用糖皮质激素平喘时适宜的给药方法是（ ）
   A. 口服 B. 静脉滴注
   C. 皮下注射 D. 气雾吸入
   E. 肌内注射
6. 色甘酸钠对已发作的哮喘无效的主要原因是（ ）
   A. 不能阻止过敏介质的释放
   B. 不能直接对抗过敏介质的作用
   C. 无肥大细胞膜稳定作用
   D. 无降低支气管高反应性作用
   E. 无抑制肺肥大细胞脱颗粒作用
7. 乙酰半胱氨酸可用于（ ）
   A. 剧烈干咳 B. 痰黏稠不易咳出者
   C. 支气管哮喘咳嗽 D. 急、慢性咽炎
   E. 以上都不是

【B 型题】

（第 8～12 题备选答案）
A. 氨茶碱 B. 沙丁胺醇
C. 异丙基阿托品 D. 倍氯米松
E. 色甘酸钠

8. 选择性激动 β_2 受体的平喘药是（ ）
9. 可阻断腺苷受体的平喘药是（ ）
10. 阻断 M 胆碱受体的平喘药是（ ）
11. 稳定肥大细胞膜的平喘药是（ ）
12. 具有抗炎、抗过敏作用的平喘药是（ ）

【X 型题】

13. 关于选择性 β_2 受体激动剂的说法正确的是（ ）
    A. 心血管系统的不良反应少
    B. 可激动 α 受体
    C. 剂量过大可引起手指震颤

D. 口服无效

E. 代表药有麻黄碱

14. 哮喘急性发作可以选用的药物有（　　）

A. 沙丁胺醇吸入　　B. 肾上腺素皮下注射

C. 氨茶碱静脉注射　　D. 麻黄碱口服

E. 色甘酸钠吸入

15. 祛痰药包括（　　）

A. 乙酰半胱氨酸　　B. 氯化铵

C. 溴己新　　D. 苯佐那酯

E. 可待因

二、简答题

1. 平喘药可分为哪几类？每类列举一个代表药。
2. 氨茶碱的平喘作用机制是什么？

（彭　电）

第19章

作用于消化系统的药物

消化系统疾病是发生在消化系统的器质性和功能性疾病，是常见病、多发病。作用于消化系统的药物主要包括助消化药、抗消化性溃疡药、止吐药、泻药、止泻药和利胆药等。

第1节 助消化药

助消化药多为消化液中成分或促进消化液分泌的药物。能促进食物的消化，临床用于消化道分泌功能减弱或消化不良的治疗。有些药物能阻止肠道内容物的过度发酵，也可用于消化不良的治疗。

稀盐酸（dilute hydrochloric acid）为10%的盐酸溶液，口服后使胃内酸度增加，胃蛋白酶活性增强，并能促进胰液和胆汁分泌。服后可消除胃部不适、腹胀、嗳气等症状。适用于胃酸缺乏症、发酵性消化不良等。

胃蛋白酶（pepsin）系自牛、猪、羊等胃黏膜提取。常与稀盐酸同服用于胃蛋白酶缺乏症。不能与碱性药物配伍。

胰酶（pancreatin）系自猪、羊或牛胰腺中提取的多种酶的混合物，主要为胰蛋白酶、胰淀粉酶与胰脂肪酶。用于胰腺外分泌不足引起的消化不良。在酸性溶液中易被破坏，一般制成肠衣片服用。

复方消化酶（compound digestive enzyme）是含有胃蛋白酶、木瓜酶、淀粉酶和纤维素酶等多种消化酶的复方制剂。口服后有助于糖类、脂肪、蛋白质、纤维素的消化，并具有促进肠内气体排出、胆汁分泌的功能。主要用于消化不良、食欲缺乏症包括腹部不适、嗳气、早饱、餐后腹胀、恶心、排气过多、脂肪便等。也可用于胆囊炎、胆结石和胆囊切除患者的消化不良。

乳酶生（lactasin）为干燥活乳酸杆菌制剂，能分解糖类产生乳酸，使肠内酸性增高，从而抑制肠内腐败菌的繁殖，减少发酵和产气。常用于消化不良，腹胀及小儿消化不良性腹泻。不宜与抗菌药或吸附剂同时服用，以免降低疗效。

枯草杆菌二联活菌（live combined bacillus subtilis and enterococcus faecium）为复方制剂，含有枯草杆菌和屎球菌。枯草杆菌产生多种酶，分解糖类、脂肪、蛋白质和纤维蛋白、明胶等，促进物质的消化和吸收。屎球菌对致病菌抑制作用强，繁殖迅速。主要用于治疗和预防消化不良、食欲不振、营养不良、肠道功能紊乱引起的腹泻、便秘、腹胀、肠道内异常发酵、肠炎和使用抗生素引起的肠黏膜损伤等。

考点：胃蛋白酶和乳酶生的临床应用、胰酶应用时的注意事项

第2节 抗消化性溃疡药

消化性溃疡（peptic ulcer）主要指发生在胃和十二指肠的慢性溃疡，分别称为胃溃疡和十二指肠溃疡，发病率为10%～12%。消化性溃疡的发生是“损伤因子”（胃酸、胃蛋白酶和幽门螺杆菌）的作用增强，“保护因子”（黏液/HCO_3^-屏障、前列腺素和胃黏膜修复）的作用减弱引起的。

根据作用机制的不同，抗消化性溃疡药可分为以下几类：

1. 抗酸药 如三硅酸镁、氢氧化铝等。

2. 抑酸药 包括：①H_2受体阻断药，如西咪替丁；②M 胆碱受体阻断药，如哌仑西平；③促胃液素受体阻断药，如丙谷胺；④H^+-K^+-ATP 酶抑制药，如奥美拉唑。

3. 黏膜保护药 包括：①前列腺素衍生物，如米索前列醇；②硫糖铝；③铋制剂，如枸橼酸铋钾等。

4. 抗幽门螺杆菌药 如阿莫西林、克拉霉素、甲硝唑等。

一、抗 酸 药

抗酸药（antacids）是一类弱碱性物质，口服后可中和胃酸、降低胃内酸度和胃蛋白酶的活性，缓解疼痛，促进溃疡愈合。餐后服药可延长药物作用时间。合理用药应在餐后 1 小时左右及临睡前各服一次。理想的抗酸药应该是作用迅速持久、不吸收、不产气、不引起腹泻或便秘，对黏膜及溃疡面有保护收敛作用。因为单一药物很难达到这些要求，所以临床常用复方制剂。

氢氧化镁（magnesium hydroxide）抗酸作用较强、较快。镁离子有导泻作用，少量吸收经肾排出，如肾功能不良可引起血镁过高。

三硅酸镁（magnesium trisilicate）抗酸作用较弱而慢，但持久。在胃内生成的胶状二氧化硅对溃疡面有保护作用。

氢氧化铝（aluminum hydroxide）抗酸作用较强、起效缓慢，作用持久。作用后产生的氧化铝有收敛、止血和致便秘作用。还可影响肠道对磷酸盐、四环素、地高辛、异烟肼、泼尼松等的吸收。

碳酸钙（calcium carbonate）抗酸作用较强、快而持久。可产生 CO_2 气体。进入小肠的 Ca^{2+}可促进促胃液素分泌，引起反跳性胃酸分泌增多。

碳酸氢钠（sodium bicarbonate）又称小苏打。作用强、快而短暂。可产生 CO_2 气体。未被中和的碳酸氢钠几乎全部被吸收，能引起碱血症。

考点：碳酸氢钠的作用特点

二、抑制胃酸分泌药

胃酸是由胃黏膜壁细胞分泌的，乙酰胆碱、组胺、促胃液素可分别激动壁细胞上相应的 M_1 受体、H_2 受体及 G 受体，通过不同的信号转导途径，激活壁细胞小管膜上的质子泵（H^+-K^+-ATP 酶），将 H^+ 分泌到小管内，与 Cl^-结合成胃酸，进入胃腔。因此，能阻断上述受体或抑制质子泵的药物，均可以抑制胃酸的分泌，促进溃疡愈合。抑酸药的作用机制见图 19-1。

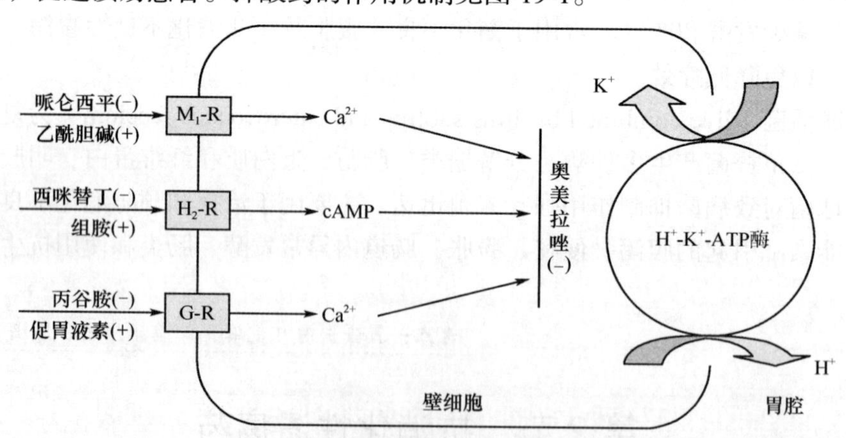

图 19-1 抑制胃酸分泌药的作用机制

M_1-R：M 胆碱受体；H_2-R：组胺受体；G-R：促胃液素受体；（+）：激动；（-）：抑制

（一）H_2受体阻断药

常用的药物有第一代的西咪替丁（cimetidine，甲氰咪胍）；第二代的雷尼替丁（ranitidine）；第三代的法莫替丁（famotidine）、尼扎替丁（nizatidine）；第四代的罗沙替丁（roxatidine）等。

西 咪 替 丁

【体内过程】 口服后 60%～70%由肠道迅速吸收，生物利用度（F）约为 70%，45～90 分钟血药浓度达高峰。吸收后广泛分布于全身组织中，少部分可通过血脑屏障进入脑组织。蛋白质结合率为 15%～20%，$t_{1/2}$ 约 2 小时，但有效血药浓度可维持 5 小时。部分在肝脏内代谢，主要经肾排泄，可经胎盘转运和从乳汁排出。

【药理作用】 通过阻断壁细胞上的 H_2 受体，抑制基础胃酸和夜间胃酸分泌及组胺、胆碱、促胃液素、食物等引起的胃酸分泌。作用较抗胆碱药强而持久，溃疡愈合率高。突然停药，会导致胃酸分泌反跳性增加。

【临床应用】

1. 十二指肠溃疡和胃溃疡 一天口服 1g，4～8 周十二指肠溃疡的愈合率为 70%～80%，胃溃疡愈合率为 66%～73%。停药后溃疡复发率约为 24%。

2. 急性胃黏膜出血和应激性溃疡 有效率在 60%以上。

3. 反流性食管炎及卓-艾（Zollinger-Ellison）综合征 反流性食管炎主要是胃内容物（主要是胃酸和胃蛋白酶）反流入食管，刺激食管黏膜而引起的炎症。

【不良反应】

1. 消化系统 常见有腹泻、腹胀、口苦、口干、血清氨基转移酶轻度升高，偶见严重肝炎、肝坏死等。

2. 中枢神经系统 常见头晕、头痛、疲乏、嗜睡等。少数患者可出现不安、感觉迟钝、语言不清、幻觉、妄想等症状。老人、幼儿或肝肾功能不全的患者，宜慎用。

3. 造血系统 对骨髓有一定的抑制作用，少数患者可发生白细胞或粒细胞减少等。

4. 内分泌系统 具有抗雄性激素作用，用药剂量较大（每日剂量＞1.6g）时可引起男性乳房发育、女性溢乳、性欲减退等。

【药物相互作用】

1. 西咪替丁为肝药酶抑制剂，可抑制华法林、茶碱、苯妥英钠、苯巴比妥、卡马西平、普萘洛尔、地西泮等药物的代谢。

2. 与抗酸剂同时服用，可使血药浓度降低，如需合用，则至少相隔 1 小时。另外，硫糖铝需经胃酸水解后才能发挥作用，本品抑制胃酸分泌，二者合用可能使硫糖铝疗效降低。

链 接 卓-艾综合征

卓-艾综合征又称促胃液素瘤，是胰腺非 B 细胞瘤分泌大量促胃液素所致，大量促胃液素刺激壁细胞增生，分泌大量胃酸，使上消化道经常处于多酸环境。其特点是高促胃液素血症伴大量胃酸分泌而引起的上消化道多发性、难治性消化性溃疡。该病由 Zollinger 和 Ellison 于 1955 年首先报道，故命名为 Zollinger-Ellison 综合征。治疗方法有外科切除患病部位或服用胃酸分泌抑制药。

雷尼替丁（ranitidine）为第二代 H_2 受体阻断药，抑酸作用比西咪替丁强 5～10 倍，有效血药浓度可维持 8～12 小时。对肝药酶的抑制作用和抗雄激素的作用不明显。对胃溃疡和十二指肠溃疡疗效优于西咪替丁，且复发率低。

法莫替丁（famotidine）为第三代 H_2 受体阻断药，抑酸作用为西咪替丁的 40～50 倍，为雷尼替丁的 7～10 倍，有效血药浓度可维持 12 小时。不抑制肝药酶，无抗雄激素作用。

尼扎替丁（nizatidine）也属于第三代的 H_2 受体阻断药，第四代有罗沙替丁（roxatidine）等。作用和雷尼替丁相似。

（二）M 胆碱受体阻断药

哌 仑 西 平

哌仑西平（pirenzepine）选择性阻断胃壁细胞的 M_1 受体，抑制胃酸分泌。而对唾液腺、平滑肌、心房的 M 胆碱受体亲和力低。治疗效果与西咪替丁相似，主要用于胃及十二指肠溃疡的治疗。不良反应轻微，大剂量使用可出现口干、视物模糊、心动过速等。

（三）促胃液素受体阻断药

丙 谷 胺

丙谷胺（proglumide）由于化学结构与促胃液素相似，可竞争性阻断促胃液素受体，减少胃酸分泌。并对胃黏膜有保护和促进愈合作用。可用于胃溃疡、十二指肠溃疡和胃炎，疗效不及 H_2 受体阻断药。停药后不易发生胃酸分泌的反跳现象。本品还具有利胆作用。偶有口干、便秘、瘙痒、失眠、腹胀等不良反应。

（四）H^+-K^+-ATP 酶抑制药（质子泵抑制药）

奥 美 拉 唑

奥美拉唑（omeprazole）为第一个用于临床的质子泵抑制药。1987 年用于临床治疗消化性溃疡效果明显。

【体内过程】 口服生物利用度为 35%。重复给药，可能因胃内 pH 降低，使生物利用度增为 60%。1～3 小时血液浓度达高峰。$t_{1/2}$ 为 0.5～1 小时，但因抑制 H^+泵为非可逆性，故作用持久。主要在肝脏代谢，80%代谢产物由尿排出，其余随粪便排出，仅少数以原形排泄。有肠肝循环，血浆蛋白结合率 95%左右。肾衰竭患者对本品的清除无明显变化，肝功能受损者清除半衰期可有延长。

【药理作用与作用机制】

1. 抑制胃酸的分泌 口服后可浓集于壁细胞分泌小管周围，并转变为有活性的次磺酰胺衍生物。它的硫原子与 H^+-K^+-ATP 酶上的巯基结合，形成酶-抑制剂复合物，抑制 H^+-K^+-ATP 酶，从而有效地抑制胃酸的分泌。由于 H^+-K^+-ATP 酶是壁细胞泌酸的最后一个过程，故本品抑酸能力强大，它不仅能抑制促胃液素、组胺、胆碱及食物、刺激迷走神经等引起的胃酸分泌，还抑制基础胃酸分泌。本品对胃蛋白酶分泌也有抑制作用。

2. 促进溃疡愈合 抑制胃酸分泌，使胃内酸度降低，反射性使促胃液素分泌增加，促进贲门、胃体、胃窦处黏膜血流量增加，有利于溃疡的愈合。

3. 抗幽门螺杆菌作用 可干扰幽门螺杆菌的生存环境，对幽门螺杆菌阳性的患者，合用抗菌药物，可使细菌转阴率达 90%以上，并可明显降低复发率。

【临床应用】

1. 胃和十二指肠溃疡 缓解疼痛迅速，服药 1～3 天即见效。经 4～6 周，溃疡愈合率达 97%。其他药物包括 H_2 受体阻断药无效者用药 4 周，愈合率也高达 90%左右。

2. 其他 应激性溃疡、反流性食管炎、卓-艾综合征、消化性溃疡急性出血。对反流性食管炎，有效率达 75%～85%，优于雷尼替丁。卓-艾综合征给药第一天胃内酸度降低，症状改善。

【不良反应】 不良反应发生率较低，主要有头痛、头昏、口干、恶心、腹胀、失眠及便秘。偶有皮疹、外周神经炎、男性乳房女性化等。长期持续抑制胃酸分泌，可致胃内细菌过度滋长，亚硝酸类物质升高，是否会引起胃嗜铬细胞增生与胃癌形成，尚无定论。长期服用应定期检查胃黏膜有无肿瘤样增生。本品对肝药酶有抑制作用，可延缓经肝脏代谢药物如地西泮、苯妥英钠、华法林的消除。

兰 索 拉 唑

兰索拉唑（lansoprazole）为第二代质子泵抑制药，1992 年上市。作用机制同奥美拉唑，能特异性地抑制胃壁细胞的 H^+-K^+-ATP 酶系统，阻断胃酸分泌的最后步骤，产生持续性的抑制胃酸分泌作用。兰索拉唑及其活性代谢物具有一定的抗幽门螺杆菌的作用。临床主要用于：①胃溃疡、活动性十二指肠溃疡和吻合口溃疡。②胃-食管反流征（GERD）。③卓-艾综合征。④与适当的抗生素合用，可根治幽门螺杆菌。

泮托拉唑（pantoprazole）与雷贝拉唑（rabeprazole）为第三代质子泵抑制药。两药对肝药酶的抑制较奥美拉唑和兰索拉唑弱。

三、黏膜保护药

（一）前列腺素衍生物

胃黏膜能合成前列腺素 E_2（PGE_2）及前列环素（PGI_2），它们能防止有害因子损伤胃黏膜，预防化学刺激引起的胃黏膜出血、糜烂与坏死，发挥细胞或黏膜保护作用。临床应用性质比较稳定的、作用较强的前列腺素衍生物有：

米索前列醇（misoprostol）性质稳定，口服吸收良好，口服后促进胃黏膜血液循环，还抑制基础胃酸和组胺、促胃液素、食物刺激所致的胃酸分泌，胃蛋白酶分泌也减少。临床应用于胃、十二指肠溃疡及急性胃炎引起的消化道出血。主要不良反应为腹痛、腹泻、恶心等。因能引起子宫收缩，孕妇禁用。本品与米非司酮序贯合并使用，可用于终止停经 49 天内的早期妊娠。

恩前列醇（enprostil）作用类似米索前列醇，而持续时间较长，抗溃疡作用较米索前列醇强。用途及不良反应同米索前列醇。

（二）硫糖铝

硫糖铝（sucralfate）是蔗糖硫酸酯的碱式铝盐，在 $pH<4$ 时，可聚合成胶体，牢固地黏附于上皮细胞和溃疡基底，在溃疡面形成保护屏障，抵御胃酸、胃蛋白酶、胆汁酸的侵蚀；还能促进胃黏液和碳酸氢盐分泌，从而发挥细胞保护效应。治疗消化性溃疡、慢性胃炎、反流性食管炎有较好疗效。硫糖铝在酸性环境中才发挥作用，所以不能与抗酸药、抑制胃酸分泌药同用。不良反应较轻，较常见的是便秘，个别患者可出现口干、恶心、皮疹、胃痉挛等，发生胃痉挛时可与适当的抗胆碱能药物合用。

（三）枸橼酸铋钾

枸橼酸铋钾（bismuth potassium citrate）又名三钾二枸橼酸铋，溶于水形成胶体溶液。本品不抑制胃酸，在胃液 pH 条件下能形成氧化铋胶体沉着于溃疡表面或基底肉芽组织，形成保护膜而抵御胃酸、胃蛋白酶、酸性食物对溃疡面的刺激。并具有降低胃蛋白酶的活性、促进黏液分泌和一定的抗幽门螺杆菌作用。用于胃、十二指肠溃疡，慢性胃炎等。疗效与 H_2 受体阻断药相似，但复发率较低。牛奶、抗酸药可干扰其作用。服药期间可使舌、粪染黑。偶见恶心等消化道症状。肾功能不良者禁用，以免引起血铋过高导致神经毒性。

考点：西咪替丁、雷尼替丁、法莫替丁、奥美拉唑和米索前列醇的药理作用、临床应用及不良反应

案例 19-1

患者，男性，36 岁，患有严重的十二指肠溃疡。医生检查诊断后，给予口服雷尼替丁片和硫糖铝片进行治疗。

问题与思考：以上两药联合治疗的方案合理吗，为什么？

四、抗幽门螺杆菌药

幽门螺杆菌寄生于胃和十二指肠的黏液层与黏细胞之间，分泌蛋白分解酶，破坏黏液屏障，对黏膜产生损伤，是引起慢性胃炎和消化性溃疡的重要病因。因此，根治幽门螺杆菌对治疗慢性胃炎和消化性溃疡具有重要意义。

幽门螺杆菌在体外对多种抗菌药非常敏感，但体内单用一种药物，几乎无效。临床常以铋制剂或质子泵抑制剂与抗菌药如甲硝唑、阿莫西林、氨苄西林、克拉霉素等联合应用。

链 接 幽门螺杆菌

1982 年两位澳大利亚科学家罗宾·沃伦（J. Robin Warren）和巴里·马歇尔（Barry J.Marshall）发现了幽门螺杆菌（*Helicobacter pylori*，*Hp*），2005 年度诺贝尔生理学或医学奖授予这两位科学家以表彰他们发现了幽门螺杆菌及这种细菌在胃炎和胃溃疡等疾病中的作用。经过 30 多年的深入研

究，幽门螺杆菌在慢性胃炎、消化性溃疡和胃癌中的重要作用已被充分证明。目前认为90%的十二指肠溃疡、80%的胃溃疡和80%的胃癌与幽门螺杆菌感染有关。幽门螺杆菌的根除使消化性溃疡的复发率由每年的80%降低到5%，使消化性溃疡成为真正可以治愈的疾病。*Hp* 的发现是20世纪医学史上最重大的发现之一。

第3节 止 吐 药

止吐药（antiemetics）是指作用于不同环节抑制呕吐反应的药物。呕吐是由多种原因引起的胃肠逆蠕动，如药物、胃肠疾病、晕动病、外科手术等。中枢的催吐化学感受区（CTZ）、孤束核参与呕吐中枢的活动。中枢和外周的许多受体与呕吐有关：如多巴胺受体、5-羟色胺受体、组胺受体、M型胆碱受体，这些受体的阻断剂都可以发挥止吐作用。M受体阻断药东莨菪碱、H_1受体阻断药苯海拉明等药物的止吐作用已在有关章节介绍过。本节主要介绍多巴胺受体阻断药和5-羟色胺受体阻断药的止吐作用。

甲氧氯普胺

甲氧氯普胺（metoclopramide）是第一代胃肠促动力药（prokinetics）。口服生物利用度为75%，易通过血脑屏障和胎盘屏障。$t_{1/2}$为4～6小时。对多巴胺D_2受体有阻断作用，阻断CTZ的D_2受体，发挥止吐作用。阻断胃肠多巴胺受体，可引起从食管至近段小肠平滑肌运动，加速胃的正向排空（多巴胺使胃体平滑肌松弛，幽门肌收缩）和加速肠内容物从十二指肠向回盲部推进，发挥胃肠促动作用。常用于慢性功能性消化不良引起的胃肠运动障碍，包括恶心、呕吐及肿瘤化疗、放疗药引起的各种呕吐。常见不良反应为嗜睡、倦怠，长期大量应用，可引起锥体外系反应、男子乳房发育、溢乳等。

多潘立酮

多潘立酮（domperidone）又名吗丁啉（motilium），属第二代胃肠促动药，也是多巴胺受体阻断药。不易通过血脑屏障，几乎无锥体外系反应。对偏头痛、颅外伤，放射治疗引起的恶心、呕吐有效，对胃肠运动障碍性疾病也有效。不良反应较轻，偶有轻度腹部痉挛，注射给药可引起过敏。

昂丹司琼

昂丹司琼（ondansetron）又称奥丹西隆，能选择性阻断中枢及迷走神经传入纤维5-HT_3受体，产生强大止吐作用。对化疗药（如顺铂、环磷酰胺、多柔比星）引起呕吐的止吐作用迅速、强大。但对晕动病及多巴胺激动剂去水吗啡引起的呕吐无效。临床用于化疗、放疗引起的恶心、呕吐。不良反应较轻，可有头痛、疲劳或便秘、腹泻。

同类药物还有格拉司琼（granisetron）、托烷司琼（tropisetron）、阿扎司琼（azasetron）等。

西沙必利

西沙必利（cisapride）为非选择性5-HT_4受体激动药，对全胃肠道均有促动力作用，通过兴奋胃肠道5-HT_4受体，促进乙酰胆碱释放，从而增强胃肠道运动，改善功能性消化不良患者的胃肠道症状。

主要用于功能性消化不良，X线、内镜检查为阴性的上消化道不适，症状为早饱，饭后饱胀、食量减低、胃胀、嗳气过多、食欲缺乏、恶心、呕吐或类似溃疡的主诉（上腹部灼痛）。另可用于轻度反流性食管炎的治疗。

西沙必利无锥体外系、催乳素释放及胃酸分泌等不良反应。偶有过敏反应，包括红疹、瘙痒、荨麻疹、支气管痉挛、轻度短暂的头痛或头晕及剂量相关的尿频报道。有心脏病、心律失常、QT间期延长者禁用。

莫沙必利

莫沙必利（mosapride）为选择性5-HT_4受体激动药，可选择性作用于上消化道，增强胃肠运动。

与西沙比利不同的是对结肠的亲和力比较低。莫沙必利也无锥体外系、催乳素释放及胃酸分泌等不良反应。

莫沙必利主要用于功能性消化不良伴有胃灼热、嗳气、恶心、呕吐、早饱、上腹胀等消化道症状；也可用于胃食管反流性疾病、糖尿病性胃轻瘫及部分胃切除患者的胃功能障碍。不良反应主要表现为腹泻、腹痛、口干、皮疹、倦怠、头晕等。

同类药物还有伊托必利（itopride）。

考点：甲氧氯普胺、西沙必利、莫沙必利、多潘立酮和昂丹司琼药理作用、临床应用及不良反应

第 4 节　泻　　药

泻药（laxatives，catharitics）是能增加肠内水分，促进胃肠蠕动，软化粪便或润滑肠道促进排便的药物。临床主要用于治疗功能性便秘，分为容积性、刺激性和润滑性泻药三类。

一、容积性泻药（渗透性泻药）

硫酸镁及硫酸钠

硫酸镁（magnesium sulfate）和硫酸钠（sodium sulfate）在肠道难以吸收，形成高渗透压而阻止肠内水分的吸收，从而扩张肠道，刺激肠壁，促进肠道蠕动。此外镁盐还能引起十二指肠分泌缩胆囊素（cholecystokinin），此激素能刺激肠液分泌和蠕动。一般空腹应用，并大量饮水，1～3 小时即发生泻下作用，排出液体性粪便。导泻作用剧烈，故临床主要用于排除肠内毒物，或某些驱肠虫药服后加速虫体排出。可引起反射性盆腔充血和失水。月经期、妊娠期妇女及老人慎用。

口服高浓度硫酸镁或用导管直接注入十二指肠，因反射引起胆总管括约肌松弛，胆囊收缩，发生利胆作用。可用于阻塞性黄疸、慢性胆囊炎。注射硫酸镁，可引起中枢抑制和骨骼肌松弛而产生抗惊厥作用，用于各种原因引起的惊厥，尤其对子痫的惊厥有良好效果。此外，注射给药后 Mg^{2+}可直接扩张外周血管，降低血压，且降压作用迅速；也可扩张冠状动脉，增加心肌供血、供氧。临床上用于治疗高血压危象和高血压脑病，也可用于急性心肌梗死。

案例 19-2

患者，女性，25 岁。因工作问题和父母发生分歧，争吵后口服大量地西泮，出现昏迷、血压下降、脉搏细弱、呼吸困难、反射减弱等症状。

问题与思考：请问抢救时能否用硫酸镁导泻，为什么？应选择何药进行导泻？

膳食纤维素

膳食纤维素包括蔬菜、水果中天然和半合成的多糖及纤维素衍生物如甲基纤维素、羧甲基纤维素等，不被肠道吸收，增加肠内容积并保持粪便湿软，有良好的通便作用和防治功能性便秘作用。

乳　果　糖

乳果糖（lactulose）口服后在小肠内不被吸收，也不被代谢，在肠腔内形成高渗透压而滞留水分，到结肠后被细菌分解成乳酸及其他有机酸，刺激结肠，使局部渗出增加，肠蠕动加快，产生轻泻作用。用于慢性或习惯性便秘，并用于预防和治疗各种肝病引起的高血氨症及高血氨所致的肝性脑病。对本药过敏、胃肠道梗阻和急腹症者、尿毒症和糖尿病酸中毒者禁用。

二、接触性泻药（刺激性泻药）

酚　　酞

酚酞（phenolphthalein）口服后在肠道内与碱性肠液相遇形成可溶性钠盐，能促进结肠蠕动。服药

后 6～8 小时排出软便，作用温和，适用于慢性便秘。口服酚酞约有 15%被吸收，从尿中排出，如尿液为碱性则呈红色。部分由胆汁排泄，因有肝肠循环而延长其作用时间，故一次服药作用可维持 3～4 天。偶有过敏反应，如肠炎、皮炎及出血倾向等。同类药物比沙可啶（bisacodyl）用于便秘或 X 线、内镜检查或术前排空肠内容物。

蒽 醌 类

大黄、番泻叶和芦荟等植物，含有蒽醌苷类物质，口服后被大肠内细菌分解为蒽醌，刺激结肠推进蠕动。用药后 4～8 小时排便，常用于急、慢性便秘。

三、润滑性泻药

润滑性泻药是通过局部润滑并软化粪便而发挥作用。适用于老年患者及痔疮、肛门手术患者。

液 体 石 蜡

液体石蜡（liquid paraffin）为矿物油，不被肠道消化吸收，产生滑润肠壁和软化粪便的作用，使粪便易于排出。

甘 油

甘油（glycerin）以 50%浓度的液体注入肛门，由于高渗透压刺激肠壁引起排便反应，并有局部润滑作用，数分钟内引起排便。适用于儿童及老年患者。

考点：硫酸镁、乳果糖和酚酞的临床应用

第 5 节 止 泻 药

腹泻是多种疾病的症状，治疗时应采取对因疗法。例如，肠道细菌感染引起的腹泻，应当首先用抗菌药物。但剧烈而持久的腹泻，可引起脱水和电解质紊乱，可在对因治疗的同时，适当给予止泻药。常用的药物如下：

1. **阿片制剂** 如阿片酊（opium tincture），多用于较严重的非细菌感染性腹泻。
2. **地芬诺酯**（diphenoxylate） 又称苯乙哌啶，为人工合成品的哌替啶衍生物，对肠道运动的影响类似阿片类，可用于急性功能性腹泻。不良反应轻而少见。大剂量长期服用可产生依赖性。
3. **洛哌丁胺**（loperamide） 又称苯丁哌胺，结构类似地芬诺酯，但治疗量无中枢作用，除直接抑制肠道蠕动外，还可减少肠壁神经末梢释放乙酰胆碱。作用强而迅速、持久。用于急、慢性腹泻。不良反应轻微。
4. **收敛吸附剂** 鞣酸蛋白（tannalbin）、碱式碳酸铋（bismuth subcarbonate）、蒙脱石（montmorillonite）等。

考点：地芬诺酯的临床应用

第 6 节 利 胆 药

利胆药为促进胆汁分泌或促进胆囊排空的药物。

去 氢 胆 酸

去氢胆酸（dehydrocholic acid）可增加胆汁的分泌，使胆汁变稀。对脂肪的消化吸收也有促进作用。临床上用于胆囊及胆道功能失调，胆囊切除后综合征、慢性胆囊炎、胆石症及某些肝脏疾病（如慢性肝炎）。对胆道完全梗阻及严重肝肾功能减退者禁用。

熊去氧胆酸

熊去氧胆酸（ursodeoxycholic acid）可减少普通胆酸和胆固醇吸收，抑制胆固醇合成与分泌，从

而降低胆汁中胆固醇含量，不仅可阻止胆石形成，长期应用还可促进胆石溶解。对胆囊炎、胆道炎也有治疗作用。对胆色素结石、混合性结石无效。

自测题

一、选择题

【A型题】

1. 中和胃酸的抗消化性溃疡药是（　　）
   A. 氢氧化铝　B. 西咪替丁　C. 哌仑西平　D. 米索前列醇　E. 硫糖铝
2. 第一代 H_2 受体阻断药是（　　）
   A. 雷尼替丁　B. 西咪替丁　C. 法莫替丁　D. 尼扎替丁　E. 奥美拉唑
3. 阻断胃壁细胞质子泵的抗消化性溃疡药是（　　）
   A. 米索前列醇　B. 奥美拉唑　C. 丙谷胺　D. 丙胺太林　E. 西咪替丁
4. 米索前列醇抗消化性溃疡的机制是（　　）
   A. 中和胃酸
   B. 阻断壁细胞促胃液素受体
   C. 阻断壁细胞 H_2 受体
   D. 阻断壁细胞 M_1 受体
   E. 保护细胞或黏膜
5. 甲氧氯普胺的主要止吐机制是（　　）
   A. 阻断多巴胺 D_2 受体　B. 激动多巴胺 D_2 受体　C. 激动M受体　D. 阻断M受体　E. 阻断 H_1 受体

【B型题】

（第6～9题备选答案）

A. 氢氧化镁　B. 氢氧化铝　C. 碳酸钙　D. 三硅酸镁　E. 碳酸氢钠

6. 抗酸作用较强、快而短暂，可产生气体，吸收入血后可引起碱血症（　　）
7. 抗酸作用较强、较快，有致轻泻作用（　　）
8. 抗酸作用较弱而慢，但持久，致轻泻，对溃疡面有保护作用（　　）
9. 抗酸作用较强，有收敛、止血和引起便秘作用（　　）

（第10～14题备选答案）

A. 奥美拉唑　B. 哌仑西平　C. 雷尼替丁　D. 碳酸氢钠　E. 枸橼酸铋钾

10. 阻断 H_2 受体（　　）
11. 阻断 M_1 受体（　　）
12. 抑制 H^+-K^+-ATP 酶（　　）
13. 直接中和胃酸（　　）
14. 黏膜保护药（　　）

【X型题】

15. 有关雷尼替丁作用下列说法正确的是（　　）
   A. 竞争性拮抗 H_2 受体
   B. 选择性阻断 M_1 受体
   C. 抑制胃壁细胞 H^+-K^+-ATP 酶功能
   D. 抑制胃酸分泌，促进溃疡愈合
   E. 作用较西咪替丁强
16. 抗消化性溃疡的药物有（　　）
   A. 丙谷胺　B. 哌仑西平　C. 三硅酸镁　D. 奥美拉唑　E. 西咪替丁
17. 硫酸镁具有下列哪些药理作用（　　）
   A. 抗消化性溃疡　B. 导泻作用　C. 利胆作用　D. 中枢抑制作用　E. 抗惊厥作用

二、简答题

1. 简述抗消化性溃疡药的分类、作用机制和各类代表药。
2. 简述硫酸镁不同给药途径的作用与临床应用。

（彭　电）

第 20 章

作用于血液系统的药物

第 1 节　抗 贫 血 药

循环血液中红细胞数或血红蛋白含量低于正常值称为贫血。贫血可导致机体出现全身无力、头晕、眼花、心慌、面色苍白，甚至心脏病变。根据病因可分为缺铁性贫血、巨幼红细胞性贫血和再生障碍性贫血。对于贫血的治疗，首选去除导致贫血的致病因素。因此，缺铁性贫血，可用铁剂进行治疗；巨幼红细胞性贫血，需用叶酸或维生素 B_{12} 进行治疗；再生障碍性贫血，药物治疗一般无效，需进行骨髓移植等治疗措施。

铁　剂

常用的有硫酸亚铁（ferrous sulfate）、枸橼酸铁铵（ferric ammonium citrate）和右旋糖酐铁（iron dextran）等。

【体内过程】 口服铁剂或食物中外源性铁都以亚铁形式在十二指肠和空肠上段吸收。胃酸、维生素 C、食物中果糖、半胱氨酸等有助于 Fe^{3+}还原为 Fe^{2+}，可促进铁吸收。胃酸缺乏及食物中高磷、高钙、鞣酸等物质使铁沉淀，妨碍其吸收。四环素、喹诺酮类等与铁络合，也不利于铁吸收。吸收进入肠黏膜的铁根据机体需要，或直接进入骨髓供造血使用，或与肠黏膜去铁蛋白结合以铁蛋白（ferritin）形式贮存其中。食物中肉类的血红素中铁吸收最佳，蔬菜中铁吸收较差，一般食物中铁吸收率为 10%。铁的排泄主要通过肠黏膜细胞脱落及胆汁、尿液、汗液而排出体外，每日约 1mg。大量出汗可增加铁的排泄，未被吸收的铁全部由粪便排出。成人每天需补充铁 1mg，每天食物中含铁 10～15mg 就能满足生理需要。

【药理作用及临床应用】 铁是红细胞合成血红蛋白必不可少的物质，体内的一些生化反应也需要铁，如线粒体的电子传递、儿茶酚胺代谢及 DNA 的合成等。多种酶也需要铁作辅基，如细胞色素 c 还原酶、过氧化酶、黄嘌呤氧化酶等。当铁缺乏时，不仅血红蛋白合成减少引起贫血，且影响细胞及组织的氧化还原能力，造成多方面功能紊乱。

链 接　缺铁性贫血的病因

1. 营养因素　饮食结构不合理或铁供给不足，导致铁吸收与利用降低。例如，婴幼儿、青少年、生育期妇女对铁的需要量增加，单纯从食物中很难获得足量的铁。

2. 慢性失血　如消化性溃疡、胃肠道恶性肿瘤、钩虫病、食管胃底静脉曲张破裂出血、女性月经量过多、咯血、尿血及其他长期慢性失血导致铁丢失过多是缺铁性贫血的常见原因。

3. 吸收障碍　胃切除术后、胃酸缺乏、慢性萎缩性胃炎等胃肠道疾病、腹泻均可引起铁吸收不良，导致贫血的发生。

铁剂对于治疗失血过多或需铁增加所致的缺铁性贫血，疗效极佳。硫酸亚铁吸收良好，价格也低，最常用。枸橼酸铁铵为三价铁，吸收差，但可制成糖浆供小儿应用。右旋糖酐铁供注射应用，仅限于少数严重贫血而又不能口服的患者。

【不良反应】 口服铁剂对胃肠道有刺激性，可引起恶心、腹痛、腹泻。饭后服用可以减轻。可引起便秘，因铁与肠腔中硫化氢结合，减少了硫化氢对肠壁的刺激作用。小儿误服 1g 以上铁剂可引起急性中毒，表现为坏死性胃肠炎、呕吐、腹痛、血性腹泻、休克、呼吸困难、死亡。急救措施为以磷酸盐或碳酸盐溶液洗胃，并以特殊解毒剂去铁胺（deferoxamine）注入胃内以结合残存的铁。

叶　酸

叶酸（folic acid）广泛存在于动、植物性食品中，现已人工合成。

【体内过程】 正常机体每日最低需要叶酸 50μg，食物中每天有 50～200μg 叶酸在十二指肠和空肠上段吸收，妊娠期妇女可增至 300～400μg。食物中的叶酸多为聚谷氨酸形式，吸收前必须在肠黏膜经 α-L-谷氨酰转移酶（α-L-glutamyl transferase）水解成单谷氨酸形式，并经还原和甲基化为具有活性的 5-甲基四氢叶酸后才吸收入肝及血液，广泛分布于体内。经尿和胆汁排出。

【药理作用】 食物中的叶酸和叶酸制剂以 5-甲基四氢叶酸形式进入细胞后，作为甲基供给体使维生素 B_{12} 转成甲基维生素 B_{12}，而自身变为有活性的四氢叶酸，后者能与多种一碳单位结合成四氢叶酸类辅酶，传递一碳单位，参与核酸合成和氨基酸代谢，促进红细胞的生长和成熟。当叶酸缺乏时，导致 DNA 和蛋白质合成障碍，红细胞发育和成熟停滞，出现巨幼红细胞性贫血。

【临床应用】 用于各种原因所致的巨幼红细胞性贫血。对于营养不良或婴儿期、妊娠期对叶酸的需要量增加所致的营养性巨幼红细胞性贫血，治疗以叶酸为主，辅以维生素 B_{12}，效果更好。对叶酸对抗剂甲氨蝶呤、乙胺嘧啶、甲氧苄啶等所致巨幼红细胞性贫血，由于二氢叶酸还原酶被抑制，应用叶酸无效，需用亚叶酸钙（calcium leucovorin）治疗。对维生素 B_{12} 缺乏所致“恶性贫血”，大剂量叶酸治疗可纠正血象，但不能改善神经症状。

【不良反应】 无明显不良反应，个别患者会出现轻微胃肠刺激，偶见过敏反应。

案例 20-1

患者，女性，58 岁。乳腺癌患者，手术后服用甲氨蝶呤进行化疗。服用 2 周后，患者出现巨幼红细胞性贫血。

问题与思考： 1. 出现巨幼红细胞性贫血的机制是什么？

2. 能否直接应用叶酸治疗？应选择什么药物进行治疗，为什么？

维生素 B_{12}

维生素 B_{12}（vitamin B_{12}）为含钴复合物，动物内脏、牛奶、蛋黄中含量丰富，而植物性食物几乎不含维生素 B_{12}。

【体内过程】 维生素 B_{12} 必须与胃壁细胞分泌的糖蛋白即“内因子”结合才能免受胃液消化而进入空肠吸收。胃黏膜萎缩、胃切除等致“内因子”缺乏可影响维生素 B_{12} 吸收，引起“恶性贫血”。恶性贫血者口服维生素 B_{12} 不能吸收，必须注射给药。吸收后有 90%贮存于肝。正常人每天需要维生素 B_{12} 1μg，每天从食物中提供 2～3μg，即可满足需要。由于肝有大量贮存，食物中即使无维生素 B_{12}，也不易造成缺乏。

【药理作用与临床应用】

1. 促进体内叶酸的循环利用 使 5-甲基四氢叶酸转变成四氢叶酸，促进 DNA 和蛋白质的合成。缺乏时，导致 DNA 合成障碍，影响红细胞的成熟，引起与叶酸缺乏相似的巨幼红细胞性贫血。

2. 促进神经髓鞘脂质的合成 维生素 B_{12} 促进甲基丙二酰辅酶 A 转化为琥珀酰辅酶 A，参与三羧酸循环，此过程关系到神经髓鞘脂质的合成。维生素 B_{12} 缺乏时，合成异常脂肪酸，影响正常神经髓鞘磷脂的合成，神经髓鞘结构缺损而出现神经病变。

主要用于恶性贫血和其他巨幼红细胞性贫血，也可作为神经系统疾病、肝脏疾病、白细胞减少症、再生障碍性贫血等辅助治疗。维生素 B_{12} 本身无毒，但有可能引起过敏反应，包括过敏性休克，故不能滥用。

案例 20-2

患者，男性，60 岁。头晕、乏力 3 个月，双下肢水肿 1 个月，伴口腔溃疡，舌尖部疼痛。10 年前因胃溃疡穿孔，行胃大部分切除术。经实验室检查，诊断为巨幼红细胞性贫血。

问题与思考：1. 出现该病的主要病因是什么？

2. 试用你学过的知识阐述该患者的治疗方案。

红细胞生成素

红细胞生成素（erythropoietin，EPO）是由肾皮质近曲小管管壁细胞分泌的糖蛋白，在贫血和低氧血症时，肾脏合成和分泌 EPO 迅速增加。现临床应用的是用 DNA 重组技术制备的重组人红细胞生成素（recombinant human erythropoietin，rhEPO）。

【药理作用与临床应用】 EPO 能与红系干细胞表面上的 EPO 受体结合，刺激红系干细胞增生和成熟，并促使网织红细胞入血，增加红细胞数和血红蛋白含量。临床对多种原因引起的贫血有效，尤其是慢性肾衰竭所致的贫血，对尿毒症血液透析所致的贫血疗效显著，有效率达 95%以上。对骨髓造血功能低下，肿瘤化学治疗及艾滋病药物治疗引起的贫血也有效。

【不良反应】 主要是因红细胞快速增长，血黏度增高引起的高血压，偶可诱发脑血管意外或癫痫发作等，应用时应经常进行血细胞比容测定。此外还可引起流感样症状。骨髓肿瘤，白血病患者禁用。

考点：铁剂、叶酸、维生素 B_{12} 和重组人红细胞生成素的临床应用

第 2 节 抗凝血药和促凝血药

血液凝固是由一系列凝血因子参与的复杂的蛋白质水解活化过程，最终使可溶性的纤维蛋白原变成稳定、难溶的纤维蛋白，而产生血凝块。正常机体中，凝血和抗凝系统维持动态平衡（图 20-1）。促凝血药（coagulants）可通过激活凝血过程的某些凝血因子或增加凝血因子的量而加快血液凝固；抗凝血药（anticoagulants）是一类干扰凝血因子功能，阻止血液凝固的药物，主要用于血栓栓塞性疾病的预防与治疗。

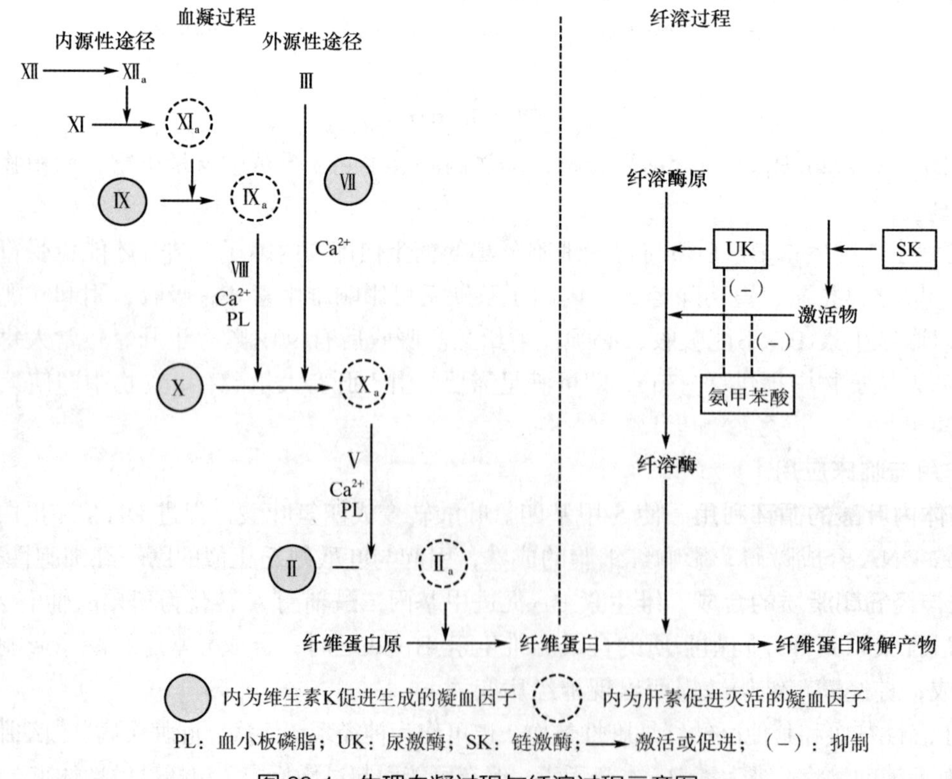

图 20-1 生理血凝过程与纤溶过程示意图

一、抗凝血药

（一）体内、体外抗凝血药

肝　素

肝素（heparin）是一种硫酸化的酸性糖胺聚糖混合物，结构中含有大量硫酸基（占 40%）和羧基，带大量负电荷，呈强酸性。药用肝素是从猪小肠和牛肺中提取而得。

【体内过程】 肝素分子量大，不易透过生物膜，口服给药无效。皮下注射血浆浓度低，肌内注射易致局部血肿，故临床多静脉给药。静脉注射后，60%集中于血管内皮，大部分经网状内皮系统破坏，极少以原形从尿排出。肝素的 $t_{1/2}$ 因剂量而异，个体差异较大，治疗量的肝素 $t_{1/2}$ 为 40～90 分钟，肺气肿、肺栓塞患者 $t_{1/2}$ 缩短，而肝、肾功能严重障碍者 $t_{1/2}$ 则明显延长。

【药理作用】 肝素在体内、体外均有强大抗凝作用。主要通过激活抗凝血酶Ⅲ（antithrombin Ⅲ，ATⅢ）而发挥作用的。ATⅢ与凝血酶（Ⅱa）及凝血因子$Ⅻ_a$、$Ⅺ_a$、$Ⅸ_a$、$Ⅹ_a$相结合，形成稳定的复合物而使凝血因子灭活。并能抑制血小板的聚集和释放。此外，肝素也有降脂作用，因它能使血管内皮释放脂蛋白脂酶，水解乳糜微粒及 VLDL。但停药后会引起“反跳”，使血脂回升。

【临床应用】

1. **血栓栓塞性疾病**　防止血栓形成与扩大，如深静脉血栓、肺栓塞、脑栓塞及急性心肌梗死。对已形成的栓塞则无溶解作用。

2. **弥散性血管内凝血（DIC）**　应早期应用，防止因纤维蛋白原及其他凝血因子耗竭而发生继发性出血。

3. **体外抗凝**　用于心血管手术、心导管、血液透析等，防止血液凝固。

【不良反应】 应用过量易引起自发性出血。一旦发生，停用肝素，注射带有正电荷的鱼精蛋白（protamine），每 1mg 鱼精蛋白可中和 100U 肝素，每次用量不可超过 50mg。

连续应用肝素 3～6 个月，可引起骨质疏松，产生自发性骨折。也可引起皮疹、药物热等过敏反应。肝素过敏者、出血倾向者、血友病、严重高血压、肝肾功能不全、溃疡病、颅内出血、孕妇、先兆流产及产后、外伤、术后等患者禁用。

案例 20-3

患者，男性，25 岁。患流行性脑脊髓炎，发生弥散性血管内凝血，用肝素抗凝治疗后，出现严重的自发性出血。

问题与思考： 1. 为什么选用肝素治疗会出现自发性出血？
2. 针对此出血，宜使用的抢救药物是什么？

低分子量肝素

低分子量肝素（low molecular weight heparin，LMWH）由普通肝素分离或由普通肝素降解后再分离而得，平均分子量 4000～5000kDa。临床应用的 LMWH 制剂有依诺肝素（enoxaparin）、替地肝素（tedelparin）等。

本类药物具有选择性高、抗凝作用强、生物利用度较高、相对比较安全等特点。如引起出血，也可用硫酸鱼精蛋白对抗。

考点： 肝素、低分子量肝素的药理作用、临床应用、不良反应

（二）体内抗凝血药

香豆素类

香豆素类是一类含有 4-羟基香豆素基本结构的物质，需口服后参与体内代谢才能发挥抗凝作用，故称口服抗凝药。临床使用的有双香豆素（dicoumarol）、华法林（warfarin）和醋硝香豆素

(acenocoumarol)等。

【体内过程】 华法林口服吸收快而完全，2～8小时达血药浓度高峰，血浆蛋白结合率达99%以上，$t_{1/2}$为10～60小时，主要经肝代谢。双香豆素吸收不规则，血浆蛋白结合率为90%～99%，$t_{1/2}$为10～30小时。醋硝香豆素$t_{1/2}$为8小时，还原型代谢产物仍有抗凝作用，$t_{1/2}$为20小时。

【药理作用】 香豆素类的化学结构与维生素K相似，在肝脏中能竞争性抑制维生素K的作用，影响含有谷氨酸残基的凝血因子Ⅱ、Ⅶ、Ⅸ、Ⅹ的羧化作用，使这些因子停留于无凝血活性的前体阶段，从而影响凝血过程。对已生成的上述因子无抑制作用，因此抗凝作用起效较慢，作用持久。一般需8～12小时后才能发挥作用，1～3天达到高峰，停药后抗凝作用尚可维持数天。

【临床应用】 防治血栓栓塞性疾病。口服有效，作用时间较长，但作用缓慢，剂量不易控制。对需快速抗凝者则应先用肝素，发挥治疗作用后再用香豆素类药物维持疗效。也用于风湿性心脏病、髋关节固定术、人工置换心脏瓣膜等手术后防止静脉血栓发生。

【不良反应】 过量易发生自发性出血，可用维生素K对抗，必要时输新鲜血浆或全血。因此，用药期间需测定凝血酶原时间，控制在18～24秒（正常值12秒）内为宜，并据此调整用药剂量。此外也可引起胃肠道反应、过敏等不良反应。禁忌证同肝素。

【药物相互作用】

1. 食物中维生素K缺乏，或应用广谱抗生素抑制肠道细菌使体内维生素K含量降低，可使本类药物作用加强。

2. 阿司匹林等血小板抑制药可与本类药物发生协同作用。

3. 水合氯醛、羟基保泰松、甲苯磺丁脲、奎尼丁等可因置换血浆蛋白，水杨酸盐、丙米嗪、甲硝唑、西咪替丁等因抑制肝药酶均使本类药物作用加强。

4. 巴比妥类、苯妥英钠因诱导肝药酶，口服避孕药因增加凝血作用可使本类药物作用减弱。

考点：华法林的药理作用、临床应用、不良反应

（三）体外抗凝血药

枸橼酸钠

枸橼酸钠（sodium citrate）为体外抗凝药，其酸根与血液中的Ca^{2+}可形成难解离的可溶性络合物，使血中Ca^{2+}浓度降低，从而产生抗凝作用。如果大量枸橼酸钠进入体内，可干扰体内正常的Ca^{2+}浓度，故不用于体内抗凝，仅适用于体外抗凝。用于保存新鲜血液时，一般每100ml全血中加入2.5%枸橼酸钠10ml。

当大量输血（超过1000ml）或输血速度过快时，机体不能及时氧化枸橼酸钠，可引起血钙下降，导致手足抽搐、心功能不全、血压骤降，新生儿及幼儿因缺少枸橼酸钠氧化酶，更易发生，必要时可静脉注射钙剂解救。

二、促凝血药

（一）促进凝血因子生成药

维生素K

维生素K（vitamin K）的基本结构为甲萘醌。存在于植物中的为维生素K_1，由肠道细菌合成或得自腐败鱼粉者为维生素K_2，均为脂溶性。人工合成的维生素K_3为亚硫酸氢钠甲萘醌（menadione sodium bisulfate），维生素K_4为乙酰甲萘醌（menadione diacetate），均为水溶性。

【药理作用】 维生素K作为羧化酶的辅酶参与凝血因子Ⅱ、Ⅶ、Ⅸ、Ⅹ的合成。维生素K缺乏可导致上述凝血因子合成停留于前体状态，凝血酶原时间延长，引起出血。

【临床应用】 用于维生素K缺乏引起的出血，如阻塞性黄疸、胆瘘、慢性腹泻所致出血；因肠道胆汁减少，维生素K吸收障碍所致的出血；早产儿、新生儿或长期应用广谱抗生素者，因肠道缺乏正常菌群，维生素K合成不足所致的出血；长期应用香豆素类、水杨酸类或其他原因导致凝血酶原过

低所致的出血。

【不良反应】 维生素 K_1 静脉注射太快可产生潮红、呼吸困难、胸痛、虚脱。较大剂量维生素 K_3 对新生儿、早产儿可发生溶血及高铁血红蛋白症。G-6-PD 缺乏患者也可诱发溶血。

考点： 维生素 K 的药理作用及临床应用

（二）抗纤维蛋白溶解药

抗纤维蛋白溶解药（antifibrinolysin）是一类竞争性对抗纤溶酶原激活因子，高浓度也抑制纤溶酶活性的物质。临床常用的有氨甲苯酸（P-aminomethylbenzoic acid，PAMBA）、氨甲环酸（tranexamic acid，AMCA）等。用量过大可致血栓形成，诱发心肌梗死。

氨甲苯酸

氨甲苯酸又称止血芳酸、对羧基苄胺、抗血纤溶芳酸。

【药理作用及临床应用】 低剂量竞争性抑制纤溶酶原激活因子,导致纤溶酶原不能转变为纤溶酶，从而抑制纤维蛋白的溶解，产生止血效果。大剂量直接抑制纤溶酶的活性，抑制纤维蛋白原和纤维蛋白的降解而止血。

临床上主要用于治疗纤维蛋白溶解过程亢进所致出血，如肺、肝、胰、前列腺、甲状腺、肾上腺等手术时的异常出血；妇产科和产后出血及肺结核咯血或痰中带血、血尿、前列腺肥大出血、上消化道出血等。对一般慢性渗血效果较显著，但对癌症出血及创伤出血无止血作用。此外，也可用于链激酶或尿激酶过量引起的出血。

【不良反应】 用量过大可促进血栓形成。对有血栓形成倾向或有血栓栓塞病史者禁用。

氨甲环酸

氨甲环酸又称止血环酸。

【药理作用及临床应用】 与氨甲苯酸相似，但促凝血作用较强，是其 7～10 倍。用于各种出血性疾病、手术时异常出血等。不良反应有头痛、头晕、恶心、呕吐、胸闷等。

考点： 抗纤维蛋白溶解药的临床应用

（三）作用于血管的促凝药

垂体后叶素

垂体后叶素（pituitrin）是脑垂体后叶分泌的含氮激素，包括缩宫素和血管升压素，其中血管升压素可直接作用于血管平滑肌，收缩毛细血管、小动脉和小静脉，对内脏血管特别是肺和肠系膜血管收缩作用强，可降低肺及门静脉的血流量和压力，利于血管破裂处的血栓形成而止血。

用于肺咳血、肝硬化食管静脉曲张破裂出血、产后大出血。

血管升压素还可增加肾远曲小管和集合管对水的重吸收，减少尿量，产生抗利尿作用，临床用于治疗尿崩症。

静脉注射过快可引起面色苍白、心悸、腹痛、血压升高、过敏反应等。高血压、冠心病、妊娠高血压、胎位不正、产道异常、剖宫产史者禁用。

酚磺乙胺

酚磺乙胺（etamsylate）又称止血敏，能增加毛细血管的抵抗力，降低其通透性，还能增加血小板的数量并增强血小板聚集和黏附性，促使凝血活性物释放，缩短凝血时间，但止血作用较弱。主要用于防止毛细血管脆性增加所致出血、血小板功能不足等原因引起的出血。也用于预防和治疗外科手术出血过多。可与其他类型止血药如维生素 K、氨甲苯酸合用。

（四）凝血因子制剂

凝血因子制剂是从健康人或动物血液中提取、分离、纯化、冻干而制得的含有各种凝血因子的制剂，主要用于凝血因子缺乏时的替代或补充疗法。

凝血酶原复合物

凝血酶原复合物（prothrombin complex）又称人因子Ⅸ复合物，是由健康人静脉血分离和浓缩制得的含有凝血因子Ⅱ、Ⅶ、Ⅸ、Ⅹ等的混合制剂。临床上主要用于治疗乙型血友病（先天性凝血因子Ⅸ缺乏）、严重肝脏疾病、口服香豆素类过量和维生素K依赖性凝血因子（凝血因子Ⅱ、Ⅶ、Ⅸ、Ⅹ）缺乏等引起的出血。

抗血友病球蛋白

抗血友病球蛋白（antihemophilic globulin）由新鲜冰冻健康人血浆或新鲜血浆制得，主要成分为凝血因子Ⅷ。临床主要用于甲型血友病（先天性凝血因子Ⅷ缺乏）的治疗，也可用于严重肝病、DIC和系统性红斑狼疮等引起的获得性凝血因子Ⅷ缺乏症。

（五）局部止血药

凝血酶

凝血酶（thrombin）是从牛、猪血提取和精制而成的凝血酶无菌制剂。可直接作用于血液中纤维蛋白原，使其转变为纤维蛋白，加速血液凝固而迅速发挥止血作用。此外，还能促进上皮细胞的有丝分裂，加速创伤愈合。局部应用1～2分钟即可止血。

适用于结扎困难的小血管出血、毛细血管及实质性脏器的出血；也用于外伤、手术、口腔、泌尿道及消化道等部位的出血。因其具有抗原性，可产生过敏反应。严禁注射给药，否则可导致血栓形成，引起局部坏死而危及生命。

第3节 纤维蛋白溶解药

纤维蛋白溶解药（fibrinolytic drugs）激活纤溶酶而促进纤溶，也称溶栓药（thrombolytic drugs），用于治疗急性血栓栓塞性疾病。对形成已久并已机化的血栓难以发挥作用。

链激酶

链激酶（streptokinase，SK）是从β溶血性链球菌培养液中提取的一种蛋白质，能与纤溶酶原结合，形成SK-纤溶酶原复合物后，促使游离的纤溶酶原转变成纤溶酶，迅速水解血栓中纤维蛋白，使血栓溶解。

临床主要用于治疗血栓栓塞性疾病。静脉或冠脉内注射可使急性心肌梗死面积缩小，梗死血管重建血流。对深静脉血栓、肺栓塞、眼底血管栓塞均有疗效。但须早期用药，血栓形成不超过6小时疗效最佳，24小时后几乎无效。

严重不良反应为出血。SK有抗原性，可引起过敏反应。活动性出血3个月内，有脑出血或近期手术史者禁用。有出血倾向、胃十二指肠溃疡，分娩未满4周、严重高血压、癌症患者禁用。

尿激酶

尿激酶（urokinase，UK）为健康人新鲜尿液中提取的蛋白质酶，抗原性低，极少发生过敏反应。能直接激活纤溶酶原，使纤溶酶原从精氨酸-缬氨酸处断裂成纤溶酶。临床应用同SK，用于脑栓塞疗效明显。因价格昂贵，仅用于SK过敏或耐受者。不良反应为出血及发热，较SK少。禁忌证同SK。

阿尼普酶

阿尼普酶（anistreplase）是将SK进行了改良的第2代溶栓药。进入体内缓慢去酰基后才发挥作用，故其作用有一段潜伏期。用于急性心肌梗死，可改善症状，降低病死率，亦可用于其他血栓性疾病。常见的不良反应为注射部位和胃肠道出血、一过性低血压和过敏反应。

同属第2代溶栓药的还有阿替普酶（alteplase）、西替普酶（silteplase）等。

瑞替普酶

瑞替普酶（reteplase）是应用基因重组技术改良而成的第 3 代溶栓药。具有溶栓疗效高、见效快、耐受性好、生产成本低、给药方法简便等特点。临床用于急性心肌梗死的患者。常见的不良反应为出血。有出血倾向者慎用。

考点：链激酶、尿激酶的临床应用

第 4 节 抗血小板药

血小板的黏附、聚集、释放功能在止血、血栓形成、动脉粥样硬化等过程中起着重要作用。药物主要通过抑制花生四烯酸（AA）代谢，增加血小板内 cAMP 浓度等机制而抑制血小板功能，防止血栓形成。

阿司匹林

阿司匹林通过不可逆抑制环加氧酶，抑制花生四烯酸代谢，减少对血小板有强大促聚集作用的血栓素 A_2（TXA_2）的产生，从而抑制血小板聚集。小剂量用于预防脑血栓，也用于心绞痛和心肌梗死的预防和治疗。

双嘧达莫

双嘧达莫（dipyridamole）又名潘生丁（persantin），对血小板有抑制作用。能抑制磷酸二酯酶，使 cAMP 增高，也能抑制腺苷摄取，进而激活血小板腺苷酸环化酶使 cAMP 浓度增高。主要用于治疗血栓栓塞性疾病。单独应用作用较弱，与华法林合用防止心脏瓣膜置换术术后血栓形成。

依前列醇

依前列醇又称前列环素（prostacyclin，PGI_2），是目前活性最强的内源性血小板聚集抑制药，具有强大的抗血小板聚集及松弛血管平滑肌作用，是最强的抗凝血药。还能抑制血小板在血管内皮细胞上黏附，对体外旁路循环中形成的血小板聚集有解聚作用。临床上用于急性心肌梗死、外周闭塞性血管疾病等，还可用于体外循环以防止血小板减少、微血栓形成。

噻氯匹啶

噻氯匹啶（ticlopidine）为一强效血小板抑制药，能抑制 ADP、AA、胶原、凝血酶和血小板活化因子等所引起的血小板聚集。口服吸收良好，用于预防急性心肌再梗死、一过性脑缺血及卒中等，特别适用于不宜用阿司匹林治疗的患者。

考点：阿司匹林、双嘧达莫和噻氯匹啶的临床应用

第 5 节 促进白细胞增生药

血液中白细胞总数减少或功能异常，可使机体免疫功能下降，引起威胁生命的感染。导致白细胞缺乏的原因很多，如苯中毒、药物、放射线、疾病等。

维生素 B_4、鲨肝醇等作为升白细胞药应用多年，但疗效较差。基因重组及克隆技术则为集落刺激因子的生产和应用创造了条件。

一、基因重组类

粒细胞集落刺激因子

粒细胞集落刺激因子（granulocyte colony-sitmulating factor，G-CSF）是血管内皮细胞、单核细胞和成纤维细胞合成的糖蛋白。能促进中性粒细胞成熟；刺激成熟的粒细胞从骨髓释出；增强中性粒细胞趋化及吞噬功能。对巨噬细胞、巨核细胞影响很小。现用的 G-CSF 为基因重组产品。1987 年起用

于肿瘤化疗、放疗引起的骨髓抑制，也用于自体骨髓移植。对再生障碍性贫血、骨髓再生不良和艾滋病也有应用。可升高中性粒细胞，减少感染发生率。患者耐受良好，略有轻度骨骼疼痛，长期静脉滴注可引起静脉炎。应在化疗药物应用前或后 24 小时应用。

粒细胞/巨噬细胞集落刺激因子

粒细胞/巨噬细胞集落刺激因子（granulocyte-macrophage colony-stimulating factor，GM-CSF）在T-淋巴细胞、单核细胞、成纤维细胞、血管内皮细胞均有合成。它与白细胞介素 3（interleukin 3，IL-3）共同作用于多向干细胞和多向祖细胞等细胞分化较原始部位，因此可刺激粒细胞、单核细胞、巨噬细胞和巨核细胞等多种细胞的集落形成和增生。对红细胞增生也有间接影响。对成熟中性粒细胞可增加其吞噬功能和细胞毒性作用，但降低其能动性。临床用于骨髓移植、肿瘤化疗、骨髓衰竭及艾滋病有关的中性粒细胞缺乏症，也可用于血小板减少症。不良反应有皮疹、发热、骨及肌肉疼痛、皮下注射部位红斑。首次静脉滴注时可出现潮红、低血压、呼吸急促、呕吐等症状，应以吸氧及输液处理。

考点：粒细胞集落刺激因子和粒细胞/巨噬细胞集落刺激因子的临床应用

链 接 骨髓移植

临床上对于急慢性白血病、重型再生不良性贫血、骨髓增生异常综合征等难治疾病可采用骨髓移植的方式。根据骨髓的来源，骨髓移植有自体骨髓移植和异体骨髓移植之分，自体骨髓移植的骨髓来自患者本人，异体骨髓移植的骨髓来自捐献者。限制骨髓移植应用的关键因素是缺少供者。可采用有血缘关系的供者，也可从无血缘关系的捐献者找到真正人类白细胞抗原（HLA）相配供者取得骨髓。

二、其他促白细胞增生药

维 生 素 B_4

维生素 B_4（vitamin B_4）参与 RNA 和 DNA 的合成，是核酸的前体物质，可促进白细胞的增生。用药后 2～3 周，一般可见白细胞数量明显增加。用于各种原因引起的白细胞减少症。

鲨 肝 醇

鲨肝醇（batilol）对抗肿瘤放射治疗、化学治疗引起的骨髓抑制有一定疗效。可用于放射线及其他原因引起的白细胞减少。

利 血 生

利血生（leucogen）可增强造血系统功能。临床用于各种原因所致的白细胞减少、血小板减少和再生障碍性贫血。

肌 苷

肌苷（inosine）参与体内核酸代谢、蛋白质合成和能量代谢，提高各种酶的活性，从而使细胞在缺氧状态下进行正常代谢，有助于受损细胞功能的恢复。为辅酶类药，具有改善机体代谢作用。临床上用于各种原因所致的白细胞减少和血小板减少、心力衰竭、心绞痛、肝炎等辅助治疗。

第 6 节 血容量扩充药

大量失血或失血浆（如烧伤）可引起血容量降低，导致休克。此时，迅速补足血容量是抗休克的基本疗法。除全血和血浆外，也可应用人工合成的血容量扩充药。目前最常用的是右旋糖酐。

右 旋 糖 酐

右旋糖酐（dextran）是葡萄糖的聚合物，由于聚合的葡萄糖数目不同，可得到不同分子量的产物。

临床应用的有右旋糖酐 70（中分子量），右旋糖酐 40（低分子量）和右旋糖酐 10（小分子量）。分子量低者改善微循环的效果好。

【药理作用与临床应用】 中分子和低分子右旋糖酐分子量较大，不易透过血管，静脉给药后可提高血浆胶体渗透压，从而扩充血容量，维持血压，临床用于防治低血容量性休克。低分子和小分子右旋糖酐能抑制红细胞和血小板聚集，从而防止血栓形成和改善微循环，还有渗透性利尿作用，常用于抗休克、血栓栓塞性疾病及防治急性肾衰竭。

【不良反应】 少数人出现皮肤过敏反应，极少数人可出现过敏性休克。故首次用药应严密观察，发现症状立即停药，及时抢救。用量过大可出现凝血障碍，禁用于血小板减少症及出血性疾病，心功能不全患者慎用。

自测题

一、选择题

【A 型题】

1. 口服下列哪种物质有利于铁剂的吸收（　　）
   A. 维生素 C　B. 牛奶
   C. 茶　D. 咖啡
   E. 氢氧化铝
2. 叶酸用于治疗恶性贫血必须合用哪个药物（　　）
   A. 硫酸亚铁　B. 维生素 B_{12}
   C. 华法林　D. 肝素
   E. 维生素 K
3. 维生素 K 属于下列哪类药物（　　）
   A. 抗凝血药　B. 促凝血药
   C. 抗高血压药　D. 纤维蛋白溶解药
   E. 血容量扩充药
4. 可用于治疗香豆素类过量引起的自发性出血的药物是（　　）
   A. 维生素 K　B. 硫酸鱼精蛋白
   C. 氨甲苯酸　D. 氨甲环酸
   E. 叶酸
5. 关于香豆素类药物的抗凝作用机制的叙述，正确的是（　　）
   A. 妨碍肝脏对Ⅱ、Ⅶ、Ⅸ、Ⅹ凝血因子活化
   B. 激活血浆中的 AT-Ⅲ
   C. 耗竭体内的凝血因子
   D. 激活纤溶酶原
   E. 抑制凝血酶原转变为凝血酶
6. 仅能用于体外抗凝的药物是（　　）
   A. 尿激酶　B. 华法林
   C. 肝素　D. 双香豆素
   E. 枸橼酸钠
7. 氨甲环酸的促凝机制是（　　）
   A. 抑制纤溶酶　B. 促进血小板聚集
   C. 促进凝血酶原合成　D. 抑制二氢叶酸合成酶
   E. 减少血栓素的生成
8. 肝素过量引起的自发性出血可选用（　　）
   A. 右旋糖酐　B. 阿司匹林
   C. 鱼精蛋白　D. 垂体后叶素
   E. 维生素 K

【B 型题】

（第 9～13 题备选答案）
A. 叶酸　B. 肝素
C. 硫酸亚铁　D. 华法林
E. 维生素 B_{12}

9. 治疗小细胞低色素性贫血的药物是（　　）
10. 治疗恶性贫血的药物是（　　）
11. 治疗巨幼红细胞性贫血的药物是（　　）
12. 治疗弥散性血管内凝血的药物是（　　）
13. 口服预防血栓形成的药物是（　　）

（第 14～16 题备选答案）
A. 氨甲苯酸　B. 维生素 C
C. 维生素 K　D. 鱼精蛋白
E. 垂体后叶素

14. 肝素过量引起的出血可选用（　　）
15. 华法林过量引起的出血可选用（　　）
16. 门脉高压所致上消化道出血可选用（　　）

【X 型题】

17. 维生素 B_{12} 可用于治疗（　　）
    A. 恶性贫血　B. 巨幼红细胞性贫血
    C. 神经炎　D. 哮喘
    E. 肝脏疾病
18. 有关对香豆素类的叙述正确的有（　　）
    A. 维生素 B_{12} 的拮抗剂
    B. 口服可吸收
    C. 起效慢
    D. 对已形成的凝血因子无抑制作用
    E. 持续时间短

19. 下列关于肝素的叙述正确的有（　　）
A. 抑制血小板聚集
B. 体外抗凝
C. 体内抗凝
D. 降血脂作用
E. 带大量负电荷

20. 可促进白细胞生成的药物有（　　）
A. 利血生
B. 肌苷
C. 维生素 B_2
D. 粒细胞集落刺激因子
E. 鲨肝醇

二、简答题

1. 简述维生素 K 的药理作用及临床应用。
2. 比较肝素与香豆素类药理作用及临床应用上的区别。
3. 简述影响铁剂吸收的因素。

（王国明）

第21章 子宫平滑肌兴奋药和抑制药

第1节　子宫平滑肌兴奋药

子宫平滑肌兴奋药是一类能选择性兴奋子宫平滑肌，增强子宫收缩力的药物。其作用因子宫生理状态和剂量不同而有差异，小剂量可引起子宫节律性收缩，用于催产和引产；大剂量引起子宫强直性收缩，用于产后止血或产后子宫复原。临床使用必须严格掌握适应证和剂量，做到合理用药。

一、垂体后叶素类

缩　宫　素

缩宫素（oxytocin）又称催产素，是垂体后叶分泌的一种激素。临床应用的多数为人工合成品，效价以单位（U）计算，1U的缩宫素相当于2μg缩宫素。

【体内过程】　口服极易被消化液所破坏，宜注射或鼻黏膜给药。肌内注射经3～5分钟起效，作用持续20～30分钟；静脉滴注立即起效，滴注完毕后20分钟，其效应逐渐减退。鼻黏膜给药吸收较快，作用时效约20分钟。

【药理作用】

1. 兴奋子宫平滑肌　能选择性兴奋子宫平滑肌，增加子宫收缩力和收缩频率。小剂量缩宫素（2～5U）增强子宫体和子宫底节律性收缩，使子宫颈松弛，类似于正常分娩，利于胎儿的娩出。子宫对缩宫素的敏感性与激素水平有关。妊娠早期，孕激素水平高，子宫对缩宫素不敏感，有利于安胎；妊娠后期，雌激素水平逐渐升高，子宫对缩宫素的敏感性增高，临产时最敏感，有利于胎儿娩出。大剂量缩宫素（5～10U）可使包括子宫颈在内的整个子宫产生持续强直性收缩，易导致胎儿窒息和子宫破裂，对产妇及胎儿造成威胁。但对于产后子宫可产生压迫性止血。

2. 其他作用　能使乳腺腺泡周围的肌上皮细胞收缩，促进排乳。大剂量还能短暂松弛血管平滑肌，引起血压下降，并有抗利尿作用。

【临床应用】

1. 催产和引产　小剂量缩宫素用于胎位正常、头盆相称、产道无异常、因宫缩乏力的产妇，也可用于各种原因需终止妊娠者的引产。

2. 产后出血　大剂量缩宫素用于产后宫缩乏力或子宫收缩复位不良而引起的子宫出血。

【不良反应】　不良反应较少，偶有恶心、呕吐、血压下降等。大剂量引起子宫持续性强直收缩，可致胎儿窒息或子宫破裂，因此用作催产或引产时，必须注意严格掌握剂量、滴速和禁忌证。

凡产道异常、胎位不正、头盆不称、前置胎盘、胎儿窘迫及有剖宫产史者或三胎以上的经产妇禁用。

案例21-1

患者，女性，26岁。初产妇，妊娠39周，规律性下腹痛17小时。检查：骨盆外测量正常，估计胎儿体重2800g，宫缩20～30秒/（5～6分钟），胎心136次/分，先露头，“0”位，宫口开大3cm。临床诊断：协调性宫缩乏力，潜伏期延长。

问题与思考：1. 可选用什么药物促进分娩？

2. 用药的剂量有何要求？用药的禁忌证有哪些？

二、前列腺素类

前列腺素（prostaglandins）是一类广泛存在于人体组织的不饱和脂肪酸，对机体具有广泛的生理作用，现已能够人工合成。作为子宫兴奋药应用的有地诺前列酮（dinoprostone，PGE_2，前列腺素 E_2）、地诺前列素（dinoprost，$PGF_{2\alpha}$，前列腺素 $F_{2\alpha}$）、硫前列酮（sulprostone）和卡前列素（carboprost，15-Me $PGF_{2\alpha}$，15-甲基前列腺素 $F_{2\alpha}$）等，其中以地诺前列酮（PGE_2）和地诺前列素（$PGF_{2\alpha}$）活性最强。

前列腺素类对妊娠各期子宫都有兴奋作用，尤其分娩前的子宫更为敏感。与缩宫素相比，前列腺素类对妊娠初期和中期的作用更强。引起子宫收缩的特性类似于生理性的阵痛，能促进宫颈成熟化，使子宫颈变软、松弛，利于胎儿娩出。临床可用于人工流产、中期或足月引产、28 周前的宫腔内死胎及良性葡萄胎排除宫腔内异物、避孕等。

不良反应主要为恶心、呕吐、腹痛等。支气管哮喘患者和青光眼患者不宜使用。引产时的禁忌证和注意事项与缩宫素相同。

三、麦角生物碱类

麦角（ergot）是寄生在黑麦及其他禾本科植物上的一种麦角菌的干燥菌核，含有多种生物碱。按化学结构分为两类：①胺类生物碱类：以麦角新碱（ergometrine）为代表；②肽类生物碱：以麦角胺（ergotamine）和麦角毒（ergotoxine）为代表。

【药理作用和临床应用】

1. 兴奋子宫平滑肌 兴奋子宫平滑肌作用迅速，强而持久，对临产前与新产后的子宫最为敏感。剂量稍大即引起子宫平滑肌强直性收缩，对子宫体和子宫颈的兴奋性无明显区别，因此，不用于催产和引产。临床用于预防和治疗产后子宫出血、子宫复原不全等。

2. 收缩血管 麦角胺能直接作用于动脉和静脉血管，使其收缩，减轻脑动脉搏动，可用于偏头痛的治疗。

【不良反应】 注射麦角新碱可引起恶心、呕吐及血压升高等。偶见过敏反应，严重者出现呼吸困难、血压下降。大剂量应用麦角胺和麦角毒可损害血管内皮细胞，长期服用可导致肢端干性坏疽。

考点：缩宫素的临床应用及不良反应；麦角生物碱的药理作用、临床应用及不良反应

第 2 节 子宫平滑肌抑制药

子宫平滑肌抑制药（inhibitors of uterus），又称抗分娩药，能抑制子宫平滑肌收缩，减弱子宫收缩力和频率，主要用于防治早产和痛经。临床应用的药物有 β_2 受体激动药、钙通道阻滞药和硫酸镁等。

子宫平滑肌上有 β_2 受体，利托君（ritodrine）、沙丁胺醇（salbutamol）等 β_2 受体激动药，都具有松弛子宫平滑肌作用，其中利托君作用最强。利托君的化学结构与异丙肾上腺素相似，对妊娠子宫和非妊娠子宫均有抑制作用，用于治疗先兆早产。

钙通道阻滞药硝苯地平（nifedipine）等能抑制子宫平滑肌细胞膜上的钙通道，使 Ca^{2+} 内流减少，从而抑制子宫收缩，能明显拮抗缩宫素所致的子宫平滑肌兴奋作用，用于预防早产。

硫酸镁（magnesium sulfate）可降低子宫对缩宫素的敏感性，明显抑制子宫平滑肌收缩。可用于防治早产、妊娠高血压综合征和子痫发作。

吲哚美辛（indometacin）对子宫收缩平滑肌呈现非特异性抑制作用，可用于早产的治疗。但因其能引起胎儿动脉导管提前关闭，导致肺动脉高压，继而引发肾脏损害、羊水减少等情况，故临床上仅限于在 β_2 受体激动药、硫酸镁等药物无效或使用受限时，给予妊娠 34 周前的妊娠期妇女使用。

自测题

一、选择题

【A 型题】

1. 关于缩宫素的作用叙述错误的是（　　）
   A. 能增加子宫平滑肌的收缩力
   B. 能增加子宫平滑肌的收缩频率
   C. 小剂量增强子宫体和子宫底节律性收缩
   D. 孕激素水平升高时，子宫对缩宫素敏感增强
   E. 大剂量可使整个子宫产生持续强直性收缩
2. 关于麦角生物碱叙述错误的是（　　）
   A. 兴奋子宫平滑肌作用迅速，强而持久
   B. 剂量稍大即引起整个子宫平滑肌强直性收缩
   C. 临产前与新产后的子宫对其最为敏感
   D. 只能用于催产和引产
   E. 麦角胺可用于偏头痛的治疗

【B 型题】

（第 3～7 题备选答案）

A. 缩宫素　　B. 麦角胺
C. 利托君　　D. 硫酸镁
E. 麦角生物碱类

3. 可用于治疗偏头痛的是（　　）
4. 可用于预防早产的是（　　）
5. 可用于防治妊娠高血压综合征的是（　　）
6. 小剂量用于催产，大剂量用于产后止血的是（　　）
7. 剂量稍大即引起整个子宫平滑肌强直性收缩的是（　　）

【X 型题】

8. 缩宫素的临床应用包括（　　）
   A. 催产　　B. 引产
   C. 产后出血　　D. 子宫收缩复位不良
   E. 防治妊娠早产
9. 应用缩宫素的禁忌证包括（　　）
   A. 产道异常　　B. 胎位不正
   C. 头盆不称　　D. 前置胎盘、胎儿窘迫
   E. 剖宫产史者或三胎以上的经产妇禁用

二、简答题

1. 比较缩宫素和麦角生物碱对子宫平滑肌的作用有何异同。
2. 简述缩宫素应用的注意事项。

（王国明）

第 22 章

组胺受体阻断药

组胺（histamine）是广泛存在于人体组织的自身活性物质（autacoids）。主要以无活性形式（结合型）存在于肥大细胞及嗜碱性粒细胞中，物理或化学等（如组织损伤、炎症、药物或抗原抗体反应等）刺激能使肥大细胞脱颗粒，导致组胺以活性形式（游离型）释放进入血液循环。组胺与靶细胞上特异性受体结合，产生多种生理及病理效应。组胺受体有 H_1、H_2、H_3 三种亚型，近年还发现一种新亚型 H_4 受体，各亚型功能见表 22-1。

表 22-1　组胺受体分布及效应表

受体类型	效应器官	效应	阻断药
H_1	支气管、胃肠、子宫等平滑肌	收缩	苯海拉明
	皮肤血管	扩张	异丙嗪
	毛细血管	通透性增加	氯苯那敏等
	心房，房室结	收缩增强，传导减慢	
H_2	胃壁细胞	胃酸分泌增多	西咪替丁
	血管	扩张	雷尼替丁
	心室，窦房结	收缩加强，心率加快	法莫替丁
H_3	中枢与外周神经末梢	负反馈性调节组胺合成与释放	硫丙咪胺

组胺的临床应用已逐渐减少，但其受体阻断药在临床上却有重大价值。

组胺受体阻断药又称抗组胺药。根据药物对组胺受体的选择性不同，可将抗组胺药分为 H_1 受体阻断药、H_2 受体阻断药和 H_3 受体阻断药等。其中，前两类已广泛应用于临床。

第 1 节　H_1 受体阻断药

常用的第一代 H_1 受体阻断药有苯海拉明（diphenhydramine）、异丙嗪（promethazine，非那根）、氯苯那敏（chlorphenamine，扑尔敏）、赛庚啶（cyproheptadine）、布克利嗪（buclizine，安其敏）等，第二代 H_1 受体阻断药有阿司咪唑（astemizole，息斯敏）、特非那定（terfenadine，迪敏）、西替利嗪（cetirizine）、氯雷他定（loratadine）等。它们的药理作用和临床应用基本相似，但各药对中枢的作用有所差异（表 22-2）。

表 22-2　常用 H_1 受体阻断药作用特点比较

药物	镇静催眠	防晕止吐	抗胆碱作用	作用时间（小时）
苯海拉明	+++	++	+++	4～6
异丙嗪	+++	++	+++	4～6
氯苯那敏	+	-	++	4～6
布克利嗪	+	+++	+	16～18

续表

药物	镇静催眠	防晕止吐	抗胆碱作用	作用时间（小时）
赛庚啶	++	+	+	4～6
美克洛嗪	+	+++	+	12～24
阿司咪唑	–	–	–	10（天）
特非那定	–	–	–	12～24
氯雷他定	–	–	–	24～28

注：+++ 作用强；++ 作用中等；+ 作用弱；– 无作用

【体内过程】 多数 H_1 受体阻断药口服吸收良好，2～3 小时达血药浓度高峰，作用持续 4～6 小时。药物在肝内代谢后，经尿排出。肝病可使药物作用时间延长。特非那定口服后 1～2 小时达血药浓度高峰，$t_{1/2}$ 为 4～5 小时，然而因其代谢产物尚有活性，作用持续 12～24 小时以上。阿司咪唑口服后 2～4 小时达血药浓度高峰，$t_{1/2}$ 约 20 小时。在肝脏代谢成去甲基阿司咪唑，仍具活性，$t_{1/2}$ 为 10 天，数星期后才达稳态血药浓度。

【药理作用】

1. 抗外周 H_1 受体效应 H_1 受体阻断药通过竞争性结合受体可拮抗组胺引起的血管扩张、毛细血管通透性增加、血压下降及胃肠、支气管平滑肌收缩作用。

2. 中枢作用 治疗量 H_1 受体阻断药有镇静与催眠作用。作用强度因个体敏感性和药物品种而异，以苯海拉明、异丙嗪作用最强；阿司咪唑、特非那定因不易通过血脑屏障，几无中枢抑制作用。中枢抑制可能与阻断中枢 H_1 受体有关。个别患者也出现烦躁失眠。它们还有抗晕、镇吐作用，可能与其中枢抗胆碱作用有关。

3. 其他作用 多数 H_1 受体阻断药有抗胆碱作用、局麻作用和奎尼丁样作用。

【临床应用】

1. 变态反应性疾病 本类药物对由组胺释放所引起的荨麻疹、枯草热和过敏性鼻炎等皮肤黏膜变态反应效果良好。对昆虫咬伤引起的皮肤瘙痒和水肿也有良效。对药疹和接触性皮炎有止痒效果。对慢性过敏性荨麻疹与 H_2 受体阻断药合用效果比单用好。本类药物能对抗豚鼠由组胺引起的支气管痉挛，但对支气管哮喘患者几乎无效。因引起人类哮喘的活性物质复杂，药物不能对抗其他活性物质的作用。对过敏性休克也无效。

2. 晕动病 苯海拉明、异丙嗪、布克利嗪、美克洛嗪对晕动病、妊娠呕吐及放射病呕吐有镇吐作用。防晕动病应在乘车、船前 15～30 分钟服用。

3. 其他 对中枢有明显抑制作用的异丙嗪、苯海拉明可用于失眠，对变态反应引起的失眠尤为适用。也可作为复方抗感冒药、复方镇咳祛痰药的成分。

【不良反应】 常见镇静、嗜睡、乏力等，故服药期间应避免驾驶车、船和高空作业。少数患者则有烦躁、失眠。此外尚有消化道反应及头痛、口干等。美克洛嗪可致动物畸胎，妊娠早期禁用。局部外敷可致皮肤过敏。氯雷他定对心脏无毒性，阿司咪唑及特非那定过量可致晕厥、心脏停搏。青光眼患者禁用。

【药物相互作用】

1. 苯海拉明可增强中枢抑制药的作用。可干扰口服抗凝血药（如华法林）的活性，降低其疗效。

2. 氯苯那敏可抑制苯妥英钠的代谢，使其血药浓度升高，甚至出现毒性反应，故应避免合用。

3. 氯苯那敏可增强金刚烷胺、抗胆碱药、氟哌啶醇、吩噻嗪类及拟交感神经药等的作用。与中枢抑制药同服，可使本品药效增强。

4. 特非那定不宜与大环内酯类抗生素、氟康唑、酮康唑、伊曲康唑及咪康唑同时服用，否则会导致严重的心律失常。

考点： 第一代和第二代 H_1 受体阻断药的主要作用特点和代表药

案例 22-1

患者，男性，35 岁，长途汽车司机。因局部皮肤出现片状红色突起，瘙痒难忍，诊断为荨麻疹。

问题与思考：1. 可选用哪些药物治疗？其药理基础是什么？

2. 如选用 H_1 受体阻断药进行治疗，应选用哪种？不能选用哪种？为什么？

第 2 节　H_2 受体阻断药

以含有甲硫乙胍的侧链代替 H_1 受体阻断药的乙基胺链，获得有选择作用的 H_2 受体阻断药，它拮抗组胺引起的胃酸分泌，主要用于治疗消化性溃疡，常用药有西咪替丁、雷尼替丁、法莫替丁等（见抗消化性溃疡药）。

自 测 题

一、选择题

【A 型题】

1. 法莫替丁治疗消化性溃疡的机制是（　　）
   A. 阻断 M_1 受体　B. 阻断 H_1 受体
   C. 阻断 H_2 受体　D. 促进 PGE_2 合成
   E. 干扰胃壁细胞质子泵的功能
2. H_1 受体阻断药最常见的不良反应是（　　）
   A. 烦躁、失眠　B. 镇静、嗜睡
   C. 消化道反应　D. 致畸
   E. 荨麻疹
3. 对苯海拉明的叙述哪项是错误的（　　）
   A. 可用于失眠的患者
   B. 可治疗胃和十二指肠溃疡
   C. 可治疗荨麻疹
   D. 可防晕止吐
4. H_1 受体阻断药对下列何症无效（　　）
   A. 过敏性鼻炎　B. 过敏性休克
   C. 接触性皮炎　D. 花粉症
   E. 荨麻疹

【B 型题】

（第 5～8 题备选答案）

A. 西咪替丁　B. 异丙嗪
C. 苯海拉明　D. 阿司咪唑
E. 法莫替丁

5. 是冬眠合剂的组成成分之一（　　）
6. 可抑制苯妥英钠代谢的 H_2 受体阻断药是（　　）
7. 作用时间最长的 H_1 受体阻断药是（　　）
8. 茶苯海明的组成成分之一，用于防治晕动病的是（　　）

【X 型题】

9. 雷尼替丁可治疗（　　）
   A. 胃溃疡
   B. 反流性食管炎
   C. 十二指肠溃疡
   D. 卓-艾综合征
   E. 应激性溃疡
10. 异丙嗪可治疗（　　）
    A. 过敏性鼻炎　B. 药疹
    C. 支气管哮喘　D. 荨麻疹
    E. 晕动病

二、简答题

1. H_1 受体阻断药有哪些常用药物？试述这类药物的药理作用及临床应用。
2. 简述雷尼替丁的药理作用及临床应用。

（彭　电）

第六篇

作用于内分泌系统的药物

第 23 章

甲状腺激素与抗甲状腺药

甲状腺激素是维持机体正常代谢、促进生长发育所必需的激素，包括甲状腺素（thyroxin，T_4）和三碘甲状腺原氨酸（triiodothyronine，T_3）。两者都是酪氨酸的碘化物，T_4 含量较 T_3 高，约占总量的 90%，但 T_3 却是甲状腺激素发挥生理作用的主要形式，活性比 T_4 高 4 倍多。正常人每日释放 T_4 与 T_3 的量分别约为 75μg 及 25μg。甲状腺激素合成、分泌减少，可引起甲状腺功能减退（简称甲减），需要甲状腺激素类药物治疗；甲状腺激素合成、分泌增多，可引起甲状腺功能亢进（简称甲亢），需要抗甲状腺药治疗。

第 1 节　甲状腺激素

甲状腺激素（thyroid hormone）

临床使用甲状腺激素多由家畜（猪、牛、羊等）甲状腺体脱脂、干燥、研碎而得。

链 接　甲状腺激素的合成、储存、释放和调节

1. 合成

（1）碘的摄取：甲状腺细胞通过碘泵主动摄取血液中的碘化物。

（2）碘的活化和酪氨酸碘化：摄入的碘化物（I^-）在过氧化物酶的作用下被氧化成活性碘（I^0）。活性碘迅速与甲状腺球蛋白上的酪氨酸残基结合，生成单碘酪氨酸（MIT）和双碘酪氨酸（DIT）。

（3）偶联：在过氧化物酶作用下，一分子 MIT 和一分子 DIT 偶联生成 T_3，二分子 DIT 偶联成 T_4。

2. 储存　合成的 T_3、T_4，与甲状腺球蛋白结合，储存于腺泡腔内。

3. 释放　在促甲状腺激素和蛋白水解酶的作用下，T_3、T_4 从甲状腺球蛋白上分离出来进入血液循环。

4. 调节　甲状腺激素受下丘脑-垂体前叶-甲状腺轴调节。下丘脑分泌促甲状腺激素释放激素（TRH），促进垂体前叶分泌促甲状腺激素（TSH），TSH 又可促进甲状腺细胞增生及合成、释放 T_3、T_4。血中游离的 T_3、T_4 对 TRH、TSH 的释放有负反馈调节作用。

【药理作用】

1. 维持生长发育　适量甲状腺激素能促进蛋白质的合成，促进骨骼的生长发育，对神经系统的发育尤为重要。

2. 促进代谢　甲状腺激素能促进蛋白质、糖、脂肪正常代谢，促进物质氧化，增加耗氧，提高基础代谢率，使产热增多。

3. 神经系统及心血管系统作用　甲状腺激素能够提高机体对儿茶酚胺的敏感性，使中枢神经系统兴奋性提高，心率加快、心肌收缩力增强等。

【临床应用】

1. 甲状腺功能减退

（1）呆小病：为甲状腺功能先天不足或在脑发育期间缺碘，引起的神经系统发育障碍，表现为智力低下、身材矮小。呆小病重在预防，若及时诊治，发育尚可维持正常。若治疗过迟，躯体虽能发育正常，但智力仍然低下。治疗应从小剂量开始，须终身用药。

（2）黏液性水肿：成人甲状腺功能低下时，甲状腺素分泌减少，基础代谢率降低，产热减少，表现为乏力、畏寒、情绪低落、行动迟缓等症状。宜由小剂量开始，逐渐增至足量。一般能消除水肿、缓脉、困倦、低体温和肌无力等症状。黏液性水肿昏迷患者可静脉注射大剂量，同时给予足量氢化可的松，苏醒后改为口服。

2. 单纯性甲状腺肿　缺碘所致者应适当补充碘剂；无明显病因者可给予适量甲状腺激素，以补充内源性激素的不足，抑制促甲状腺素过多分泌，以缓解甲状腺组织代偿性增生肥大。

【不良反应】　甲状腺激素过量时可出现类似甲状腺功能亢进症状，如心悸、手震颤、多汗、神经过敏、失眠等不良反应，严重者可有腹泻、呕吐、发热、脉搏快而不规则，甚至有心绞痛、心力衰竭等。一旦出现上述症状，应立即停药，必要时应用 β 受体阻断药对抗。

左甲状腺素

左甲状腺素（levothyroxine）为人工合成的四碘甲状腺原氨酸，起效慢，作用弱，但维持时间长，$t_{1/2}$ 为 6～7 天。药理作用、临床应用及不良反应与甲状腺激素相似。黏液性水肿昏迷者可静脉注射，症状改善后改用口服制剂。

碘 塞 罗 宁

碘塞罗宁（liothyronine，T_3）为人工合成的三碘甲状腺原氨酸。主要用于治疗严重的甲状腺功能减退，但一般不作为替代治疗首选药。不良反应同甲状腺激素。

考点：甲状腺激素的药理作用、临床应用和不良反应

第 2 节　抗甲状腺药

抗甲状腺药是一类能干扰甲状腺激素的合成与释放，可用于治疗甲状腺功能亢进的药物。常用的有硫脲类、碘和碘化物、放射性碘和 β 受体阻断药四类。

案例 23-1

患者，女性，35 岁，消瘦、怕热、多食半年，脾气暴躁、突眼 1 个月就诊。经检查 T_3、T_4 增高，诊断为“甲状腺功能亢进”。

处方：甲巯咪唑　100mg　tid
　　　普萘洛尔　100mg　tid
　　　地西泮　2.5mg　qn

问题与思考：此处方是否合理？为什么？

一、硫　脲　类

硫脲类是临床最常用的抗甲状腺药，分为两大类：①硫氧嘧啶类，包括丙硫氧嘧啶（propylthiouracil）和甲硫氧嘧啶（methylthiouracil）；②咪唑类，包括甲巯咪唑（thiamazole，他巴唑）、卡比马唑（carbimazole，甲亢平）。

【体内过程】　硫脲类口服吸收迅速，生物利用度约为 80%，血浆蛋白结合率约为 75%，分布于全身组织，但甲状腺组织药物浓度高，易透过胎盘，能进入乳汁。主要在肝内代谢，部分以结合型随尿排出。

【药理作用】

1. 抑制甲状腺激素的合成　通过抑制过氧化物酶，阻止酪氨酸碘化及偶联，从而抑制 T_3、T_4 的生物合成。对已合成的甲状腺激素无作用，需待已合成的激素耗竭后方能显效。一般用药 2～3 周后甲亢症状开始减轻，1～2 个月基础代谢率恢复正常。

2. 控制 T_3 的水平　丙硫氧嘧啶能抑制外周组织 T_4 转化为 T_3，可较快控制血清中 T_3 水平，故在

重症甲亢、甲状腺危象时该药可作为首选。

3. 免疫抑制作用 能轻度抑制甲状腺免疫球蛋白的生成，降低血液循环中甲状腺刺激性免疫球蛋白（TSI）的水平，因此对甲状腺功能亢进有一定的病因性治疗作用。

【临床应用】

1. 甲亢的内科治疗 适用于轻症、不宜手术或不宜接受 ^{131}I 治疗的患者。开始治疗给予大剂量，最大程度抑制甲状腺激素的合成。经 1～3 个月治疗后症状明显减轻，基础代谢率接近正常时，即可递减药量至维持量，继续用药 1～2 年。

2. 甲亢术前准备 对需做甲状腺次全切除术的患者，术前宜先服用硫脲类药物，使甲状腺功能接近正常，以减少麻醉和手术后并发症，防止术后发生甲状腺危象。但用硫脲类后会使腺体增生，组织脆而充血，故应在术前 2 周加服大剂量碘剂，可使甲状腺缩小、变硬，减少手术出血。

3. 甲状腺危象的辅助治疗 感染、手术、外伤等应激诱因可使大量甲状腺激素突然释放入血，导致甲状腺危象，患者可因高热、虚脱、心力衰竭、肺水肿、电解质紊乱而死亡。此时主要应用大剂量碘剂以抑制甲状腺激素释放，并同时合用大剂量（治疗量的 2 倍）硫脲类辅助阻止甲状腺激素的合成。

【不良反应】

1. 过敏反应 最常见，多为皮肤瘙痒、药疹等，少数伴有发热，停药后可自行消退。

2. 消化道反应 有厌食、呕吐、腹泻、腹痛等。

3. 粒细胞缺乏症 为严重的不良反应，发生率 0.3%～0.6%。多于用药后 2～3 个月出现，故应定期检查血象，若出现白细胞总数明显降低或患者有咽痛、发热等症状，必须立即停药。

4. 肝毒性 使用丙硫氧嘧啶可引起肝细胞损伤；使用甲巯咪唑可引起阻塞性黄疸等。

5. 甲状腺肿大 长期应用后因血清甲状腺激素水平下降，可反馈性引起 TSH 分泌增多，以致腺体代偿性增生，腺体增大、组织充血。

6. 甲状腺功能减退 长期过量用药时可以发生，故应定期复查，及时调整用药量。孕妇应慎用，哺乳期妇女用药期间应停止哺乳，以免对胎儿及乳儿造成影响。

考点：硫脲类的药理作用、临床应用和不良反应

案例 23-2

一位重症甲亢住院患者，医生给予丙硫氧嘧啶（PTU）200mg，2 次/日口服，联合普萘洛尔 10mg，3 次/日，1 个月后改 PTU 100mg，3 次/日，并继续用普萘洛尔治疗。约 3 周后患者出现乏力、纳差、全身皮肤及巩膜黄染，肝功能检查明显异常。停用 PTU，并加用保肝药，黄疸逐渐消退，肝功能恢复正常。行 ^{131}I 治疗，甲亢症状缓解出院。

问题与思考：1. 处方中，治疗药物选择是否合理？

2. 请阐述患者口服 PTU 3 周后出现一系列症状的原因。

二、碘与碘化物

常用的有碘化钾、碘化钠、复方碘溶液（Lugol solution，卢戈液）等。

【药理作用】 不同剂量的碘化物对甲状腺功能可产生不同的作用。

1. 小剂量碘参与甲状腺激素合成 碘为甲状腺激素合成必需原料，碘不足可导致甲状腺素合成减少。

2. 大剂量碘产生抗甲状腺作用 主要通过抑制甲状腺球蛋白水解酶而抑制甲状腺激素的释放；其次通过抑制过氧化物酶而抑制甲状腺激素的合成；此外，还有拮抗 TSH 的作用。用药后 1～2 天起效，10～15 天达最大效应。此时若继续用药，则失去抑制激素合成的效应，甲亢症状可复发。这也是碘化物不能单纯用于甲亢内科治疗的原因。

【临床应用】

1. 单纯性甲状腺肿 在食盐中加入碘化钠，预防单纯性甲状腺肿。疾病早期用复方碘溶液或碘化

钾，必要时加用甲状腺片以抑制腺体增生。对晚期患者疗效差，应考虑手术治疗。

2. 甲亢手术前准备　在硫脲类药物控制的基础上，术前2周加用大剂量碘能抑制垂体分泌促甲状腺素，使甲状腺腺体缩小，血管减少，组织变韧，有利于手术进行及减少出血。

3. 甲状腺危象　应用大剂量碘剂可迅速控制甲状腺激素释放，使甲状腺危象缓解，需同时使用硫脲类药物。

【不良反应】

1. 急性反应　主要表现为血管神经性水肿、上呼吸道水肿及严重喉头水肿。

2. 诱发甲状腺功能紊乱　长期服用可诱发甲亢。碘可通过胎盘屏障，并可进入乳汁引起新生儿甲状腺肿，故孕妇及哺乳期妇女慎用。

3. 慢性碘中毒　长期应用可出现口腔烧灼感、唾液分泌增多、眼刺激症状等。

考点：碘与碘化物的药理作用、临床应用和不良反应

三、放射性碘

放射性碘是 ^{131}I，其 $t_{1/2}$ 约为8天，用药1个月后其放射性可消除90%，56天消除99%以上。

【药理作用和临床应用】　甲状腺有高度的摄碘能力，^{131}I 被甲状腺摄取后，可产生β射线（占99%）和γ射线（占1%）。β射线在组织内的射程仅约2mm，因此其辐射作用仅限于甲状腺内，破坏甲状腺实质，而很少波及周围组织。故可用于甲亢的治疗，适用于不宜手术或手术后复发及硫脲类无效或过敏者。γ射线穿透力强，可在体表通过仪器测得，故可用于甲状腺摄碘功能的测定。

【不良反应】　剂量过大易致甲状腺功能减退。由于本品个体差异大，剂量较难准确掌握，因而在使用中应严格计算剂量并密切观察，一旦发生甲状腺功能减退应立即停药，并适当补充甲状腺激素。

考点：放射性碘的药理作用特点及临床应用

四、β受体阻断药

【药理作用】　甲亢患者交感神经活动增强，β受体阻断药通过阻断肾上腺素能神经突触前膜的 $β_2$ 受体，抑制正反馈调节作用，使去甲肾上腺素释放减少，拮抗儿茶酚胺的作用；控制甲亢患者心动过速、多汗、手震颤、焦虑等症状。

【临床应用】　作为辅助治疗药用于甲亢和甲状腺危象。由于不干扰硫脲类药物对甲状腺的作用，且作用迅速，可与硫脲类药物合用增强疗效。适用于不宜用其他抗甲状腺药、不宜手术及 ^{131}I 治疗的甲亢患者。也用于甲状腺手术前准备，可使腺体不易撕裂，利于手术进行。

考点：β受体阻断药的药理作用特点及临床应用

自测题

一、选择题

【A型题】

1. 硫脲类药物的基本作用是（　　）
   A. 抑制碘泵
   B. 抑制 Na^+-K^+泵
   C. 抑制甲状腺过氧化物酶
   D. 抑制甲状腺蛋白水解酶
   E. 阻断甲状腺激素受体

2. 碘化物不能单独用于甲亢内科治疗的原因是（　　）
   A. 使甲状腺组织退化
   B. 使腺体增大、肥大
   C. 使甲状腺功能减退
   D. 使甲状腺功能亢进
   E. 用药2周后失去抑制甲状腺激素合成的效应

3. 下列哪种疾病禁用甲状腺激素（　　）
   A. 甲状腺癌术后　　B. 呆小病
   C. 甲状腺危象　　D. 黏液性水肿
   E. 单纯性甲状腺肿

4. 抑制外周组织的 T_4 转变成 T_3 作用较强的抗甲状腺药是（　　）
   A. 甲硫氧嘧啶　　B. 丙硫氧嘧啶
   C. 甲巯咪唑　　D. 卡比马唑

E. 大剂量碘剂

【B型题】

（第5～9题备选答案）

A. 单纯甲状腺肿　　B. 甲状腺危象

C. 甲亢术前　　D. 黏液性水肿昏迷者

E. 甲亢术后复发及硫脲类药物无效者

5. 丙硫氧嘧啶用于（　　）

6. 立即大量注射 T_3 用于（　　）

7. ^{131}I 用于（　　）

8. 小剂量碘剂用于（　　）

9. 甲硫氧嘧啶+大剂量碘用于治疗（　　）

【X型题】

10. 下列哪些药物可用于治疗甲状腺危象（　　）

A. 大剂量碘　　B. 小剂量碘

C. 甲巯咪唑　　D. 甲状腺片

D. 放射性碘

11. 丙硫氧嘧啶的主要不良反应包括（　　）

A. 过敏　　B. 白细胞下降

C. 刺激性干咳　　D. 消化道反应

E. 甲状腺肿大

12. 碘和碘化物临床可用于（　　）

A. 甲亢术前准备　　B. 甲亢内科治疗

C. 甲状腺危象　　D. 单纯性甲状腺肿

E. 呆小病

二、简答题

1. 简述甲状腺激素的药理作用和临床应用。

2. 简述抗甲状腺药物的分类和代表药物。

（谭东明）

第24章

胰岛素和口服降血糖药

糖尿病是一种病因十分复杂的以慢性高血糖为特征的代谢紊乱症候群，它是由于体内胰岛素绝对或相对不足所造成的。随着物质文明的发达和人口老龄化的加剧，糖尿病发病率有迅速增长的趋势。

目前国际上通用 WHO 糖尿病专家委员会提出的病因学分型标准（1999）：

1. 1型糖尿病（T_1DM） 胰岛 B 细胞破坏，常导致胰岛素绝对缺乏，包括自身免疫性 1 型糖尿病和特发性 1 型糖尿病。

2. 2 型糖尿病（T_2DM） 从以胰岛素抵抗为主伴胰岛素分泌不足到以胰岛素分泌不足为主伴胰岛素抵抗。90%以上糖尿病患者都属于 2 型糖尿病。

3. 特殊类型糖尿病 是指目前病因已明确的继发性糖尿病，包括胰岛 B 细胞功能的基因缺陷、胰岛作用的基因缺陷、胰腺外分泌疾病、内分泌病、药物或化学品所致糖尿病、感染、不常见到免疫介导糖尿病等。

4. 妊娠期糖尿病（GDM） 是指在妊娠过程中初次发现的任何程度的糖耐量异常。不论其是否需要用胰岛素或单用饮食治疗，也不论分娩后这一情况是否持续，均可认为是妊娠期糖尿病。

糖尿病如得不到满意治疗，极易引起各种并发症，如心血管疾病、脑血管病、肾病、视网膜病变等，这些并发症严重威胁糖尿病患者的生命。目前，治疗糖尿病的药物主要有胰岛素和口服降血糖药物。

链 接 1型糖尿病的病因

自身免疫系统缺陷：在 1 型糖尿病患者的血液中可查出多种自身免疫抗体，如谷氨酸脱羧酶抗体（GAD 抗体）、胰岛细胞抗体（ICA 抗体）等。这些异常的自身抗体可以损伤人体胰岛分泌胰岛素的 B 细胞，使之不能正常分泌胰岛素。

遗传因素：目前研究提示遗传缺陷是 1 型糖尿病的发病基础，这种遗传缺陷表现在人第六对染色体的 HLA 抗原异常上。

病毒感染：许多科学家怀疑病毒也能引起 1 型糖尿病。这是因为 1 型糖尿病患者发病之前的一段时间内常常发生过病毒感染，而且 1 型糖尿病的“流行”，往往出现在病毒流行之后。

其他因素：如牛奶、氧自由基等，这些因素是否可以引起糖尿病，科学家正在研究之中。

第1节 胰 岛 素

胰岛素（insulin）是由胰岛 B 细胞分泌的分子量为 56kDa 的酸性蛋白质，含 51 个氨基酸，由两条多肽链（A、B 链）通过双硫键连接而成。药用胰岛素一般多由猪、牛胰腺提取。目前可通过重组 DNA 技术利用大肠杆菌合成胰岛素，还可将猪胰岛素 B 链第 30 位的丙氨酸用苏氨酸代替而获得人胰岛素。

胰岛素的分泌受胰岛 B 细胞细胞膜上 ATP 依赖性钾通道介导。当细胞内 ATP/ADP 值增加时，钾通道关闭，造成 K^+外流减少，使胰岛 B 细胞去极化，从而使电压依赖性钙通道开放，使 B 细胞的 Ca^{2+}内流增加，诱发胰岛素分泌。

案例 24-1

患者，男性，15 岁，因腹痛前来就诊。自述近来口渴多饮，饭量增加但体重减轻明显。经检查，血压正常，但是心动过速，黏膜干燥，全腹压痛，无反跳痛和肌紧张。浸渍检查法显示有尿酮体及尿糖阳性，手指采血测定血糖为 550mg/dl。医生立即将患者以 1 型糖尿病伴酮症酸中毒收治入院，静脉滴注常规胰岛素进行治疗。

问题与思考：1. 简述典型的 1 型糖尿病的临床特征。

2. 简述胰岛素的药理作用、常见的不良反应及防治。

【体内过程】 胰岛素口服无效，因易被消化酶破坏，因此目前胰岛素制剂都必须注射给药，皮下注射吸收快但作用时间短。主要在肝、肾灭活，经谷胱甘肽转氨酶还原二硫键，再由蛋白水解酶水解成短肽或氨基酸，也可被肾胰岛素酶直接水解。严重肝肾功能不良者能影响其灭活。为延长胰岛素的作用时间，可制成中效及长效制剂。用碱性蛋白质与之结合，使等电点提高到 7.3，接近体液 pH，再加入微量锌使之稳定，这类制剂经皮下及肌内注射后，在注射部位发生沉淀，再缓慢释放、吸收。所有中、长效制剂均为混悬剂，不可静脉注射。常用胰岛素制剂的特性见表 24-1。

表 24-1 常用胰岛素制剂的特性

分类	药物	注射途径	作用时间（小时）			给药时间
			开始	高峰	维持	
速效	胰岛素	静脉注射	立即	0.5	2	用于急救
		皮下注射	0.5～1.0	2～4	6～8	饭前半小时，剂量视病情而定
中效	低精蛋白锌胰岛素	皮下注射	3～4	8～12	18～24	早餐前半小时注射 1 次，必要时晚餐前加 1 次。剂量视病情而定
	珠蛋白锌胰岛素	皮下注射	2～4	6～10	12～18	
长效	精蛋白锌胰岛素	皮下注射	3～6	16～18	24～36	早餐或晚餐前 1 小时，一日 1 次

【药理作用】

1. 糖代谢 胰岛素可增加葡萄糖的转运，加速葡萄糖的氧化和酵解，促进糖原的合成和储存，抑制糖原分解和异生而降低血糖。

2. 脂肪代谢 胰岛素能增加脂肪酸的转运，促进脂肪合成并抑制其分解，减少游离脂肪酸和酮体的生成。

3. 蛋白质代谢 胰岛素可增加氨基酸的转运和蛋白质的合成（包括 mRNA 的转录及翻译），同时又抑制蛋白质的分解。

4. 促进 K^+转运 促进 K^+进入细胞内，增加细胞内 K^+浓度。

【作用机制】 现认为胰岛素是通过胰岛素受体而发挥作用的。胰岛素受体是存在于细胞膜上的一种糖蛋白，其胞内部分含酪氨酸蛋白激酶，胰岛素与受体结合后，通过多种途径产生一系列的生物效应，从而降低血糖。

【临床应用】

1. 糖尿病 胰岛素制剂主要用于下列情况：①1 型糖尿病；②2 型糖尿病经饮食控制或用口服降血糖药未能控制者；③糖尿病发生各种急性或严重并发症者，如酮症酸中毒及糖尿病性昏迷；④合并重度感染、消耗性疾病、高热、妊娠、创伤及手术的各型糖尿病。

2. 纠正细胞内缺钾 胰岛素可促进 K^+进入细胞内，与氯化钾、葡萄糖组成极化液，可用于防治心肌梗死或其他心脏病变时的心律失常。

【不良反应】

1. 过敏反应 多数为使用牛胰岛素所致，它作为异体蛋白进入人体后可产生相应抗体并引起过敏反应。一般反应轻微而短暂，偶可引起过敏性休克。可用猪胰岛素代替，因其与人胰岛素较为接近。

2. 低血糖症　为胰岛素过量所致，正规胰岛素能迅速降低血糖，出现饥饿感、出汗、心跳加快、焦虑、震颤等症状，严重者引起昏迷、惊厥及休克，甚至脑损伤及死亡。长效胰岛素降血糖作用较慢，不出现上述症状，而以头痛和精神情绪、运动障碍为主要表现。为防止低血糖症的严重后果，应教会患者熟知低血糖反应，以便及早发现和进食，或饮用糖水等。严重者应立即静脉注射 50%葡萄糖。必须在糖尿病患者中鉴别低血糖昏迷和酮症酸中毒性昏迷及非酮症性糖尿病昏迷。

3. 胰岛素抵抗（insulin resistance，IR）　急性抵抗常由于并发感染、创伤、手术、情绪激动等应激状态所致，此时血中抗胰岛素物质增多，或因酮症酸中毒时，血中大量游离脂肪酸和酮体的存在妨碍了葡萄糖的摄取和利用。慢性抵抗的原因较为复杂（系指每日需用 200U 以上的胰岛素并且无并发症者），可能是体内产生了抗胰岛素受体抗体（AIRA），对此可用免疫抑制剂控制症状，能使患者对胰岛素的敏感性恢复正常；也可能是胰岛素受体数量的变化，如高胰岛素血症时，靶细胞膜上胰岛素受体数目减少；还可能是靶细胞膜上葡萄糖转运系统失常。此时换用其他动物胰岛素或改用高纯度胰岛素，并适当调整剂量常可有效。

4. 皮下注射局部可出现红肿、硬结和皮下脂肪萎缩。

考点：胰岛素的药理作用、临床应用和不良反应

链 接　胰岛素的发现

1921 年加拿大医生 Banting 和生理学家 Best 在多伦多大学著名生理学教授 J.J.R.Mcleod 的实验室里从胰岛中提取分离得到了胰岛素，并确定它有降血糖的作用。由于这个贡献，Banting 和 J.J.R.Mcleod 获得了 1923 年诺贝尔生理学或医学奖。胰岛素的发现挽救了无数糖尿病患者的生命。世界卫生组织和国际糖尿病联合会确定每年 11 月 14 日为“世界糖尿病日”，旨在纪念胰岛素发现人 Banting 的生日。

第 2 节　口服降血糖药

常用的口服降血糖药包括磺酰脲类、双胍类、α-葡萄糖苷酶抑制剂、胰岛素增敏剂、餐时血糖调节剂等。

案例 24-2

患者，女性，50 岁，肥胖多年，近来易口渴，乏力嗜睡，有糖尿病家族史，其姐姐、姑母、祖母均患糖尿病，且均肥胖。经检查尿糖（+），空腹血糖 7.9mmol/L，饭后 2 小时血糖 12.1mmol/L，诊断为 2 型糖尿病。医生建议控制饮食后仍不能控制血糖，改用二甲双胍治疗，症状缓解。

问题与思考：1. 简述二甲双胍的药理作用、常见的不良反应。

2. 2 型糖尿病患者除了药物治疗外，日常生活起居还应该注意什么？

一、磺 酰 脲 类

本类药物具有磺酰脲结构，目前已发展到第三代。第一代以甲苯磺丁脲（tolbutamide，D_{860}）、氯磺丙脲（chlorpropamide）为代表，因不良反应大，现已少用。第二代磺酰脲类有格列本脲（glyburide，glibenclamide）、格列吡嗪（glipizide，吡磺环已脲）、格列齐特（gliclazipe）、格列喹酮（gliquidone）等，作用明显增强，且不良反应较少发生。第三代以格列美脲（glimepiride）为代表，该药口服吸收迅速，维持时间长，对老年和伴肾功能不全患者无特殊危害，不受食物影响，低血糖发生率低。

【体内过程】　磺酰脲类药物在胃肠道吸收迅速而完全，与血浆蛋白结合率很高。其中多数药物在

肝内氧化成羟基化合物，并迅速从尿中排出。常用磺酰脲类药物作用见表 24-2。

表 24-2 磺酰脲类药物作用比较

药物	降糖作用	血药达峰时间（小时）	作用持续时间（小时）	$t_{1/2}$（小时）	消除方式
甲苯磺丁脲	+	4～6	6～12	4～6	肝内代谢后由肾排出
氯磺丙脲	+++	10	40～72	25～40	原形由肾排出
格列本脲	++++	1.5	16～24	10～16	肝代谢，由肾及胆汁排出
格列齐特	++++	2～6	20～24	10～12	肝内代谢

注："+"代表有降血糖作用，"+"越多代表降血糖作用越强。

【药理作用】

1. **降血糖** 磺酰脲类药物对正常人和胰岛功能尚未完全丧失的糖尿病患者均有降血糖作用。

2. **抗利尿** 格列本脲、氯磺丙脲能够促进抗利尿激素的分泌并增强其作用，从而减少水的排泄，可用于尿崩症。

【作用机制】 主要是通过刺激胰岛 B 细胞释放胰岛素，长期应用还可抑制胰高血糖素的分泌及提高靶细胞对胰岛素的敏感性。

【临床应用】

1. **糖尿病** 主要用于胰岛 B 细胞功能至少保留 30%的轻、中型糖尿病患者，对 1 型或严重糖尿病患者及切除胰腺者无作用。

2. **尿崩症** 格列本脲、氯磺丙脲可使患者尿量明显减少，适用于尿崩症，与噻嗪类合用可提高疗效。

【不良反应】 常见不良反应为胃肠不适、恶心、腹痛、腹泻。大剂量氯磺丙脲还可引起中枢神经系统症状，如精神错乱、嗜睡、眩晕、共济失调。少数人也可引起粒细胞减少和胆汁淤积性黄疸及肝损害。较严重的不良反应为持久性的低血糖症，常因药物过量所致，尤以氯磺丙脲为甚，老人及肝、肾功能不良者较易发生，故老年糖尿病患者不宜用氯磺丙脲。新型磺酰脲类较少引起低血糖。

【药物相互作用】 由于磺酰脲类有较高的血浆蛋白结合率，因此在蛋白质结合上能与其他药物（如保泰松、水杨酸钠、吲哚美辛、青霉素、双香豆素等）发生竞争，使游离药物浓度上升而引起低血糖反应。此外，氯丙嗪、糖皮质激素、噻嗪类利尿药、口服避孕药均可降低磺酰脲类药物的降血糖作用。

考点： 磺酰脲类的药理作用、临床应用及不良反应

二、双 胍 类

国内应用的有二甲双胍（metformin，甲福明）、苯乙双胍（phenformine，苯乙福明）等，后者易致乳酸血症，现已不用或少用。

【药理作用】 双胍类对正常人血糖无影响，可明显降低糖尿病患者血糖，降血糖作用与胰岛功能无关，对胰岛功能完全丧失的糖尿病患者仍有降血糖作用。

【作用机制】 其降血糖作用机制可能是：促进组织摄取利用葡萄糖，促进肌肉组织内糖的无氧酵解；抑制肠道对葡萄糖的吸收，抑制胰高血糖素的释放；增强外周组织对胰岛素的敏感性，使血糖降低。

【临床应用】 主要用于 2 型轻症糖尿病患者，尤适用于肥胖、超重及单用饮食控制无效者。

【不良反应】 有胃肠道反应，多见于服药初期，表现为食欲下降、恶心、腹部不适、腹泻等，长期使用易致乳酸血症，尤以苯乙双胍的发生率高。与苯乙双胍相比，二甲双胍一般不引起乳酸血症，应用较广。

考点： 二甲双胍药理作用特点及其临床应用

三、α-葡萄糖苷酶抑制药

α-葡萄糖苷酶抑制剂目前临床常用的有阿卡波糖（acarbose）、伏格列波糖（voglibose）和米格列

醇（miglitol）等。其降血糖作用主要是通过在小肠竞争性抑制水解糖类的α-葡萄糖苷酶，从而减慢糖类水解及产生葡萄糖的速度，并延缓葡萄糖的吸收。可降低餐后血糖水平。临床用于饮食和运动治疗疗效不佳的轻、中度 2 型糖尿病。该类药物一般不引起低血糖、高胰岛素血症或体重增加，主要不良反应为腹胀、腹泻等胃肠道反应。服药期间应增加糖类的比例，并限制单糖的摄入量，以提高药物的疗效。与双胍类药物联合使用能明显降低餐后血糖浓度。

考点：阿卡波糖的临床应用及其主要不良反应

四、胰岛素增敏剂

噻唑烷二酮类（thiazolidinediones，TDZs）又称格列酮类，是 20 世纪 80 年代初研制的一类具有 2，4-二酮噻唑烷结构的化合物，临床应用的有罗格列酮（rosiglitazone）、吡格列酮（pioglitazone）、环格列酮（ciglitazone）、恩格列酮（englitazone）等。该类药物对改善糖尿病患者的胰岛素抵抗具有重要意义。能显著改善胰岛素抵抗及相关代谢紊乱，同时对心血管疾病的各种危险因子均有一定的改善作用，降低血压、增强心肌功能、改善血管内皮细胞功能、增强纤溶活性、抑制血管平滑肌细胞增殖等。对 2 型糖尿病及其心血管并发症均有明显疗效。临床主要用于治疗其他降糖药疗效不佳的 2 型糖尿病，尤其是有胰岛素抵抗的糖尿病患者。

该类药物具有良好的安全性和耐受性，低血糖发生率低。主要有嗜睡、水肿、肌肉和骨骼痛、头痛、消化道症状等不良反应。

链 接　噻唑烷二酮类药物的作用机制

噻唑烷二酮类药物作用于肌肉、脂肪组织的核受体-过氧化物酶体增殖物激活受体 γ（PPARγ）后，增加众多影响糖代谢的相关基因的转录和蛋白质的合成，最终增加胰岛素的作用。

考点：罗格列酮和吡格列酮的药理作用特点

五、餐时血糖调节剂

餐时血糖调节剂为一种新型促胰岛素分泌的药物，现用于临床的有瑞格列奈（repaglinide）、那格列奈（nateglinide）、米格列奈（mitiglinide）等。本类药物为苯甲酸的衍生物，其化学结构完全不同于已知的各类降血糖药，但作用与磺酰脲类相似，主要是通过阻断胰岛 B 细胞上 ATP 敏感性钾通道（K_{ATP}），抑制 K^+外流，导致细胞膜去极化，从而开放电压依赖性钙通道，使细胞外 Ca^{2+}内流，促进胰岛素分泌而起作用。该类药物起效快，作用时间短，因而磺脲类一天只要服一次，而该类药物需要在每餐前服用，一天要用 3 次。临床用于 2 型糖尿病患者，尤适合餐后高血糖，并能预防糖尿病的心血管并发症。

该类药物不蓄积，其安全性良好，可在 2 型糖尿病患者中模拟生理性胰岛素分泌，较磺酰脲类能更好地控制餐时血糖的增高，降低餐后血糖高峰，与双胍类药物合用发挥协同作用。对血脂代谢无不良影响；仅少数患者有轻度的副作用，头昏、头痛、上呼吸道感染、乏力、震颤、食欲增加，低血糖。可增加体重；低血糖发生率较磺酰脲类低，且多在白天发生，而磺酰脲类则趋于晚上发生。

考点：瑞格列奈的临床应用

第 3 节　其他新型降血糖药

一、胰高血糖素样肽-1 受体激动剂

胰高血糖素样肽-1（glucagon-like peptide-1，GLP-1）是一种肠促胰素，由肠道细胞分泌。GLP-1 具有促进胰岛 B 细胞合成和分泌胰岛素，抑制胰岛 A 细胞分泌胰高血糖素，抑制食欲，延缓胃内容排空等作用。

GLP-1 受体激动剂通过激动 GLP-1 受体而发挥降血糖作用。目前在我国上市的 GLP-1 受体激动剂

有艾塞那肽和利拉鲁肽，均需皮下注射。可单独使用或与其他口服降糖药联合使用。GLP-1 受体激动剂有显著的降体重作用，单独使用无明显导致低血糖发生的风险，尤其适用于伴有肥胖的糖尿病患者。常见不良反应为胃肠道不良反应（如恶心、呕吐等），多为轻到中度，主要见于初始治疗时，可随治疗时间延长而逐渐减轻。

二、二肽基肽酶-4 抑制剂

二肽基肽酶-4（dipeptidyl peptidase 4，DPP-4）抑制剂，通过选择性抑制 DPP-4，升高内源性 GLP-1 和葡萄糖依赖性促胰岛素释放多肽（glucose-dependent insulinotropic peptide，GIP）水平，从而增强胰岛素分泌，抑制胰高血糖素分泌而降血糖。目前在我国上市的 DPP-4 抑制剂有西格列汀、沙格列汀和维格列汀。DPP-4 抑制剂可有效降低空腹血糖和餐后血糖，低血糖发生的风险低，且不增加体重。

三、钠-葡萄糖协同转运蛋白 2 抑制剂

钠-葡萄糖协同转运蛋白 2（sodium-glucose cotransporter 2，SGLT2）抑制剂通过抑制近曲肾小管葡萄糖的重吸收而使葡萄糖从尿液排出，从而降低血糖水平，与胰岛素无关。目前临床用药有坎格列净、达格列净等。除降糖作用外还能减少体重，降低血压。适用于经饮食和锻炼血糖控制不佳的 2 型糖尿病患者。无低血糖反应，偶会出现头晕、低血压、多尿等反应。

四、胰淀素类似物

胰淀素（胰淀粉样多肽）是胰岛 B 细胞分泌的一种具有生理活性的激素，广泛参与机体的物质代谢过程，对维持血糖的稳态起着重要作用。普兰林肽（pramlintide）是一种合成胰淀素类似物，可以延缓葡萄糖的吸收，抑制胰高血糖素的分泌，减少肝糖原的生成，从而降低糖尿病患者的血糖。临床主要用于单用胰岛素及联合应用磺酰脲类或双胍类无效的糖尿病患者。不良反应有低血糖反应、消化道反应、关节痛、头痛、头晕、疲劳等。

自 测 题

一、选择题

【A 型题】

1. 抢救因酮症酸中毒而昏迷的糖尿病患者宜选用（　　）
   A. 胰岛素　B. 珠蛋白锌胰岛素　C. 低精蛋白锌胰岛素　D. 精蛋白锌胰岛素　E. 二甲双胍
2. 甲苯磺丁脲降血糖作用的主要机制是（　　）
   A. 增强胰岛素作用
   B. 提高靶细胞的敏感性
   C. 使细胞 cAMP 减少
   D. 刺激胰岛 B 细胞释放胰岛素
   E. 抑制胰高血糖素的作用
3. 患者因出现多饮、多尿等症状就诊，查空腹血糖和餐后血糖均高于正常，诊断为轻型 2 型糖尿病，体型肥胖，宜选用（　　）
   A. 格列本脲　B. 二甲双胍　C. 罗格列酮　D. 甲苯磺丁脲　E. 胰岛素
4. 老年糖尿病患者不宜用（　　）
   A. 格列齐特　B. 氯磺丙脲　C. 甲苯磺丁脲　D. 二甲双胍　E. 苯乙双胍
5. 使用胰岛素过程中出现饥饿感、出汗、心悸等症状，应立即给予（　　）
   A. 格列苯脲　B. 格列奇特　C. 葡萄糖　D. 肾上腺素　E. 胰岛素

【B 型题】

（第 6～10 题备选答案）

A. 二甲双胍　B. 氯磺丙脲　C. 胰岛素　D. 罗格列酮　E. 阿卡波糖

6. 尿崩症患者宜选用（　　）
7. 轻症伴有肥胖的糖尿病患者宜选用（　　）
8. 合并严重感染的中度糖尿病患者宜选用（　　）
9. 尤其适用于胰岛素抵抗的 2 型糖尿病患者的是（　　）
10. 对餐后血糖显著升高的 2 型糖尿病患者可选用（　　）

【X 型题】

11. 胰岛素的不良反应有（　　）
    A. 皮下脂肪萎缩　B. 过敏反应　C. 反应性高血压　D. 血糖过低　E. 胰岛素耐受性

12. 需要用胰岛素治疗的是（　　）
    A. 1 型糖尿病
    B. 初发的 2 型糖尿病
    C. 糖尿病合并妊娠及分娩
    D. 糖尿病合并重度感染或消耗性疾病
    E. 糖尿病酮症及糖尿病昏迷
13. 竞争与血浆蛋白结合，可使磺酰脲类游离药物浓度升高的药物是（　　）
    A. 氯丙嗪　　B. 水杨酸钠
    C. 青霉素　　D. 糖皮质激素
    E. 噻嗪类利尿药
14. 磺酰脲类的适应证有（　　）
    A. 经饮食控制无效的糖尿病
    B. 胰腺功能完全丧失的糖尿病
    C. 胰腺功能尚存的糖尿病
    D. 成年后发病的轻、中型糖尿病
    E. 糖尿病酮症酸中毒
15. 双胍类药物的降糖作用机制是（　　）
    A. 促进肌肉组织内葡萄糖的无氧酵解
    B. 抑制糖原异生
    C. 补充胰岛素
    D. 促进组织摄取葡萄糖
    E. 抑制肠道对葡萄糖的吸收

二、简答题

1. 胰岛素治疗糖尿病的主要适应证包括哪些？
2. 比较磺酰脲类和双胍类口服降血糖药在作用机制、药理作用和临床应用上有何不同？

（谭东明）

第25章 肾上腺皮质激素类药物

肾上腺皮质激素（adrenocortical hormones）简称皮质激素，是肾上腺皮质所分泌激素的总称，属甾体化合物。分为三类：①盐皮质激素（mineralocorticoids），由肾上腺皮质最外层的球状带分泌，有醛固酮、去氧皮质酮和皮质酮；②糖皮质激素（glucocorticoids），由肾上腺皮质的束状带合成和分泌，有氢化可的松（hydrocortisone）和可的松（cortisone）等；③性激素，由肾上腺皮质网状带分泌。肾上腺皮质激素的分泌和生成受促皮质素（ACTH）的调节，临床常用的皮质激素主要是糖皮质激素类。

链 接 肾上腺皮质激素的构效关系

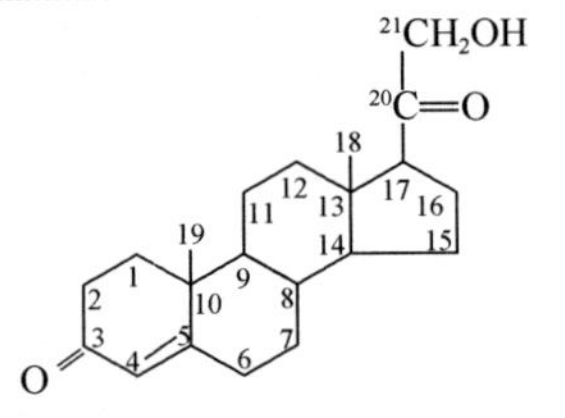

图25-1 肾上腺皮质激素的基本结构

肾上腺皮质激素为甾体类激素（图25-1），C_3上的酮基、C_{20}上的羰基及$C_{4\sim5}$上的双键，是保持生理功能必需的基团；糖皮质激素的C_{17}上有—OH；C_{11}上有=O或—OH；盐皮质激素的C_{17}上无—OH；C_{11}上无氧或有O与C_{18}相连；$C_{1\sim2}$上为双键及C_6引入—CH_3则抗炎作用增强、水盐代谢作用减弱；C_9引入—F，C_{16}引入—CH_3或—OH则抗炎作用更强，水盐代谢作用更弱。

第1节 糖皮质激素类药物

糖皮质激素类药物作用广泛而复杂，且与剂量大小高度相关。生理状态下，肾上腺分泌的糖皮质激素主要影响物质代谢过程，缺乏时将引起代谢失调甚至死亡；当应激状态时，机体分泌大量的糖皮质激素，通过允许作用等，使机体能适应内、外环境变化所产生的强烈刺激。药理剂量的糖皮质激素除影响物质代谢外，还有抗炎、抗免疫和抗休克等广泛的药理作用。

【药物分类】 按作用时间的长短，糖皮质激素类药可分短效、中效及长效三类。常用的糖皮质激素类药作用特点比较见表25-1。

表25-1 常用糖皮质激素类药物分类及作用比较

类别	药物	水盐代谢（比值）	糖代谢（比值）	抗炎作用（比值）	等效剂量（mg）	持续时间（小时）	$t_{1/2}$（小时）
短效	氢化可的松	1.0	1.0	1.0	20	8～12	1.5
	可的松	0.8	0.8	0.8	25	8～12	1.5
中效	泼尼松	0.6	3.5	3.5	5	12～36	>3.3
	泼尼松龙	0.6	4.0	4.0	5	12～36	>3.3
	甲泼尼龙	0.5	5.0	5.0	4	12～36	>3.3
	曲安西龙	0	5.0	5.0	4	12～36	>3.3
长效	地塞米松	0	30	30	0.75	36～54	>5.0
	倍他米松	0	30～35	25～35	0.60	36～54	>5.0

续表

类别	药物	水盐代谢（比值）	糖代谢（比值）	抗炎作用（比值）	等效剂量（mg）	持续时间（小时）	$t_{1/2}$（小时）
外用	氟氢可的松	125		12			
	氟轻松			40			

【体内过程】 口服、注射均可吸收。口服可的松或氢化可的松服后1～2小时血药浓度达峰值，作用持续8～12小时。主要在肝内代谢，代谢产物和少量原形药物由尿排出。氢化可的松进入血液后，约90%与血浆蛋白结合。肝、肾疾病时血浆蛋白含量减少，故此时可使游离型药物增多，作用增强。甲状腺功能亢进、妊娠或口服避孕药时肝代谢加速，使 $t_{1/2}$ 缩短。可的松和泼尼松在肝内分别转化为氢化可的松和泼尼松龙才有活性，故严重肝功能不全的患者只宜选用氢化可的松或泼尼松龙。

药酶诱导剂（苯巴比妥、利福平和苯妥英钠）可加快糖皮质激素的代谢，合用时需加大糖皮质激素的用量。

链 接 糖皮质激素的分泌调节

糖皮质激素的分泌受下丘脑和垂体调控，下丘脑分泌促肾上腺皮质激素释放激素（CRH），促进垂体分泌促肾上腺皮质激素（ACTH），ACTH促进肾上腺分泌糖皮质激素。同时，ACTH的分泌又受血中糖皮质激素的负反馈调节，当血中糖皮质激素浓度升高时，可反馈性抑制下丘脑和腺垂体分泌CRH和ACTH。内源性糖皮质激素的分泌有昼夜节律性，早晨8时分泌最旺盛，含量最高，午夜时含量最低，昼夜间血浆糖皮质激素浓度相差4倍以上。此外，机体在应激状态下（如感染、创伤、休克等）可一次性大剂量释放，最大可达基础值的10倍左右。

【药理作用】

1. 抗炎作用 糖皮质激素对各种原因（如物理、化学、生物、免疫等）所致的炎症及炎症的各期都有强大的非特异性抑制作用。在炎症早期可抑制局部毛细血管扩张、降低毛细血管的通透性、减少渗出和水肿；抑制炎性细胞浸润及吞噬反应，从而缓解红、肿、热、痛等症状；在炎症后期抑制毛细血管和成纤维细胞的增生，延缓肉芽组织的生成，防止粘连及瘢痕形成，减轻后遗症。但是必须注意炎症反应是机体的一种防御功能，炎症后期的反应更是组织修复的重要过程。糖皮质激素在抗炎的同时，也降低了机体的防御功能，可致感染扩散与伤口愈合迟缓。

2. 抗免疫作用 糖皮质激素对免疫过程的许多环节均有抑制作用，包括抑制巨噬细胞对抗原的吞噬和处理，阻碍T淋巴细胞转化为致敏的淋巴细胞；抑制淋巴因子的生成，减少血液中的淋巴细胞数；抑制B细胞转化成浆细胞。小剂量主要抑制细胞免疫，大剂量则能干扰体液免疫，抑制B细胞转化成浆细胞的过程。糖皮质激素还可抑制过敏介质的产生，减轻过敏性症状。

3. 抗毒作用 糖皮质激素可提高机体对细菌内毒素的耐受力，减少内热原的释放，抑制PGE的生成及抑制下丘脑体温调节中枢对内热原的敏感性，对感染性毒血症所致的高热有退热作用。但不能中和、破坏内毒素，无对抗细菌外毒素的作用。

4. 抗休克作用 大剂量糖皮质激素对各种休克均有效，尤其是中毒性休克。其作用机制除与抗炎、抗免疫和抗毒作用有关外，还与其可加强心肌收缩力，增加心输出量，降低血管对缩血管物质的敏感性，扩张痉挛血管，改善微循环，稳定溶解酶体膜，减少心肌抑制因子的形成有关。

5. 其他作用

（1）血液与造血系统：糖皮质激素能刺激骨髓造血功能，增加血液中红细胞、血小板数目及血红蛋白、纤维蛋白原含量，缩短凝血时间；使中性粒细胞的数目增多，但却抑制中性粒细胞的游走、吞噬及消化等功能；此外，还能使血中淋巴细胞和嗜酸性粒细胞减少。

（2）中枢神经系统：提高中枢的兴奋性，引起欣快、激动、失眠等，偶可诱发精神失常。

（3）消化系统：糖皮质激素能使胃酸和胃蛋白酶分泌增多，提高食欲，促进消化，但大剂量可诱发或加重溃疡。

（4）心血管系统：糖皮质激素增强血管对其他物质的反应性，增加血管壁肾上腺素受体的表达，长期使用糖皮质激素者可出现高血压。

（5）骨骼：长期大量应用糖皮质激素类药物时可引起骨质疏松，出现腰背痛，甚至发生压缩性骨折、股骨头坏死等。

链 接 糖皮质激素类药物的作用机制

糖皮质激素类药物作为脂溶性分子，易于通过细胞膜进入细胞，与胞质内广泛存在的糖皮质激素受体（glucocorticoid receptor，GR）结合。未活化的GR在胞质内与热休克蛋白（HSP）等结合形成复合体，防止GR对DNA产生作用。这种复合体与激素结合后，结构发生变化，HSP_{90}等成分与GR解离，而激素受体复合物即进入细胞核，通过增加或减少基因转录，改变介质相关蛋白的水平，影响各种活性分子生成，改变细胞活性，进而发挥药理作用。

【临床应用】

1. 替代疗法 生理剂量用于急、慢性肾上腺皮质功能减退症（艾迪生病）、脑垂体功能减退症及肾上腺次全切除术后的补充。

2. 严重感染或预防炎症后遗症

（1）严重急性感染：主要用于中毒性感染或同时伴有休克者，如中毒性菌痢、暴发型流行性脑膜炎、中毒性肺炎及败血症等。在应用足量有效的抗菌药物控制感染的同时，用糖皮质激素做辅助治疗。一般不用于病毒性感染，因用后可降低机体的防御能力反而使感染扩散。但对严重急性呼吸综合征（severe acute respiratory syndromes，SARS）、严重传染性肝炎、流行性腮腺炎、麻疹和乙型脑炎等，也有缓解症状的作用，可短期应用。

（2）预防某些炎症的后遗症：糖皮质激素可减少炎性渗出，防止组织过度破坏，抑制粘连及瘢痕的形成，如结核性脑膜炎、脑炎、心包炎、损伤性关节炎、风湿性心瓣膜炎、睾丸炎等，早期应用糖皮质激素可防止后遗症的发生。眼科疾病如虹膜炎、角膜炎、视网膜炎和视神经炎等非特异性眼炎，应用后也可迅速消炎止痛、防止角膜混浊和瘢痕粘连的发生。

3. 自身免疫性疾病、过敏性疾病

（1）自身免疫性疾病：对于多发性皮肌炎、重症全身性红斑狼疮，糖皮质激素为首选药。对于严重风湿热、风湿性心肌炎、结节性动脉周围炎、风湿性及类风湿关节炎、自身免疫性贫血和肾病综合征等，应用糖皮质激素后可缓解症状。一般采用综合疗法，不宜单用，以减少不良反应。也可防止异体器官移植手术后所产生的排异反应，与环孢素等免疫抑制剂合用疗效更好。

（2）过敏性疾病：如荨麻疹、血清热、花粉症、血管神经性水肿、过敏性鼻炎、风疹、支气管哮喘和过敏性休克等，此类疾病一般发作快，消退也快，主要应用抗组胺药和肾上腺素受体激动药治疗。对严重病例或其他药物无效时，可应用糖皮质激素做辅助治疗，旨在抑制抗原-抗体反应引起的组织损害和炎症过程。

4. 抗休克 对感染中毒性休克，须与有效足量的抗菌药物合用。对过敏性休克，宜首选肾上腺素，对病情较重的患者可合用糖皮质激素。对心源性休克，应与对因治疗相结合。对低血容量性休克，在补充血容量或输血后效果不佳时，可合用大剂量的糖皮质激素。

5. 血液病 可用于治疗淋巴系统恶性肿瘤及多发性骨髓瘤，常与抗肿瘤药物联合应用；但对急性非淋巴细胞白血病的疗效较差。也可用于血小板减少症和过敏性紫癜等的治疗，但停药后易复发。

6. 局部应用 对某些皮肤病，如接触性皮炎、湿疹、肛门瘙痒、银屑病、神经皮炎等有一定疗效。宜局部用药。也可与普鲁卡因配合，局部注射用于肌肉、韧带或关节损伤。

【不良反应】

1. 长期大剂量应用引起的不良反应

（1）医源性肾上腺皮质功能亢进症：又称类肾上腺皮质功能亢进综合征或库欣（Cushing）综合征。与糖皮质激素引起物质代谢和水盐代谢紊乱有关，表现为满月脸、水牛背、向心性肥胖、痤疮、皮肤变薄、多毛、水肿、低血钾、高血压、糖尿病、骨质疏松等，一般停药后症状可自行恢复正常。可采用低糖、低盐、高蛋白饮食及加用氯化钾等措施进行缓解，必要时可加用抗高血压药、抗糖尿病药治疗。

（2）诱发或加重感染：系糖皮质激素抑制机体免疫功能所致。长期应用可诱发感染或使体内潜在病灶扩散。

（3）诱发或加重溃疡：糖皮质激素可刺激胃酸、胃蛋白酶的分泌并抑制胃黏液分泌，降低胃肠黏膜的抵抗力，故可诱发或加剧胃、十二指肠溃疡，甚至造成消化道出血或穿孔。

（4）心血管系统并发症：长期大量应用糖皮质激素时，由于水钠潴留和血脂升高可引起高血压和动脉粥样硬化。

（5）骨质疏松、肌肉萎缩、伤口愈合迟缓等：与糖皮质激素促进蛋白质分解，抑制蛋白质合成及成骨细胞活性，增加钙、磷排泄等有关。骨质疏松多见于儿童、绝经期妇女和老人，严重者可产生自发性骨折。

2. 停药反应

（1）医源性肾上腺皮质功能不全：长期用药患者减量过快或突然停药时，可引起肾上腺皮质功能不全。这是长期大剂量使用糖皮质激素，通过负反馈抑制垂体肾上腺皮质轴所致。患者平时可无表现，当遇到感染、创伤、手术等严重应激情况时，可发生肾上腺皮质危象，表现为恶心、呕吐、乏力、低血压、休克等。因此，不可骤然停药，应逐渐减量，或停药前应用 ACTH 7 天左右以促进肾上腺皮质功能的恢复；停药后 1 年内遇应激情况时，应及时给予足量的糖皮质激素。

（2）反跳现象：突然停药或减量太快，导致原有疾病复发或恶化，称为反跳现象。这可能与患者对激素产生了依赖性或病情未完全控制有关，此时需加大剂量再行治疗，待症状缓解后再逐渐减量至停药。

【禁忌证】 肾上腺皮质功能亢进症，抗菌药物不能控制的感染，活动性消化性溃疡或角膜溃疡，新近胃肠吻合术，骨折或创伤恢复期，孕妇，严重的高血压、糖尿病、精神病和癫痫等。

案例 25-1

患者，女性，30 岁，病前为某医院护工。2003 年 4 月 22 日，咳嗽，气喘，浑身酸痛 10 天。体温 38.8℃，CT 显示双下肺斑片状阴影，诊断：SARS。

治疗措施：1. 支持疗法；2. 清热解毒：鱼腥草 60mg/d；3. 预防感染：青霉素 80 万 U/d；4. 激素应用：甲泼尼龙 40mg/d；5. 呼吸机应用。

问题与思考： 1. SARS 患者为什么要用糖皮质激素？

2. 长期大量应用糖皮质激素有哪些不良反应？

【用法及疗程】

1. 小剂量替代疗法 用于慢性肾上腺皮质功能不全、脑垂体功能减退症及术后引起的肾上腺皮质功能不全。

2. 大剂量冲击疗法 用于严重感染及各种休克。在治疗目的达到后可立即撤药。

3. 一般剂量长期疗法 用于结缔组织、类风湿关节炎、肾病综合征等慢性疾病的治疗。

4. 隔日疗法 为了减少医源性肾上腺皮质功能不全的发生，多采用隔日疗法。隔日疗法是根据糖皮质激素的昼夜分泌节律，将两日的总药量隔日早上 8 时给予。因为糖皮质激素在早上 8 时为分泌高峰，此时给药对垂体及下丘脑的反馈性抑制最小，可减少医源性肾上腺皮质功能不全的发生。

考点：糖皮质激素类药物的药理作用、临床应用及不良反应

第2节　促肾上腺皮质素及皮质激素抑制药

一、促肾上腺皮质素

促肾上腺皮质激素（corticotrophin，adrenocorticotropic hormone，ACTH），简称促皮质素，是维持肾上腺正常形态和功能的重要激素。它的合成和分泌是垂体前叶在下丘脑促皮质激素释放激素（CRH）的作用下，在腺垂体嗜碱细胞内进行的。ACTH 缺乏将引起肾上腺皮质萎缩、分泌功能减退。

ACTH 口服后在胃内被胃蛋白酶破坏而失效，只能注射应用。主要作用是促进糖皮质激素分泌，但只有在皮质功能完好时方能发挥治疗作用。一般在给药后 2 小时，皮质才开始分泌氢化可的松。临床上用于诊断脑垂体前叶-肾上腺皮质功能状态，以及用于长期使用糖皮质激素后的撤停，以防止发生皮质功能不全。

二、皮质激素抑制药

皮质激素抑制药可代替外科的肾上腺皮质切除术，临床常用的有米托坦、美替拉酮和氨鲁米特等。

米 托 坦

米托坦（mitotane）为皮质激素抑制药。能选择性地使肾上腺皮质束状带和网状带细胞萎缩与坏死，但不影响球状带。可使血中氢化可的松及其代谢产物迅速减少，但不影响醛固酮分泌。用于不能切除的肾上腺皮质癌或术后辅助治疗。可有厌食、恶心、腹泻、嗜睡、乏力、运动失调等不良反应。

美 替 拉 酮

美替拉酮（metyrapone）能抑制胆固醇合成皮质激素过程中的 11β-羟化酶，使 11-去氧皮质酮不能转化为皮质酮及 11-去氧皮质醇不能转化为氢化可的松，从而降低皮质激素的血浆水平。临床上用于治疗肾上腺皮质肿瘤所致的肾上腺皮质功能亢进症；也可用于检测腺垂体产生 ACTH 的能力（垂体释放 ACTH 功能试验）。不良反应少见，可有眩晕、消化道反应等。

自 测 题

一、选择题

【A 型题】

1. 糖皮质激素不适用于下列哪种情况的治疗（　　）
   A. 中毒性菌痢　B. 重症伤寒
   C. 真菌感染　D. 暴发型流行性脑膜炎
   E. 猩红热
2. 长期大量应用糖皮质激素常见的副作用是（　　）
   A. 骨质疏松　B. 粒细胞减少症
   C. 血小板减少症　D. 过敏性紫癜
   E. 花粉症
3. 糖皮质激素大剂量突击疗法适用于（　　）
   A. 感染中毒性休克　B. 肾病综合征
   C. 结缔组织病　D. 恶性淋巴瘤
   E. 顽固性支气管哮喘
4. 长期大剂量应用糖皮质激素后突然停药可引起的反应是（　　）
   A. 严重精神障碍　B. 消化性溃疡
   C. 骨质疏松　D. 可发生肾上腺危象
   E. 糖尿病
5. 糖皮质激素治疗严重急性感染的主要目的是（　　）
   A. 减轻炎症反应　B. 减轻后遗症
   C. 增强机体抵抗力　D. 增强机体应激性
   E. 缓解症状，帮助患者度过危险期
6. 使用糖皮质激素治疗的患者宜采用下列何种饮食（　　）
   A. 低盐、低糖、高蛋白　B. 低盐、低糖、低蛋白
   C. 低盐、高糖、低蛋白　D. 低盐、高糖、高蛋白
   E. 高盐、高糖、高蛋白
7. 临床上应用糖皮质激素时，采用隔日疗法是为了（　　）
   A. 防止诱发或加重感染
   B. 防止发生类肾上腺皮质功能亢进症
   C. 与内源性糖皮质激素产生协同作用

D. 减少对下丘脑-垂体-肾上腺皮质轴的负反馈

E. 减少肝脏对糖皮质激素的分解破坏

8. 下列哪一项不是糖皮质激素的禁忌证（　　）

A. 活动性溃疡　　B. 肾病综合征

C. 妊娠初期　　D. 重症高血压

E. 严重精神病

9. 长期应用糖皮质激素，突然停药产生反跳现象的原因是（　　）

A. 患者对激素产生依赖性或病情未充分控制

B. ACTH 突然分泌增高

C. 肾上腺皮质功能亢进

D. 甲状腺功能亢进

E. 垂体功能亢进

10. 肝功能不全患者不宜选用（　　）

A. 可的松　　B. 泼尼松龙

C. 氢化可的松　　D. 地塞米松

E. 倍他米松

【B 型题】

（第 11～13 题备选答案）

A. 过敏性休克

B. 湿疹

C. 慢性肾上腺皮质功能不全

D. 肾病综合征

E. 重症心功能不全

11. 大剂量突击疗法用于（　　）

12. 小剂量替代疗法用于（　　）

13. 隔日疗法用于（　　）

【X 型题】

14. 肾上腺皮质分泌的所有激素中，包含（　　）

A. 醛固酮　　B. 性激素

C. 氢化可的松　　D. 泼尼松龙

E. 少量甲状腺激素

15. 糖皮质激素对血液系统的影响是（　　）

A. 升高红细胞　　B. 升高血小板

C. 增加淋巴细胞　　D. 减少淋巴细胞

E. 减少血红蛋白

16. 下列哪些现象可能是用了糖皮质激素引起的（　　）

A. 溃疡加重　　B. 畸胎

C. 白内障　　D. 癫痫发作

E. 骨质疏松

二、简答题

1. 试比较肾上腺皮质激素类药物与非甾体抗炎药的抗炎作用差异。

2. 糖皮质激素能降低机体免疫力，为什么可以用于严重感染？

3. 长期应用糖皮质激素突然停药或减量过快的危害是什么？

（谭东明）

第 26 章

性激素类药与避孕药

性激素（sex hormones）为性腺分泌的甾体类激素，包括雌激素、孕激素和雄激素。临床应用的性激素类药物大多为人工合成品及其衍生物。常用的抗生育药大多属于雌激素与孕激素的复合制剂。

第 1 节　性激素类药

一、雌激素类及抗雌激素类药

卵巢分泌的雌激素（estrogens）有雌二醇（estradiol）。雌酮（estrone）和雌三醇（estriol）等为雌二醇的代谢产物。人工合成品有炔雌醇（ethinyl estradiol）、炔雌醚（quinestrol）、己烯雌酚（diaethylstilbestrol）等。抗雌激素类药是具有抑制或减弱雌激素作用的化合物，临床使用的主要是氯米芬（clomiphene）。

雌　二　醇

【体内过程】 天然雌二醇是由卵巢分泌的主要雌激素。口服给药后首过效应明显，临床采用肌内注射或外用给药。血浆蛋白结合率为 90%，在肝内等部位代谢为活性较弱的雌酮及雌三醇，并与葡糖醛酸结合后灭活，由尿排出。

【药理作用】

1. 促进女性性成熟及维持女性性征　对未成年女性能促进女性性器官和第二性征的正常发育。对成年妇女能保持女性性征，参与月经周期形成，使子宫内膜增殖变厚，并在黄体酮的协同作用下，使子宫内膜转变为分泌期，进而形成月经周期。还能增强子宫平滑肌对缩宫素的敏感性。同时使阴道上皮增生，浅表层细胞发生角化。

2. 调控腺垂体激素的释放　可刺激生长激素的释放，维持正氮平衡，导致青春期生长高峰；较大剂量可反馈性抑制促性腺激素的分泌，抑制排卵；抑制催乳素对乳腺刺激作用，抑制乳汁分泌；还有拮抗雄激素的作用。

3. 影响排卵　小剂量雌激素尤其是在孕激素作用下，促进性腺激素分泌，促进排卵。但大剂量雌激素则通过负反馈机制减少其释放，抑制排卵。

4. 其他作用　有轻度水钠潴留作用，可使血压升高；增加高密度脂蛋白形成，减少低密度脂蛋白形成，降低胆固醇，有预防动脉粥样硬化的作用；通过刺激降钙素，增加骨骼钙沉积，加速骨骺闭合，可预防骨质疏松，保持骨质稳定。

【临床应用】

1. 卵巢功能不全和闭经　用雌激素作替代治疗可促进性器官及第二性征发育，与孕激素合用可产生人工月经周期。

2. 功能性子宫出血　雌激素可促进子宫内膜增生，修复出血创面而止血，可适当配伍孕激素，以调整月经周期。

3. 绝经期综合征　雌激素替代治疗可抑制促性腺激素的分泌，从而使其症状减轻。对绝经期及老年性骨质疏松者，与雄激素合用，可防止骨折发生。

4. 恶性肿瘤　可用于治疗绝经 5 年以上的乳腺癌；也可用于治疗前列腺癌，因大剂量雌激素抑制垂体促性腺激素分泌，使睾丸萎缩而抑制雄激素生成，并且能对抗雄激素作用，使肿瘤病灶退化，症状改善。

5. 乳房胀痛及回乳 部分妇女停止授乳后乳汁继续分泌而致胀痛，用大剂量雌激素可抑制乳汁分泌而消痛退乳。

6. 痤疮 多见于青年男女，青春期痤疮是由于过多雄激素刺激皮脂腺分泌所致，雌激素能抑制雄激素分泌，并有抗雄激素作用。

【不良反应】 常见恶心、呕吐、食欲不振等，用药时宜从小剂量开始逐渐增量，可减轻反应。久服可致子宫内膜过度增生而引起出血，故患有子宫内膜炎患者慎用。大量雌激素可引起水肿、高血压及加重心力衰竭；偶可引起胆汁淤积性黄疸，肝功能不良者慎用。

考点：雌激素类药物药理作用特点及其临床应用

氯 米 芬

本品具有较弱的雌激素活动和中等程度的抗雌激素作用，能和雌激素受体结合而竞争性拮抗雌激素的作用。其能促进性腺激素的分泌，诱发排卵。临床用于治疗功能性不孕症、长期应用避孕药引发的闭经和月经紊乱的治疗。长期大剂量应用可引起卵巢肿大，卵巢囊肿患者禁用。

二、孕激素类药物

孕激素主要由卵巢黄体分泌，天然孕激素主要是黄体酮。

黄 体 酮

黄体酮（progesterone，孕酮）是由黄体分泌的天然孕激素，临床应用的多为人工合成品。

【体内过程】 口服在胃肠及肝迅速代谢而失活，须肌内注射给药。合成的孕激素类药物可口服，油溶液肌内注射能发挥长效作用。

【药理作用】

1. 对生殖系统的作用 ①在雌激素作用的基础上，促使子宫内膜由增生期变为分泌期，有利于孕卵着床和胚胎发育；②降低子宫对缩宫素的敏感性，抑制子宫的收缩，可起到保胎的作用；③促进乳腺腺泡发育，为哺乳做准备；④大剂量抑制腺垂体黄体生成素的分泌，因而抑制卵巢排卵，使子宫颈口闭合，黏液变稠，精子不易穿透，均有利于避孕。

2. 对代谢的影响 竞争性地对抗醛固酮，促进 Na^+和 Cl^-排泄，产生利尿作用。

3. 升高体温 影响下丘脑体温调节中枢影响散热过程，使月经周期的黄体相基础体温轻度升高。

【临床应用】

1. 功能性子宫出血 黄体功能不足可引起子宫内膜不规则地成熟与脱落而引起子宫出血时，应用黄体酮可使子宫内膜协调一致地转化为分泌期，维持正常的月经周期。

2. 痛经和子宫内膜异位症 可减轻子宫痉挛性收缩引起的疼痛，也可使异位的子宫内膜萎缩退化。

3. 先兆流产或习惯性流产 主要用于孕激素分泌过低的先兆流产；对习惯性流产，疗效不确切，且可引起胎儿生殖器畸形，现已不主张采用。

4. 避孕 与雌激素配伍使用，抑制女性排卵，从而达到避孕作用。

5. 其他 还可用于子宫内膜癌、前列腺肥大、前列腺癌等。

【不良反应】 偶见头晕、恶心及乳房胀痛等。有时可致胎儿生殖器畸形。

考点：孕激素类药物药理作用特点及其临床应用

三、雄激素类及同化激素类药物

（一）雄激素类药物

天然雄激素（androgens）主要是由睾丸间质细胞合成和分泌的睾酮（testosterone，睾丸素），临床多用人工合成的睾酮衍生物有甲睾酮（methyltestosterone）、丙酸睾酮（testosterone propionate）及苯乙酸睾酮（testosterone phenylacetate）等。

【体内过程】 睾酮口服易吸收，但因易被肝代谢而无效，临床多用其油溶液作肌内注射或植入皮下。大部分与蛋白质结合，经肾排泄。其酯化衍生物吸收缓慢，作用强，持续时间长，如丙酸睾酮。烷基化衍生物不易被肝破坏，口服效果好，如甲基睾酮。

【药理作用】

1. 生殖系统 促进男性生殖器官及第二性征的发育和成熟，维持男性生殖器官的功能，促进精子的生成。大剂量可反馈性抑制腺垂体功能，并具有抗雌激素作用。

2. 同化作用 能明显促进蛋白质合成（同化作用），使肌肉增长，体重增加；此外，还可促进肾小管对钙、磷的重吸收，利于骨骼生长；促进对水、钠的重吸收。

3. 提高骨髓造血功能 雄激素可使红细胞生成素合成和分泌增加，也可直接刺激骨髓造血功能，特别是促进红细胞的生成。

4. 免疫增强作用 促进免疫球蛋白合成，增强机体免疫功能和巨噬细胞功能，具有一定抗感染能力，尚有糖皮质激素样抗炎作用。

【临床应用】

1. 替代疗法 睾丸功能不全，如无睾症或类无睾症。

2. 功能性子宫出血 主要利用其对抗雌激素作用，使子宫肌纤维及血管收缩和内膜萎缩而起止血作用。适用于绝经期患者，严重出血的患者，可用三合激素（己烯雌酚、黄体酮和丙酸睾酮的混合物）治疗，但停药后易出现撤退性出血。

3. 晚期乳腺癌和卵巢癌 利用其抗雌激素作用可暂时缓解症状。

4. 再生障碍性贫血 丙酸睾酮或甲睾酮可改善骨髓的造血功能。

5. 增强体质 各种消耗性疾病、骨质疏松、肌肉萎缩、生长延缓、长期卧床等，可用小剂量雄激素治疗，使患者食欲增加，加快体质恢复。

【不良反应】 女性患者如长期应用可能引起痤疮、多毛、声音变粗、闭经、乳腺退化、性欲改变等男性化现象。多数雄激素均能干扰肝内毛细胆管的排泄功能，引起胆汁淤积性黄疸。应用时若发现黄疸或肝功能障碍时，则应停药。肾炎、肾病综合征、肝功能不全、高血压及心力衰竭患者慎用。

考点：雄激素类药物药理作用及其临床应用

（二）同化激素类药物

本类药物包括苯丙酸诺龙（nandrolone phenylpropionate）、司坦唑醇（stanozolol）等。

主要用于蛋白质合成减少或蛋白质分解亢进所致的慢性消耗性疾病，如严重烧伤、术后体弱消瘦、骨折不愈、骨质疏松症等疾病；也可用于再生障碍性贫血、白细胞减少症等。用时应同时增加食物蛋白成分。

第2节 避 孕 药

生殖过程包括精子和卵子的形成与成熟、排卵、受精、着床，以及胚胎发育等多个环节。阻断其中任一环节，都能达到避孕或者终止妊娠的结果。避孕药是指能够阻碍受孕和终止妊娠的药物。对安全性要求高，有效率要求超过99%。

一、女性避孕药

（一）主要抑制排卵的避孕药

本类药物是最常用的女性避孕药，由孕激素和雌激素类药物配伍制成。

【药理作用】

1. 抑制排卵 外源性雌激素和孕激素通过负反馈机制，抑制下丘脑促性腺激素释放素的释放，从而减少促卵泡素分泌，使卵泡的生长成熟过程受到抑制；同时通过负反馈作用又抑制黄体生成素释放，两者协同抑制排卵。

2. 影响受精　外源性孕激素可使宫颈黏液分泌显著减少，高度黏稠，使精子穿透率显著降低，精子难以进入子宫。

3. 抗着床作用　该类药物含大量孕激素，抑制子宫内膜正常增殖，使之不适宜受精卵着床；影响输卵管平滑肌正常活动，使孕卵不能适时到达子宫而干扰着床。

【分类与用法】

1. 短效避孕药　由孕激素和雌激素配伍而成，从月经周期第 5 日起，每晚服 1 片，连服 22 日，不能间断。若有漏服时，应于 24 小时内补服 1 片。停药后 2～4 天发生撤退性出血。下次服药仍从月经周期第 5 日起。如停药 7 日仍无月经来潮，则应服下一周期的药物。避孕成功率达 99.5%。

2. 长效避孕药　由长效雌激素炔雌醚配伍多种孕激素类药而成，从月经来潮当天算起的第 5 天口服 1 片，最初两次间隔 20 天，以后每月服 1 次，每次 1 片。避孕成功率达 98%。

3. 长效注射避孕药　有单一孕激素类和雌、孕激素混合类，于月经周期第 5 日深部肌内注射 2 支，以后每隔 28 日或于每次月经周期第 11、12 日注射 1 支。避孕成功率达 99%。

4. 缓释系统避孕药　将避孕药与具备缓慢释放功能的高分子化合物制成多种剂型，在体内恒定微量释放药物，起长效避孕作用。

【不良反应】

1. 类早孕反应　可有头晕、恶心、择食等反应，坚持用药 2～3 个月后减轻或消失。

2. 子宫不规则出血　少数人发生，多因漏服药物所致，可加服炔雌醇。

3. 闭经　原月经史不正常者较易发生，如连续闭经 2 个月，应予停药。

4. 凝血功能亢进　可能与剂量过大有关。可能诱发血栓性静脉炎、肺栓塞或脑血管栓塞等，应予注意。

5. 其他反应　可有血压升高，哺乳期妇女用药可使乳汁减少等。

（二）主要干扰孕卵着床的避孕药

主要干扰孕卵着床的避孕药又称探亲避孕药，可阻碍孕卵着床，且服药时间不受月经周期的限制，起效迅速，效果较好。我国多采用大剂量孕激素制剂，常用的药物有炔诺酮、甲地孕酮、炔诺孕酮及双炔失碳酯等，一般于同居当晚或事后服用，14 日以内必须连服 14 片，如超过 14 日，应接服短效口服避孕药。紧急避孕药亦称事后避孕药，用于无防护的性生活或避孕措施失效后，如左炔诺孕酮，于无保护的性生活后 72 小时内服用 0.75mg，12 小时后再服用 0.75mg，可发挥紧急避孕效果。

（三）主要阻碍受精的避孕药（外用避孕药）

主要有壬苯醇醚（nonoxinol）、孟苯醇醚（menfegol）、烷苯醇醚（alfenoxynol）。

本类药物是目前使用最普遍的外用杀精子药。通过降低精子表面张力，损害精子膜结构而杀死精子或使精子失去游动、穿透卵子的能力而无法受精。同时，还可形成黏液，阻碍精子运动，增强避孕效果。一般于房事前 5～10 分钟放入阴道深处。具有使用方便、避孕效果好、无明显不良反应等优点。

二、男性避孕药

棉酚（gossypol）是从棉花根、茎和种子中提取的一种黄色酚类物质。其作用部位在睾丸精曲小管的生精上皮细胞，可使精子数量减少，甚至无精子。停药后可逐渐恢复。不良反应有胃肠道刺激症状、心悸、肝功能改变等。少数服药者发生低血钾，并可引起不可逆性精子发生障碍，这限制了棉酚作为常规避孕药的使用。

三、主要影响子宫和胎盘功能的药物

本类药物有米非司酮和前列腺素衍生物，它们能改变妊娠子宫的活动，阻断孕酮对子宫的抑制作用，或增强前列腺素对子宫的兴奋作用，增强子宫活动而终止妊娠。如早期应用，其结果相当于一次正常月经。临床常用米非司酮与米索前列醇序贯配伍用药。其特点是：①完全流产率高；②对母体无明显不良反应；③流产后月经能迅速恢复；④对再次妊娠无影响。

不良反应主要有消化道反应，严重者有大量出血，应在医生指导下用药。

考点：各类避孕药药理作用特点及其临床应用

自测题

一、选择题

【A型题】

1. 雌激素的临床应用不包括（　　）
   A. 绝经期综合征　B. 功能性子宫出血
   C. 水肿　D. 避孕
   E. 乳房胀痛和退乳
2. 卵巢功能低下可选用（　　）
   A. 己烯雌酚　B. 睾酮
   C. 甲睾酮　D. 泼尼松龙
   E. 苯丙酸诺龙
3. 黄体酮治疗先兆流产，必须肌内注射的主要理由是（　　）
   A. 口服吸收缓慢
   B. 口服给药排泄快
   C. 肌内注射吸收迅速
   D. 肌内注射能维持较高浓度
   E. 口服后为胃肠及肝内迅速破坏
4. 老年女性骨质疏松宜选用（　　）
   A. 黄体酮　B. 泼尼松
   C. 甲睾酮　D. 雌二醇
   E. 炔诺酮
5. 雌激素类药和孕激素均可用于（　　）
   A. 子宫肌瘤　B. 绝经期综合征
   C. 乳房胀痛　D. 晚期乳腺癌
   E. 痤疮
6. 睾丸功能不全宜选用（　　）
   A. 雌激素　B. 孕激素
   C. 雄激素　D. 同化激素
   E. 甲状腺激素
7. 雌激素的临床应用是（　　）
   A. 痛经　B. 卵巢功能不全
   C. 子宫内膜异位症　D. 先兆流产
   E. 消耗性疾病
8. 下列关于氯米芬的叙述，正确的是（　　）
   A. 抑制卵巢雌激素合成，发挥抗雌激素作用
   B. 可用于卵巢囊肿的治疗
   C. 竞争性阻断孕激素受体
   D. 竞争性阻断雌激素受体
   E. 激动雌激素受体
9. 主要抑制排卵的短效口服避孕药是（　　）
   A. 苯丙酸诺龙　B. 丙酸睾酮
   C. 复方炔诺酮　D. 炔诺酮
   E. 炔雌醇

【B型题】

（第10～12题备选答案）

A. 氯米芬　B. 雌二醇
C. 睾酮　D. 黄体酮
E. 苯丙酸诺龙

10. 属于阻断雌激素受体的药物是（　　）
11. 属于卵巢分泌的雌激素主要是（　　）
12. 天然孕激素主要是（　　）

【X型题】

13. 雌激素的作用有（　　）
    A. 参与月经周期形成　B. 维持女性性征
    C. 水钠潴留　D. 抑制乳汁分泌
    E. 抑制子宫收缩
14. 功能性子宫出血可应用（　　）
    A. 己烯雌酚　B. 炔诺酮
    C. 前列腺素　D. 丙酸睾酮
    E. 甲羟孕酮
15. 抑制排卵的避孕药的主要不良反应是（　　）
    A. 子宫出血　B. 肝损害
    C. 类早孕反应　D. 乳汁增加
    E. 性功能改变

二、简答题

1. 试述雄激素类药物的药理作用、临床应用及不良反应。
2. 比较雌激素和孕激素对月经周期的影响及对促性腺激素的分泌影响。

（谭东明）

第七篇

化学治疗药物

第 27 章

抗菌药物概论

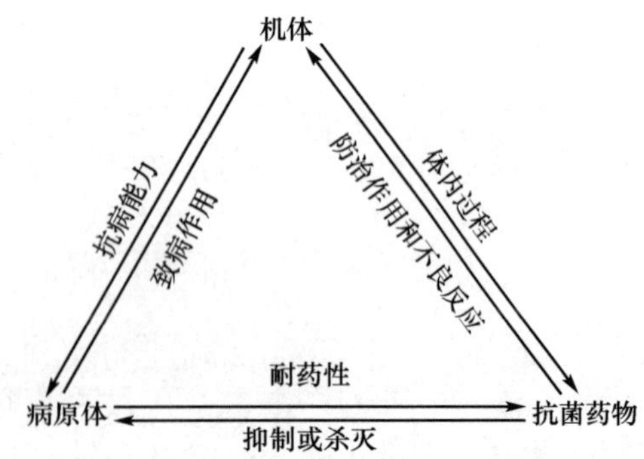

图 27-1　机体、药物、病原体三者之间的相互作用关系

对病原微生物、寄生虫及恶性肿瘤细胞所致疾病的药物治疗称为化学治疗（chemotherapy，简称化疗）。用于化学治疗的药物称化学治疗药物（chemotherapeutic drugs，简称化疗药），包括抗微生物药、抗寄生虫药和抗恶性肿瘤药。抗微生物药（antimicrobial drugs）是指能抑制或杀灭病原微生物，用于防治感染性疾病的药物，包括抗菌药、抗真菌药和抗病毒药。抗菌药（antibacterial drugs）是指能抑制或杀灭细菌（还包括衣原体、支原体、立克次体、螺旋体），用于防治细菌感染性疾病的药物，包括抗生素和人工合成抗菌药。在应用抗菌药物治疗感染性疾病过程中，应注意机体、病原体与药物三者的相互关系（图 27-1）。

病原体在疾病的发生上起着重要作用，但病原体不能决定疾病的全过程，机体的反应性、免疫状态和防御功能对疾病的发生、发展与转归也有重要作用。因此，重视三者间的辩证关系，一方面合理应用药物，充分发挥其抗病原体作用，同时调动机体防御功能以战胜病原体；另一方面应避免或减少药物对机体产生的不良反应和病原体对药物产生的耐药性。

理想的抗菌药应对致病菌有高度选择性，对人体无毒或低毒，并能增强机体的防御功能；有较好的药动学特点；细菌对其不易产生耐药性；使用方便；价格低廉。

第 1 节　常 用 术 语

1. 抗生素（antibiotics）　是指某些微生物（细菌、真菌）产生的能抑制或杀灭其他微生物的物质。抗生素分为天然抗生素和人工半合成抗生素，前者由微生物培养液中提取获得，后者通过对天然抗生素进行结构改造得到。

2. 抗菌谱（antibacterial spectrum）　是指抗菌药物的抗菌范围。抗菌范围小的药物属窄谱抗菌药，如异烟肼仅对结核分枝杆菌有效。抗菌范围广泛的药物为广谱抗菌药，如氟喹诺酮类对多种病原微生物有效，不仅对革兰氏阳性（G^+）菌和革兰氏阴性（G^-）菌有作用，对衣原体、支原体等也有作用。抗菌谱是临床选用抗菌药的基础。

3. 抗菌活性（antibacterial activity）　是指抗菌药物抑制或杀灭细菌的能力。可用体内和体外两种试验方法测定，其中体外药物敏感性试验（简称药敏试验）对临床用药具有重要参考价值。体外抗菌活性常用最低抑菌浓度和最低杀菌浓度表示。

（1）最低抑菌浓度（minimal inhibitory concentration，MIC）：是指能够抑制培养基内细菌生长的最低药物浓度。

（2）最低杀菌浓度（minimal bactericidal concentration，MBC）：是指能够杀灭培养基内细菌的最低药物浓度。

MIC 或 MBC 值越小，药物抗菌能力越强。

4. 抑菌药（bacteriostatic）**和杀菌药**（bactericide）　仅能抑制细菌生长繁殖，而无杀灭作用的药物称为抑菌药，如大环内酯类等；不仅能抑制细菌生长繁殖，而且具有杀灭作用的药物称为杀菌药，如青霉素类、头孢菌素类等。但这种分类是相对的，有时杀菌药仅有抑菌作用，而抑菌药可有杀菌作用。

5. 化疗指数（chemotherapeutic index，CI）　是评价化疗药物安全性的重要指标。通常以动物实验的半数致死量和半数有效量之比（LD_{50}/ED_{50}）表示，或以 5%致死量和 95%有效量之比（LD_5/ED_{95}）表示。一般情况下，化疗指数越大，表示药物越安全。但化疗指数不能作为评价药物安全性的唯一指标，化疗指数大的药物并非绝对安全，如青霉素的化疗指数很大，几乎无毒，但可引起过敏性休克甚至死亡。

6. 抗菌后效应（postantibiotic effect，PAE）　指抗菌药物发挥抗菌作用后，当药物已低于最低抑菌浓度或被消除，细菌生长仍然受到持续抑制的效应，也称抗生素后效应。PAE 延长了抗菌药在体内的作用时间，一定程度上增强了其抗菌作用。PAE 可作为设计临床给药方案的参考依据。

7. 首次接触效应（first expose effect，FEE）　指抗菌药物在初次接触细菌时有强大的抗菌效应，再度接触时不再出现该强大效应，或连续接触后抗菌效应不再明显增强，需要间隔相当时间（数小时）后才会再起作用。氨基糖苷类抗生素具有明显的首次接触效应。

考点：抗菌谱、抗菌活性、化疗指数和抗菌后效应的概念

第 2 节　抗菌药物的作用机制

抗菌药物主要是通过干扰细菌的生化代谢过程，影响其结构和功能，使其失去正常生长繁殖能力，而产生抑制或杀灭细菌的作用（图 27-2）。

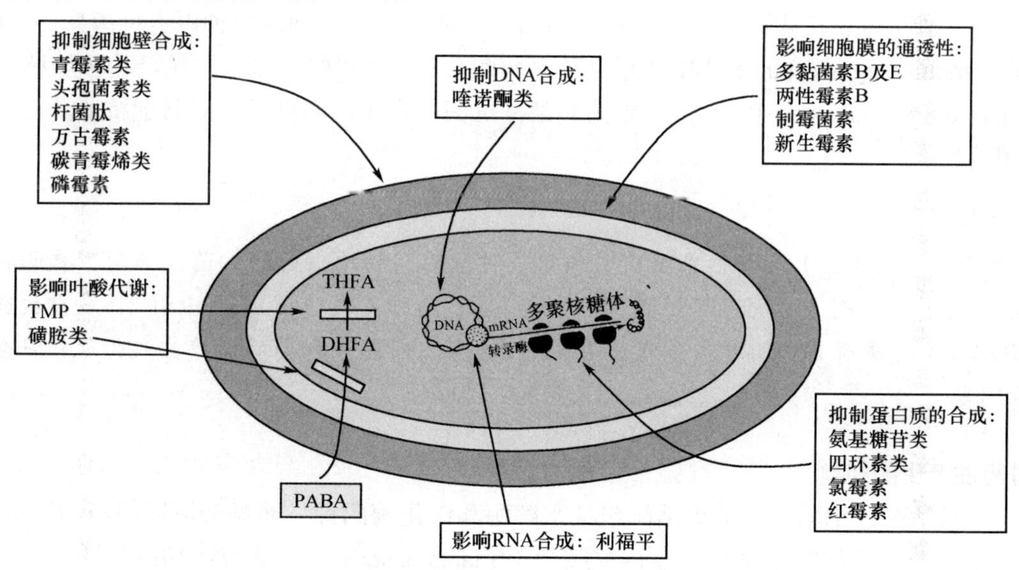

图 27-2　抗菌药物作用机制示意图

1. 抑制细菌细胞壁合成　细菌细胞膜外是一层坚韧的细胞壁，能抵御菌体内强大的渗透压，具有保护和维持细菌正常形态的功能。细菌细胞壁重要结构成分是肽聚糖（又称黏肽），肽聚糖是由 *N*-乙酰葡萄糖胺与十肽相连的 *N*-乙酰胞壁酸重复交叉连接而成。β-内酰胺类抗生素通过抑制细菌细胞壁肽聚糖合成而杀菌。其他抑制细菌细胞壁合成的抗菌药物有万古霉素类、磷霉素和杆菌肽等。

2. 影响细菌细胞膜的通透性　细菌细胞膜主要是由类脂质和蛋白质分子构成的一种半透膜，具有渗透屏障和转运物质的功能。多黏菌素类抗生素具有表面活性作用，能选择性地与细菌细胞膜中的磷酯结合；制霉菌素和两性霉素 B 等多烯类抗生素则能与真菌细胞膜中固醇类物质结合。它们均能使细

胞膜通透性增加，导致菌体内的蛋白质、核苷酸、氨基酸、糖和盐类等外漏，从而使细菌死亡。

3. 抑制细菌蛋白质合成 核糖体是蛋白质合成的主要场所。细菌的核糖体为70S，由30S和50S亚基组成；哺乳动物是真核细胞，其核糖体为80S，由40S与60S亚基构成。抗菌药物对细菌核糖体有高度选择性，而不影响哺乳动物蛋白质合成。氨基糖苷类抗生素通过影响细菌蛋白质合成的全过程，发挥杀菌作用；四环素类可与30S亚基结合，大环内酯类、林可霉素类和氯霉素可与50S亚基结合，抑制蛋白质合成，发挥抑菌作用。

4. 抑制细菌核酸代谢 喹诺酮类药物通过抑制细菌DNA回旋酶而抑制DNA合成，产生杀菌作用。利福平抑制DNA依赖的RNA多聚酶，阻碍mRNA合成而产生杀菌作用。

5. 抑制细菌叶酸代谢 磺胺类与甲氧苄啶（TMP）可分别抑制细菌二氢叶酸合成酶与二氢叶酸还原酶，妨碍叶酸代谢，最终影响核酸合成，从而抑制细菌的生长繁殖。

考点：抗菌药物的作用机制

第3节 细菌的耐药性

细菌的耐药性（resistance）又称抗药性，是指细菌对抗菌药物不敏感的现象。随着抗菌药的广泛应用，细菌的耐药性日趋严重。

1. 耐药性的种类 细菌耐药性分为固有耐药性和获得耐药性两种，前者是基于药物作用机制的一种内在的耐药性，由细菌染色体基因决定，代代相传，不会改变，又称天然耐药性，如肠道革兰氏阴性杆菌对青霉素天然耐药；后者是指细菌与抗菌药多次接触后，对抗菌药的敏感性降低甚至消失，可因不再接触抗菌药而消失，也可因质粒将耐药基因转移给染色体而代代相传，成为固有耐药，如金黄色葡萄球菌产生β-内酰胺酶而对β-内酰胺类抗生素耐药。细菌耐药大多数属于后者，临床意义较大。

细菌仅对一种抗菌药产生耐药者称为单药耐药；细菌同时对两种或两种以上抗菌药产生耐药者称为多重耐药（multi-drug resistance，MDR），又称多药耐药；细菌对绝大多数抗菌药均不敏感，称为“泛耐药性”（pan-drug resistance，PDR）。当细菌对某种抗菌药产生耐药性后，对其他抗菌药也同样耐药，称为交叉耐药性。

链接 超级细菌

超级细菌（superbug）泛指临床上出现的对多种抗菌药物均耐药的细菌，如耐甲氧西林金黄色葡萄球菌（MRSA）、耐万古霉素肠球菌（VRE）、耐多药肺炎链球菌（MDRSP）、多重抗药性结核杆菌（MDR-TB）、碳青霉烯酶肺炎克雷伯菌（KPC）等，对超级细菌的治疗已成为现代社会公共卫生的焦点问题。

2. 耐药性产生的机制

（1）产生灭活酶：细菌产生的灭活酶包括水解酶和钝化酶两种，通过破坏抗菌药物结构而使其失去活性。例如，金黄色葡萄球菌产生β-内酰胺酶（β-lactamase），可水解β-内酰胺类抗生素的β-内酰胺环而使之灭活；钝化酶又称合成酶，可将某些基团连接到氨基糖苷类抗生素的氨基或羟基上，使其结构改变而失去抗菌活性。

（2）降低细胞膜通透性：细菌可利用多种方式阻止抗菌药通过细胞膜进入菌体内，如革兰氏阴性杆菌的细胞外膜对青霉素G有天然屏障作用；细菌接触抗菌药后，可通过改变外膜通道蛋白的性质和数量来降低通透性而产生获得性耐药，如铜绿假单胞菌和其他革兰氏阴性杆菌外膜通道蛋白构型改变或缺失导致β-内酰胺类抗生素、喹诺酮类不易进入菌体内，产生耐药性。

（3）改变抗菌药物作用靶位：①细菌可通过改变靶位蛋白的结构，降低与抗菌药的亲和力，导致抗菌作用减弱，如肺炎链球菌对青霉素的高度耐药即通过此机制产生；②细菌产生新的、原来敏感菌没有的靶蛋白，使抗菌药不能与其结合而产生耐药，如耐甲氧西林金黄色葡萄球菌（MRSA）对β-内酰胺类抗生素的高度耐药即通过此机制产生；③细菌靶蛋白数量增加，即使抗菌药存在时，仍有足够数量的靶蛋白可维持细菌的正常功能和形态，从而对抗菌药产生耐药，此为肠球菌对 β-内酰胺类抗生素耐药机制之一。

（4）增强药物主动外排系统活性：某些细菌能将进入菌体的药物泵出体外，使菌体内抗菌药物浓度降低而产生耐药性。因这种泵需要能量，故称为主动外排系统。通常受主动外排系统影响的药物有 β-内酰胺类、喹诺酮类、大环内酯类、四环素和氯霉素等。

（5）改变代谢途径：细菌通过改变自身代谢途径而产生耐药性。如细菌可通过直接利用外源性的叶酸或产生较多的对氨基苯甲酸（PABA）而对磺胺类药物产生耐药性。

考点：细菌耐药性产生的机制

3. 耐药性的防控措施　由于抗菌药物的广泛应用，耐药发生率逐年增加。为了减少和避免耐药性的产生，对抗菌药物临床应用要加强管理，严格控制并合理使用；可用一种抗菌药物控制的感染不使用多种抗菌药物联合应用；窄谱抗菌药可控制的感染不用广谱抗菌药物；严格掌握抗菌药物预防应用、局部应用的适应证，避免滥用；医院内应对耐药菌感染的患者采取相应的消毒隔离措施。

第 4 节　抗菌药物的合理应用原则

抗菌药物应用半个多世纪以来，对感染性疾病的防治发挥了重要作用，但随着抗菌药物广泛应用，尤其是滥用或不合理应用，带来了许多严重问题，如细菌耐药性、毒性反应、过敏反应、二重感染等，因此，必须合理应用抗菌药物。

（一）尽早明确病原学诊断

有针对性地选用抗菌药是合理用药的首要原则，而正确的临床诊断和细菌学诊断是合理选用药物的基础。首先应尽早明确病原菌，根据病原菌种类及细菌药敏试验结果选药。在病原菌及药敏情况不明时，可先根据临床诊断推测可能的病原菌，并结合当地细菌耐药性监测数据，先给予抗菌药物经验治疗；待获知病原学检测及药敏试验有结果后，再结合先前的治疗反应调整用药方案。

（二）按照抗菌药物的适应证选药

每种抗菌药有不同的抗菌谱和抗菌活性及体内过程特点，因此具有不同的临床适应证。应根据各种抗菌药物的药效学和药动学特点，按临床适应证有针对性地选用药物。同时应注意药物的不良反应及防治措施。

（三）综合患者生理病理情况合理用药

根据患者的年龄、性别、生理和病理状态、肝肾功能、免疫功能、感染部位、感染程度及抗菌药物药效学和药动学特点制订抗菌治疗方案，包括抗菌药物的选用品种、剂量、给药次数、给药途径、疗程等。

（四）严格控制抗菌药的预防应用

预防应用抗菌药物的目的是防止细菌可能引起的感染，不适当的预防用药可引起病原菌高度耐药，发生继发感染而难以控制，因此，预防用药应具有明确的指征，仅限于少数经临床证明确实有效的以下几种情况：

1. 苄星青霉素、普鲁卡因青霉素或红霉素常用于风湿性心脏病患儿及常发生链球菌咽炎或风湿热的儿童和成人，以防风湿热的发作，而且需数年以上疗程的预防用药，直到病情稳定。

2. 若在流行性脑膜炎发病的季节，可用磺胺嘧啶口服作预防用药。

3. 进入疟疾区的人群在进入前两周开始服用乙胺嘧啶与磺胺多辛的复方制剂，时间不宜超过 3 个月。

4. 青霉素、阿莫西林、头孢唑林可分别用于风湿性心脏病、先天性心脏病人工瓣膜患者，进行口腔、上呼吸道、尿道及心脏手术前。

5. 青霉素或阿莫西林可用于战伤、复合外伤、闭塞性脉管炎患者截肢手术后，以防止由产气荚膜杆菌引起的气性坏疽，对青霉素过敏者可用克林霉素或甲硝唑。

6. 胃肠道、胸腹部手术后用药1～3天。

（五）避免抗菌药的局部应用

皮肤黏膜局部应用抗菌药物后，很少被吸收，在感染部位不能达到有效浓度，反而易导致耐药菌产生，因此治疗全身性感染或脏器感染时应避免局部应用抗菌药物。局部用药宜采用刺激性小、不易吸收、不易导致耐药性和过敏反应的抗菌药物。青霉素类、头孢菌素类等较易产生过敏反应的药物不可局部应用。

（六）抗菌药的联合应用

联合用药的目的在于提高疗效、减少不良反应、延缓或减少细菌耐药性的发生，对混合感染或未作细菌学诊断的患者，可扩大抗菌范围。

1. 联合用药的指征 单一药物可有效治疗的感染不需联合用药，仅在下列情况时有指征联合用药：①单一抗菌药不能控制的严重感染，需氧菌及厌氧菌混合感染，2种及2种以上复数菌感染，以及多重耐药菌或泛耐药菌感染，如肠穿孔后腹膜炎、胸腹严重创伤后、感染性心内膜炎或败血症等。②病原菌尚未查明的严重感染，包括免疫缺陷者的严重感染，为扩大抗菌范围可选择联合用药，待病原菌诊断明确后即调整用药。③抗菌药不易渗入部位的感染，如青霉素治疗细菌性脑膜炎时加入磺胺嘧啶等。④需长疗程治疗，但病原菌易对某些抗菌药物产生耐药性的感染，如结核病、某些侵袭性真菌病；或病原菌含有不同生长特点的菌群，需要应用不同抗菌机制的药物联合使用，如结核和非结核分枝杆菌。⑤毒性较大的抗菌药物，联合用药时剂量可适当减少而使毒性减轻，但需有临床资料证明其同样有效，如两性霉素B与氟胞嘧啶联合治疗隐球菌脑膜炎时，前者的剂量可适当减少，以减少其毒性反应。

2. 联合用药的效果 抗菌药按其作用性质可分为四大类。

Ⅰ类为繁殖期杀菌药，如β-内酰胺类、万古霉素类。

Ⅱ类为静止期杀菌药，如氨基糖苷类、喹诺酮类、多黏菌素类。

Ⅲ类为速效抑菌药，如四环素类、氯霉素类、大环内酯类、林可霉素类。

Ⅳ类为慢效抑菌药，如磺胺类。

联合应用上述抗菌药物时，可获得协同（Ⅰ类+Ⅱ类）、拮抗（Ⅰ类+Ⅲ类）、相加（Ⅲ类+Ⅳ类）、无关或相加（Ⅰ类+Ⅳ类）四种效果。

Ⅰ、Ⅱ类药物联合应用可获协同作用，如青霉素与链霉素或庆大霉素联合，由于青霉素破坏细菌细胞壁，从而使链霉素、庆大霉素易进入细菌细胞内，作用于靶位发挥抗菌作用；Ⅰ、Ⅲ类药物联合应用可产生拮抗作用，是因为Ⅲ类抗菌药迅速抑制细菌蛋白质合成而使细菌处于静止状态，造成Ⅰ类抗菌药难以发挥其繁殖期杀菌作用，导致抗菌活性减弱，如青霉素与氯霉素、四环素类合用；Ⅰ、Ⅳ类抗菌药合用，Ⅳ类抗菌药对Ⅰ类抗菌药不会产生重要影响，合用产生相加作用，如青霉素与磺胺嘧啶合用治疗流行性脑膜炎可提高疗效；Ⅱ、Ⅲ类抗菌药物合用，可产生相加和协同作用；Ⅲ、Ⅳ类抗菌药物合用，也可获相加作用。

应注意，作用机制相同的同一类药物合用时，有可能疗效不增强，反而增加毒性，如氨基糖苷类药物彼此间不能合用。大环内酯类、林可霉素类、氯霉素类药物，因其作用机制相似，合用时药物相互竞争相近的靶位，也会出现拮抗作用。不同种类抗菌药物联用也可致某些毒性增加，如氨基糖苷类与第一代头孢菌素联用可致肾毒性增强，不宜联用。

3. 药物配伍注意事项 临床用药时，除考虑联合用药的协同和相加作用外，还应注意药物的配伍禁忌。①青霉素与庆大霉素联用时，如在体外混合，青霉素的β-内酰胺环可与庆大霉素的氨基糖结合，生成无活性的氨基酰胺化合物，降低疗效。β-内酰胺类抗生素与氨基糖苷类抗生素体外混合均产生类似结果，故两者联用时，应分别溶解，分瓶输注。②头孢菌素类和青霉素类的水溶液稳定性较差且易受pH的影响，酸性或碱性条件会加速分解，应严禁与酸性药物（如维生素C、氨基酸等）或碱性药物（如氨茶碱、碳酸氢钠等）配伍，最好采用注射用水或等渗氯化钠注射液作溶媒，若溶于葡萄糖液中，则分解增快而导致疗效降低。③红霉素先用灭菌注射用水溶解，然后加入生理盐水或其他电解质溶液中稀释，也可加入含葡萄糖的溶液稀释，但因葡萄糖溶液偏酸性，必须每 100ml 溶液中加入 4%碳酸氢钠 1ml。④两性霉素 B 不能溶于生理盐水，先用灭菌注射用水溶解，然后用 5%葡萄糖注射液稀释。

考点：抗菌药物的合理应用原则

自测题

一、选择题

【A 型题】

1. 抗菌谱是指（　　）
   A. 药物的治疗指数　B. 药物的抗菌范围
   C. 药物的抗菌能力　D. 抗菌药的治疗效果
   E. 抗菌药的适应证
2. 抗菌活性是指（　　）
   A. 药物在初次接触细菌时的强大抗菌效应
   B. 抗菌药物已低于最低抑菌浓度，细菌生长仍然受到持续抑制的效应
   C. 抑制培养基内细菌生长的最低药物浓度
   D. 杀灭培养基内细菌生长的最低药物浓度
   E. 抗菌药物抑制或杀灭病原微生物的能力
3. 肠道革兰氏阴性杆菌对青霉素不敏感，此现象是（　　）
   A. 天然耐药　B. 获得耐药
   C. 多重耐药　D. 泛耐药
   E. 交叉耐药
4. 关于细菌耐药性产生的机制，错误的是（　　）
   A. 产生灭活酶
   B. 改变靶位结构
   C. 增强药物主动外排系统活性
   D. 增加细菌细胞膜的通透性
   E. 改变代谢途径
5. 无抗菌药物应用指征的是（　　）
   A. 细菌感染　B. 病毒感染
   C. 支原体感染　D. 衣原体感染
   E. 螺旋体感染
6. 抗菌药物对病原微生物抑制作用持续到最低抑菌浓度以下或脱离接触之后的现象称为（　　）
   A. 耐药性　B. 抗菌后效应
   C. 抗菌活性　D. 最低杀菌浓度
   E. 最低抑菌浓度

【B 型题】

（第 7～11 题备选答案）
A. 抑制细菌细胞壁合成　B. 抑制菌体蛋白质合成
C. 影响细菌胞浆膜通透性　D. 干扰细菌 DNA 合成
E. 影响细菌叶酸代谢

7. β-内酰胺类抗生素的抗菌机制是（　　）
8. 大环内酯类抗生素的抗菌机制是（　　）
9. 氨基糖苷类抗生素的抗菌机制是（　　）
10. 喹诺酮类药物的抗菌机制是（　　）
11. 磺胺类药物的抗菌机制是（　　）

（第 12～16 题备选答案）
A. 协同　B. 相加
C. 协同或相加　D. 相加或无关
E. 拮抗

12. 繁殖期杀菌药与静止期杀菌药合用的效果是（　　）
13. 繁殖期杀菌药与速效抑菌药合用的效果是（　　）
14. 繁殖期杀菌药与慢效抑菌药合用的效果是（　　）
15. 静止期杀菌药与速效抑菌药合用的效果是（　　）
16. 速效抑菌药与慢效抑菌药合用的效果是（　　）

【X 型题】

17. 关于化疗指数（CI）的描述，错误的是（　　）
    A. CI 是评价药物安全性的唯一指标
    B. $CI=LD_{50}/ED_{50}$
    C. CI 小说明药物临床应用更安全
    D. CI 是衡量药物安全性的有效指标
    E. CI 也可用 LD_5/ED_{95} 表示
18. 属于抑菌药的是（　　）
    A. 林可霉素类　B. 磺胺类
    C. 大环内酯类　D. 氯霉素类
    E. 四环素类
19. 属于杀菌药的是（　　）
    A. 青霉素类　B. 多黏菌素类
    C. 头孢菌素类　D. 氨基糖苷类
    E. 万古霉素类
20. 联合应用抗菌药的目的是（　　）
    A. 提高疗效　B. 发挥协同抗菌作用
    C. 扩大抗菌范围　D. 减少不良反应
    E. 延缓或减少细菌耐药性的发生

二、简答题

1. 抗菌药物的作用机制有哪几个方面？举例说明。
2. 抗菌药物联合应用可获得哪些结果？举例说明。

（曹　红）

第 28 章

抗　生　素

第 1 节　β-内酰胺类抗生素

β-内酰胺类抗生素（β-lactam antibiotics）是指化学结构中含有 β-内酰胺环的一类抗生素，包括青霉素类、头孢菌素类和其他 β-内酰胺类。本类抗生素品种多，具有抗菌活性高、毒性低、适应证广、疗效高的特点，临床广泛应用。

一、青 霉 素 类

青霉素类（penicillins）抗生素的基本结构由母核 6-氨基青霉烷酸（6-aminopenicillanic acid，6-APA）和侧链（R—CO—）组成。母核由噻唑环和 β-内酰胺环骈合而成，β-内酰胺环为抗菌活性重要部分，破坏后抗菌活性即消失。侧链则主要与抗菌谱、耐酸、耐酶等药理活性有关。青霉素类按来源不同可分为天然青霉素和半合成青霉素。

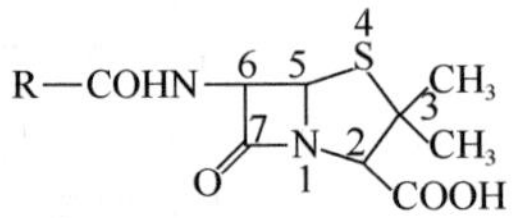

（一）天然青霉素

天然青霉素是从青霉菌培养液中提取获得，含有 G、K、F、X 和双氢 F 等，其中青霉素 G 性质相对较稳定、抗菌作用较强、产量较高、毒性低，故临床常用。

青　霉　素

案例 28-1

患者，女性，30 岁，5 天前淋雨后寒战、高热、咳嗽、咳少量黏液痰，时有铁锈色痰，经诊断为肺炎球菌肺炎。

问题与思考： 1. 患者应首选哪种抗生素进行治疗？

2. 所选抗生素的主要不良反应是什么？如何防治？

青霉素（penicillin G，青霉素 G）又称苄青霉素（benzylpenicillin）是最早应用于临床的抗生素。其侧链为苄基，为一不稳定的有机酸，难溶于水。临床常用其钠盐或钾盐，其干燥粉末性质稳定，易溶于水，但水溶液性质极不稳定，易被酸、碱、醇、氧化剂、重金属离子分解破坏，且不耐热，室温中放置 24 小时大部分降解失效，并生成具有抗原性的降解产物青霉噻唑和青霉烯酸，易引起过敏反应，故应临用时配制，并避免与其他药物制剂配伍使用。

【体内过程】 青霉素不耐酸，口服易被胃酸和消化酶破坏，不宜口服给药。肌内注射吸收迅速而完全，0.5～1.0 小时血药浓度达高峰。因脂溶性低而难进入细胞内，主要分布于细胞外液，并能广泛分布于全身各部位；不易透过血脑屏障，脑脊液中浓度低，但脑膜炎时药物较易进入，可达有效浓度。几乎全部以原形经肾排泄，约 10%经肾小球滤过，90%经肾小管分泌，$t_{1/2}$ 为 0.5～1.0 小时，有效作用时间可维持 4～6 小时。

青霉素钠盐和钾盐为短效制剂，为延长青霉素的作用时间，可采用难溶性制剂，普鲁卡因青霉素（procaine benzylpenicillin，双效西林）为混悬剂、苄星青霉素（benzathine benzylpenicillin，长效西林，

bicillin）为油制剂，肌内注射后在注射部位缓慢溶解吸收，维持时间较久，称为青霉素长效制剂。

【抗菌谱】 抗菌谱窄，主要对 G^+菌作用强，对 G^-菌作用弱。

1. G^+球菌 如溶血性链球菌、肺炎链球菌、草绿色链球菌、不产酶的金黄色葡萄球菌、表皮葡萄球菌等。

2. G^+杆菌 如白喉棒状杆菌、炭疽芽孢杆菌、产气荚膜梭菌、破伤风梭菌、丙酸杆菌等。

3. G^-球菌 如脑膜炎奈瑟菌、敏感的淋病奈瑟菌等。

4. 少数 G^-杆菌 如流感嗜血杆菌、百日咳鲍特菌等。

5. 螺旋体、放线菌 如梅毒螺旋体、钩端螺旋体、回归热螺旋体、牛放线杆菌等。

【抗菌机制】 抑制细菌细胞壁的合成。对繁殖期细菌作用强，对静止期细菌作用弱，属繁殖期杀菌剂。

链 接 青霉素结合蛋白

青霉素结合蛋白（PBPs）为广泛存在于细菌胞浆膜的蛋白质，是β-内酰胺类抗生素的主要作用靶位。每一菌种都有一套特异的 PBPs，称 PBPs 谱。不同菌种的 PBPs 含量、种类不同，不同抗生素通过与不同的 PBPs 结合而产生不同的抗菌活性。同样，PBPs 结构与数量的改变也是细菌产生耐药性的一个重要机制。

【耐药性】 金黄色葡萄球菌、淋病奈瑟菌、肺炎链球菌、脑膜炎奈瑟菌等极易对青霉素产生耐药性。耐药机制主要是产生β-内酰胺酶（β-lactamase），水解青霉素的β-内酰胺环，使其失去抗菌活性；也可通过改变靶位 PBPs、改变菌膜通透性、增强药物外排及减少自溶酶而产生耐药。

【临床应用】 肌内注射或静脉滴注治疗敏感菌所致感染。

1. G^+球菌感染 如溶血性链球菌引起的咽炎、扁桃体炎、中耳炎、蜂窝织炎、心内膜炎、丹毒、猩红热、产褥热等；肺炎链球菌引起的大叶性肺炎、支气管肺炎、脓胸等；草绿色链球菌引起的心内膜炎，因病灶部位形成赘生物，常需特大剂量静脉滴注；敏感的金黄色葡萄球菌引起的疖、痈、脓肿、骨髓炎、败血症等。

2. G^+杆菌感染 如白喉、破伤风、炭疽、气性坏疽等，因青霉素不能中和细菌产生的外毒素，需合用相应的抗毒素。

3. G^-球菌感染 如脑膜炎奈瑟菌引起的流行性脑脊髓膜炎，淋病奈瑟菌引起的淋病。

4. 螺旋体感染 如钩端螺旋体病、梅毒、回归热等，需早期、大剂量用药。

5. 放线菌感染 如放线菌引起的局部肉芽肿样炎症、脓肿、多发性瘘管及肺部感染、脑脓肿等，应大剂量、长疗程用药。

【不良反应】

1. 过敏反应 最常见，居各种抗菌药之首，发生率为 1%～10%，以皮肤过敏和血清病样反应较多见，但多不严重，停药或服用 H_1受体阻断药后可消失。最严重的反应为过敏性休克，主要表现为呼吸衰竭、循环衰竭和中枢抑制。因此在使用青霉素时，应采取以下防治措施：①详细询问患者药物过敏史，有青霉素过敏史者禁用，有其他药物过敏史者慎用；②凡初次使用、停药 3 天以上或更换批号者用药前必须做皮试，应用普鲁卡因青霉素时，应分别进行普鲁卡因、青霉素皮试，皮试阳性者禁用；③皮试阴性者注射青霉素后仍有可能发生过敏性休克，故注射后需观察 30 分钟，无异常反应者方可离去；④备好急救药品和器材，做好抢救准备；⑤一旦发生过敏性休克，立即皮下注射或肌内注射 0.1%肾上腺素 0.5～1.0ml，严重者可稀释后缓慢静脉注射或静脉滴注，必要时可重复一次，可联用糖皮质激素和 H_1受体阻断药；血压过低者可给予间羟胺或去甲肾上腺素，呼吸困难者可给予氨茶碱，采取人工呼吸、吸氧、气管切开等抢救措施；⑥严格掌握适应证，避免滥用和局部用药；静脉滴注时最好选用生理盐水（pH4.5～7.0）稀释；溶解后立即使用；避免与其他药物混合注射；避免在饥饿时注射。

2. 青霉素脑病 鞘内注射或大剂量快速静脉滴注，可引起脑膜或神经刺激症状，表现为头痛、肌肉痉挛、抽搐、昏迷等，偶可引起精神失常，称青霉素脑病，婴儿、老人、肾功能不全者尤易发生。

用药时应注意控制用量和滴速，如发现上述症状，立即停药，进行对症处理，同时可给予高渗葡萄糖和糖皮质激素以防治脑水肿。

3. 赫氏反应（herxheimer reaction） 应用青霉素治疗螺旋体病感染时，可出现症状加剧现象，表现为全身不适、寒战、发热、咽痛、肌痛、心跳加快等，称为赫氏反应。一般发生于开始治疗后的6～8小时，于12～24小时消失，一般不引起严重后果。可能是大量螺旋体被杀死后释放的物质所引起。

4. 其他 ①局部刺激：肌内注射可引起局部红肿、疼痛、硬结等局部刺激症状，甚至引起周围神经炎，钾盐尤甚。②高钾血症或高钠血症：大剂量青霉素钾盐或钠盐静脉滴注，可引起高钾血症或高钠血症。

考点：青霉素的体内过程、抗菌谱、抗菌机制、临床应用、不良反应及其防治

（二）半合成青霉素

天然青霉素具有高效、低毒等优点，但不耐酸、不耐酶、抗菌谱窄、易引起过敏反应。为弥补天然青霉素的不足，以青霉素母核6-APA为原料，引入不同侧链得到半合成青霉素。其抗菌机制、不良反应与青霉素相同，与青霉素有交叉过敏反应，用药前需做皮试。半合成青霉素分类、常用药物、特点及临床应用见表28-1。

表28-1 半合成青霉素的分类、常用药物、特点及临床应用

分类	常用药物	特点及临床应用
1. 耐酸青霉素	青霉素V（penicillin V） 非奈西林 丙匹西林	①耐酸，口服吸收好；②不耐酶，对耐青霉素的金黄色葡萄球菌无效；③抗菌谱同青霉素，抗菌活性弱于青霉素；④主要用于敏感菌引起的轻度感染、恢复期的巩固治疗和防止感染复发的预防用药；⑤有轻微胃肠道反应
2. 耐酶青霉素	苯唑西林（oxacillin） 氯唑西林（cloxacillin） 双氯西林（dicloxacillin） 氟氯西林（flucloxacillin） 萘夫西林（nafcillin）	①耐酸，可口服；②耐酶，对耐青霉素的金黄色葡萄球菌有效；③抗菌谱同青霉素，抗菌活性弱于青霉素；④主要用于耐青霉素的金黄色葡萄球菌感染；⑤少数患者有胃肠道反应
3. 广谱青霉素	氨苄西林（ampicillin） 阿莫西林（amoxicillin） 海他西林（hetacillin） 美坦西林（metampicillin） 酞氨西林（talampicillin） 匹氨西林（pivampicillin） 巴氨西林（bacampicillin）	①耐酸，可口服。②不耐酶，对耐青霉素的金黄色葡萄球菌无效。③抗菌谱广，对G^+菌和G^-菌均有杀灭作用，但对G^+菌的作用弱于青霉素，对G^-杆菌作用强，对厌氧菌有效，对肠球菌效果好，对铜绿假单胞菌无效。④主要用于各种敏感菌所致的全身感染，如伤寒、副伤寒、呼吸道和泌尿道感染等，阿莫西林还常用于幽门螺杆菌感染引起的慢性活动性胃炎和消化性溃疡。氨苄西林与氯唑西林、阿莫西林与氟氯西林或双氯西林组成复方制剂，抗菌疗效增强。⑤有胃肠道反应、皮疹、二重感染等
4. 抗铜绿假单胞菌广谱青霉素	羧苄西林（carbenicillin） 哌拉西林（piperacillin） 磺苄西林（sulbenicillin） 呋苄西林（furbenicillin） 替卡西林（ticacillin） 阿洛西林（azlocillin） 美洛西林（mezlocillin） 阿帕西林（apalcillin）	①不耐酸，均需注射给药；②不耐酶，对耐青霉素的金黄色葡萄球菌无效；③抗菌谱广，对G^-杆菌作用强，尤其对铜绿假单胞菌有强大作用；④主要用于铜绿假单胞菌、大肠埃希菌、变形杆菌等引起的感染；⑤有胃肠道反应、皮疹等
5. 抗G^-杆菌青霉素	美西林（mecillinam） 替莫西林（temocillin） 匹美西林（pivmecillinam）	①美西林和替莫西林不耐酸，需注射给药；匹美西林耐酸，可口服；②耐酶；③对G^-杆菌作用强，但对铜绿假单胞菌无效，对G^+菌作用弱；美西林和匹美西林仅对部分肠道G^-杆菌有效，替莫西林对大部分G^-杆菌有效；④为抑菌药；⑤主要用于敏感菌引起的尿路、肠道、胆道感染等；⑥有胃肠道反应和一般过敏反应

考点：半合成青霉素的分类、常用药物、特点及临床应用

二、头孢菌素类

头孢菌素类（cephalosporins）抗生素是以天然头孢菌素 C 母核 7-氨基头孢烷酸（7-amino-cephalosporanic acid，7-ACA）为原料，引入不同侧链而制成的半合成抗生素。抗菌作用机制同青霉素，为繁殖期杀菌药，与青霉素有部分交叉耐药。具有抗菌谱广、杀菌力强、对胃酸及β-内酰胺酶稳定、过敏反应少等优点。根据抗菌谱、抗菌活性、对β-内酰胺酶的稳定性、对肾脏的毒性分为五代。常用头孢菌素的分代、常用药物、特点及临床应用见表 28-2。

表 28-2 常用头孢菌素的分代、常用药物、特点及临床应用

分代	常用药物	特点及临床应用
第一代	头孢噻吩（cefalotin） 头孢氨苄（cefalexin） 头孢羟氨苄（cefadroxil） 头孢唑林（cefazolin） 头孢拉定（cefradine） 头孢匹林（cefapirin） 头孢硫脒（cefathiamidine）	①对 G^+菌作用较第二、三代强，对 G^-菌作用弱，不及第二、三代；②对铜绿假单胞菌和厌氧菌无效；③对金黄色葡萄球菌产生的β-内酰胺酶较稳定，对 G^-菌产生的β-内酰胺酶稳定性差；④有一定肾毒性；⑤主要用于敏感的 G^+菌（包括耐药金葡菌）引起的感染，如呼吸道、泌尿道、皮肤及软组织感染等
第二代	头孢克洛（cefaclor） 头孢呋辛（cefuroxime） 头孢孟多（cefamandole） 头孢替安（cefotiam） 头孢尼西（cefonicid） 头孢雷特（ceforanide）	①对 G^+菌和 G^-菌作用均较强，对 G^+菌作用较第一代略差，对 G^-菌作用明显增强；②对部分厌氧菌有高效，对铜绿假单胞菌无效；③对β-内酰胺酶较稳定，但不如第三代；④肾毒性较小；⑤主要用于敏感的 G^+、G^-菌引起的多种组织感染，如呼吸道、泌尿道、胆道、皮肤软组织、盆腔感染等
第三代	头孢他啶（ceftazidime） 头孢曲松（ceftriaxone） 头孢哌酮（cefoperazone） 头孢噻肟（cefotaxime） 头孢唑肟（ceftizoxime） 头孢地嗪（cefodizime） 头孢甲肟（cefmenoxime） 头孢克肟（cefixime） 头孢匹胺（cefpiramide） 头孢地尼（cefdinir）	①对 G^+菌作用较第一、二代弱，对 G^-菌作用较强；②对铜绿假单胞菌、厌氧菌作用较强；③对β-内酰胺酶稳定；④基本无肾毒性；⑤主要用于敏感的 G^-菌引起的重度感染，G^-、G^+和厌氧菌引起的重度混合感染，能有效控制严重铜绿假单胞菌感染，如危及生命的败血症、脑膜炎、肺炎、骨髓炎及严重的呼吸道、泌尿道、胃肠道、胆道、胸腔、腹腔、盆腔、皮肤软组织等部位的感染
第四代	头孢匹罗（cefpirome） 头孢吡肟（cefepime） 头孢利定（cefelidin）	①广谱、高效，对 G^+菌和 G^-菌均有强大抗菌作用；②对铜绿假单胞菌作用强，对大多数厌氧菌有抗菌活性；③对β-内酰胺酶高度稳定；④无肾毒性；⑤主要用于对第三代头孢菌素耐药的细菌引起的严重感染，其他药物难以控制的严重感染
第五代	头孢洛林（ceftaroline） 头孢吡普（ceftobiprole）	①对 G^+菌的作用强于前四代，尤其对耐甲氧西林金黄色葡萄球菌、耐万古霉素金黄色葡萄球菌、耐甲氧西林表皮葡萄球菌、耐青霉素肺炎链球菌有效，对 G^-菌的作用与第四代头孢菌素相似；②对某些厌氧菌有很好的抗菌作用；③对β-内酰胺酶高度稳定；④主要用于复杂性皮肤与软组织感染及革兰氏阴性菌引起的糖尿病足感染、社区获得性肺炎和医院获得性肺炎等

【体内过程】 多需注射给药，但头孢氨苄、头孢羟氨苄、头孢拉定、头孢克洛、头孢克肟、头孢地尼能耐酸，胃肠吸收好，可口服。分布良好，能透入各种组织中，且易透过胎盘。第三代头孢菌素多能分布于前列腺、眼房水、胆汁，可透过血脑屏障，在脑脊液中达到有效浓度。头孢菌素一般经肾排泄，尿中浓度较高，头孢哌酮、头孢曲松则主要经肝胆系统排泄。多数头孢菌素的 $t_{1/2}$ 较短，为 0.5～2.0 小时，有的可达 3 小时，但头孢曲松的 $t_{1/2}$ 最长，可达 8 小时。

【不良反应】

1. 过敏反应 常见，但较青霉素发生率低。多为皮疹、药热、荨麻疹等，罕见过敏性休克。与青霉素有部分交叉过敏反应，对青霉素过敏者有5%～10%对头孢菌素类发生过敏，而对头孢菌素类过敏者绝大多数对青霉素过敏，故青霉素皮试阳性或有青霉素过敏史者慎用，必要时做皮试。

2. 肾毒性 第一代头孢菌素大剂量应用时可损害近曲小管上皮细胞而出现肾毒性，表现为蛋白尿、血尿、血中尿素氮升高甚至肾衰竭，故肾功能不全者慎用；与其他有肾毒性的药物如氨基糖苷类、高效能利尿药合用，可明显加重肾损害，不宜合用。第二代肾毒性较第一代轻，第三代对肾脏基本无毒，第四代则几乎没有肾毒性。

3. 双硫仑样反应 用药期间饮酒或含乙醇的制品可出现，表现为面部潮红、头痛、头晕、恶心、呕吐、腹痛、胸闷、呼吸困难、心跳加快、烦躁不安，甚至BP下降、休克等，严重者死亡。故用药期间及停药7天内应禁酒及含乙醇的制品。

4. 其他 ①局部刺激：口服可引起恶心、呕吐、食欲不振、腹泻等胃肠道反应，静脉给药可发生静脉炎；②二重感染：长期应用第三代和第四代头孢菌素偶见二重感染；③凝血障碍：头孢孟多、头孢哌酮可引起低凝血酶原血症或血小板减少而致严重出血，可用维生素K防治；④中枢神经系统反应：大剂量应用可发生头痛、头晕及可逆性中毒性精神病等中枢神经系统反应。

考点：头孢菌素类的分代、常用药物、特点、临床应用及不良反应

链接 双硫仑样反应

双硫仑为一种戒酒药，服用该药者即使饮少量酒，也会出现严重不适，使嗜酒者对酒产生厌恶而达到戒酒目的。其作用机制是抑制肝中的乙醛脱氢酶，导致乙醇中间代谢产物乙醛代谢受阻，乙醛在体内蓄积引起一系列中毒反应。应用某些抗菌药物后若饮酒，会导致双硫仑样反应，这些药物包括以下几类。①头孢菌素类：头孢哌酮、头孢美唑、头孢孟多、头孢曲松、头孢氨苄、头孢唑林、头孢拉定、头孢克洛等，其中头孢哌酮致双硫仑样反应最多、最敏感，如有患者用该药后吃酒心巧克力、服用藿香正气水，甚至仅用乙醇皮肤消毒也会发生反应；②其他抗菌药：甲硝唑、替硝唑、奥硝唑、呋喃唑酮、氯霉素等；③抗真菌药：酮康唑、灰黄霉素等。

三、其他β-内酰胺类

本类药物包括碳青霉烯类、头霉素类、氧头孢烯类、单环β-内酰胺类和β-内酰胺酶抑制药。

（一）碳青霉烯类

碳青霉烯类（carbopenems）抗生素的化学结构与青霉素类似。

亚胺培南

亚胺培南（imipenem）具有抗菌谱广、抗菌作用强、毒性低、对β-内酰胺酶高度稳定且本身又抑制β-内酰胺酶活性等特点。不耐酸，不能口服。在体内易被肾脱氢肽酶水解而失活，需与肾脱氢肽酶抑制剂西司他丁（cilastatin）合用，临床所用制剂为二者按1∶1配比的复方制剂（泰能，tienam），供注射用。主要用于G^+、G^-需氧菌和厌氧菌及耐甲氧西林金黄色葡萄球菌（MRSA）所致的各种严重感染，且适用于其他常用抗菌药疗效不佳者，如泌尿道、皮肤软组织、呼吸道、腹腔、妇科感染及败血症、骨髓炎等。常见不良反应为恶心、呕吐、腹泻、药疹、静脉炎、一过性氨基转移酶升高。较大剂量可引起惊厥、意识障碍等严重中枢神经系统不良反应及肾损害等，肾功能不全者慎用。

考点：亚胺培南复方制剂的组成、抗菌作用特点及临床应用

美罗培南

美罗培南（meropenem）对肾脱氢肽酶稳定，不需要与肾脱氢肽酶抑制剂配伍，可单独使用。中枢神经系统的不良反应较轻。

帕尼培南

帕尼培南（panipenem）与氨基酸衍生物倍他米隆（betamipron）组成复方制剂（克倍宁，carbenin），供临床注射使用，倍他米隆可抑制帕尼培南在肾皮质的蓄积而减轻肾毒性。

同类药物还有厄他培南（ertapenem）、法罗培南（faropenem）、多利培南（doripenem）等。

（二）头霉素类

头霉素类（cephamycins）的化学结构与头孢菌素类似，对 β-内酰胺酶的稳定性较头孢菌素强。

头孢西丁

头孢西丁（cefoxitin）抗菌谱和抗菌活性与第二代头孢菌素相似，对 G^+菌和 G^-菌均有较强的杀菌作用，其特点是抗厌氧菌作用强，对 β-内酰胺酶高度稳定，故对耐青霉素的金黄色葡萄球菌和头孢菌素的耐药菌有较强活性。用于治疗由需氧菌和厌氧菌引起的盆腔、腹腔及妇科的混合感染。常见不良反应有皮疹、静脉炎、嗜酸性粒细胞增多、蛋白尿等。

同类药物还有头孢美唑（cefmetazole）、头孢替坦（cefotetan）、头孢拉宗（cefbuperazone）、头孢米诺（cefminox）。

（三）氧头孢烯类

氧头孢烯类（oxacephems）的化学结构与头孢菌素类似。

拉氧头孢

拉氧头孢（latamoxef）抗菌谱和抗菌活性与第三代头孢菌素相似，对 β-内酰胺酶极稳定。脑脊液中、痰液中浓度高，血药浓度维持较久。临床主要用于治疗敏感菌所致的泌尿道、呼吸道、胆道、妇科感染及脑膜炎、败血症等。不良反应以皮疹最为多见，偶见凝血酶原减少或血小板功能障碍而致的出血。

同类药物还有氟氧头孢（flomoxef）。

（四）单环 β-内酰胺类

氨曲南

氨曲南（aztreonam）是第一个用于临床的单环 β-内酰胺类（monobactams）抗生素，对需氧 G^-菌包括铜绿假单胞菌有强大抗菌作用，对 G^+菌和厌氧菌作用弱。具有耐酶、低毒、体内分布广、与青霉素类和头孢菌素类无交叉过敏等特点。可用于青霉素过敏的患者或作为氨基糖苷类、第三代头孢菌素的替代品，用于大肠埃希菌、沙门菌属细菌、克雷伯菌、铜绿假单胞菌等所致的下呼吸道、泌尿道、软组织感染及脑膜炎、败血症的治疗。不良反应少而轻，主要为皮疹、血清氨基转移酶升高、胃肠道不适等。

同类药物还有卡芦莫南（carumonam）。

考点：氨曲南的抗菌作用特点及临床应用

（五）β-内酰胺酶抑制药

细菌对 β-内酰胺类抗生素产生耐药的主要机制是产生 β-内酰胺酶，使 β-内酰胺环断裂而失去抗菌活性。β-内酰胺酶抑制药（β-lactamase inhibitors）主要是针对细菌产生的 β-内酰胺酶发挥作用，目前临床常用的有 3 种，即克拉维酸（clavulanic acid，棒酸）、舒巴坦（sulbactam，青霉烷砜）、他唑巴坦（tazobactam，三唑巴坦），其共同特点是：①本身没有或只有较弱的抗菌活性，但可与 β-内酰胺酶呈不可逆性结合而抑制其活性，与其他 β-内酰胺类抗生素联合应用时，可发挥抑酶增效作用；②对不产酶的细菌无增强作用；③在与抗生素联合使用时，二者应有相似的药动学特性。临床广泛应用的复方制剂有阿莫西林/克拉维酸（奥格门汀，augmentin）、替卡西林/克拉维酸（替门汀，timentin）、氨苄西林/舒巴坦（舒他西林，sultamicillin）、头孢哌酮/舒巴坦（舒巴哌酮，sulperazone）、头孢噻肟/舒巴坦、哌拉西林/他唑巴坦。

考点：β-内酰胺酶抑制药的作用特点及常用的复方制剂

第2节　大环内酯类、林可霉素类及万古霉素类抗生素

一、大环内酯类抗生素

大环内酯类（macrolides）抗生素是一类含有 14、15 和 16 元内酯环结构的抗生素。1952 年问世的红霉素为第一代大环内酯类抗生素，曾广泛用于呼吸道、皮肤及软组织等感染，后因抗菌谱相对较窄、不良反应多和耐药性日益严重等问题，限制了其在临床上的应用。20 世纪 70 年代发展了麦迪霉素、乙酰麦迪霉素、麦白霉素、螺旋霉素、乙酰螺旋霉素、交沙霉素、吉他霉素、乙酰吉他霉素等，抗菌作用和适应证均与红霉素相似，抗菌活性多数比红霉素弱，但不良反应较轻。20 世纪 80 年代发展了第二代半合成大环内酯类抗生素如罗红霉素、克拉霉素、阿奇霉素等，抗菌谱扩大、抗菌活性增强、对胃酸稳定、口服吸收率高、血药浓度和组织浓度均高、$t_{1/2}$ 延长、具有良好的 PAE，不良反应少，已广泛用于治疗呼吸道感染。然而，细菌对大环内酯类耐药性日益严重，促使人们开发了第三代大环内酯类，为酮基内酯类，代表药有泰利霉素和喹红霉素，特点是可治疗耐红霉素类的肺炎链球菌感染，克服了与红霉素交叉耐药的问题。

红　霉　素

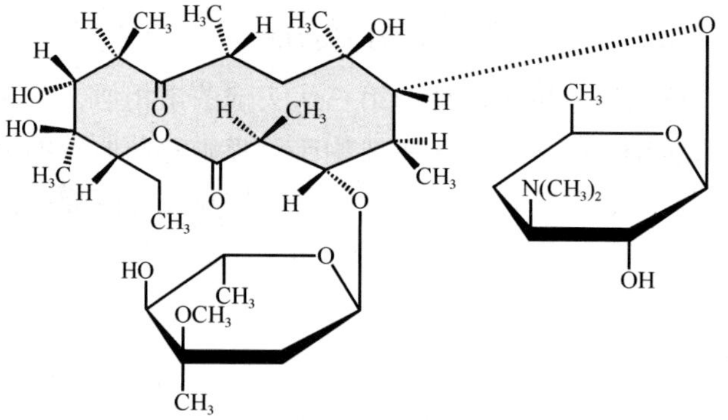

红霉素（erythromycin）是由链霉菌培养液中提取的 14 元大环内酯类碱性抗生素。

【体内过程】 红霉素不耐酸，在碱性环境中抗菌活性增强。口服易被胃酸破坏，临床用其肠溶片或酯化物，常用口服制剂有红霉素肠溶片、硬脂酸红霉素、琥乙红霉素、依托红霉素（无味红霉素），注射用乳糖酸红霉素供静脉滴注，外用制剂有红霉素眼膏和软膏。口服后自小肠上部吸收，2～4 小时血药浓度达到高峰。可广泛分布到除脑脊液外的各种组织和体液，易扩散到细胞内液，尤以胆汁中浓度高，可达血药浓度的 10～30 倍，但不易透过血脑屏障。主要在肝脏代谢，经胆汁排泄，可形成肝肠循环，少量以原形经肾排泄，肾功能不良时仍可使用。$t_{1/2}$ 约为 2 小时。

【抗菌谱】 抗菌谱与青霉素相似而稍广，但抗菌效力不如青霉素。

1. G^+菌 对金黄色葡萄球菌（包括耐药菌）、溶血性链球菌、肺炎链球菌、白喉棒状杆菌、炭疽芽孢杆菌、破伤风梭菌等抗菌作用强。

2. 部分 G^-菌 对脑膜炎奈瑟菌、淋病奈瑟菌、流感嗜血杆菌、百日咳鲍特菌、布鲁斯菌、军团菌等高度敏感。

3. 其他 对弯曲杆菌、支原体、衣原体、立克次体、螺旋体、厌氧菌及幽门螺杆菌等也有抗菌作用。

【抗菌机制】 通过与细菌核糖体 50S 亚基不可逆性结合，抑制移位酶，从而抑制细菌蛋白质的合成，属快速抑菌药。

【耐药性】 细菌对红霉素易产生耐药性，但不持久，停药数月可恢复敏感性。本类药物之间存在不完全交叉耐药性。

【临床应用】 主要用于耐青霉素的 G^+球菌感染（尤其是金黄色葡萄球菌感染）和对青霉素过敏的患者，也可用于其他敏感菌感染。对军团菌肺炎、支原体肺炎、白喉带菌者、弯曲杆菌所致肠炎或

败血症、衣原体所致的泌尿生殖系统感染、沙眼衣原体所致的新生儿结膜炎和婴儿肺炎等可作为首选药。也可用于风湿热及心内膜炎的预防。

链 接 军团菌与军团病

军团病是由军团菌引起的急性呼吸道传染病，以发热和呼吸道症状为主，其中最为多见和严重的临床类型为以肺部感染为主、同时伴有全身多系统损害的军团菌肺炎。

1976 年美国退伍军人协会在费城举行年会，会后 1 个月内，参会人员中有 221 人患病，酷似肺炎，其中 34 人相继死亡，病死率达 15%。由于死者大多是军团成员，因此称为军团病。此为军团病的首次暴发。1977 年 Fraser 等的报告中将此菌命名为嗜肺军团菌，为需氧 G^-杆菌。现已提出了超过 30 种军团菌，至少 19 种是人类肺炎的病原，其中最常见的病原体为嗜肺军团菌，占病例的 85%～90%。

【不良反应】

1. 局部刺激 局部刺激性强，以胃肠道反应多见，口服或静脉给药均可引起；肌内注射可引起剧烈疼痛，不宜采用；静脉滴注浓度不应超过 0.1%，速度宜缓慢，以防发生血栓性静脉炎。

2. 肝损害 大剂量或长期使用可致胆汁淤积、氨基转移酶升高、肝大、黄疸等，一般停药数日可自行恢复。尤其酯化红霉素的发生率高，故只宜短期小剂量应用。孕妇、肝功能不全者不宜应用，婴幼儿慎用。

3. 耳毒性 大剂量或静脉给药可致耳鸣、暂时性耳聋。多发生于用药后 1～2 周。老年人、肾功能不良者易发生。

4. 过敏反应 偶见皮疹、药热等。

考点：红霉素的抗菌谱、抗菌机制、临床应用及不良反应

案例 28-2

患者，男性，17 岁，癫痫复杂部分性发作，服用卡马西平 600mg/d 治疗，控制良好。近日上呼吸道感染，诊断为链球菌性咽炎，因对青霉素过敏，服用红霉素肠溶片治疗，每次 0.25g，一日 3 次，饭后口服。服用 4 天后，上呼吸道感染症状减轻，但出现眩晕、复视，伴恶心、呕吐。

问题与思考：1. 患者服用红霉素后为何出现上述反应？如何处理？

2. 红霉素的不良反应有哪些？

罗 红 霉 素

罗红霉素（roxithromycin）为半合成 14 元大环内酯类抗生素。抗菌谱与红霉素相似，抗菌活性较红霉素强 1～4 倍。具有良好的药动学特征，在胃酸中稳定，空腹服用吸收良好，体内分布广，血药浓度和组织浓度高于其他药物，主要以原形经粪和尿排泄，$t_{1/2}$ 长达 12～14 小时。老年人的药动学特性无明显改变，不需调整剂量。主要用于敏感菌所致的呼吸道、泌尿道、皮肤和软组织、耳鼻喉等部位感染。与红霉素有交叉耐药性。不良反应发生率低，以胃肠道反应为主，偶见皮疹、药物热、头痛、头晕等。

克 拉 霉 素

克拉霉素（clarithromycin）为半合成 14 元大环内酯类抗生素。抗菌谱与红霉素相似，抗菌活性强于红霉素。对胃酸稳定，口服吸收迅速而完全，且不受食物影响，但首过消除明显，生物利用度仅有 55%；分布广，且组织中浓度明显高于血浆浓度，尤其在肺、扁桃体、前列腺及泌尿生殖系统；克拉霉素及其代谢产物经肾排泄，肾功能不良患者应适当调整剂量，$t_{1/2}$ 为 3～7 小时。主要用于呼吸道、泌尿生殖道、皮肤软组织感染及幽门螺杆菌感染。不良反应发生率低，以胃肠道反应常见，偶见头痛、

皮疹、肝损害等。

阿奇霉素

阿奇霉素（azithromycin）为唯一的半合成 15 元大环内酯类抗生素。主要特点是抗菌谱较红霉素广，增加了对 G^-菌的抗菌作用，对 G^-菌的抗菌活性明显强于红霉素，对某些细菌表现出快速杀菌作用，对红霉素敏感菌的抗菌活性与其相当。耐酸，口服吸收快，生物利用度高于红霉素，食物影响其吸收，应空腹口服；分布广，组织细胞内药物浓度较血药浓度高 10～100 倍；不在肝内代谢，在组织中消除缓慢，大部分以原形经胆汁排泄，少部分经肾排泄，$t_{1/2}$ 长达 35～48 小时，且有明显的 PAE，为大环内酯类药物中 $t_{1/2}$ 和 PAE 最长者，每日仅需给药一次。主要用于治疗敏感菌所致的呼吸道、泌尿生殖道及皮肤软组织感染，轻至中度肝、肾功能不良者可以应用，且药动学特征无明显改变。与红霉素有交叉耐药性。不良反应轻，以胃肠道反应多见，偶见神经系统反应、皮疹、肝损害等。

考点：罗红霉素、克拉霉素、阿奇霉素的抗菌作用特点、临床应用及不良反应

二、林可霉素类抗生素

林可霉素类抗生素包括林可霉素（lincomycin，洁霉素）和克林霉素（clindamycin，氯林可霉素，氯洁霉素）。林可霉素自链霉菌培养液中提取得到，克林霉素是林可霉素的半合成衍生物。两药抗菌谱和抗菌机制相同，但由于克林霉素口服吸收好、抗菌作用强、临床疗效高、毒性低，比林可霉素更常用。

【体内过程】 克林霉素较林可霉素口服吸收好，且不受食物影响。两药血浆蛋白结合率高达 90%以上。广泛分布于全身组织和体液并达到有效浓度，尤其骨组织中可达更高浓度，可透过胎盘屏障，乳汁中浓度约与血药浓度相当。不易透过血脑屏障，但炎症时脑组织可达有效治疗浓度。主要在肝脏代谢，经胆汁或肾排泄，仅有 10%以原形经肾排泄，难达有效治疗浓度。停药后克林霉素在肠道的抑菌作用一般可持续 5 天，对敏感菌可持续 2 周。

【抗菌谱】 两药均为窄谱抑菌药。抗菌谱与红霉素相似而较窄。最主要特点是对各类厌氧菌有强大抗菌作用。对 G^+需氧菌有显著抗菌活性，对部分 G^-需氧球菌、人型支原体和沙眼衣原体也有抑制作用，但对肠球菌、G^-杆菌、MRSA、肺炎支原体不敏感。

抗菌机制与大环内酯类相同。两药存在完全交叉耐药性，因耐药机制相同，与大环内酯类也有交叉耐药性。

【临床应用】 主要用于厌氧菌包括脆弱类杆菌、产气荚膜梭菌、放线杆菌等感染或厌氧菌与需氧菌的混合感染，如腹腔、盆腔及妇科感染等；也用于需氧 G^+球菌引起的呼吸道、骨及软组织、胆道感染及败血症、心内膜炎等；对金黄色葡萄球菌引起的急、慢性骨髓炎为首选药。

【不良反应】 主要为胃肠道反应，表现为恶心、呕吐、腹泻，口服给药比注射给药常见，克林霉素发生率较林可霉素低；长期用药可引起假膜性肠炎，是由于难辨梭状芽孢杆菌大量繁殖和产生外毒素所致。偶见皮疹、药物热、一过性中性粒细胞减少和血小板减少、肝损害等。肝功能不全者慎用。

考点：林可霉素、克林霉素的抗菌作用、临床应用及主要不良反应

链 接 难辨梭状芽孢杆菌与假膜性肠炎

假膜性肠炎是一种急性肠道炎症，因在小肠或结肠的坏死黏膜表面覆有一层假膜而得名。一般发生于肿瘤、慢性消耗性疾病及大手术后应用抗生素的过程中或停药后 2～3 周内，大多数起病急骤，病情发展迅速。临床表现有发热、腹泻、腹痛、腹胀、毒血症和休克，病死率约为 30%。

难辨梭状芽孢杆菌是与抗生素相关的假膜性肠炎的重要发病原因，1935 年由 Hall 等首先从婴儿粪便中分离出厌氧革兰氏阳性杆菌。长期使用大量抗生素，可抑制肠道内敏感细菌的生长，耐药性难辨梭状芽孢杆菌则迅速繁殖，产生大量的外毒素，引起黏膜坏死、渗出性炎症伴假膜形成，导致

假膜性肠炎。常引起假膜性肠炎的抗生素为氨苄西林、林可霉素和头孢菌素类。可用万古霉素类、甲硝唑等治疗。

三、万古霉素类抗生素

万古霉素类（vancomycins）属多肽类抗生素，包括万古霉素（vancomycin）、去甲万古霉素（norvancomycin）和替考拉宁（teicoplanin）。万古霉素是从链霉菌培养液中提取获得，去甲万古霉素是从诺卡菌属培养液中提取获得，两药化学性质稳定；替考拉宁是从游动放射菌属培养液中提取获得，脂溶性较万古霉素高50～100倍。

【体内过程】 口服难吸收；万古霉素和去甲万古霉素肌内注射可致局部剧痛和组织坏死，只能静脉给药；替考拉宁一般静脉给药，也可肌内注射，且吸收良好，与静脉注射几乎相当。分布广泛，可进入各组织和体液，能透过胎盘屏障，但不易透过血脑屏障和血眼屏障，炎症时透入增多，可达有效水平。很少代谢，90%以上以原形经肾排泄。万古霉素和去甲万古霉素的$t_{1/2}$约为6小时，替考拉宁的$t_{1/2}$长达47小时。

【抗菌谱】 抗菌谱窄。对G^+菌呈现强大杀菌作用，尤其是对MRSA和耐甲氧西林表皮葡萄球菌（MRSE）。

【抗菌机制】 通过抑制细菌细胞壁合成而呈现快速杀菌作用。

【耐药性】 一般不易产生耐药性，与其他抗生素之间无交叉耐药性。

【临床应用】 仅用于严重G^+菌感染，特别是MRSA、MRSE和肠球菌属所致的感染如败血症、心内膜炎、骨髓炎、呼吸道感染等及对其他抗生素耐药或对β-内酰胺类抗生素过敏者；口服给药用于治疗假膜性肠炎、消化道感染。

【不良反应】 万古霉素和去甲万古霉素毒性较大，替考拉宁较小。主要有耳毒性、肾毒性，大剂量应用、肾功能不全和老年人尤易发生，应避免合用有耳毒性或肾毒性的药物。偶见斑块皮疹和过敏性休克。快速静脉滴注万古霉素时，出现极度皮肤潮红、红斑、荨麻疹、心动过速、低血压等特征性症状，称为“红人综合征”（red man syndrome），去甲万古霉素和替考拉宁很少出现。口服可引起恶心、呕吐、金属异味感、眩晕。对血管有刺激性，静脉滴注可致疼痛和血栓性静脉炎，故药液浓度不宜过高、滴速不宜过快。

考点： 万古霉素的抗菌作用、临床应用及不良反应

第3节 氨基糖苷类及多黏菌素类抗生素

一、氨基糖苷类抗生素

案例28-3

患者，男性，49岁，患呼吸道感染较严重，药敏试验对青霉素与庆大霉素敏感。处方如下：

Rp.

注射用青霉素钠	320万U	×3
硫酸庆大霉素注射液	24万U	
10%葡萄糖注射液	1000ml	

用法：1次/天 静脉滴注

问题与思考： 1. 分析该处方是否合理，为什么？

2. 氨基糖苷类抗生素的抗菌作用机制是什么？主要不良反应有哪些？

氨基糖苷类抗生素（aminoglycosides）是一类由氨基糖分子与非糖部分的苷元氨基醇环结合而成

的苷类药物，包括两大类：一类是来自链霉菌的链霉素、卡那霉素、妥布霉素、大观霉素、巴龙霉素、新霉素等和来自小单胞菌的庆大霉素、西索米星、小诺米星、阿司米星等天然品；另一类为阿米卡星、奈替米星、依替米星等半合成品。本类药物均为有机碱，常用其硫酸盐，除链霉素水溶液性质不稳定外，其他药物水溶液性质均稳定。

（一）氨基糖苷类抗生素的共性

【体内过程】

1. 吸收 本类药物的极性和解离度均较大，口服难吸收，仅用于肠道感染或肠道消毒，全身感染应注射给药。多采用肌内注射，吸收迅速而完全。为避免血药浓度过高而导致不良反应，通常不主张静脉注射给药。

2. 分布 穿透力很弱，主要分布于细胞外液，在肾皮质和内耳内、外淋巴液高浓度聚积，且在内耳外淋巴液中浓度下降很慢，与其肾毒性和耳毒性直接相关；可透过胎盘屏障，不易透过血脑屏障。

3. 代谢与排泄 在体内不被代谢，约90%以原形经肾小球滤过，除奈替米星外，都不被肾小管重吸收，故尿中药物浓度极高，可达血药峰浓度的25～100倍，有利于泌尿道感染的治疗，碱化尿液可增强抗菌疗效。$t_{1/2}$为2～3小时，肾功能不全者$t_{1/2}$明显延长。

【抗菌谱】 对各种需氧G^-杆菌包括变形杆菌属、克雷伯菌属、肠杆菌属、志贺菌属、枸橼酸杆菌属等具有强大抗菌活性，对沙雷菌属、沙门菌属、产碱杆菌属、不动杆菌属、嗜血杆菌属等也有一定抗菌活性；对淋病奈瑟菌、脑膜炎奈瑟菌等G^-球菌作用较差；对多数G^+球菌作用差，但对产酶或不产酶的金黄色葡萄球菌、MRSA和MRSE有较好抗菌活性，对各组链球菌作用微弱，对肠球菌和厌氧菌不敏感。此外，铜绿假单胞菌对妥布霉素、庆大霉素、阿米卡星、西索米星、小诺米星、奈替米星、依替米星敏感，结核分枝杆菌对链霉素、卡那霉素、阿米卡星敏感。PAE长，且持续时间与浓度呈正相关。

【抗菌机制】 通过影响细菌蛋白质合成的各个阶段（起始、延伸、终止）而抑制细菌蛋白质合成；还能破坏细菌细胞膜的完整性，使通透性增加，使菌体重要内容物外漏而死亡。属于静止期杀菌药。

【耐药性】 本类药物之间存在部分或完全交叉耐药性。耐药机制主要是细菌产生修饰氨基糖苷类的钝化酶，使药物灭活。

【临床应用】 主要用于敏感需氧G^-杆菌所致的全身感染，如脑膜炎、呼吸道、泌尿道、皮肤和软组织、烧伤、创伤、骨关节感染等，对脑膜炎、肺炎、败血症等严重感染，单独应用本类药物治疗可能失败，需联合应用其他抗G^-杆菌的药物，如半合成广谱青霉素、第三代头孢菌素、氟喹诺酮类等。口服可用于治疗肠道感染、肠道术前准备、肝性脑病。外用可治疗局部感染。链霉素、卡那霉素用于结核病。

【不良反应】

1. 耳毒性 包括前庭神经和耳蜗神经的损伤。①前庭神经功能损伤出现较早，表现为眩晕、恶心、呕吐、眼球震颤和共济失调，其发生率依次为：新霉素＞卡那霉素＞链霉素＞西索米星＞阿米卡星≥庆大霉素≥妥布霉素＞奈替米星＞依替米星；②耳蜗神经功能损害较迟，主要表现为耳鸣、听力减退和耳聋，其发生率依次为：新霉素＞卡那霉素＞阿米卡星＞西索米星＞庆大霉素＞妥布霉素＞奈替米星＞链霉素＞依替米星。孕妇用药可影响胎儿。

为防止和减少耳毒性的发生，用药过程中应经常询问患者是否有眩晕、耳鸣等先兆症状。有些患者自觉症状不明显，应定期做听力仪器检查。儿童和老人用药更要谨慎，孕妇禁用。避免与其他有耳毒性的药物如高效能利尿药、红霉素、万古霉素类、甘露醇等合用。

2. 肾毒性 氨基糖苷类抗生素是诱发药源性肾衰竭的最常见因素。可引起肾小管上皮细胞损伤，通常表现为蛋白尿、管型尿、血尿等，严重者可发生无尿、氮质血症和肾衰竭。发生率依次为：新霉素＞卡那霉素＞庆大霉素＞妥布霉素＞阿米卡星＞奈替米星＞链霉素＞依替米星。

为防止和减少肾毒性的发生，用药过程中应定期检查肾功能。有条件的应做血药浓度监测。肾功能减退者慎用或调整给药方案。排泄速率随年龄的增加而逐渐减慢，故应根据患者具体情况调整用药剂量。避免合用有肾毒性的药物如高效能利尿药、第一代头孢菌素、万古霉素类、多黏菌素类、两性霉素 B 等。

3. 神经肌肉麻痹 与给药剂量和给药途径有关，最常见于大剂量腹膜内或胸膜内给药或静脉滴注速度过快时，也偶见于肌内注射后。可引起骨骼肌收缩无力，表现为肢体瘫痪、呼吸困难甚至呼吸停止，可能是由于药物与突触前膜钙结合部位结合，抑制神经末梢乙酰胆碱的释放，造成神经肌肉接头处传递阻断所致。其严重程度依次为：新霉素＞链霉素＞卡那霉素＞奈替米星＞阿米卡星＞庆大霉素＞妥布霉素＞依替米星。抢救时应立即静脉注射新斯的明和钙剂。

4. 过敏反应 皮疹、药物热、血管神经性水肿、口周发麻等常见，严重者可发生过敏性休克。其中链霉素过敏性休克发生率仅次于青霉素，但死亡率较高，用前需做皮试。过敏反应的防治措施除与青霉素相同外，抢救时还应加用钙剂。

考点： 氨基糖苷类的抗菌作用、临床应用、不良反应及防治

（二）常用氨基糖苷类抗生素

链 霉 素

链霉素（streptomycin）是 1944 年从链霉菌培养液中提取获得，药用其硫酸盐。链霉素是第一个应用于临床的氨基糖苷类抗生素，也是第一个用于治疗结核病的药物，对多数 G^-菌、结核杆菌有强大抗菌作用，但因毒性较大、易产生耐药性且常持久不变，限制了其应用。目前临床主要用于治疗以下疾病。①鼠疫和兔热病：为首选药，特别是与四环素联合用药已成为目前治疗鼠疫的最有效手段；②结核病：作为抗结核病的一线药物，与其他抗结核病药联合应用治疗各型结核病；③感染性心内膜炎：与青霉素合用治疗溶血性链球菌、草绿色链球菌、肠球菌等引起的心内膜炎。

链霉素与其他氨基糖苷类抗生素之间有单向交叉耐药性。

链霉素最易引起过敏反应，过敏性休克通常于注射后 10 分钟内出现。耳毒性常见，且前庭神经损害较耳蜗神经损害出现早，发生率亦高；其次为神经肌肉麻痹；肾毒性少见。大剂量可发生急性毒性反应，表现口唇、面部及四肢麻木感，可用钙剂对抗。

考点： 链霉素的抗菌作用、临床应用及不良反应

庆 大 霉 素

庆大霉素（gentamicin）是由小单胞菌培养液中提取得到。

庆大霉素抗菌谱广，抗菌活性强，对 G^-菌和 G^+菌均有良好的抗菌作用，包括铜绿假单胞菌和耐药金黄色葡萄球菌。临床主要用于：①G^-杆菌感染，如呼吸道、泌尿道、腹腔、皮肤软组织、伤口感染及败血症等，尤其对沙雷菌属作用更强，为首选药；②铜绿假单胞菌感染，可与抗铜绿假单胞菌广谱青霉素或头孢菌素等联合应用，以提高疗效；③与青霉素或其他抗生素联合应用治疗严重的肺炎球菌、肠球菌、葡萄球菌、草绿色链球菌感染；④口服用于肠道感染或肠道手术前准备，也可用于术前预防和术后感染，还可局部用于皮肤、黏膜表面感染及眼、耳、鼻部感染。

细菌耐药性产生较慢且不稳定，多属暂时性，停药一段时间可恢复敏感性。

不良反应主要有肾毒性、耳毒性和神经肌肉麻痹，偶见过敏反应。

考点： 庆大霉素的抗菌作用、临床应用及不良反应

卡 那 霉 素

卡那霉素（kanamycin）由链霉菌培养液提取获得。抗菌谱与链霉素相似，抗菌活性稍强，对多数常见的 G^-菌及结核杆菌有效，但因毒性较大、耐药菌较多见，其临床应用已被同类其他药取代。

妥 布 霉 素

妥布霉素（tobramycin）由链霉菌培养液中提取或由卡那霉素 B 半合成。

妥布霉素抗菌作用与庆大霉素相似，对大多数 G^-杆菌有良好抗菌作用，尤其是对铜绿假单胞菌的作用较庆大霉素强 2～5 倍，且对庆大霉素耐药的菌株仍有效，适用于铜绿假单胞菌所致的各种感染，通常与能抗铜绿假单胞菌的青霉素类或头孢菌素类药物合用；对肺炎杆菌、肠杆菌属、变形杆菌属的抑菌或杀菌作用分别较庆大霉素强 4 倍和 2 倍；对其他 G^-杆菌的抗菌活性不如庆大霉素。在 G^+菌中仅对葡萄球菌有效。

不良反应主要表现耳毒性和肾毒性，但较庆大霉素轻；偶见神经肌肉麻痹和二重感染。

阿 米 卡 星

阿米卡星（amikacin）又称丁胺卡那霉素，是卡那霉素的半合成衍生物。

阿米卡星是氨基糖苷类抗生素中抗菌谱最广的一种，对 G^-杆菌和金黄色葡萄球菌均有较强的抗菌活性，但作用较庆大霉素弱。突出优点是对肠道 G^-杆菌和铜绿假单胞菌产生的多种灭活酶稳定，不宜产生耐药性，故对一些氨基糖苷类耐药菌感染仍能有效控制，常作为首选药。主要用于治疗对其他氨基糖苷类抗生素耐药的细菌感染，尤其是铜绿假单胞菌、金黄色葡萄球菌感染；也可与羧苄西林或头孢噻吩合用，连续静脉滴注治疗中性粒细胞减少或其他免疫缺陷者的感染，可获得满意效果；也用于治疗结核病及其他一些非典型分枝杆菌感染。

不良反应有耳毒性和肾毒性，与剂量和疗程有关；偶见皮疹、药物热等过敏反应；长期应用可导致二重感染。

考点：阿米卡星的抗菌作用、临床应用及不良反应

西 索 米 星

西索米星（sisomicin）是由小单孢菌培养液中提取获得。抗菌谱与庆大霉素相似，抗铜绿假单胞菌作用比庆大霉素强 2 倍，对金黄色葡萄球菌、克雷伯菌属细菌、肠球菌属细菌、大肠埃希菌、变形杆菌和化脓性链球菌也有良效。临床上用于上述细菌引起的感染。毒性约比庆大霉素大 2 倍。

小 诺 米 星

小诺米星（micronomicin）是由小单胞菌及其变异株产生。抗菌谱与庆大霉素相似，特点是对细菌产生的钝化酶稳定，故对庆大霉素、阿米卡星、妥布霉素的耐药菌仍有效。对中耳炎、胆道感染、呼吸系统感染、泌尿系统感染等有较好疗效。耳毒性和肾毒性低于庆大霉素。一般仅供肌内注射，不静脉给药。

奈 替 米 星

奈替米星（netilmicin）为半合成氨基糖苷类抗生素。抗菌作用与庆大霉素基本相似，对多种 G^-杆菌如铜绿假单胞菌、大肠埃希菌、变形杆菌、克雷伯菌属细菌、沙门菌属细菌、流感嗜血杆菌、布鲁菌属细菌等有较强抗菌活性。由于对多种氨基糖苷类钝化酶稳定，对耐其他氨基糖苷类的 G^-杆菌及耐青霉素类的金黄色葡萄球菌仍有效。主要用于敏感菌引起的泌尿道、肠道、呼吸道、皮肤软组织、创口等部位感染。耳毒性和肾毒性小。

依 替 米 星

依替米星（etimicin）为一种新的半合成氨基糖苷类抗生素。抗菌谱广、抗菌活性强、毒性低，对大部分 G^-及 G^+菌有良好抗菌作用，尤其对大肠埃希菌、克雷伯肺炎杆菌、沙雷菌属细菌、奇异变形杆菌、沙门菌属细菌、流感嗜血杆菌、葡萄球菌属细菌等有较高的抗菌活性，对部分假单胞杆菌、不动杆菌属细菌等具有一定抗菌活性；对部分耐庆大霉素、小诺米星和头孢唑林的金黄色葡萄球菌、大肠埃希菌和克雷伯肺炎杆菌，其体外最小抑菌浓度仍在其治疗剂量的血药浓度范围内；对产生青霉素酶的部分葡萄球菌和部分低水平 MRSA 也有一定抗菌活性。耳毒性、肾毒性和神经肌肉麻痹的程度均较奈替米星、阿米卡星轻，不良反应发生率是目前氨基糖苷类药物中最低的药物。

大观霉素

大观霉素（spectinomycin）是由链霉菌所产生的一种氨基环醇类抗生素，因其作用机制与氨基糖苷类相似而列入本类药物。对淋病奈瑟菌有高度抗菌活性，包括青霉素、四环素耐药菌株。由于易产生耐药性，仅用于对青霉素、四环素耐药或对青霉素过敏的淋病患者。仅供深部肌内注射，不得静脉给药。

二、多黏菌素类抗生素

多黏菌素类（polymyxins）是从多黏杆菌培养液中提取的一组碱性多肽类抗生素，临床仅用多黏菌素 B（polymyxin B）和多黏菌素 E（polymyxin E），多为硫酸盐制剂。

【抗菌谱】 属窄谱慢效杀菌药，仅对某些 G^-杆菌具有强大抗菌活性，如大肠埃希菌、肠杆菌属细菌、克雷伯菌属细菌高度敏感，尤其对铜绿假单胞菌作用显著。对 G^-球菌、G^+菌和真菌无抗菌作用。多黏菌素 B 抗菌活性稍高于多黏菌素 E。

【抗菌机制】 多黏菌素与 G^-杆菌细胞膜的磷脂结合，使细菌细胞膜通透性增加，菌体内重要物质外漏，导致细菌死亡；同时，药物进入菌体内也影响核质和核糖体的功能。对繁殖期和静止期的细菌均呈杀菌作用。

【耐药性】 细菌不易产生耐药性，一旦出现则本类药物之间完全交叉耐药。

【临床应用】 因本类药毒性大，全身应用主要用于对其他抗生素耐药而难以控制但对本类药仍敏感的铜绿假单胞菌感染及其他 G^-杆菌如大肠埃希菌、克雷伯菌属细菌感染。口服不吸收，用于治疗肠道感染和肠道手术前准备。也局部用于创面、五官、皮肤、黏膜、鞘内 G^-杆菌感染。

【不良反应】 毒性大，主要为肾毒性及神经系统毒性。肾毒性常见且突出，肾功能不全者禁用；神经系统毒性的程度与剂量有关，轻者表现为头晕、面部麻木、周围神经炎，重者出现意识混乱、昏迷、共济失调等，静脉滴注速度过快可因神经肌肉阻滞而致呼吸抑制，新斯的明抢救无效，钙剂可能有效。还可引起皮疹、药物热等过敏反应；肌内注射可致局部疼痛，静脉给药可引起静脉炎；偶见粒细胞减少和肝损害。

第 4 节 四环素类及氯霉素类抗生素

四环素类（tetracyclines）抗生素和氯霉素类（chloramphenicols）抗生素均为广谱抗生素，对 G^+菌和 G^-菌、立克次体、支原体、衣原体、螺旋体、放线菌均有较强抑制作用。属于快速抑菌药。

一、四环素类抗生素

案例 28-4

患者，男性，30 岁，4 天前突发高热达 39℃，结膜充血，皮肤散在充血性斑丘疹，变形杆菌 OX19 凝集试验阳性，初步诊断为地方性斑疹伤寒。

问题与思考： 1. 斑疹伤寒的病原体和主要临床表现是什么？

2. 该患者可首选哪类药物进行治疗？

四环素类抗生素基本结构相似，均具有菲烷的基本骨架，为酸、碱两性化合物，能与酸或碱成盐。在酸性环境中较稳定，抗菌活性高，在碱性环境中易破坏，故临床一般用其盐酸盐。根据来源不同，可分为天然品和半合成品两大类。天然品有四环素、土霉素、金霉素、地美环素等，半合成品有多西环素、米诺环素、美他环素等。

（一）天然四环素类

四 环 素

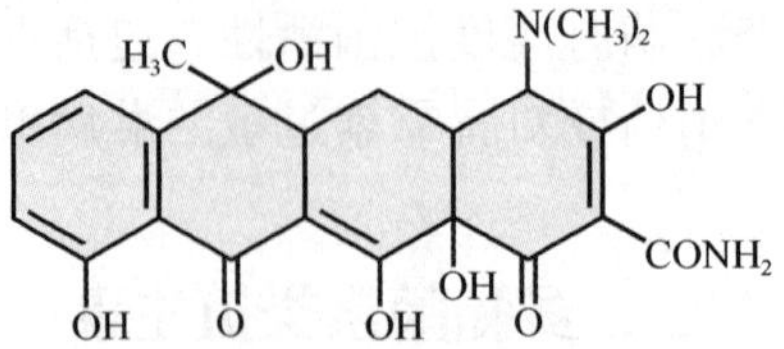

四环素（tetracycline）由链霉菌培养液中提取得到。

【体内过程】 口服易吸收，但不完全且吸收量有一定限度，当一次给药超过 0.5g 时，血药浓度不随剂量增加而增高，只能增加粪便排出量。食物尤其是乳制品可影响其吸收；多价金属离子如 Ca^{2+}、Mg^{2+}、Fe^{2+}、Al^{3+}等可与其形成难溶性络合物而减少其吸收；抗酸药、H_2 受体阻断药可降低其溶解度而减少吸收，酸性药物如维生素 C 可促进其吸收。广泛分布于体内各组织及体液中，易沉积于新形成的牙齿和骨骼中，易渗入胸腔、腹腔，易进入胎儿血液循环及乳汁中，但不易透过血脑屏障。主要以原形经肾排泄，有利于泌尿道感染的治疗，碱化尿液可增加药物排泄。部分也可经肝代谢，以原形及代谢物从胆汁排泄，形成肝肠循环，使作用时间延长，且胆汁中浓度为血药浓度的 10～20 倍，有利于胆道感染的治疗。$t_{1/2}$ 约为 8.5 小时。

【抗菌谱】 抗菌谱广，对 G^+菌和 G^-菌都有效，对 G^+菌的抗菌活性强于 G^-菌，但对 G^+菌的作用不如青霉素类和头孢菌素类，对 G^-菌的作用不如氨基糖苷类和氯霉素。对立克次体、支原体、衣原体、螺旋体、放线菌有较强抑制作用，对阿米巴原虫有间接抑制作用。但对铜绿假单胞菌、结核分枝杆菌、伤寒沙门菌、病毒和真菌无效。

【抗菌机制】 通过与敏感菌核糖体 30S 亚基特异性结合，阻止肽链延伸，抑制细菌蛋白质合成；还可改变细菌细胞膜的通透性，导致胞内核苷酸及其他重要成分外漏，从而抑制 DNA 复制。呈快速抑菌作用，高浓度时也有杀菌作用。

【耐药性】 细菌对本类药物耐药性的形成为渐进型，耐药菌株日渐增多，特别是金黄色葡萄球菌、大肠埃希菌、志贺菌属细菌、肺炎链球菌较为明显且严重。天然品之间完全交叉耐药，但对天然品耐药的菌株对半合成品仍敏感。

【临床应用】 四环素曾长期作为临床抗感染的主要抗生素广泛应用，但由于耐药性和不良反应较多，现临床应用已明显减少，目前主要用于：①立克次体感染，如斑疹伤寒、恙虫病等，为首选；②支原体感染，如支原体肺炎和泌尿生殖系统感染等，首选四环素类或大环内酯类；③对衣原体感染所致鹦鹉热及性病淋巴组织肉芽肿等、螺旋体感染所致回归热等、霍乱、布鲁斯菌感染、幽门螺杆菌感染引起的消化性溃疡、肉芽肿鞘杆菌感染引起的腹股沟肉芽肿等有较好疗效；④敏感的 G^+菌和 G^-菌感染，四环素类不作为首选药。

【不良反应】

1. 局部刺激 口服可引起恶心、呕吐、上腹部不适、腹泻等胃肠道刺激症状，服药时应多饮水，饭后服可减轻，但影响吸收。因刺激性强，不宜皮下注射和肌内注射。静脉滴注可引起静脉炎，应稀释后缓慢滴入。

2. 二重感染 在正常情况下，人体口腔、鼻咽部、肠道等存在着完整的微生物群，菌群间维持平衡的共生状态。长期大量应用四环素类抗生素，敏感菌被抑制，体内正常菌群间的生态平衡被破坏，致使一些不敏感菌（耐药菌和真菌等）乘机大量繁殖，造成新的感染，称为二重感染（superinfections）或菌群交替症。多见于老年人、幼儿及抵抗力差的患者，尤其在使用糖皮质激素类药、抗恶性肿瘤药、免疫抑制剂等，造成免疫功能低下时更易发生。

3. 对骨骼和牙齿生长的影响 四环素类药物与新形成的牙齿、骨骼中所沉积的 Ca^{2+}结合为淡黄色复合物，可致牙齿黄染，牙釉质发育不全，还抑制婴幼儿骨骼发育。孕妇、哺乳期妇女及 8 岁以下儿童禁用。

4. 其他 长期大剂量应用可引起严重肝损伤或加重原有的肾损伤，多见于孕妇特别是伴有肾功能异常者。肝、肾功能不全者慎用。偶见过敏反应，且本类药物有交叉过敏反应。也可引起光敏反应和前庭反应。

考点：四环素的抗菌作用、临床应用及不良反应

（二）半合成四环素类

多 西 环 素

多西环素（doxycycline，强力霉素）为长效半合成四环素类，是目前四环素类药物中的首选药。

【体内过程】 脂溶性高，口服吸收迅速而完全，不易受食物影响，但仍受乳制品及多价金属离子的干扰，需分开服用。组织分布广，脑脊液中浓度较高。大部分以无活性的代谢产物经胆汁排泄，故对肠道菌群影响很小，很少引起二重感染；少部分经肾排泄，肾功能减退时粪便中药物排泄增多，故肾衰竭时也可使用。由于显著的肝肠循环，$t_{1/2}$长达12～22小时，有效治疗浓度可维持24小时，每日给药一次即可。

【抗菌谱及抗菌机制】 抗菌谱、抗菌机制与天然四环素类相同，抗菌活性比四环素强2～10倍，具有速效、强效和长效的特点。耐药菌株少，与天然品无明显的交叉耐药性。

【临床应用】 多西环素现已取代天然四环素作为各种适应证的首选药或次选药。尤其适用于肾外感染伴肾衰竭患者及胆道感染。也可用于治疗呼吸道感染如老年性慢性支气管炎、肺炎等及泌尿道感染。

【不良反应】 口服给药常见胃肠道刺激症状，除恶心、呕吐、腹泻外，尚有舌炎、口腔炎、肛门炎，应饭后服。静脉注射可出现舌麻木及口腔异味感。易致光敏反应。

考点：多西环素的抗菌作用特点及临床应用

米 诺 环 素

米诺环素（minocycline）脂溶性高于多西环素，口服吸收迅速而完全，吸收率接近100%，不受食物和乳制品的影响，但抗酸药及多价金属离子仍可降低其吸收率。组织穿透力强，体内分布广，脑脊液中浓度高于其他四环素类药物。长时间滞留于脂肪组织，排泄慢，粪便及尿液中的排泄量显著低于其他四环素类，$t_{1/2}$为11～22小时。肾衰竭患者$t_{1/2}$略有延长，肝衰竭对$t_{1/2}$无明显影响。

抗菌谱和抗菌机制与四环素相似，抗菌活性在四环素类药物中最强，对天然四环素及青霉素类耐药的金黄色葡萄球菌、溶血性链球菌、大肠埃希菌仍敏感。临床主要用于酒糟鼻、痤疮和沙眼衣原体所致的性传播疾病及耐药菌感染。一般不作首选药。

米诺环素可引起独特的可逆性前庭反应，表现为眩晕、恶心、呕吐、共济失调等。首剂服药可迅速出现，停药后24～48小时可消失。女性多于男性。高达12%～52%的患者因严重的前庭反应而停药。用药期间不宜从事高空作业、驾驶和机器操作。

考点：米诺环素的抗菌作用特点及临床应用

二、氯霉素类

氯 霉 素

$$O_2N-C_6H_4-\underset{\displaystyle OH}{\underset{|}{CH}}-\overset{\displaystyle NH-CO-CHCl_2}{\overset{|}{\underset{\displaystyle H}{\underset{|}{C}}}}-CH_2OH$$

氯霉素（chloramphenicol）于1947年首次由委内瑞拉链丝菌的培养液中提取得到，1948年广泛用于临床，1950年发现其致命性不良反应，临床应用受到极大限制。目前临床使用人工合成的左旋体。氯霉素在酸性或中性溶液中较稳定，在碱性溶液中易破坏。

【体内过程】 口服吸收迅速而完全，肌内注射吸收慢。广泛分布于全身各组织和体液中，易透过血脑屏障，脑脊液中浓度较其他抗生素高，可达血药浓度的45%～99%。能透过胎盘屏障进入胎儿体内。体内药物的90%在肝脏与葡糖醛酸结合而失活，代谢物和10%的原形药经肾排泄，能在泌尿道达到有效抗菌浓度。$t_{1/2}$约为2.5小时，有效血药浓度可维持6～8小时。肝、肾功能不全时$t_{1/2}$延长。

【抗菌谱】 抗菌谱广，对G^+菌和G^-菌均有效。对G^-菌的作用强于G^+菌，特别对伤寒沙门菌、流感嗜血杆菌、脑膜炎奈瑟菌、肺炎链球菌的作用强，具有杀灭作用，对厌氧菌、百日咳鲍特菌、布鲁斯菌的作用也较强；对G^+菌的作用不如青霉素类和四环素类。对立克次体、支原体、衣原体、螺旋体等也有抑制作用。对铜绿假单胞菌、结核分枝杆菌、真菌、病毒及原虫无效。

【抗菌机制】 与敏感菌核糖体50S亚基结合，阻止肽链延伸，使细菌蛋白质合成受阻。为快速抑菌药。低浓度抑菌，高浓度杀菌。

【耐药性】 各种细菌对氯霉素均可产生耐药性，但较缓慢。

【临床应用】 氯霉素曾广泛用于治疗各种敏感菌感染，后因对造血系统的严重不良反应，应用受到限制，必须严格掌握适应证。

1. 细菌性脑膜炎 氯霉素在脑脊液中浓度较高，可用于对青霉素类及其他类药物耐药的脑膜炎奈瑟菌、肺炎链球菌、流感嗜血杆菌等引起的细菌性脑膜炎。

2. 伤寒和副伤寒 氯霉素曾作为伤寒和副伤寒的首选药，目前首选氟喹诺酮类或第三代头孢菌素类，两者具有速效、低毒、复发率低和愈后不带菌等特点。由于氯霉素成本低廉，仍有应用。

3. 立克次体感染 氯霉素可用于禁用四环素类药物治疗的立克次体感染患者。

4. 厌氧菌感染 氯霉素对脆弱拟杆菌有较强的抗菌活性，与其他抗菌药联合应用，治疗腹腔或盆腔的厌氧菌感染。

5. 眼部感染 氯霉素易透过血眼屏障，局部用于敏感菌所致的外眼感染、眼内感染、全眼球感染、沙眼，是安全有效的药物。

【不良反应】

1. 抑制骨髓造血功能 是氯霉素最严重的不良反应，也是限制氯霉素使用的主要原因。有两种表现形式。①可逆性血细胞减少：较常见，发生率和严重程度与剂量和疗程有关，表现为贫血、白细胞减少症和血小板减少症，及时停药可在1～3周恢复，其中部分患者可能发展成致死性再生障碍性贫血或急性髓细胞性白血病。②再生障碍性贫血：发生与剂量和疗程无关，表现为瘀点、瘀斑、鼻出血等出血倾向及高热、咽痛等感染症状。多在停药数周到数月后发生，不易早期发现，一旦发生，常难逆转。发生率低，但死亡率高。

2. 灰婴综合征 主要发生在早产儿、新生儿大剂量（每日超过25mg/kg）应用氯霉素后，表现为腹胀、呕吐、皮肤苍白和发绀、呼吸困难、循环衰竭等，称为灰婴综合征。这是由于其肝脏葡糖醛酸转移酶缺乏，肾排泄功能不完善，造成药物蓄积中毒所致。

3. 其他 口服有胃肠道反应。少数患者有过敏反应。长期应用可致二重感染、视神经炎、周围神经炎、中毒性精神病等，精神病患者禁用。

【药物相互作用】

1. 氯霉素为肝药酶抑制剂，可减慢华法林、苯妥英钠、甲苯磺丁脲和氯磺丙脲等的代谢，使其作用增强、毒性增加。

2. 利福平、苯妥英钠、苯巴比妥等肝药酶诱导剂可加速氯霉素的代谢，降低其疗效。

3. 氯霉素与林可霉素类、大环内酯类合用可因相互竞争与核糖体50S亚基结合而产生拮抗作用。

4. 氯霉素与青霉素联合应用治疗细菌性脑膜炎时，应先用青霉素，后用氯霉素。因前者为繁殖期杀菌药，后者为快速抑菌药，二者同时应用，氯霉素可干扰青霉素的杀菌作用。

考点：氯霉素的体内过程特点、抗菌作用、临床应用及不良反应

自测题

一、选择题

【A型题】

1. 青霉素的抗菌作用机制是（　　）
   A. 与细菌胞浆膜结合，破坏胞浆膜结构
   B. 影响叶酸代谢
   C. 抑制 DNA 多聚酶，影响 DNA 的合成
   D. 抑制细胞壁合成
   E. 抑制菌体蛋白质的合成
2. 细菌对青霉素产生耐药性的主要机制是（　　）
   A. 改变 PBPs　B. 产生 β-内酰胺酶
   C. 产生钝化酶　D. 减少自溶酶
   E. 降低细胞膜通透性
3. 青霉素最常见的不良反应是（　　）
   A. 过敏反应　B. 赫氏反应
   C. 青霉素脑病　D. 二重感染
   E. 局部刺激
4. 支原体肺炎的首选药是（　　）
   A. 青霉素类　B. 头孢菌素类
   C. 大环内酯类　D. 林可霉素类
   E. 氨基糖苷类
5. 革兰氏阳性菌感染且对青霉素过敏者可选用（　　）
   A. 苯唑西林　B. 红霉素
   C. 氨苄西林　D. 羧苄西林
   E. 链霉素
6. 红霉素最常见的不良反应是（　　）
   A. 胃肠道反应　B. 过敏反应
   C. 肝损害　D. 耳毒性
   E. 静脉炎
7. 金黄色葡萄球菌引起的急、慢性骨髓炎的首选药是（　　）
   A. 红霉素　B. 克拉霉素
   C. 克林霉素　D. 阿奇霉素
   E. 罗红霉素
8. 氨基糖苷类抗生素无效的细菌是（　　）
   A. G^-菌　B. 金黄色葡萄球菌
   C. 铜绿假单胞菌　D. 结核分枝杆菌
   E. 厌氧菌
9. 具有耳毒性的抗生素是（　　）
   A. 青霉素　B. 红霉素
   C. 链霉素　C. 林可霉素
   E. 头孢氨苄
10. 应用氯霉素时要注意定期检查（　　）
    A. 血象　B. 肾功能
    C. 肝功能　D. 尿常规
    E. 听力

【B型题】

（第 11～15 题备选答案）
A. 繁殖期杀菌药　B. 静止期杀菌药
C. 繁殖期和静止期杀菌药　D. 快速抑菌药
E. 慢速抑菌药

11. β-内酰胺类抗生素属于（　　）
12. 大环内酯类抗生素属于（　　）
13. 林可霉素类抗生素属于（　　）
14. 氨基糖苷类抗生素属于（　　）
15. 四环素类抗生素属于（　　）

（第 16～20 题备选答案）
A. 肺炎球菌肺炎　B. 军团菌肺炎
C. 鼠疫、兔热病　D. 斑疹伤寒
E. 伤寒、副伤寒

16. 青霉素首选用于（　　）
17. 头孢曲松首选用于（　　）
18. 链霉素首选用于（　　）
19. 红霉素首选用于（　　）
20. 多西环素首选用于（　　）

（第 21～25 题备选答案）
A. 青霉素　B. 链霉素
C. 红霉素　D. 四环素
E. 氯霉素

21. 引起赫氏反应的是（　　）
22. 引起神经肌肉麻痹的是（　　）
23. 影响骨骼和牙齿生长的是（　　）
24. 抑制骨髓造血功能的是（　　）
25. 引起灰婴综合征的是（　　）

【X型题】

26. 青霉素的抗菌谱不包括（　　）
    A. 细菌　B. 病毒
    C. 真菌　D. 放线菌
    E. 螺旋体
27. 青霉素过敏性休克的防治措施包括（　　）
    A. 用药前询问用药过敏史
    B. 溶媒最好选用 5%葡萄糖溶液
    C. 现配现用
    D. 避免局部应用
    E. 抢救时首选肾上腺素
28. 阿莫西林的特点是（　　）
    A. 可口服
    B. 对 G^+菌和 G^-菌均有杀灭作用
    C. 可用于耐青霉素的金黄色葡萄球菌感染

D. 常用于幽门螺杆菌感染
E. 可引起二重感染

29. 对耐青霉素金黄色葡萄球菌有效的是（　　）
A. 苯唑西林　B. 头孢氨苄
C. 红霉素　D. 庆大霉素
E. 万古霉素

30. 对铜绿假单胞菌有效的是（　　）
A. 哌拉西林　B. 头孢曲松
C. 头孢吡肟　D. 庆大霉素
E. 阿米卡星

31. 第三代头孢菌素类抗生素的特点是（　　）
A. 对 G^+菌和 G^-菌作用较第一、二代强
B. 对铜绿假单胞菌和厌氧菌作用较强
C. 可透过血脑屏障，在脑脊液中达到有效浓度
D. 对β-内酰胺酶稳定
E. 基本无肾毒性

32. 常用的β-内酰胺酶抑制药是（　　）
A. 氨曲南　B. 克拉维酸
C. 舒巴坦　D. 他唑巴坦
E. 头孢西丁

33. 具有肾毒性的是（　　）
A. 头孢唑林　B. 万古霉素
C. 庆大霉素　D. 妥布霉素
E. 多黏菌素

34. 氨基糖苷类抗生素的不良反应包括（　　）
A. 耳毒性　B. 肾毒性
C. 神经肌肉阻滞　D. 二重感染
E. 过敏反应

35. 四环素的不良反应包括（　　）
A. 二重感染　B. 胃肠道反应
C. 肝肾毒性　D. 影响骨、牙生长
E. 过敏反应

二、简答题

1. 青霉素最主要的不良反应是什么？如何防治？
2. 半合成青霉素分哪几类？与青霉素比较各有何特点？
3. 青霉素与红霉素联合用药是否合理？为什么？
4. 简述红霉素的抗菌谱、临床应用。
5. 简述氨基糖苷类抗生素的共性。

（曹　红）

第29章
人工合成抗菌药

第1节 喹诺酮类药物

喹诺酮类（quinolones）是人工合成的含有4-喹诺酮基本结构，对细菌DNA回旋酶（DNA gyrase）具有选择性抑制作用的抗菌药物。其抗菌谱广、抗菌力强。该类药物的构效关系见图29-1。

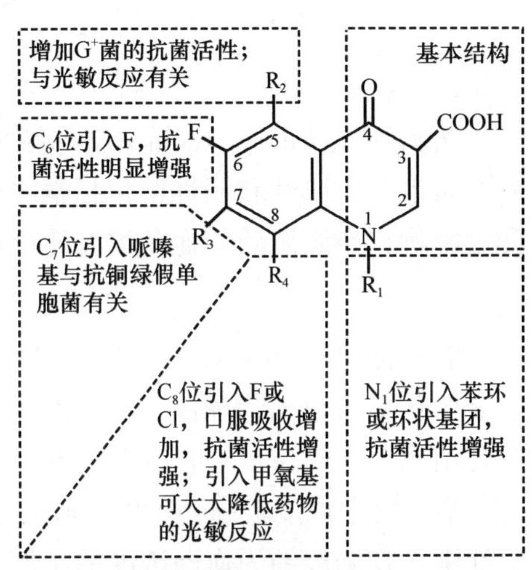

图29-1 喹诺酮类构效关系示意图

一、喹诺酮类药物概述

【喹诺酮类药物的发展史】 萘啶酸（nalidixic acid）是1962年用于临床的第一代喹诺酮类药，因其抗菌谱窄，口服吸收差，副作用多，现已不用。第二代为1973年研制的吡哌酸（pipemidic acid），其抗菌活性强于萘啶酸，口服少量吸收，不良反应较萘啶酸少，可用于敏感菌引起的尿路感染与肠道感染。第三代为20世纪80年代研制的诺氟沙星（norfloxacin）等一系列药物，抗菌谱进一步扩大，第三代喹诺酮类的化学结构与第一、第二代的主要区别是在主环6位引入氟原子，故亦称为氟喹诺酮类（fluoroquinolones），包括诺氟沙星、氧氟沙星、左氧氟沙星、环丙沙星等。第四代为20世纪90年代以后研制的新氟喹诺酮类药物，有莫西沙星、司帕沙星、加替沙星等。

【体内过程】 口服易吸收，食物不影响药物的吸收，但与含有Fe^{2+}、Ca^{2+}、Mg^{2+}的食物同服可降低其生物利用度；体内分布广，组织和体液中浓度高；半衰期相对较长，大多为3～7小时或以上；多数随尿排泄，尿中浓度高。

【抗菌作用及作用机制】 抗菌谱广，尤其对革兰氏阴性杆菌包括铜绿假单胞菌在内的细菌有强大的杀菌作用，对革兰氏阳性菌如金黄色葡萄球菌及产酶金黄色葡萄球菌也有良好抗菌作用；某些品种对结核杆菌、支原体、衣原体及厌氧菌也有作用；细菌对本类药物与其他抗菌药无交叉耐药性。适用于敏感病原菌所致的呼吸道感染、尿路感染、前列腺炎、淋病及革兰氏阴性杆菌所致各种感染，骨、关节、皮肤软组织感染。

DNA回旋酶是喹诺酮类抗革兰氏阴性菌的重要靶点，喹诺酮类通过抑制DNA回旋酶，阻碍DNA合成而导致细菌死亡。细菌DNA回旋酶是由2个α亚单位和2个β亚单位组成的四聚体。氟喹诺酮类药是α亚单位抑制剂，根据实验研究，氟喹诺酮类药并不是直接与DNA回旋酶结合，而是与DNA双链中非配对碱基结合，抑制DNA回旋酶的α亚单位，使细菌DNA无法保持正常形态和功能，抑制DNA的转录和翻译，导致细菌死亡。

拓扑异构酶Ⅳ是喹诺酮类抗革兰氏阳性菌的重要靶点，拓扑异构酶Ⅳ具有解除DNA结节、解开DNA连环体和松弛超螺旋等作用，喹诺酮类通过抑制拓扑异构酶Ⅳ而干扰细菌DNA复制。

【不良反应】

1. 胃肠道反应 大多轻微，常见的有恶心、呕吐、腹泻、食欲减退等症状，一般不严重，患者可耐受。

2. 中枢神经系统毒性 轻症者表现为失眠、头痛、眩晕，严重症者可出现精神异常、抽搐、惊厥等，故不宜用于有精神病或癫痫病史者。

3. 光敏反应 表现为光照部位的皮肤出现瘙痒、红斑，严重者出现皮肤糜烂、脱落，其中洛美沙星、司帕沙星的光敏反应最常见，用药期间及停药后 2 周内注意避光。

4. 软骨损害 在幼年实验动物中发现有关节软骨病变，临床研究发现儿童用药后可出现关节痛和关节水肿。故不宜用于儿童及孕妇。

其他不良反应包括过敏反应、心脏毒性、肝脏毒性、横纹肌溶解、跟腱炎、血糖异常等。

考点：喹诺酮类的药动学特点、抗菌作用及机制和不良反应

二、常用氟喹诺酮类药物及其特点

诺 氟 沙 星

诺氟沙星（norfloxacin）又称氟哌酸，是第一个用于临床的氟喹诺酮类药，抗菌谱广，抗菌作用强，对革兰氏阳性和阴性菌包括铜绿假单胞菌均有良好抗菌活性。口服生物利用度 35%～45%，易受食物影响，空腹服药的血药浓度比饭后服药高 2～3 倍，主要用于尿路及肠道感染。

氧氟沙星和左氧氟沙星

氧氟沙星（ofloxacin）又称氟嗪酸，抗菌活性强，为高效广谱抗菌药，对革兰氏阳性菌（包括耐甲氧西林金黄色葡萄球菌，MRSA）、革兰氏阴性菌包括铜绿假单胞菌均有较强作用；对肺炎支原体、奈瑟菌属、厌氧菌及结核杆菌也有一定活性。口服吸收快而完全，血药浓度高而持久；药物体内分布广，尤以痰中浓度较高；70%～90%药物经肾排泄，48 小时尿中药物浓度仍可对敏感菌达到杀菌水平，胆汁中药物浓度约为血药浓度的 7 倍。

左氧氟沙星（levofloxacin）是氧氟沙星的左旋光学异构体，口服生物利用度接近 100%，抗菌活性是氧氟沙星的 2 倍。左氧氟沙星主要适用于敏感菌引起的泌尿生殖系统感染、呼吸道感染、胃肠道感染，亦可用于治疗伤寒、骨和关节感染、皮肤软组织感染和败血症等。不良反应发生率低，主要为胃肠道反应。

依 诺 沙 星

依诺沙星（enoxacin）又称氟啶酸，其抗菌谱和抗菌活性与诺氟沙星相似，对厌氧菌作用较差。口服吸收好，不受食物影响，血药浓度介于诺氟沙星与氧氟沙星之间，口服后 50%～65%经肾排泄，半衰期为 3.3～5.8 小时。不良反应以胃肠道反应为主，偶有中枢神经系统毒性。

培 氟 沙 星

培氟沙星（pefloxacin）又称甲氟哌酸，抗菌谱广，抗菌活性略逊于诺氟沙星，对军团菌及 MRSA 有效，对铜绿假单胞菌的作用不及环丙沙星。口服吸收好，生物利用度为 90%～100%，血药浓度高而持久，半衰期可达 10 小时以上，体内分布广泛，可通过炎症脑膜进入脑脊液。

环 丙 沙 星

环丙沙星（ciprofloxacin）又称环丙氟哌酸，抗菌谱广，对耐药铜绿假单胞菌、MRSA、产青霉素酶淋球菌、产酶流感杆菌等均有良效，对肺炎军团菌及弯曲菌亦有效，一些对氨基糖苷类、第三代头孢菌素等耐药的革兰氏阴性和阳性菌对本品仍然敏感。口服生物利用度为 38%～60%，血药浓度较低，静脉滴注可弥补此缺点。组织穿透力强，分布广泛。

洛 美 沙 星

洛美沙星（lomefloxacin）抗菌谱广，体外抗菌作用与诺氟沙星、氧氟沙星、氟罗沙星相似，但比环丙沙星弱；体内抗菌活性比诺氟沙星和氧氟沙星强，但不及氟罗沙星。本品口服吸收好，生物利用度为 85%，血药浓度高而持久，半衰期约 7 小时，体内分布广，药物经肾排泄。易发生光敏反应，故

用药期间应避免日光照射。

案例 29-1

患者，女，45 岁。咳嗽、低热，诊断为上呼吸系统感染，给予口服盐酸洛美沙星片 0.3g，2 次/日。服药第 5 天后，患者在室外活动时，颈部及四肢皮肤暴露处出现绿豆、蚕豆大小的红斑疹，伴瘙痒及烧灼感，于当日自行停药。随后半个月内，每在室外活动时，暴露处皮肤仍会出现红斑疹伴瘙痒及烧灼感，阴天亦然，在室内瘙痒感减轻。患者否认进食或接触含光感物质的动物及植物，也未用其他药物。既往体健，有磺胺类药过敏史。

问题与思考： 1. 根据上述案例，分析患者服用洛美沙星后发生了什么不良反应？

2. 患者出现上述不良反应后，应如何处理？

氟罗沙星

氟罗沙星（fleroxacin）又称多氟沙星，具有抗菌谱广、抗菌活性强、生物利用度高、组织穿透力强、半衰期长（10～20 小时）等特点。主要用于敏感菌及衣原体引起的呼吸道、泌尿道、胆管等感染，如淋球菌尿道炎、细菌性肠炎等。其副作用较轻，一般为胃肠道反应，如恶心、腹泻及食欲减退；少数有失眠、皮疹、瘙痒等。

莫西沙星

莫西沙星（moxifloxacin）具有抗菌性强、抗菌谱广、不易产生耐药并对常见耐药菌有效、半衰期长、不良反应少等优点。本品对革兰氏阴性菌、革兰氏阳性菌、支原体、衣原体等均具有良好的抗菌活性，临床上用于治疗呼吸系统感染、生殖系统感染、皮肤软组织感染等。不良反应少，主要为恶心、腹泻、眩晕、头痛、腹痛、呕吐、肝药酶升高等，其光敏性皮炎发生率低于左氧氟沙星。

司帕沙星

司帕沙星（sparfloxacin）又称司氟沙星，口服吸收良好，肝肠循环明显。对革兰氏阳性菌、厌氧菌、结核杆菌、衣原体和支原体的抗菌活性显著强于环丙沙星，对军团菌和革兰氏阴性菌的抗菌活性与环丙沙星相似。临床用于敏感细菌所致的呼吸道、泌尿生殖道、皮肤软组织感染，也可用于骨髓炎和关节炎等。易发生光敏反应、胃肠道反应、心脏毒性等不良反应。

加替沙星

加替沙星（gatifloxacin）抗菌谱广，尤其对革兰氏阳性菌有较强的抗菌活性。口服吸收良好，且不受饮食影响，其绝对生物利用度为 96%。主要用于治疗呼吸系统、泌尿系统感染及由淋球菌引起的性传播疾病。主要不良反应是导致糖代谢异常，包括高血糖、低血糖、糖耐量异常、高血糖昏迷、低血糖昏迷等。故应加强监护，必要时监测血糖。

考点： 诺氟沙星、环丙沙星、左氧氟沙星、司帕沙星和加替沙星等的抗菌作用特点及其临床应用

链 接 氟喹诺酮类药物与跟腱损伤

喹诺酮类药物具有不良反应少、抗菌谱广、抗菌效果好、价格低廉等优点，所以广泛应用于临床。近年国内外研究发现，该类药物可引起跟腱损伤，常见的有环丙沙星、诺氟沙星、加替沙星、依诺沙星、莫西沙星及左氧氟沙星等，应引起人们的高度重视。跟腱损伤主要表现为单侧或双侧跟腱疼痛和炎症性水肿，严重者可出现跟腱断裂。合用糖皮质激素及高龄等是该类药物引起跟腱损伤的常见危险因素。患者应该警觉跟腱或腓肠肌疼痛，如有不适，要及时通知医生，采取停药和其他治疗措施。其机制可能与该类药物引起肌腱的胶原组织缺乏和缺血性坏死有关。

三、药物相互作用及用药注意事项

本类药物可引起中枢神经系统不良反应，不宜用于有中枢神经系统病史者，尤其是有癫痫病史的患者。与非甾体抗炎药合用，可增加中枢的毒性反应。可抑制茶碱类、咖啡因和口服抗凝血药在肝中代谢，使上述药物浓度升高而引起不良反应。因此应避免与有相互作用的药物合用，如有指征需合用时，应对有关药物进行必要的监测。本类药物与抗酸药及含金属离子的药物同时应用，可形成络合物而减少其自肠道吸收，宜避免合用。肾功能减退者应用主要经肾排泄的药物如氧氟沙星和依诺沙星时应减量。用药期间应避免暴露在日光或人工紫外光下，以免引发皮肤光过敏反应。

第 2 节 磺胺类药物

磺胺类药物是最早用于治疗全身性感染的人工合成抗菌药，现已大部分被抗生素及喹诺酮类药物取代，但由于磺胺类药物对某些感染性疾病（如流行性脑脊髓膜炎、鼠疫）具有良好疗效，特别是与磺胺增效剂甲氧苄啶（TMP）合用，疗效明显增强，抗菌范围也增大，且有使用方便、性质稳定、价格低廉等优点，故在抗感染的药物中仍占有一定地位。

【构效关系】 磺胺类药物是对氨基苯磺酰胺（简称氨苯磺胺）的衍生物。氨苯磺胺分子中含有磺酰胺基（N_1）和氨基（N_4）。氨基是抗菌活性必需基团，如氨基上一个氢原子被其他基团（R_2）取代，则抗菌活性消失，口服难吸收，必须水解使氨基游离才能恢复其抗菌活性，如用于肠道感染的柳氮磺吡啶等。磺酰胺基上一个氢原子被杂（R_1）环取代可得到口服易吸收的、用于全身性感染的磺胺类药物，如磺胺嘧啶、磺胺异噁唑、磺胺甲噁唑等。

$R_2HN-C_6H_4-SO_2NHR_1$

磺胺类药物结构通式

【体内过程】 该类药物可分布于全身组织及体液，易透过胎盘屏障进入胎儿体内。某些药物如磺胺嘧啶较易通过血–脑脊液屏障，脑脊液中浓度达血药浓度的 70%左右，故可治疗流行性脑脊髓膜炎。磺胺类药物以原形及其乙酰化代谢产物经肾脏排出，尿中药物浓度高，有利于治疗尿路感染。磺胺类药物及其乙酰化物在碱性尿液中溶解度高，在酸性尿液中易结晶析出，造成肾损害。

【抗菌作用】 磺胺类药物抗菌谱广，对金黄色葡萄球菌、溶血性链球菌、脑膜炎球菌、志贺菌属、大肠埃希菌、伤寒杆菌、产气杆菌及变形杆菌等有良好抗菌活性，此外对少数真菌、衣原体、原虫（疟原虫和弓形体）也有效。细菌对磺胺类药物极易产生耐药性，细菌对各种磺胺类药物间有交叉耐药性，但磺胺类药物与其他抗菌药之间没有交叉耐药性，与甲氧苄啶合用可减少、延缓耐药性的产生。

【作用机制】 对磺胺类药物敏感的细菌，在生长过程中不能利用周围环境中的叶酸，只能利用对氨基苯甲酸（PABA）和二氢蝶啶，在细菌体内二氢叶酸合成酶的作用下合成二氢叶酸，再经二氢叶酸还原酶的作用形成四氢叶酸。四氢叶酸活化后，可作为一碳单位的转运体，在嘌呤和嘧啶核苷酸形成过程中起着重要的传递作用。磺胺类药物的结构和 PABA 相似，因而可与 PABA 竞争二氢叶酸合成酶，阻碍二氢叶酸的合成，从而影响核酸的生成，抑制细菌生长繁殖（图 29-2）。

【不良反应及其防治】

1. 肾损害 磺胺类药物主要在肝内乙酰化失活，乙酰化磺胺在酸性尿液中溶解度低，易结晶析出而损伤肾，可产生结晶尿、血尿、尿痛、尿路阻塞和尿闭等症状。可采取以下措施防治：①同服等量碳酸氢钠，碱化尿液，增加磺胺类药物及乙酰化物的溶解度；②多喝水，降低药物浓度，加速排泄；③定期检查尿液，发现结晶尿应及时停药。

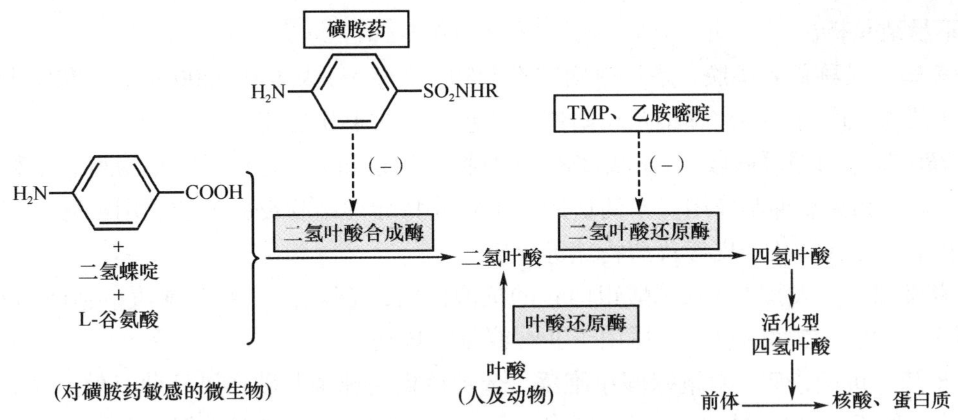

图 29-2 磺胺类药物和 TMP 抗菌作用机制示意图

2. 抑制骨髓 可引起白细胞减少症、血小板减少症，甚至再生障碍性贫血。

3. 过敏反应 较多见，有皮疹、药物热等，严重者可出现剥脱性皮炎、多形性红斑。有过敏史者禁用。

4. 肝损害 如出现黄疸等，甚至引起急性重型肝炎，肝功能受损者避免使用。

5. 其他 恶心、呕吐、眩晕、头痛、精神不振、全身乏力等。

考点：磺胺类药物的抗菌作用、作用机制、临床应用和不良反应

链接 警惕磺胺类药物过敏反应

磺胺类药物副作用较多，其中以过敏反应最常见，主要表现为孤立性皮疹，亦可能发生罕见但严重的迟发性过敏反应。迟发性过敏反应通常出现在患者应用磺胺类药物的疗程晚期，其特征为发热、皮疹或紫癜，部分患者可表现有淋巴结肿大、肝炎、肾炎、心肌炎、嗜酸性粒细胞增多症、异形淋巴细胞增多等，可累及多个器官或系统，病死率约达 10%。由于磺酰脲类口服降血糖药、丙磺舒、利尿药（如呋塞米、氢氯噻嗪、吲达帕胺等）和选择性 COX-2 抑制药（如塞来昔布）等药物的化学结构与磺胺相似，故可能与磺胺类药物存在交叉过敏反应。因此，对磺胺类药物过敏者应禁用上述药物。

【药物分类】 磺胺类药物根据其肠道吸收和临床应用情况可分为三大类：

1. 全身感染药 口服易吸收，分为：①短效类，如磺胺异噁唑（sulfafurazole，sulfisoxazole，SIZ）。②中效类，如磺胺嘧啶（sulfadiazine，SD）、磺胺甲噁唑（sulfamethoxazole，sinomin，SMZ）。③长效类，如磺胺多辛（sulfadoxine，SDM）、磺胺甲氧嘧啶（sulfamethoxydiazine，SMD）。

2. 肠道感染用药 口服吸收少，如柳氮磺吡啶（sulfasalazine，SASP）。

3. 局部外用药 如磺胺米隆（sulfamylon，SML）、磺胺嘧啶银（sulfadiazine silver）。

【常用药物】

1. 磺胺异噁唑 短效磺胺类药物，血浆 $t_{1/2}$ 为 5～7 小时，乙酰化率较低。尿中浓度最高，适用于治疗尿路感染。

2. 磺胺嘧啶 中效磺胺类药物，口服易吸收，血浆 $t_{1/2}$ 为 10～13 小时。抗菌力强，易透过血脑屏障，是治疗流行性脑脊髓膜炎的首选药物，也适用于治疗尿路感染。但在尿中易结晶析出，需注意对肾脏的损害。

3. 磺胺甲噁唑 又称新诺明，是中效磺胺类药物，血浆 $t_{1/2}$ 为 10～12 小时。抗菌作用与 SIZ 相似。尿中浓度虽低于 SIZ，但与 SD 接近，故也适用于治疗尿路感染。在酸性尿液中可结晶析出而损害肾，需注意碱化尿液。

4. 磺胺甲氧嘧啶 是长效磺胺类药物，血浆 $t_{1/2}$ 为 30～40 小时。抗菌力较弱。乙酰化率低，尿中

溶解度高，不易结晶析出。

5. 磺胺多辛 又称周效磺胺，是长效磺胺类药物，血浆 $t_{1/2}$ 为 150～200 小时，在体内维持时间最长。抗菌活性较弱，适用于轻症感染及预防链球菌感染，对疟疾也有效。

6. 柳氮磺吡啶 口服吸收较少，对结缔组织有特殊的亲和力，并从肠壁结缔组织中释放出磺胺吡啶而起抗菌、抗炎和免疫抑制作用。本药适用于治疗非特异性结肠炎，长期服用可防止其发作。由于疗程长，易发生恶心、呕吐、皮疹及药物热等反应。

7. 磺胺嘧啶银 能发挥 SD 及硝酸银两者的抗菌作用，抗菌谱广，对铜绿假单胞菌抑制作用强大，尚有收敛作用，能促进创面的愈合，适用于Ⅱ° 或Ⅲ° 烧伤。

8. 磺胺米隆 抗菌谱广，对铜绿假单胞菌、金黄色葡萄球菌及破伤风杆菌有效。穿透力强，其抗菌活性不受脓液和坏死组织的影响，能迅速渗入创面及焦痂中，并能促进创面上皮生长愈合及提高植皮成活率。本药适用于烧伤和大面积创伤后感染。

【药物相互作用】

1. 与普鲁卡因、普鲁卡因胺、丁卡因等合用可使疗效减弱甚至失效。
2. 与苯胺类解热镇痛药合用，可导致变性血红蛋白血症。
3. 与抗酸药同服，可使磺胺类药物胃肠道吸收减少。

考点：磺胺嘧啶、磺胺甲噁唑的抗菌作用特点及其临床应用

第 3 节 其他人工合成抗菌药

一、甲 氧 苄 啶

甲氧苄啶（trimethoprim，TMP）又称磺胺增效剂，其抗菌谱和磺胺类药物相似，对多种革兰氏阳性和阴性菌有效，但单用易引起细菌耐药性。TMP 的抗菌机制是抑制细菌二氢叶酸还原酶，阻止细菌核酸的合成，因此它与磺胺类药物合用，可使细菌的叶酸代谢遭到双重阻断，增强磺胺类药物的抗菌作用达数倍至数十倍，甚至呈现杀菌作用，而且可减少耐药菌株的产生。例如，TMP 与 SMZ 按 1∶5 制成的复方磺胺甲噁唑（compound sulfamethoxazole，复方新诺明），可用于治疗呼吸道感染、尿路感染、肠道感染、脑膜炎和败血症等，对伤寒、副伤寒疗效不低于氨苄西林。TMP 也可与长效磺胺类药物合用于防治耐药恶性疟。

TMP 毒性较小，但大剂量长期应用可引起叶酸缺乏，导致白细胞减少、巨幼红细胞性贫血等。

考点：甲氧苄啶的抗菌作用机制及其特点

二、硝基呋喃类

硝基呋喃类（nitrofurans）抗菌药是一类干扰微生物糖代谢的抑菌药物，抗菌谱广，且不易产生耐药性，对多种细菌的抑菌浓度为 5～10mg/L，主要用于治疗尿路感染。

1. 呋喃妥因（nitrofurantoin） 又称呋喃坦啶（furadantin），口服吸收迅速而完全；在体内约 50% 很快被机体代谢，其余以原形迅速自肾排出，尿中浓度高。对大多数革兰氏阳性菌及阴性菌均有抗菌作用。尤其在酸性尿液中抗菌活性增强，临床上用于敏感菌所致的泌尿系统感染，如肾盂肾炎、尿路感染、膀胱炎及前列腺炎等。消化道反应较常见。剂量过大或肾功能不全者可引起严重的周围神经炎。偶见过敏反应。

2. 呋喃唑酮（furazolidone） 又称痢特灵，体外对沙门菌属、志贺菌属、大肠埃希菌、肠杆菌属、幽门螺杆菌、金黄色葡萄球菌、粪肠球菌、霍乱弧菌和弯曲菌属均有抗菌作用。口服吸收少（5%），肠内浓度高，主要用于肠炎和菌痢，也可用于尿路感染、伤寒、副伤寒和霍乱。不良反应同呋喃妥因。

自测题

一、选择题

【A型题】

1. 氟喹诺酮类抗菌作用机制是（ ）
   A. 抑制细菌细胞壁的合成
   B. 抗叶酸代谢
   C. 影响胞浆膜通透性
   D. 抑制 DNA 回旋酶，阻止 DNA 合成
   E. 抑制蛋白质合成
2. 治疗流行性脑脊髓膜炎首选（ ）
   A. 磺胺甲噁唑　B. 磺胺嘧啶
   C. 磺胺异噁唑　D. 甲氧苄啶
   E. 以上都不是
3. 服用磺胺类药物时，同服碳酸氢钠的目的是（ ）
   A. 增强磺胺类药物的作用
   B. 促进磺胺类药物的吸收
   C. 增加磺胺类药物在尿中的溶解度
   D. 延缓磺胺类药物的肾排泄
   E. 以上都不是
4. 大剂量的呋喃妥因可导致严重的（ ）
   A. 软骨损害　B. 叶酸缺乏症
   C. 溶血性贫血　D. 周围神经炎
   E. 尿路感染

【B型题】

（第5～6题备选答案）
   A. 氯霉素　B. 甲氧苄啶
   C. 磺胺类药物　D. 红霉素
   E. 四环素

5. 能增强其他抗菌药抗菌活性的是（ ）
6. 在酸性尿中溶解度低，易析出结晶损害肾脏的是（ ）

【X型题】

7. 氟喹诺酮类药物的特点包括（ ）
   A. 口服受多价金属离子影响
   B. 与其他类抗菌药无交叉耐药性
   C. 抗菌谱广
   D. 可能损害软骨组织
   E. 临床应用广泛
8. TMP 与 SMZ 合用的结果是（ ）
   A. 作用时间延长　B. 用药次数减少
   C. 抗菌谱扩大　D. 抗菌活性增强
   E. 耐药菌株减少

二、简答题

1. 氟喹诺酮类药物的作用机制是什么？
2. 磺胺类药物为何会造成肾损害？如何防治？

（邓庆华）

第 30 章

抗真菌药及抗病毒药

第 1 节　抗 真 菌 药

案例 30-1

患者，42 岁，7 年前进行肾移植手术，一直在吃抗排异反应药物。半个月前，患者突然出现发热、痰中带血、肺部感染等症状，经过治疗非但没有减轻，反而迅速加重。医生立即为患者拍了胸片，检查发现 X 线根本无法穿透，片子上白乎乎一片，整个肺部像蒙了一层雾。医生把患者的痰液取出送到中国医学科学院皮肤病研究所培养，发现是一种非常罕见的青霉菌感染。

问题与思考： 1. 青霉菌为何种病原微生物？

2. 应如何治疗？

真菌感染可分为浅部感染和深部感染两类。浅部真菌感染较常见，常由各种皮肤或毛发癣菌引起，主要侵犯皮肤、毛发、指（趾）甲等，发病率高，危险性小，治疗药物有灰黄霉素、制霉菌素或局部应用的咪康唑和克霉唑等。深部真菌感染常由白色念珠菌和新型隐球菌等引起，主要侵犯内脏器官和深部组织，发病率低，但危害性大，常危及生命，治疗药物有两性霉素 B 及咪唑类抗真菌药等。

一、抗浅部真菌感染药

灰 黄 霉 素

【体内过程】 灰黄霉素（griseofulvin）为非多烯类抗生素，吸收量与颗粒大小有关，微粒制剂和高脂肪饮食可增加其吸收。吸收后，体内分布广泛，以脂肪、皮肤、毛发、指甲等组织含量较高，掺入并储存在皮肤角质层和新生的毛发、指（趾）甲角质部分。主要在肝代谢，经肾排泄。

【药理作用】 对表皮癣菌属、小孢子菌属、毛癣菌属等具有较强的抑制作用，对细菌及深部真菌无效。其化学结构类似鸟嘌呤，故能竞争性抑制鸟嘌呤进入真菌 DNA 分子中，从而干扰核酸合成，抑制其生长。

【临床应用】 主要用于治疗由小孢子菌属、皮癣菌属和毛癣菌属等引起的头癣、体癣、股癣等各类皮肤癣菌。本药不易透过表皮角质层，故外用无效。

【不良反应】 常见头痛、恶心、呕吐、腹泻、嗜睡、乏力、眩晕、共济失调。偶见白细胞减少症、中性粒细胞减少症等。动物实验证明本药有致畸作用。

【药物相互作用】

1. 可诱导肝药酶活性，增加其他药物代谢速度。
2. 可抑制双香豆素类药物的抗凝作用。
3. 巴比妥类药物可降低灰黄霉素的疗效。

特 比 萘 芬

特比萘芬（terbinafine）属于丙烯胺类，脂溶性高，口服易吸收，主要分布于脂肪、皮肤、毛发、汗腺等部位。其对浅部真菌有强效杀菌作用，对念珠菌仅有抑制作用。本药主要用于治疗皮肤癣菌引起的体癣、股癣、手癣、足癣等，具有起效快、疗效高、复发率低、毒性小等优点。不良反应少而轻，常见胃肠道反应及过敏反应。

制霉菌素

制霉菌素（nystatin）也属多烯抗生素类抗真菌药，其体内过程和抗菌作用与两性霉素 B 基本相同，但毒性更大，不作注射用。口服不吸收，用于防治消化道念珠菌病，局部用药对口腔、皮肤、阴道念珠菌病有效。较大剂量口服可致恶心、呕吐、腹泻。局部用药刺激性小，个别患者阴道用药可见白带增多。

考点：灰黄霉素和特比萘芬的抗菌作用及其临床应用

二、抗深部真菌感染药

两性霉素 B

两性霉素 B（amphotericin B）属多烯抗生素类抗深部真菌感染药，因具有嗜脂性和嗜水性两种特性而得名。

【体内过程】 口服、肌内注射均难吸收，且刺激性大，一般采用缓慢静脉滴注。一次静脉滴注，有效浓度可维持 24 小时以上。不易透过血脑屏障，体内消除缓慢，停药 2 周后仍可从尿中检出。

【药理作用及临床应用】 抗真菌谱广，但因毒性较大，限制了其广泛应用。对多种深部真菌如新型隐球菌、白色念珠菌、皮炎芽生菌及组织胞浆菌等，有强大抑制作用，高浓度有杀菌作用。可选择性与真菌细胞膜中的麦角固醇结合，从而增加膜的通透性，导致菌体内重要物质外漏而引起真菌死亡，也能结合哺乳动物细胞膜中的固醇（主要为胆固醇），这可能是其对动物和人类有毒性的原因。主要用于治疗全身性深部真菌感染。

【不良反应】 本品毒性较大。静脉滴注不良反应较多，滴注开始或滴注后数小时可出现寒战、高热、头痛、恶心和呕吐。可导致低血钾、溶血和肾损害，其肾毒性呈剂量依赖性，与氨基糖苷类、环孢素合用肾毒性增加。使用两性霉素脂质体或胶样分散可降低其毒性，提高疗效。用药期间应定期做血钾、血尿常规、肝肾功能和心电图检查，且不宜用生理盐水稀释（因可产生沉淀）。

氟胞嘧啶

氟胞嘧啶（flucytosine）能进入真菌体内，转换为 5-氟尿嘧啶，替代尿嘧啶进入真菌的 DNA 中，从而阻断核酸合成，哺乳动物细胞不能将氟胞嘧啶转变为 5-氟尿嘧啶，因此不受该药影响。氟胞嘧啶对隐球菌、念珠菌和拟酵母菌等具有较高的抗菌活性，对着色真菌、少数曲菌有一定抗菌活性，对其他真菌和细菌作用均差。本品为抑菌剂，高浓度时具有杀菌作用。临床上用于念珠菌和隐球菌感染，单用效果不如两性霉素 B，且易产生耐药性。常与两性霉素 B 合用，使本品进入真菌细胞增多，发挥协同作用。不良反应有胃肠道反应、一过性氨基转移酶升高，白细胞、血小板减少。

考点：两性霉素 B、氟胞嘧啶的抗菌作用及其临床应用

三、广谱抗真菌药

唑类抗真菌药包括咪唑类和三唑类，均为广谱抗真菌药。对浅部和深部真菌感染都有效。本类药物在肝脏代谢，主要经胆汁排泄。主要不良反应为贫血、胃肠道反应、皮疹等。咪唑类有克霉唑（clotrimazole）、咪康唑（miconazole）和酮康唑（ketoconazole）等，主要为局部用药；三唑类有氟康唑（fluconazole）和伊曲康唑（itraconazole）、伏立康唑（voriconazole），广谱、高效、低毒，可作为深部真菌感染的首选药。

1. 克霉唑 对大多数真菌具有抗菌作用，对深部真菌作用不及两性霉素 B。口服吸收差，口含片用于治疗鹅口疮。不良反应多见，目前仅局部用于治疗浅部真菌感染或皮肤黏膜的念珠菌感染。

2. 咪康唑 抗菌谱和抗菌力与克霉唑基本相同。口服吸收差，且不易透过血脑屏障。静脉给药用于治疗多种深部真菌病。局部用药治疗皮肤黏膜真菌感染。静脉给药可致血栓静脉炎，此外，还有恶心、呕吐、过敏反应等。

3. 酮康唑 对深部和浅部真菌均有强大抗菌活性。但因其口服制剂会引起严重肝损伤，现已全面禁止生产、销售和使用。临床主要局部用药用于治疗皮肤癣。不良反应有胃肠道反应、血清氨基转移酶升高、肝毒性及过敏反应，不宜与抗酸药同时服用。

考点：克霉唑、咪康唑、酮康唑的抗菌作用及其临床应用

4. 氟康唑 抗菌谱与酮康唑相似，体外抗真菌作用不及酮康唑，但其体内作用比酮康唑强 10～20 倍。口服和静脉给药均有效，作用强，毒性小。主要用于念珠菌病与隐球菌病，是治疗艾滋病患者隐球菌性脑膜炎的首选药。毒性较低，有轻度消化系统反应、过敏反应、头痛、头晕、失眠。

5. 伊曲康唑 为三唑类衍生物。抗真菌谱广，对深部真菌及多种皮肤真菌有强的抑制活性。主要用于治疗隐球菌病、全身性念珠菌病、急性或复发性阴道念珠菌病，以及免疫功能低下者预防真菌感染，是治疗罕见真菌如组织胞浆菌感染和芽生菌感染的首选药物。不良反应较轻，主要为胃肠道反应，偶见头痛、头晕、红斑、瘙痒、血管神经性水肿、一过性氨基转移酶升高。肝炎患者、心肾功能不全者及孕妇禁用。

6. 伏立康唑 为广谱抗真菌药，抗真菌活性为氟康唑的数十倍至数百倍，对多种耐氟康唑、两性霉素 B 的深部真菌感染仍有显著作用。口服和静脉注射给药均可，口服后生物利用度达 90%，分布广泛，在肝脏代谢，经肾排泄。不良反应发生率较氟康唑低，主要为胃肠道反应。

7. 卡泊芬净（caspofungin） 为棘白菌素类抗真菌药，能抑制许多丝状真菌和酵母菌细胞壁的 β-1, 3-D-葡聚糖的合成，干扰真菌细胞壁的合成，从而发挥抗真菌作用。临床主要用于治疗念珠菌败血症、念珠菌导致的腹腔感染和侵袭性曲霉菌感染。

考点：氟康唑、伊曲康唑、伏立康唑、卡泊芬净的抗菌作用及其临床应用

第 2 节 抗 病 毒 药

病毒是一类个体微小，结构简单，只含单一核酸（DNA/RNA），必须在活细胞内寄生并以复制方式增殖的非细胞型微生物。病毒吸附并穿入至细胞内后脱壳，利用宿主细胞代谢系统进行增殖复制。增殖过程可分为吸附、穿入与脱壳、生物合成、组装成熟与释放四个阶段。在病毒基因提供的遗传信息调控下合成病毒核酸和蛋白质，然后在胞质内装配为成熟的感染性病毒体，以各种方式自细胞释出而感染其他细胞。凡能阻止病毒增殖过程中任何一环节的药物，均可防治病毒性疾病。

一、抗流感病毒药

链 接 流感病毒与禽流感病毒

流行性感冒病毒，简称流感病毒，包括人流感病毒和动物流感病毒，人流感病毒分为甲（A）、乙（B）、丙（C）三型。其中甲型流感病毒抗原性易发生变异，它会造成急性上呼吸道感染，并借由空气迅速传播，曾多次引起世界性大流行。甲型流感病毒最早是在 1933 年由英国人威尔逊·史密斯（Wilson Smith）发现的，他将其称为 H1N1。H 代表血凝素；N 代表神经氨酸酶；数字代表不同类型。

禽流感病毒，即属于甲型流感病毒。一般感染禽类，如病毒在复制过程中发生基因重配，致使结构发生改变，获得感染人的能力，才可能造成人感染禽流感疾病的发生。至今发现能直接感染人的禽流感病毒亚型有 H5N1、H7N1、H7N2、H7N3、H7N7、H9N2 和 H7N9 亚型。其中，高致病性 H5N1 亚型和 2013 年 3 月在人体上首次发现的新禽流感 H7N9 亚型尤为引人关注。

金刚烷胺

金刚烷胺（amantadine）为对称的三环癸烷，金刚乙胺（rimantadine）是金刚烷胺的 α-甲基衍生物，具有相似药效但副作用小。能特异性地抑制甲型流感病毒，干扰 RNA 病毒穿入宿主细胞，亦可抑制病毒脱壳及核酸的释放，可用于甲型流感（包括敏感的 H5N1 或 H1N1）的防治，但对乙型流感病毒、

麻疹病毒、腮腺炎病毒和单纯疱疹病毒（HSV）无效。口服易吸收。不良反应有厌食、恶心、头痛、眩晕、失眠、共济失调等。

奥司他韦

奥司他韦（oseltamivir）商品名达菲（tamiflu），是一前体药物，其活性代谢产物是强效的选择性的甲型和乙型流感病毒神经氨酸酶抑制剂，阻止新形成的病毒颗粒从被感染细胞中向外释放，对阻止病毒在宿主细胞之间感染的扩散和在人群中传播起关键作用。口服给药后，奥司他韦很容易被胃肠道吸收，75%的前体药物被肝、肠酯酶转化为活性代谢产物进入体循环。大部分经肾排泄，$t_{1/2}$ 为 6～10 小时，对肾衰竭患者剂量要进行调整。

奥司他韦主要用于治疗甲型或乙型流感病毒引起的流行性感冒。适用于甲型 H1N1 型和 H5N1 型高危人群的预防和治疗。成人口服奥司他韦 75mg/d，连续 10 天可用于预防流感；口服奥司他韦 75mg，每天 2 次，连续 5 天可使症状减轻，病程缩短，在发病 48 小时内服用效果较好。

奥司他韦最常见不良反应为恶心、呕吐，其次为失眠、头痛和腹泻。常发生于初次用药，症状为一过性，过敏者禁用。

扎那米韦

扎那米韦（zanamivir）作用与奥司他韦相似。临床一般采用鼻内给药或干粉吸入给药，几乎不在体内代谢，肝肾毒性小。临床常用于出现流感症状 48 小时内的患者。由于为吸入剂，易引起喘鸣、支气管痉挛等反应，患有哮喘或慢性阻滞性肺疾病患者可能出现肺功能恶化。

考点：金刚乙胺、奥司他韦、扎那米韦的药理作用、临床应用和不良反应

案例 30-2

患者，男，80 岁，近几天一侧头面部起水疱伴有眼部疼痛、头痛和全身不适，来医院就诊。皮肤检查显示，前额和眼睑的皮肤表面出现簇状、大小不等的水疱，面积不大。医生诊断为“眼部带状疱疹”。

问题与思考：1. 该患者可以用哪些药物治疗？

2. 还应注意什么问题？

二、抗疱疹病毒药

阿昔洛韦

阿昔洛韦（acyclovir）为核苷类化合物，又称无环鸟苷，可特异性抑制疱疹病毒。对单纯疱疹病毒、水痘-带状疱疹病毒和 EB 病毒（Epstein-Barr virus，EBV）等均有效，对乙型肝炎病毒也有抑制作用。首选用于带状疱疹和单纯疱疹性脑炎。

阿昔洛韦口服吸收差，血浆蛋白结合率很低，易透过生物膜，60%～90%由肾排泄。局部滴眼治疗单纯疱疹性角膜炎或用霜剂治疗带状疱疹等疗效均佳，不良反应较少。口服后有恶心、呕吐、腹泻，偶见发热、头痛、低血压和皮疹等。

更昔洛韦

更昔洛韦（ganciclovir）作用机制与阿昔洛韦相似，均在细胞内被病毒激酶磷酸化，从而抑制病毒 DNA 合成。本品是治疗巨细胞病毒（cytomegalovirus，CMV）感染的首选药物。毒性大，可抑制骨髓并有潜在的致癌作用，故仅用于危及生命或视觉的严重巨细胞病毒感染。

阿糖腺苷

阿糖腺苷（adenine arabinoside，Ara-A）为嘌呤类衍生物。能抑制 DNA 复制，对疱疹病毒与水痘病毒均有作用。静脉滴注 $t_{1/2}$ 为 3～4 小时，脑脊液中药物浓度约为血药浓度的 35%，主要经肾排出。3%阿糖腺苷眼膏局部用药可治疗单纯疱疹性角膜炎。全身给药可用于单纯疱疹病毒性脑炎、角膜炎、

新生儿单纯疱疹，AIDS 患者合并带状疱疹等。静脉滴注可出现消化道反应及血栓静脉炎。偶见血清氨基转移酶升高。

考点：阿昔洛韦、阿糖腺苷的药理作用及临床应用

三、抗人类免疫缺陷病毒及肝炎病毒药

齐多夫定

齐多夫定（zidovudine）为脱氧胸苷衍生物，是 1987 年上市的第一个用于治疗人类免疫缺陷病毒（HIV）感染的药物。作用机制是竞争性抑制 HIV-1 逆转录酶，阻碍前病毒 DNA 合成，并掺入到正在合成的 DNA 中，终止病毒 DNA 链的延长，抑制 HIV 复制。当时是治疗 AIDS 的首选药，现与其他抗 HIV 药物联合应用，可降低 HIV 感染者的发病率，显著减少 HIV 从感染孕妇到胎儿的子宫转移发生率。最常见的不良反应为骨髓抑制，也可引起胃肠道反应，头痛、焦虑、精神错乱、震颤等中枢症状及过敏反应。

拉米夫定

拉米夫定（lamivudine）为胞嘧啶衍生物，其抗病毒作用及机制与齐多夫定相似，通常与齐多夫定合用治疗 HIV 感染，也能抑制乙型肝炎病毒（HBV）的复制，是目前治疗慢性肝炎最常用的药物。不良反应主要有头痛、失眠、疲劳和胃肠道不适、过敏反应及停药后肝炎复发，肝功能正常乙型肝炎病毒携带者，用药后骤停，反而诱发肝功能衰竭。该药主要以原形从肾脏排泄，故肾功能不良者应减量。

考点：齐多夫定、拉米夫定的药理作用、临床应用和不良反应

去羟肌苷

去羟肌苷（didanosine）为脱氧腺苷衍生物，是 1991 年上市的第二个用于治疗 HIV 感染的药物。常与其他药物合用治疗对齐多夫定耐药或严重的晚期 HIV 感染者。不良反应主要有外周神经炎、胰腺炎、肝炎、腹泻、皮疹、头痛、恶心等。

扎西他滨

扎西他滨（zalcitabine）为脱氧胞苷衍生物，1992 年上市，是第三个用于治疗 HIV 感染的药物，单用疗效不及齐多夫定，但对齐多夫定耐药的病毒仍然有效，与其他抗 HIV 感染的药物合用有协同作用，可用于治疗 AIDS 和 AIDS 相关综合征。其主要不良反应是剂量依赖性外周神经炎，发生率为 10%～20%，但停药后能逐渐恢复。应避免与其他能引起神经炎的药物同服，如司他夫定、去羟肌苷、氨基苷类和异烟肼。也可引起胰腺炎，但发生率低于去羟肌苷。

考点：扎西他滨、去羟肌苷的作用特点

干扰素

干扰素（interferon，IFN）是机体细胞在病毒感染或其他诱导剂刺激下产生的一类具有生物活性的糖蛋白，为广谱抗病毒药。还具有抗病毒、调节免疫、抗增生和抗恶性肿瘤的作用。口服无效，可皮下、肌内或静脉注射。临床主要用于防治慢性肝炎（乙、丙、丁型），也可用于呼吸道病毒感染、疱疹性角膜炎、带状疱疹、单纯疱疹、巨细胞病毒感染、恶性肿瘤等。

2020 年国家卫生健康委员会发布的《新型冠状病毒肺炎诊疗方案（试行第八版）》指出，可试用 α-干扰素雾化吸入（成人每次 500 万 U 或相当剂量，加入灭菌注射用水 2ml，每日 2 次）或与利巴韦林联合应用进行抗病毒治疗。

不良反应少，常见倦怠、头痛、肌痛、全身不适，偶见可逆性骨髓抑制、肝功能障碍，停药后可恢复。

阿德福韦酯

阿德福韦酯（adefovir dipivoxil）是 5′-单磷酸脱氧阿糖腺苷的无环类似物，是阿德福韦的前体药物，

在体内水解为阿德福韦发挥抗病毒作用。通过抑制逆转录酶阻断病毒的复制，还可以诱导内生 α-干扰素，增强自然杀伤细胞的活性和刺激机体的免疫反应。有较强的抗 HIV、HBV 及疱疹病毒的作用，对 HBV 比 HIV 更敏感。

本品适用于治疗乙型肝炎病毒活动复制和血清氨基酸转移酶持续升高的肝功能代偿的成年慢性乙型肝炎患者，尤其适合于需长期用药或已发生拉米夫定耐药者。常见不良反应为虚弱、头痛、腹痛、恶心、胃肠胀气、腹泻和消化不良，亦可出现白细胞减少、脱发。

利巴韦林

利巴韦林（ribavirin）又称病毒唑（virazole），为核苷、次黄嘌呤核苷类似物，能抑制病毒核酸的合成，为广谱抗病毒药物，对 RNA 和 DNA 病毒均有抑制作用。对甲、乙型流感病毒、腺病毒肺炎、甲型肝炎、疱疹、麻疹等均有防治作用。常见不良反应有贫血、乏力等，停药后即消失。较少见的不良反应有疲倦、头痛、失眠、食欲减退、恶心、呕吐、轻度腹泻、便秘等，并可致红细胞、白细胞及血红蛋白下降。本品有较强的致畸作用，孕妇禁用。有严重贫血、肝功能异常者慎用。

2020 年国家卫生健康委员会发布的《新型冠状病毒肺炎诊疗方案（试行第八版）》指出，可用利巴韦林（建议与干扰素或洛匹那韦/利托那韦联合应用，成人 500mg，每日 2～3 次静脉注射，疗程不超过 10 天）进行抗病毒治疗。

考点：干扰素、阿德福韦酯、利巴韦林的药理作用、临床应用和不良反应

链接 新型冠状病毒

2019～2020 年，由新型冠状病毒感染引起的新型冠状病毒肺炎（COVID-19）在全球肆虐，感染人数之众、涉及国家之多都是前所未有的。

新型冠状病毒是冠状病毒的一种。在电子显微镜下可观察到其外膜上有明显的棒状粒子突起，其形态看上去像中世纪欧洲帝王的皇冠，因此命名为“冠状病毒”。冠状病毒是一个大型病毒家族，中东呼吸综合征（MERS）和严重急性呼吸综合征（SARS）等均由冠状病毒感染引起。

新冠肺炎主要传播途径是经呼吸道飞沫和接触传播，气溶胶和消化道等传播途径为可能途径。治疗上以对症治疗和支持疗法为主，目前没有确认有效的抗病毒治疗方法。

自测题

一、选择题

【A 型题】

1. 静脉滴注两性霉素 B 最常见的不良反应是（ ）
   A. 寒战、高热 B. 过敏反应
   C. 胃肠道反应 D. 心脏毒性
   E. 以上都不是
2. 以下可以抗浅部真菌感染的药物是（ ）
   A. 灰黄霉素 B. 两性霉素 B
   C. 青霉素 D. 环丙沙星
   E. 以上都不是
3. 下列药物中哪项为抗深部真菌的首选药（ ）
   A. 灰黄霉素 B. 两性霉素 B
   C. 制霉菌素 D. 克霉唑
   E. 甲硝唑
4. 患者，男，30 岁，双脚趾间瘙痒，经常起水疱、脱皮多年，细菌学检查有癣菌，该患者不宜应用（ ）
   A. 酮康唑 B. 咪康唑
   C. 两性霉素 B D. 氟康唑
   E. 伊曲康唑

【B 型题】

（第 5～6 题备选答案）

A. 阿昔洛韦 B. 酮康唑
C. 诺氟沙星 D. 青霉素
E. 环丙沙星

5. 具有抗病毒作用的药物是（ ）
6. 广谱抗真菌药物是（ ）

【X 型题】

7. 主要用于抗浅部或局部真菌感染药物是（ ）
   A. 灰黄霉素 B. 氟康唑
   C. 两性霉素 B D. 制霉菌素

E. 酮康唑

8. 具有抗 HIV 的药物有（　　）

A. 齐多夫定　　B. 拉米夫定

C. 扎西他滨　　D. 阿德福韦酯

E. 金刚烷胺

9. 可用于治疗流感病毒的药物有（　　）

A. 利巴韦林　　B. 奥司他韦

C. 特比萘芬　　D. 扎那米韦

E. 金刚烷胺

10. 干扰素的作用有（　　）

A. 广谱抗病毒作用

B. 免疫抑制作用

C. 免疫增强作用

D. 直接杀灭病毒作用

E. 抗肿瘤细胞增殖作用

二、简答题

1. 常用的抗真菌药可分为哪几类？说出各类的代表药物。

2. 抗病毒药分哪几类？各有哪些药物？

（邓庆华）

第 31 章

抗结核病药及抗麻风病药

第 1 节　抗结核病药

案例 31-1

患者，男，32 岁。因低热、咳嗽 3 周入院，诊断为肺结核。治疗方案：前 2 个月用异烟肼、利福平、吡嗪酰胺、链霉素，后 4 个月用异烟肼、利福平。治疗首日服用异烟肼、利福平约 15 分钟后，出现全身皮肤瘙痒，喉部轻微疼痛、发痒，并很快出现烦躁、气急、声嘶，严重时声哑。血压 97.5/52.5mmHg，双肺可闻及哮鸣音，心率 100 次/分，律齐。立即给予皮下注射肾上腺素 0.5mg，静脉注射地塞米松 10mg，口服马来酸氯苯那敏治疗，0.5 小时后症状缓解消失。考虑为药物过敏所致急性喉水肿，即停服异烟肼、利福平，继用其他抗结核药物，3 天无类似发作。次日在严密观察下让患者试服利福平 0.15mg，服后 14 分钟又出现类似症状，经积极处理后症状缓解。由此证实急性喉水肿由利福平所致，之后停用该药，继用其他抗结核药物治疗至痊愈。

问题与思考： 1. 如何处理利福平致急性喉水肿？

2. 抗结核病药的应用原则是什么？

结核病是由结核分枝杆菌感染引起的一种慢性传染病，可累及全身各个组织和器官，以肺结核最常见，其次是肺外结核如肾结核、骨结核、淋巴结结核、肠结核、结核性胸膜炎和结核性脑膜炎等。抗结核病药（antituberculous drugs）种类较多，其作用、临床应用及不良反应均不同，抗结核病药中疗效高、不良反应少、患者较易接受的药物，如异烟肼、利福平、乙胺丁醇、吡嗪酰胺、链霉素等，列为“一线药”；其余为“二线药”，如对氨基水杨酸、丙硫异烟胺、卡那霉素等，抗菌作用弱，毒性较大，疗效较差，仅用于细菌对“一线药”耐药时。近年又发现一些疗效较好而毒副作用相对较小的新一代抗结核病药，如莫西沙星及加替沙星等喹诺酮类药物、新一代大环内酯类、利福定、利福喷丁等，在耐多药结核病的治疗中起重要作用。

一、一线抗结核病药

异 烟 肼

异烟肼（isoniazid，INH）又名雷米封（rimifon）。具有疗效高、毒性小、服用方便、价廉等优点，是目前治疗结核病最常用的药物之一。

【体内过程】 口服吸收快而完全，1～2 小时血药浓度达高峰。可广泛分布于全身体液和组织中，当脑膜炎时，脑脊液中的浓度可与血浆浓度相近。可渗入关节腔，胸腔积液、腹腔积液及纤维化或干酪化的结核病灶中，也易透入细胞内，作用于已被吞噬的结核杆菌。大部分在肝中被代谢为乙酰异烟肼、异烟酸等，代谢产物及少量原形药物由肾脏排出。

【药理作用】 异烟肼对结核分枝杆菌有高度选择性，抗菌力强，较高浓度对繁殖期细菌有杀菌作用。单用时结核杆菌易产生耐药性，与其他抗结核药无交叉耐药性。与其他抗结核药联用，能延缓耐药性的发生并增强疗效。抗菌机制可能是抑制结核分枝杆菌细胞壁特有成分分枝菌酸（mycolic acid）的合成，使细菌丧失耐酸性、疏水性和增殖力而死亡。

【临床应用】 是目前治疗各种类型结核病的首选药，除早期轻症肺结核或预防应用外，均宜与其他第一线药联合应用。对急性粟粒性结核和结核性脑膜炎应增大剂量，必要时采用静脉滴注。

【不良反应】 发生率与剂量有关，治疗剂量时不良反应少而轻。

1. 神经系统毒性 多见于用药剂量大或时间长，可出现：①周围神经炎，继发于维生素 B_6 缺乏，多见于营养不良及慢乙酰化型患者，表现为手足震颤、麻木，同服维生素 B_6 可治疗及预防此反应；②中枢神经系统症状，常因用药过量所致，出现昏迷、惊厥、神经错乱；③其他，偶见有中毒性脑病或中毒性精神病。因而有癫痫、嗜酒、精神病史者慎用。

2. 肝毒性 可有暂时性氨基转移酶升高。用药时应定期检查肝功能，肝病患者慎用。

3. 过敏反应 可出现发热、皮疹、狼疮样综合征等。

链 接 异烟肼与维生素 B_6 缺乏

维生素 B_6 在体内参与氨基酸代谢，是氨基酸代谢中氨基转移酶的辅酶，另外，还是某些氨基酸脱羧作用和脱硫作用的辅酶。由于异烟肼和维生素 B_6 在化学结构上相似，当大剂量服用异烟肼时，异烟肼与维生素 B_6 竞争同一酶系，形成一种“假”的辅酶，干扰了维生素 B_6 发挥正常的生理作用，使氨基酸代谢发生障碍。同时，服用异烟肼的患者，每日从尿中排出维生素 B_6 的量也增多，因而造成机体维生素 B_6 的缺乏，引发多发性神经炎和中枢神经系统中毒症状。所以，对长期或大剂量服用异烟肼的患者，可同时服用维生素 B_6，预防或减轻异烟肼的副作用，但目前不主张对服用一般剂量的患者亦常规给予维生素 B_6，以免影响异烟肼的疗效。

【药物相互作用】

1. 异烟肼具有肝药酶抑制作用，可抑制苯妥英钠、香豆素类抗凝血药的代谢，导致这些药物作用增强。
2. 与糖皮质激素合用，因后者具有肝药酶诱导作用，可降低异烟肼药效。
3. 饮酒可增加异烟肼的肝损伤。与利福平合用也可增加肝毒性。

考点： 异烟肼的药理作用、临床应用及不良反应

利 福 平

利福平（rifampicin）又名甲哌利福霉素（rifampin），简称 RFP，具有高效、低毒、口服方便等优点。

【体内过程】 口服吸收迅速而完全，生物利用度 90%，1～2 小时血药浓度达峰值，但个体差异很大。食物及对氨基水杨酸可减少其吸收，故应空腹服药。$t_{1/2}$ 约为 4 小时。吸收后分布于全身各组织，穿透力强，能进入细胞、结核空洞、痰液及胎儿体内。脑膜炎时，脑脊液中浓度可达血浆浓度的 20%。主要在肝内代谢为去乙酰基利福平，代谢产物也有一定的抑菌作用。利福平可诱导肝药酶，加快自身及其他药物的代谢。药物可经胆汁排泄，形成肝肠循环，延长抗菌作用时间，约 60%经粪与尿排泄，因利福平及其代谢物为橘红色，患者的尿、粪、泪液、痰等均可染成橘红色。

【药理作用】 利福平有广谱抗菌作用，对结核分枝杆菌、麻风分枝杆菌和革兰氏阳性球菌特别是耐药性金黄色葡萄球菌都有很强的抗菌作用，对革兰氏阴性菌、某些病毒和沙眼衣原体也有抑制作用。抗结核作用与异烟肼相似。单用易产生耐药性，与异烟肼、乙胺丁醇合用有协同作用，并能延缓耐药性的产生。

【作用机制】 特异性抑制细菌依赖于 DNA 的 RNA 多聚酶，阻碍 mRNA 合成，从而产生抗菌作用，对动物细胞的 RNA 多聚酶则无影响。

【临床应用】 与其他抗结核病药合用，治疗各种结核病及重症患者。对耐药性金黄色葡萄球菌及其他细菌所致的感染也有效，也可用于治疗麻风病、沙眼及敏感菌所致的眼部感染。

【不良反应】 胃肠道反应较常见；少数患者可见肝脏损害而出现黄疸，有肝病或与异烟肼合用时较易发生。过敏反应如皮疹、药物热、血小板和白细胞减少等多见于间歇疗法，出现过敏反应时

应停药。

【药物相互作用】

1. 利福平可诱导肝药酶，能使许多药物，如口服降血糖药、口服抗凝血药、巴比妥类药物等代谢速度增快，药效降低。

2. 与具有肝损伤的药物（如异烟肼）合用可增加肝毒性。

3. 对氨基水杨酸可延缓利福平的吸收。

考点：利福平的药理作用、临床应用及不良反应

利福喷丁与利福定

利福喷丁（rifapentine）和利福定（rifandine）均为利福霉素衍生物。它们的抗菌谱和利福平相同，抗菌效力分别比利福平强 8 倍与 3 倍以上，与其他抗结核药，如异烟肼、乙胺丁醇等有协同抗菌作用。此外，它们对革兰氏阳性与阴性菌也有强大的抗菌活性。临床主要用于结核病、麻风病的治疗。不良反应同利福平。

乙胺丁醇

乙胺丁醇（ethambutol）为人工合成的乙二胺衍生物。口服吸收良好，迅速分布于组织与体液，2 小时血药浓度达峰值，排泄缓慢，肾功能不全时可引起蓄积中毒，应禁用。

【药理作用和临床应用】　对繁殖期结核分枝杆菌有较强的作用，对细胞内、外结核杆菌均有较强杀菌作用，对其他细菌无效。抗菌机制可能是与二价金属离子如 Mg^{2+}结合，干扰菌体 RNA 的合成有关。单用可产生耐药性，但较缓慢，与其他抗结核药无交叉耐药性，对链霉素或异烟肼等有耐药性的结核分枝杆菌，本药仍有效。主要与其他抗结核病药物合用，治疗各种类型的结核病。

【不良反应】　治疗剂量较安全。球后视神经炎是最严重的毒性反应，表现为视力下降、视野缩小，出现中央及周围盲点等，发生率与剂量、疗程有关，早日发现及时停药，数周至数月可自行消失。此外有胃肠道不适、恶心、呕吐及肝功能损害等。

考点：乙胺丁醇的临床应用及不良反应

吡嗪酰胺

吡嗪酰胺口服吸收迅速，广泛分布于全身各组织与体液，经肝代谢，经肾排泄，在酸性环境中抗菌作用增强，故对细胞内生长缓慢的结核分枝杆菌有作用。作用较异烟肼、利福平、链霉素弱，单用易产生耐药性，与其他抗结核病药之间无交叉耐药性。常与其他抗结核病药联合应用，以缩短疗程。可见氨基转移酶升高、黄疸等，用药期间应定期检查肝功能。肝功能不全者慎用，孕妇禁用。

考点：吡嗪酰胺的作用特点

链霉素

链霉素（streptomycin，SM）是第一个应用于临床的抗结核病药。抗结核作用仅次于异烟肼和利福平。穿透力差，不易渗入细胞、纤维化、干酪化及厚壁空洞病灶，也不易透过血脑屏障，对结核性脑膜炎疗效差。易产生耐药性，且长期应用耳毒性发生率高。临床仅与其他抗结核病药联合应用治疗浸润性肺结核、粟粒性肺结核。儿童禁用。

二、二线抗结核病药

对氨基水杨酸

对氨基水杨酸（para-aminosalicylic acid，PAS）钠盐和钙盐口服吸收快而完全。广泛分布于全身组织、体液及干酪样病灶中，但不易透入脑脊液及细胞内。对结核分枝杆菌只具有抑菌作用，可产生耐药性但出现缓慢。最常见的不良反应为恶心、呕吐、厌食、腹痛及腹泻等胃肠道反应，饭后服药或加服抗酸药可以减轻。

考点：对氨基水杨酸的作用特点

丙硫异烟胺

丙硫异烟胺仅对结核分枝杆菌有抗菌作用，穿透力强，可透入全身各组织和体液中，呈杀菌作用，对其他抗结核病药产生耐药的菌株仍有效。常与其他抗结核病药合用于复治患者。常见胃肠道反应，偶致周围神经炎及肝损害。

三、抗结核药的应用原则

（一）早期用药

早期病灶内结核分枝杆菌生长旺盛，对药物敏感，同时病灶部位血液供应丰富，药物易于渗入病灶内，达到高浓度，且患者在早期抵抗力较强，可获良好疗效。

（二）联合用药

联合用药可提高疗效、降低毒性、延缓耐药性的产生。联合用药二联、三联或四联则取决于疾病的严重程度和抗结核病药的作用特点，还与以往用药情况及结核杆菌对药物的敏感性有关。

（三）足量、规律用药

为充分发挥药物作用，避免复发，应坚持全程规律用药，以保证疗效。不规则用药或不坚持全程用药，常是结核病治疗失败的重要原因。目前已广泛采用的是短期疗法，短期疗法（6～9 个月）是一种强化疗法，大多用于单纯性结核的初治，疗效好。目前常用的有：强化期 2 个月，每日给予异烟肼、利福平与吡嗪酰胺；继续期 4 个月，每日给予异烟肼和利福平（即 2HRZ/4HR 方案）。异烟肼耐药地区在上述三联与二联的基础上分别增加链霉素与乙胺丁醇（即 2SHRZ/4HRe 方案）。

（四）全程督导

患者的病情、用药、复查等都应在医务人员的监督指导下进行，这是当今控制结核病的首要策略。

考点：抗结核病药的应用原则

第 2 节　抗麻风病药

麻风病是由麻风分枝杆菌感染的慢性传染病，防治麻风病的药物主要为氨苯砜、利福平和氯法齐明等。目前多采用联合疗法。

氨　苯　砜

氨苯砜（dapsone，DDS）是目前治疗麻风病的主要药物之一，此外，还有苯丙砜（phenprofen）、醋氨苯砜（acedapsone）须在体内转化为氨苯砜或乙酰氨苯砜而显效。

【体内过程】 氨苯砜口服吸收完全，分布于全身组织和体液，以肝、肾浓度最高。经肝乙酰化，经胆汁排泄，消除缓慢，易蓄积，宜周期性间隔给药。

【临床应用】 砜类的抗菌机制和磺胺类抗菌药相似，但对革兰氏阳性菌和阴性菌无抗菌活性，对麻风杆菌有较强的直接抑制作用，仅作为治疗麻风病的首选药。麻风杆菌对砜类可产生耐药性，因而须采用联合疗法以减少或延缓耐药性的发生。

【不良反应】 溶血性贫血和高铁血红蛋白血症较常见，有时出现胃肠刺激症状、头痛、失眠、中毒性精神病及过敏反应。剂量过大可引致肝损害及剥脱性皮炎。

利　福　平

利福平对麻风杆菌包括对氨苯砜耐药菌株均有快速杀菌作用，单独使用易致耐药性。利福平是治疗麻风病联合疗法中的必要组成药。

氯 法 齐 明

氯法齐明（clofazimine）又名氯苯吩嗪，对麻风分枝杆菌有抑制作用，其作用机制为干扰核酸代谢，抑制菌体蛋白质合成。本品还能抑制麻风结节红斑反应。

考点：抗麻风病药的作用特点

自 测 题

一、选择题

【A 型题】

1. 异烟肼的作用机制是（　　）
   A. 抑制核酸合成
   B. 抑制蛋白质合成
   C. 抑制细菌细胞膜的完整性
   D. 抑制细胞壁分枝菌酸的合成
   E. 以上都不是
2. 利福平的作用机制是（　　）
   A. 抑制核酸合成
   B. 抑制蛋白质合成
   C. 抑制细菌细胞膜的完整性
   D. 抑制细胞壁分枝菌酸的合成
   E. 以上都不是
3. 为减少异烟肼的神经毒性，可以加服（　　）
   A. 维生素 C　　B. 维生素 A
   C. 维生素 B_6　　D. 维生素 E
   E. 以上都不是
4. 利福平除了可以治疗结核病外，还可以用于（　　）
   A. 高血压　　B. 麻风病
   C. 慢性心功能不全　　D. 心律失常
   E. 以上都不是

【B 型题】

（第 5～8 题备选答案）

A. 异烟肼　　B. 利福平
C. 链霉素　　D. 对氨基水杨酸钠
E. 利血平

5. 哪类用药期间不宜饮酒，因可增加肝损伤（　　）
6. 仅对结核分枝杆菌有作用（　　）
7. 长期应用极易产生耐药性并可导致严重的耳毒性（　　）
8. 用药期间患者的汗液、唾液呈橘黄色（　　）

【X 型题】

9. 抗结核病药的应用原则（　　）
   A. 早期用药　　B. 联合用药
   C. 足量用药　　D. 规律用药
   E. 全程督导
10. 常用的抗结核病药包括（　　）
   A. 异烟肼　　B. 利福平
   C. 吡嗪酰胺　　D. 强心苷
   E. 利多卡因

二、简答题

1. 简述异烟肼和利福平的抗菌作用特点。
2. 异烟肼和利福平各有哪些不良反应。

（邓庆华）

第 32 章

抗寄生虫病药

寄生虫病包括原虫病和蠕虫病，在我国流行的原虫病常见的有疟疾、阿米巴病、滴虫病、贾第虫病等。蠕虫病又以吸虫病、绦虫病和线虫病常见。其中，线虫病又可分为肠道线虫病和组织线虫病。抗寄生虫病药据此可分为抗原虫药和抗蠕虫药。

第 1 节　抗肠蠕虫药

抗肠蠕虫药是一类驱除肠道寄生虫的药物，主要有哌嗪类、咪唑类、嘧啶类及酚类等。哌嗪类应用历史最长，但仅对蛔虫、蛲虫有效；而咪唑类由于具有广谱、低毒、高效等优点，是当前抗肠蠕虫药的主流药物。

阿苯达唑

【体内过程】 阿苯达唑（albendazole）又称肠虫清，口服吸收少而慢，主要在肝、肾、肌肉组织中浓度高。在肝脏转化为其活性形式阿苯达唑亚砜，主要由肾排泄，部分随粪便排出。$t_{1/2}$ 约 8.5 小时。

【药理作用】 本品为广谱高效驱虫药，对多种肠道和组织线虫、部分绦虫和吸虫有杀灭作用。作用机制为：①抑制虫体延胡索酸还原酶，干扰葡萄糖转运，减少 ATP 生成，使虫体麻痹而易于被排出体外；②与虫体内微管蛋白结合，阻止微管形成，使虫体失去运动能力而死亡。

【临床应用】 用于各种肠道寄生虫病。对猪囊尾蚴病（囊虫病）、钩虫病、蛲虫病、绦虫病和粪类圆线虫病疗效优于甲苯达唑，对姜片虫和肺吸虫病也有较好疗效。

【不良反应】 治疗量下很少引起全身性反应，少数可见轻度恶心、呕吐、腹痛、腹泻、头痛、头晕、口干、乏力等。治疗囊虫病时部分患者可出现发热，荨麻疹、精神障碍、惊厥等反应，与囊虫数量、寄生部位及机体反应性有关。孕妇及哺乳期妇女、癫痫患者禁用；严重心、肝、肾功能障碍、消化性溃疡患者慎用。

其他常用驱肠虫药见表 32-1。

表 32-1　其他常用驱肠虫药

药物	药理作用	临床应用及不良反应
甲苯达唑	同阿苯达唑	同阿苯达唑，肠道寄生虫混合感染可作为首选
左旋咪唑	抑制虫体琥珀酸脱氢酶，使虫体麻痹	广谱抗肠虫，但对蛔虫作用较弱。大剂量可致粒细胞减少
哌嗪	导致虫体肌细胞膜超极化，阻断神经-肌肉接头，使虫体麻痹	主要用于蛔虫病，常见消化道反应，严重者可致眼球震颤，共济失调
噻嘧啶	抑制虫体胆碱酯酶，使虫体痉挛性麻痹	广谱抗肠虫药，不良反应轻
氯硝柳胺	抑制虫体细胞内线粒体氧化磷酸化，使能量生成减少，妨碍虫体发育	主要用于各种绦虫感染，对钉螺和血吸虫尾蚴有杀灭作用，可用于防止血吸虫传播，不良反应少见

考点：阿苯达唑的药理作用、临床应用及不良反应，常用驱肠虫药的作用特点

第2节 抗 疟 药

疟疾是人感染疟原虫后引起的一系列临床综合征，以反复发作的周期性寒战、高热为主要特征，伴有明显的肝脾肿大。对人类致病的疟原虫有四种，分别是间日疟、卵形疟、三日疟和恶性疟，在我国流行的主要为间日疟和恶性疟。

案例 32-1

患者，男性，27 岁，约 10 天前感到四肢无力、肌肉酸痛、厌食，伴轻度腹泻。3 天后开始隔日出现一次间歇性寒战伴高热，一般于上午 10 时左右开始，至下午 5 时左右停止。发作时初觉肢端发凉，继之背部、全身，进而全身发抖、牙齿打战，约 30 分钟后体温迅速上升，伴皮肤灼热、口渴。约 3 小时后开始全身大汗，持续 2～3 小时体温恢复正常。热退后倍感疲倦、轻松入睡，醒后正常。1 个月前曾到海南山区旅游。

查体：疲倦貌，T37.5℃，肝肋下 1cm，脾肋下 2cm，腹软，心肺无异常。

实验室检查：血常规示 RBC3.9×10^{12}/L，Hb11.5g/L，WBC9.6×10^9/L，N70%，M15%，血涂片单核细胞中见疟色素颗粒。

问题与思考：1. 根据临床表现可对该患者作何初步诊断？

2. 应采取哪些病因治疗措施？

一、疟原虫的生活史和抗疟药的作用环节

疟原虫的生活史可分为在雌性按蚊体内的有性生殖和人体内的无性生殖两个阶段（图 32-1）。抗疟药通过影响疟原虫生活史的不同阶段而发挥抗疟作用。

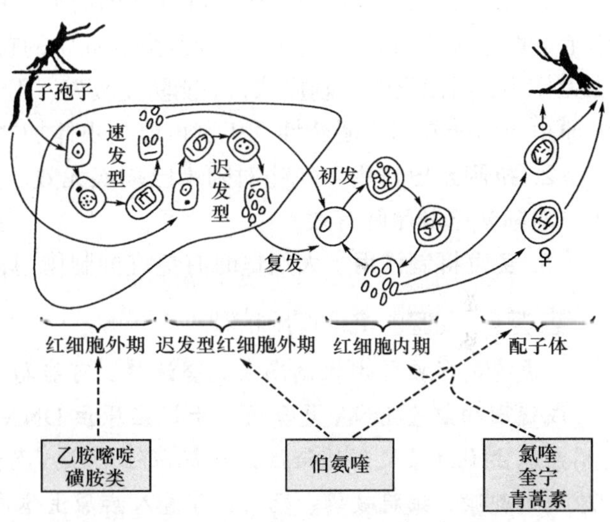

图 32-1 疟原虫的生活史及抗疟药的作用环节

（一）人体内无性生殖阶段

1. 原发性红细胞外期 受感染的按蚊刺吸人血时，将唾液中的子孢子注入人的末梢血管，经 30～40 分钟子孢子抵达肝脏并开始繁殖。子孢子首先在肝细胞内转变为滋养体，后者通过裂体增殖繁殖出大量裂殖体。裂殖体在肝细胞内继续长大，并反复进行核分裂，形成许多裂殖子，直至肝细胞破裂，大量裂殖子被释放入血并开始在红细胞内寄生繁殖。此期无症状，是疟疾的潜伏期。乙胺嘧啶可杀灭处于这一繁殖阶段的疟原虫，因而有病因性预防作用。

2. 继发性红细胞外期 部分子孢子侵入肝细胞后即进入休眠状态，暂不发育，称迟发型子孢子或休眠子。经过数月乃至更长时间的潜伏才进行裂体增殖，大多数抗疟药对这类疟原虫不敏感，因而成为疟疾复发的根源。伯氨喹可杀灭这些疟原虫，具有防止复发的作用。

3. 红细胞内期 入侵红细胞的裂殖子首先发育成滋养体，后者以核分裂的方式又可增殖出大量裂殖子。如此循环增殖，最终大量裂殖子使红细胞破裂，释放出蛋白质碎块及疟原虫代谢产物而引起症状，同时释放出来的裂殖子又侵入其他红细胞开始下一次增殖周期。间日疟和恶性疟裂殖子在红细胞内完成增殖周期约需 48 小时，三日疟约需 72 小时。氯喹、青蒿素等药物可杀灭红细胞内的裂殖子，因而能控制疟疾症状。

（二）按蚊体内有性生殖阶段

疟原虫在红细胞内经过数代增殖后，一部分裂殖子不再进行裂体增殖而是发育成雌、雄配子体，

随蚊虫吸血进入按蚊体内，在胃腔内雌、雄配子体形成雌雄配子而受精，接着发育成合子、动合子，后者继续在胃壁发育成子孢子。子孢子移行至唾液腺，随按蚊刺吸人血而使人感染疟原虫。因而按蚊是疟疾的传播媒介。伯氨喹能杀灭红细胞内的配子体，乙胺嘧啶在人体内虽无杀灭配子体作用，但随血液进入蚊体后，可干扰配子体在按蚊体内的发育，发挥控制疟疾传播和流行的作用。

二、常用抗疟药

（一）主要用于控制症状的药物

氯　喹

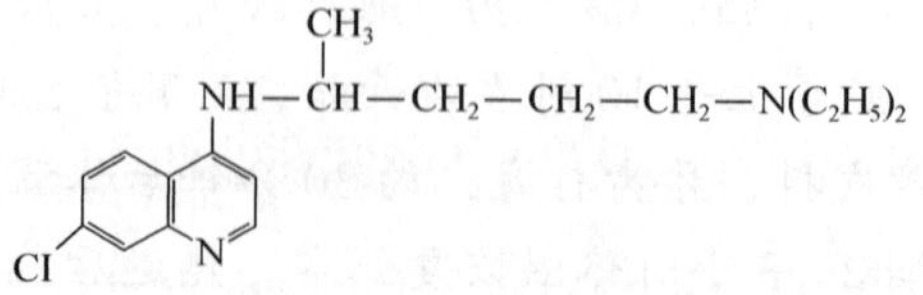

CH_3

$NH—CH—CH_2—CH_2—CH_2—N(C_2H_5)_2$

Cl N

氯喹（chloroquine）又称氯化喹啉（chlorochin），是人工合成的4-氨基喹啉衍生物。

【体内过程】 口服吸收快而完全，$t_{1/2}$约为5天。体内分布广，可透过血脑屏障和胎盘，肝、脾、肾、肺的药物浓度可达血浆浓度的200～700倍；红细胞内浓度是血浆浓度的10～20倍，感染疟原虫的红细胞可达25倍；脑组织浓度也可达血浆浓度的10～30倍。本品主要在肝脏脱乙基代谢，其中脱二乙基产物仍有抗疟活性。原形及代谢产物均由肾排泄，酸化尿液可以促进排泄。

【药理作用及临床应用】

1. 抗疟作用 氯喹对寄生在红细胞内的疟原虫裂殖子有高效的杀灭作用，对间日疟、三日疟和卵形疟的配子体也有杀灭作用，是控制疟疾症状的首选药。对恶性疟配子体无效，对寄生在肝脏的疟原虫无作用，因而只能控制症状，不能防止复发。用于抗疟治疗时须与伯氨喹合用才能达到根治的效果。疟原虫对氯喹易形成耐药性，机制可能与虫体加速药物的外排有关。

2. 抗阿米巴作用 氯喹对阿米巴痢疾无效。但由于它在肝组织内分布的浓度比血药浓度高数百倍，对阿米巴肝脓肿有效。

3. 免疫抑制作用 大剂量时有免疫抑制作用，偶用于类风湿、系统性红斑狼疮等自身免疫性疾病。

链接 氯喹的抗疟作用机制

氯喹的抗疟作用机制尚未完全清楚，可能与以下因素有关：①插入疟原虫DNA的双螺旋结构，形成稳固的氯喹-DNA复合物，干扰疟原虫DNA复制和RNA转录，从而抑制其分裂、增殖；②抑制疟原虫血红素聚合酶活性，干扰血红素往疟色素的转化，使血红素在疟原虫细胞内堆积，溶解疟原虫细胞膜，细胞破裂、死亡；③进入疟原虫体内，升高疟原虫食泡内pH，降低其分解利用血红蛋白能力。

【不良反应】 治疗量时不良反应少见，可见头痛、头晕、耳鸣、烦燥、恶心、呕吐、皮肤瘙痒等。大剂量时可损伤视网膜和角膜引起视物模糊，还可导致肝、肾损伤。静脉注射过快还可产生心脏毒性，引起心律失常、心力衰竭等。G-6-PD缺乏者可引起溶血。

奎　宁

奎宁（quinine）又称金鸡纳霜（chinine），是从金鸡纳树皮中提取获得的生物碱，为奎尼丁的左旋体，是最早应用的抗疟药。

【药理作用及临床应用】 奎宁对红细胞内期的裂殖子有杀灭作用，对间日疟、三日疟的配子体也有作用，对恶性疟配子体、肝脏内疟原虫则无作用。作用机制与氯喹类似，但因毒性作用大，仅用于耐氯喹的恶性疟，特别是脑型疟的治疗。

【不良反应】

1. 金鸡纳反应 治疗量即引起恶心、呕吐、腹痛、腹泻、头痛、眩晕、耳鸣、视物模糊、听力下降等反应。停药后可消失。

2. 心血管反应　用药过量或静脉滴注过快时可对心血管系统产生抑制作用，引起血压下降，心率减慢，严重者导致致死性心律失常。

3. 其他　可刺激胰岛 B 细胞释放胰岛素，引起低血糖；G-6-PD 患者易发生溶血现象；对妊娠子宫有兴奋作用，孕妇禁用。偶见皮疹、瘙痒、哮喘等过敏反应。

青　蒿　素

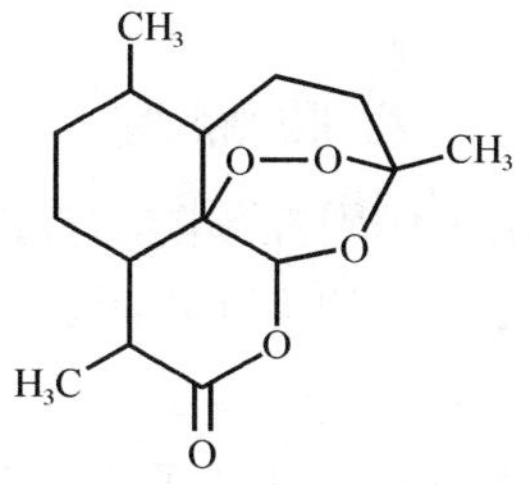

青蒿素（artemisinin）是 1971 年我国学者从黄花蒿中提取的一种新型抗疟药，基本结构为带过氧化基团的倍半萜内酯。

【体内过程】　口服吸收迅速，t_{max} 为 0.5～1 小时，组织分布以肠、肝、肾较高，易通过血脑屏障，红细胞内药物浓度低于血浆浓度。主要在肝脏代谢，由肾和肠道排泄，$t_{1/2}$ 约 4 小时。

【药理作用及临床应用】　青蒿素对各型疟原虫红细胞内期有快速、高效的杀灭作用，作用强于氯喹和奎宁，对红细胞外的疟原虫无作用。作用机制尚未明确，可能与破坏疟原虫膜结构、干扰线粒体功能有关。用于间日疟和恶性疟治疗，与氯喹无交叉耐药性，对脑型疟有良好的抢救效果。因体内作用时间短，单独使用复发率高于氯喹。

【不良反应】　治疗量不良反应少见，少数患者出现轻度恶心、呕吐、腹泻等。可能存在胚胎毒性，孕妇禁用。

考点：氯喹、青蒿素和奎宁的作用、临床应用及不良反应

蒿　甲　醚

蒿甲醚（artemether）为青蒿素的脂溶性衍生物，抗疟作用同青蒿素，但活性是青蒿素的 10～20 倍，临床主要用于恶性疟的抢救。

咯　萘　啶

咯萘啶（pyronaridine）对红细胞内期疟原虫有杀灭作用，机制与破坏疟原虫膜结构和食泡结构有关。临床用于各型疟疾的治疗。口服后少数患者可有腹部不适或轻度腹泻，肌内注射可有头晕，肝、肾功能不全者慎用。

（二）主要用于控制复发和传播的药物

伯　氨　喹

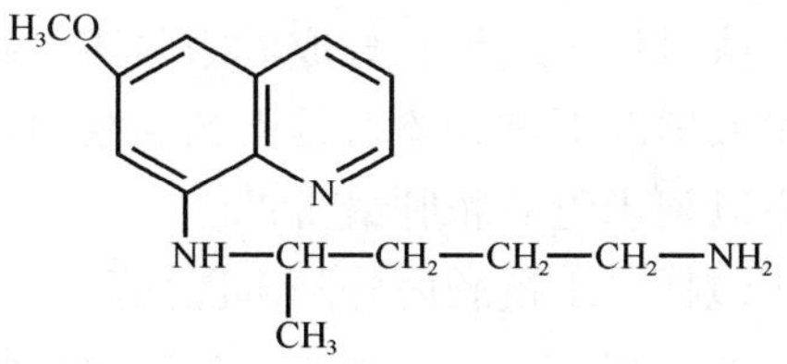

伯氨喹（primaquine）又称伯喹，是人工合成的 8-氨基喹啉类衍生物。

【体内过程】　口服吸收快，t_{max} 约为 1 小时，生物利用度可达 96%，肝脏分布最多，其次为肺、脑、心脏。主要在肝脏代谢，代谢产物仍有活性，$t_{1/2}$ 为 3～6 小时。

【药理作用及临床应用】

1. 控制疟疾复发　伯氨喹对肝脏寄生的疟原虫休眠子有杀灭作用，与控制症状药物合用可达到根

治疟疾的目的。虽对部分原发性红外期疟原虫也有作用，但用量已接近极量，故不用于病因预防。

2. 控制疟疾传播 对寄生在红细胞内的疟原虫配子体有选择性杀灭作用，清除患者血液中的配子体而切断疟疾的传染源，起到控制传播的作用。

【不良反应】 毒性较其他抗疟药大，治疗量可见头晕、恶心、呕吐、腹痛等，少数出现轻度贫血、发绀、白细胞增多。日剂量超过60mg时上述症状加重，同时可产生高铁血红蛋白血症。G-6-PD缺乏者易发生溶血现象。孕妇禁用，肝、肾功能障碍以及糖尿病、血液系统疾病者慎用。

（三）主要用于病因性预防的药物

乙胺嘧啶

乙胺嘧啶（pyrimethamine）是目前用于病因性预防的首选药。

【体内过程】 口服吸收缓慢且完全，t_{max}约为4小时，主要分布在肺、肝、肾、脾等组织，经肝脏代谢后由肾脏排泄，$t_{1/2}$约90小时。

【药理作用及临床应用】 乙胺嘧啶选择性作用于原发性红细胞外期疟原虫，抑制疟原虫二氢叶酸还原酶活性，干扰其核酸合成而阻止疟原虫核分裂，从而抑制原发性红细胞外期疟原虫增殖，每周口服一次25mg即可实现对疟疾的病因预防，与磺胺或TMP合用可提高疗效，并延缓耐药性形成。对红细胞内配子体无作用，但在按蚊体内可干扰配子体发育，与伯氨喹合用对控制疟疾传播有协同作用。

【不良反应】 治疗量偶见皮疹，大剂量长期使用可引起巨幼红细胞性贫血和白细胞减少，停药后可恢复，使用甲酰四氢叶酸可纠正。成人一次口服150mg，儿童50mg以上可引起中毒，出现头痛、头晕、恶心、呕吐，严重者产生抽搐、昏迷甚至死亡。此时应及时催吐、洗胃，大量饮用10%葡萄糖水或萝卜汁，并给予输液及利尿，有抽搐、惊厥者可静脉注射硫喷妥钠。

链 接 疟疾的预防

疟疾流行于北纬60° 至南纬30° 、海拔369～2771m地区，我国除青藏高原外均有分布，其中北纬25° 以南为高疟区，特别是温湿丛林地带。乙胺嘧啶是病因性预防的首选药。一般针对进入疫区的外来人员，可于进入疫区前两周开始服用，每次口服乙胺嘧啶片6.25mg×4片，每周一次，连续服用至离开疫区后6～8周。

考点：伯氨喹、乙胺嘧啶的药理作用和临床应用

第3节 抗阿米巴病和抗滴虫病药

一、抗阿米巴病药

阿米巴病是由溶组织内阿米巴原虫感染引起的传染病。阿米巴原虫有包囊、小滋养体、大滋养体三个发育阶段。其中包囊为感染阶段，大滋养体在感染部位释放组织溶解酶，破坏组织细胞而致病。经口摄入是人感染阿米巴原虫的主要途径，部分感染者无症状，但可随粪便排出包囊，是阿米巴病的传染源。人体免疫力下降时小滋养体可侵入组织发育成大滋养体而致病。大多数阿米巴病的病变部位在结肠黏膜，引起阿米巴痢疾，少数情况下滋养体可侵入肠系膜血管或淋巴管移行至肝脏，甚至肺、脑等脏器引起肠外阿米巴病，其中以阿米巴肝脓肿最常见。

目前临床使用的抗阿米巴病药包括：①抗肠内外阿米巴病药，如甲硝唑；②抗肠内阿米巴病药，如喹碘方；③抗肠外阿米巴病药，如氯喹；④杀包囊药，如二氯尼特等。临床治疗时往往需各类药物联合使用，才能使阿米巴病得到根治。

案例32-2

患者，男性，5岁，3天前开始下腹疼痛，伴低热和腹泻。腹泻每天10余次，量少、稀软，伴里急后重。2天内先后口服呋喃唑酮、静脉滴注头孢噻肟钠，但病情无好转。昨天，患者出现大便

带血，呈暗红色，犹如果酱，恶臭。查体：T38.5℃，呼吸18次/分，心率80次/分，体重25kg。腹软，下腹压痛，无反跳痛。肝脾无肿大和压痛。实验室检查：大便镜检找到阿米巴滋养体。诊断：阿米巴痢疾。

问题与思考：如何对阿米巴痢疾进行病因治疗？

甲 硝 唑

【体内过程】 甲硝唑（metronidazole）又称灭滴灵，口服吸收迅速完全，生物利用度90%～100%。体内广泛分布，可通过血脑屏障和胎盘，一次给药有效血药浓度可维持12小时。主要在肝脏代谢，80%以上代谢产物由肾排泄，少数随粪便排泄，唾液、乳汁、阴道分泌物也参与排泄。$t_{1/2}$为8～10小时。

【药理作用及临床应用】

1. 抗阿米巴作用 甲硝唑对肠内、肠外阿米巴滋养体有强大的杀灭作用，是治疗阿米巴痢疾和肠外阿米巴病的首选药。由于药物可吸收，肠腔内难以达到杀灭滋养体的有效浓度，且对包囊无作用，因此单独用药易复发。抗阿米巴痢疾时需与杀包囊药合用，抗肠外阿米巴病时需与抗肠内阿米巴病药及杀包囊药合用才能根治。

2. 抗滴虫作用 对阴道毛滴虫有直接杀灭作用。口服后在阴道分泌物、精液和尿液中均可达到有效浓度，对男、女泌尿生殖道滴虫感染均有效，是抗滴虫治疗的首选药。但抗滴虫病时需夫妻同时用药才能根治。

3. 抗厌氧菌作用 对革兰氏阳性、革兰氏阴性厌氧杆菌和球菌均有高度活性，且耐药性低，对脆弱类杆菌尤为敏感，是厌氧菌感染的首选药。临床用于厌氧菌所致的各种感染如盆腔炎、败血症、骨髓炎等。

4. 抗贾第鞭毛虫作用 是目前抗贾第鞭毛虫感染最有效的药物，治愈率在90%以上。

甲硝唑还是抗幽门螺杆菌的有效药物，也用于治疗红斑狼疮和龙线虫病。

【不良反应】 常与剂量有关，可见头痛、恶心、呕吐、腹泻、口腔金属味、舌炎等。少数患者出现瘙痒，皮疹、荨麻疹、白细胞减少等过敏反应。可诱发癫痫，饮酒后易致乙醛中毒，长期大剂量有致癌、致畸作用。癫痫患者和孕妇禁用，用药期间宜忌酒。

考点：甲硝唑的药理作用、临床应用及不良反应

替 硝 唑

替硝唑（tinidazole）与甲硝唑相比，其半衰期较长（12～24 小时）。口服一次，有效血药浓度可维持 72 小时。每日 50～60mg/kg，3～5 天一疗程，对阿米巴痢疾和肠外阿米巴病的疗效与甲硝唑相当而毒性略低，也可用于阴道滴虫病。

同类药物还有奥硝唑（ornidazole）等，药理作用与甲硝唑相似。

考点：替硝唑的临床应用

依 米 丁

依米丁（emetine）又称吐根碱，为茜草科吐根属植物提取的异喹啉生物碱，对肠内外阿米巴滋养体有杀灭作用，机制为阻碍蛋白质合成，干扰滋养体的繁殖分裂。因对心肌有严重毒性，毒性较大，仅用于甲硝唑无效或禁用的阿米巴病。

去氢依米丁（dehydroemetine）为依米丁的衍生物，作用与依米丁相似，但毒性略小。

喹 碘 方

喹碘方（chiniofon）口服吸收甚少，在肠腔内形成较高药物浓度，直接抑制阿米巴滋养体酶活性，同时释放的碘干扰阿米巴原虫共生菌繁殖而抑制阿米巴滋养体的分裂繁殖。临床用于阿米巴带虫者或慢性阿米巴痢疾，急性阿米巴痢疾需与甲硝唑合用。

治疗剂量时不良反应少，可见恶心、呕吐、腹痛、腹泻等消化道反应，少数可出现碘过敏反应，

如发热、皮疹、腮腺肿痛等。碘过敏、甲状腺肿大、严重肝、肾功能不良者禁用。

同类药物还有双碘喹啉（di-iodohydoxyquinoline）、氯碘羟喹（clioquinol）等，作用同喹碘方，但因毒性较大，现已少用。

二氯尼特（diloxanide）

二氯尼特为二氯乙酰胺类衍生物。口服后在肠道水解成二氯乙酰-4-羟基-*N*-甲基苯胺和呋喃甲酸被吸收，未吸收部分对阿米巴包囊有杀灭作用，为无症状包囊携带者的首选药物。对肠外阿米巴原虫无作用。单独用于阿米巴痢疾疗效差，常与其他抗阿米巴病药合用，有根治效果。该药不良反应较轻，常见胃肠胀气，偶见呕吐、腹泻、瘙痒、荨麻疹等。

二、抗滴虫病药

抗滴虫病药主要用于阴道毛滴虫引起的阴道炎、尿道炎和前列腺炎，口服甲硝唑是首选的治疗方法，也可用其他同类药物如替硝唑、奥硝唑等。

乙胺胂胺（acetarsol）

乙胺胂胺为五价有机胂的衍生物，具有抗肠腔阿米巴原虫和抗滴虫作用。口服毒性大，对胃肠道刺激性大，对心、肝、肾有毒性，因而只作阴道内给药用于滴虫性阴道炎。局部应用时也有刺激作用，可使阴道分泌物增加。

第 4 节　抗血吸虫病和抗丝虫病药

一、抗血吸虫病药

人体血吸虫有日本血吸虫、埃及血吸虫、曼氏血吸虫、间插血吸虫、湄公血吸虫和马来血吸虫等六种，其中，在我国流行的主要是日本血吸虫。血吸虫的终宿主为哺乳动物，中间宿主为淡水螺类，在我国主要为钉螺，分布于长江流域，按地理特点可分为水网、山丘、湖沼三种类型。血吸虫病严重危害人类健康，药物治疗是防治该病的重要措施。

链 接　血吸虫的生活史

血吸虫的生活史经历了卵、毛蚴、母胞蚴、子胞蚴、尾蚴、童虫和成虫等阶段。虫卵落入清水后孵出毛蚴，毛蚴在水中侵入钉螺螺体软组织，经母胞蚴、子胞蚴过程发育成尾蚴。尾蚴遇到宿主即钻入表皮，发育为童虫。童虫可穿入静脉或淋巴管分布到全身。进入肠系膜静脉的童虫雌雄合抱，逐渐发育成熟，交配产卵。血吸虫的致病力主要来自虫卵。虫卵被输送到肝脏形成虫卵肉芽肿，肝内虫卵不断沉积，肉芽肿不断形成，逐渐导致肝纤维化，最终形成肝硬化。

吡 喹 酮

【体内过程】 吡喹酮（praziquantel）口服吸收迅速，但首过消除大。主要在肝脏代谢，由肾排泄，少数可经胆汁排泄。$t_{1/2}$ 为 4～6 小时。

【药理作用】 吡喹酮为吡嗪异喹啉的衍生物，有广谱抗寄生虫作用。对血吸虫成虫有强大杀灭作用，对童虫也有作用，但较弱。对其他吸虫、绦虫、囊虫、包虫也有杀灭作用。

【作用机制】 作用机制尚未完全明确，可能与以下因素有关：①促进虫体钙内流，使虫体痉挛麻痹，失去吸附能力；②降低虫体皮层碱性磷酸酶活性，干扰虫体对葡萄糖的摄取利用；③破坏虫体表膜结构，使抗原暴露而易被机体体液免疫机制杀灭。

【临床应用】 对急性血吸虫病疗效好，对慢性血吸虫病早、中期可阻止或延缓肝纤维化的发展，但对晚期血吸虫病的肝硬化、门脉高压症无效。也可用于肠绦虫病、囊虫病的治疗。

【不良反应】 治疗肠道吸虫病和绦虫病时剂量小，不良反应少。用于血吸虫病时剂量大，不良反应增多，可见恶心、呕吐、腹痛、腹泻、便血、头昏、头痛、关节疼、乏力、失眠、嗜睡、发热等。

用于囊虫病时不良反应严重，可因异种蛋白释放引起发热、荨麻疹，甚至过敏性休克等反应。

考点：吡喹酮的药理作用、临床应用及主要不良反应

二、抗丝虫病药

乙 胺 嗪

乙胺嗪（diethylcarbamazine）又称海群生，口服吸收迅速，约 50%在肝脏代谢，其余以原形从肾排泄，$t_{1/2}$ 为 2～10 小时。碱化尿液可延缓其排泄，$t_{1/2}$ 延长，作用与毒性均增强。对各种微丝蚴及成虫均有杀灭作用，作用机制可能是使微丝蚴迅速"肝移"，并破坏虫体表膜，在肝脏由吞噬细胞杀灭。

乙胺嗪是最早，也是目前最常用的抗丝虫病药，可使血液中微生蚴迅速减少或完全消失，对马来丝虫疗效优于班氏丝虫。不良反应主要与虫体死亡后释放的异种蛋白引起过敏反应有关，可见发热、肌肉关节酸痛、皮疹、瘙痒、淋巴管炎及淋巴结肿大等，个别出现喉头水肿、支气管痉挛。严重程度与药物剂量和体内虫体数量相关。

自测题

一、选择题

【A 型题】

1. 关于氯喹的描述错误的是（　　）
   A. 红细胞、肝脏、脑脊液浓度远高于血药浓度
   B. 主要杀灭红细胞内期裂殖子
   C. 主要杀灭肝脏内疟原虫
   D. 是控制疟疾发作的首选药
   E. 大剂量可损伤视网膜
2. 以下对心脏毒性大的抗疟药是（　　）
   A. 氯喹　B. 奎宁
   C. 青蒿素　D. 伯氨喹
   E. 乙胺嘧啶
3. 以下对阿米巴原虫包囊有杀灭作用的药物是（　　）
   A. 甲硝唑　B. 喹碘方
   C. 氯喹　D. 二氯尼特
   E. 依米丁
4. 关于吡喹酮描述正确的是（　　）
   A. 杀血吸虫童虫作用强
   B. 杀血吸虫成虫作用强
   C. 对绦虫、囊虫无作用
   D. 对晚期血吸虫病疗效好
   E. 抗血吸虫治疗时不良反应少
5. 关于阿苯达唑描述错误的是（　　）
   A. 肝脏代谢产物是其活性成分
   B. 具有广谱抗肠虫作用
   C. 作用机制为直接杀死虫体
   D. 疗效优于甲苯达唑
   E. 治疗囊虫病时可产生较严重不良反应

【B 型题】

（第 6～10 题备选答案）

A. 控制疟疾症状　B. 防止疟疾复发
C. 预防疟疾发作　D. 对恶性疟疗效好
E. 可导致金鸡纳反应

6. 氯喹（　　）
7. 伯氨喹（　　）
8. 乙胺嘧啶（　　）
9. 青蒿素（　　）
10. 奎宁（　　）

【X 型题】

11. 甲硝唑的作用有（　　）
    A. 抗阿米巴　B. 抗厌氧菌
    C. 抗滴虫　D. 抗甲第鞭毛虫
    E. 抗幽门螺杆菌
12. 能使虫体麻痹的抗肠虫药有（　　）
    A. 阿苯达唑　B. 甲苯达唑
    C. 哌嗪　D. 噻嘧啶
    E. 氯硝柳胺

二、简答题

1. 控制疟疾急性发作、根治间日疟及预防疟疾各选何药？为什么？
2. 试比较哌嗪、左旋咪唑、甲苯达唑及阿苯达唑的抗虫谱及作用机制。

（苏　岚）

第 33 章

抗恶性肿瘤药

恶性肿瘤是指组织中幼稚细胞异常增生引起的临床综合征，是严重威胁人类健康的常见病、多发病，全球每年死于恶性肿瘤的人数居各类疾病的第二位。恶性肿瘤的治疗手段包括药物治疗、放射治疗、手术治疗等，其中药物治疗一直是最活跃的研究领域。本章主要讨论抗恶性肿瘤的化学治疗药。

第 1 节　抗恶性肿瘤药的药理学基础

一、恶性肿瘤细胞的增殖周期

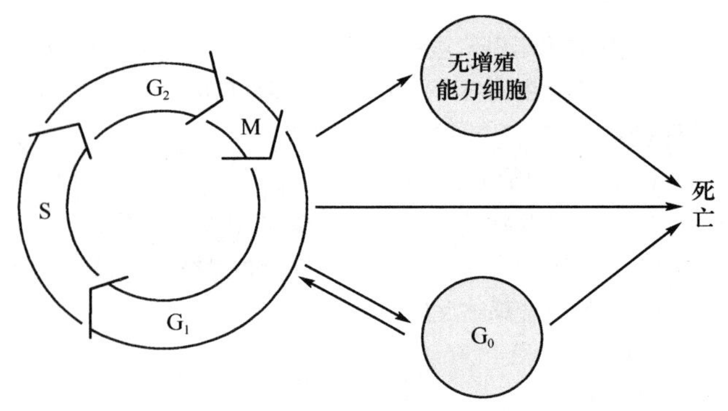

图 33-1　细胞增殖周期示意图

按照生长繁殖的特点，恶性肿瘤细胞可分为增殖、静止和无增殖能力三种细胞群（图 33-1）。

1. 增殖细胞群　指处在指数分裂增殖阶段的肿瘤细胞，恶性肿瘤产生的病理变化和临床过程即由这类细胞引起。这类细胞占全部肿瘤细胞的比率称肿瘤的生长比率（growth fraction，GF），GF 值越大，肿瘤生长速度越快，对药物也越敏感。肿瘤细胞的增殖周期指细胞从一次分裂结束起至下一次分裂完成时止。所有肿瘤细胞都有着相似的周期过程，可分为四个时期。

（1）DNA 合成前期（G_1 期）：指细胞一次分裂终了到开始合成 DNA 之前的阶段，约占增殖周期的 1/2。

（2）DNA 合成期（S 期）：指细胞主要进行 DNA 合成的代谢阶段，同时也合成 RNA 和蛋白质，约占增殖周期的 1/4。

（3）DNA 合成后期（G_2 期）：指细胞 DNA 合成后的一段时期，RNA 和蛋白质合成继续进行，为有丝分裂作准备。此期约占增殖周期的 1/5。

（4）有丝分裂期（M 期）：指含有 2 倍 DNA 的肿瘤细胞分裂成两个子细胞的阶段，约占增殖周期的 1/20。

2. 静止细胞群（G_0 期）　这类细胞暂不分裂，但随时可以进入到 G_1 期开始分裂增殖。G_0 期细胞对大多数抗肿瘤药物不敏感，在增殖期细胞被药物杀灭后，这类细胞即进入到增殖周期，成为肿瘤复发的根源。

3. 无增殖能力细胞群　这类细胞像正常细胞那样分化成熟、衰老死亡，不对组织造成破坏，也无临床意义。

二、抗恶性肿瘤药的分类

（一）按作用机制分类

1. 干扰核酸生物合成的药物　又称抗代谢药。主要干扰肿瘤细胞嘌呤和嘧啶合成的不同环节，从而抑制 DNA 的合成。该类药物又可分为以下几类。①抗嘌呤药：抑制嘌呤核酸的合成，如巯嘌呤；②抗嘧啶药：抑制胸腺嘧啶的合成，如氟尿嘧啶；③抗叶酸药：抑制二氢叶酸还原酶，如甲氨蝶呤；

④核苷酸还原酶抑制药：如羟基脲；⑤DNA 多聚酶抑制药：如阿糖胞苷。

2. 破坏 DNA 结构和功能的药物 有些药物可与肿瘤细胞 DNA 形成交联，如烷化剂、金属铂等；有些药物可抑制 DNA 拓扑异构酶，如博来霉素、依托泊苷等。

3. 干扰 RNA 转录的药物 药物可嵌入 DNA 碱基对之间，阻止 mRNA 的形成，如多柔比星、放线菌素 D 等。

4. 干扰蛋白质合成与功能的药物 药物可抑制微管蛋白活性而干扰其聚合功能，如长春碱类和紫杉醇，也可干扰核糖体功能如三尖杉酯碱，L-天冬酰胺酶则可干扰氨基酸的供应。

5. 影响激素平衡的药物 主要有糖皮质激素类、性激素类及性激素拮抗物等。对某些激素依赖性肿瘤有作用。

6. 靶向抗肿瘤药物 有些药物能抑制肿瘤血管生长，如利妥昔单抗、曲妥珠单抗；有些药物能抑制蛋白激酶及其介导的信号通路，如吉非替尼、埃克替尼。

抗恶性肿瘤药物的作用机制见图 33-2。

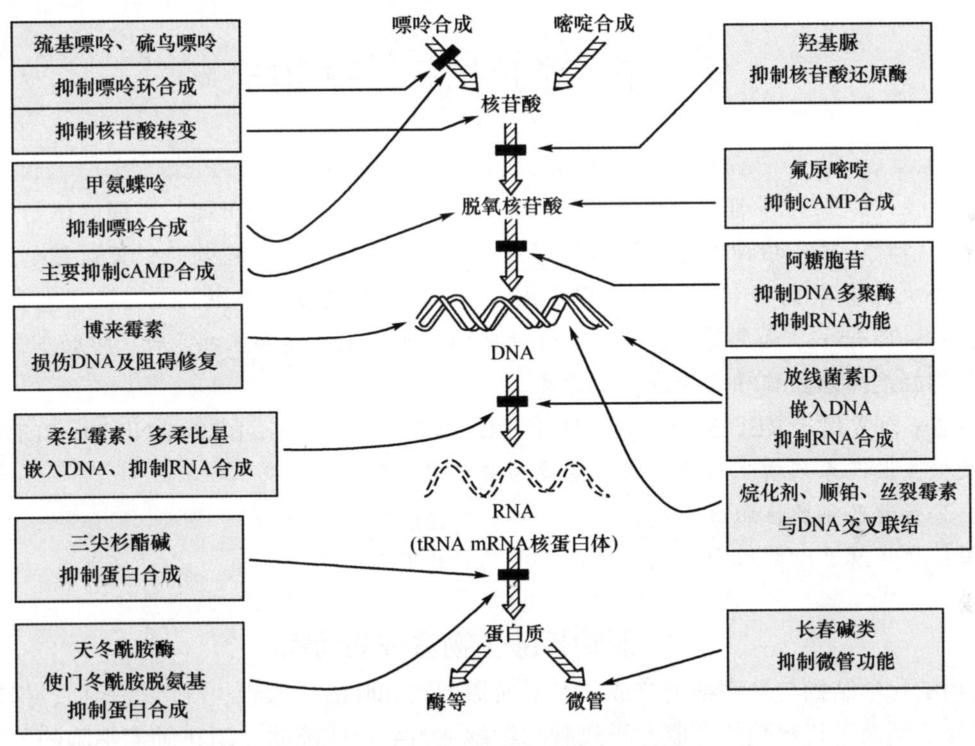

图 33-2 抗恶性肿瘤药的作用机制

（二）按药物来源和化学结构分类

1. 烷化剂 包括氮芥类、乙烯亚胺类、甲烷磺酸酯类等药物。

2. 抗代谢药 如叶酸、嘧啶、嘌呤类似物。

3. 抗肿瘤抗生素 如蒽环类抗生素、丝裂霉素、博来霉素、放线菌素类等。

4. 植物生物碱类 如长春碱类、喜树碱类、紫杉醇类、三尖杉酯碱、鬼臼毒素生物碱等。

5. 激素类 如糖皮质激素、性激素及拮抗药。

6. 分子靶向药物 如小分子蛋白激酶抑制剂、单克隆抗体等。

7. 其他 铂类配合物如顺铂、卡铂，以及酶类如天冬酰胺酶等。

（三）按药物作用对细胞周期选择性分类

1. 细胞周期非特异性药物 这类药物对肿瘤细胞增殖的各个阶段均有杀伤作用，如烷化剂类、抗肿瘤抗生素类、铂类配合物及酶类等。

2. 细胞周期特异性药物 这类药物选择性作用于肿瘤细胞增殖过程的某一阶段而杀伤肿瘤细胞，

如抗代谢药抑制核酸合成，对 DNA 合成旺盛的 S 期肿瘤细胞作用强；长春碱类、紫杉醇干扰微管蛋白的合成与功能而抑制肿瘤细胞有丝分裂，属 M 期周期特异性药物。

链接 肿瘤细胞诱导分化剂——亚砷酸（As_2O_3）

亚砷酸是从砒霜中分离得到的化学纯品三氧化二砷，哈尔滨医科大学第一附属医院 1992 年起单用亚砷酸治疗急性粒细胞性白血病（APL），完全缓解率达 65%。

在对白血病的研究中发现，95%APL 患者存在 t（15：17）染色体易位，产生早幼粒白血病-维 A 酸 α 受体（PML-RAR_α）融合蛋白。PML 由 15 号染色体上的基因编码，RAR_α 由 17 号染色体上的基因编码，研究表明该融合蛋白可阻止粒细胞分化，激发白血病。亚砷酸可诱导 PML-RAR_α 融合蛋白降解，从而介导早幼粒细胞完全分化和凋亡。除最早用于 APL 治疗外，亚砷酸还被推广用于肝癌、肺癌、多发性骨髓瘤及胃癌的治疗。

考点：抗恶性肿瘤药的作用机制及其分类

第 2 节　常用抗恶性肿瘤药

案例 33-1

患者，男性，5 岁，1 个月前出现不明原因发热，一般于午后开始低热，夜间睡眠后逐渐降至正常，伴乏力，食欲下降，精神萎靡。使用青霉素、对乙酰氨基酚不能控制。5 天前晨起漱口时发现牙龈渗血，每次持续约 10 分钟，并于左前臂和右大腿内侧发现青紫瘀斑。

体格检查：T38.5℃，面色苍白，双侧颈部淋巴结肿大，无粘连和压痛。肝、脾肋下三指，质软，无压痛，胸骨轻度压痛。肺呼吸音清，心律齐。

辅助检查：血常规示 RBC 3×10^{12}/L，Hb10g/L，WBC 6×10^{10}/L，L0.90，N0.10，PLT60$\times10^9$/L。骨髓涂片镜检：淋巴系列增生极度活跃，主要为淋巴母细胞。

诊断：急性淋巴细胞性白血病。

问题与思考：急性淋巴细胞性白血病可选用哪些药物进行治疗？

一、影响核酸生物合成的药物

此类药物的化学结构与肿瘤细胞合成 DNA 所需原料如叶酸、嘌呤、嘧啶等相似，抑制肿瘤细胞的各种核酸合成酶而干扰核酸的合成，导致肿瘤细胞 DNA 合成障碍，阻止肿瘤细胞的分裂增殖，又称抗代谢药。该类药物对处于 S 期的肿瘤细胞选择性强，属周期特异性药物。

甲氨蝶呤

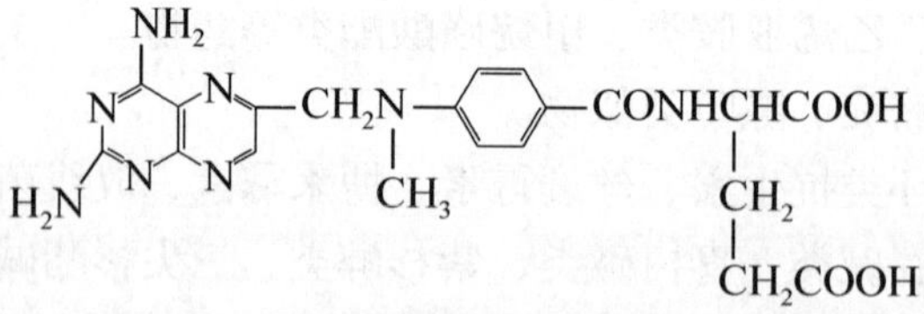

NH_2　N　N　$-CH_2N-$　$-CONHCHCOOH$　H_2N　N　N　CH_3　CH_2　CH_2COOH

【体内过程】 甲氨蝶呤（methotrexate，MTX）又称氨甲蝶呤，剂量＜25mg/m^{2}时口服吸收良好，但超过这一剂量时口服吸收不完全，故常静脉注射给药。主要以原形经肾排泄，但若反复大剂量给药则肝脏代谢产物增多，其中 7-羟基-MTX 有肾毒性。

【药理作用】 甲氨蝶呤结构与二氢叶酸相似，对肿瘤细胞二氢叶酸还原酶有强大而持久的抑制作用，阻碍二氢叶酸还原成四氢叶酸，导致尿嘧啶核苷酸（dUMP）不能甲基化形成脱氧胸苷酸（dTMP），从而抑制 DNA 合成。MTX 选择性作用于 S 期。

【临床应用】 主要用于儿童急性白血病，也可用于绒毛膜上皮癌、恶性葡萄胎和头颈部癌症等，与多柔比星、环磷酰胺等合用可以提高疗效。

【不良反应】

1. **消化道黏膜毒性反应**　可致口腔和胃肠道黏膜损害，严重时可发生便血。

2. **骨髓抑制**　主要表现为粒细胞减少，严重时可出现全血抑制。

3. **其他**　可见脱发、皮炎、间质性肺炎、生殖毒性及致畸等。长期大量用药可致肝、肾损害。甲酰四氢叶酸可以拮抗 MTX 的大多数毒性反应，但不能逆转肾毒性。

氟尿嘧啶

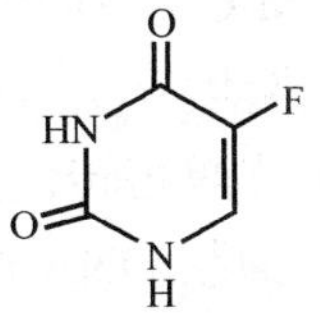

【体内过程】　氟尿嘧啶（fluorouracil）又称 5-氟尿嘧啶（5-FU），口服吸收不规则且难以预测，一般采用静脉注射或滴注给药。入血后迅速分布全身，易进入脑脊液，肿瘤组织中浓度高。代谢降解可在多种组织中进行，尤其是肝脏，中间产物 5-氟尿嘧啶脱氧核苷酸（5-FdUMP）是其活性形式。

【药理作用】　氟尿嘧啶须在体内经核糖基化和磷酰化等生物转化后才具有细胞毒性作用，其中的 5-FdUMP 可与肿瘤细胞脱氧胸苷酸合成酶形成共价键结合，阻止脱氧尿苷酸（dUMP）甲基化转变为脱氧胸苷酸（dTMP），导致 DNA 合成受阻。此外，5-FU 在体内转化为 5-氟尿嘧啶核苷（5-FUR），然后以伪代谢物形式掺入 RNA 和 DNA 中，影响 RNA 和蛋白质的合成。主要作用于 S 期，但对其他各期细胞也有一定作用。

【临床应用】　抗瘤谱较广，主要用于乳腺癌和胃肠道恶性肿瘤手术后的辅助治疗；也用于食管癌、胃癌、肠癌、乳腺癌、胰腺癌、肝癌及泌尿系统恶性肿瘤非手术时的姑息疗法。对卵巢癌、宫颈癌、绒毛膜上皮癌等也有一定疗效。

【不良反应】　对胃肠道和骨髓的毒性作用较严重，可致严重腹泻、消化道出血、全血细胞减少。也可出现脱发、皮炎或皮肤色素沉着、共济失调、结膜炎、心肌缺血和黄疸等。

巯嘌呤

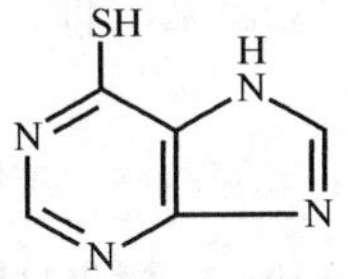

【体内过程】　巯嘌呤（mercaptopurine，6-MP）口服吸收不完全且首过消除明显，主要在肝脏被黄嘌呤氧化酶代谢转化为 6-硫尿酸或甲基化成为 6-甲基巯嘌呤，后者进一步脱硫后与磷酸盐结合，然后经肾排泄。

【药理作用】　6-MP 在体内经次黄嘌呤核苷焦磷酸酶催化，转化为硫代肌苷酸，后者可阻止肌苷酸的形成及抑制肌苷酸转变为腺苷酸和鸟苷酸，从而抑制 DNA、RNA 的合成。此外少量 6-MP 还可直接掺入 DNA 形成硫鸟嘌呤脱氧核糖核苷酸。主要用于 S 期，对其他各期细胞也有一定的作用。

【临床应用】　主要用于治疗白血病，特别是儿童淋巴细胞性白血病。对绒毛膜上皮癌和恶性葡萄胎也有一定疗效。

【不良反应】　主要为骨髓抑制，表现为白细胞和血小板下降，严重者可有全血象抑制。消化道反应常见厌食、恶心和呕吐，儿童易发生。成人可因胆汁淤滞或肝坏死而出现黄疸，停药后可消失。其他可见脱发、高尿酸血症、致畸等。

阿糖胞苷

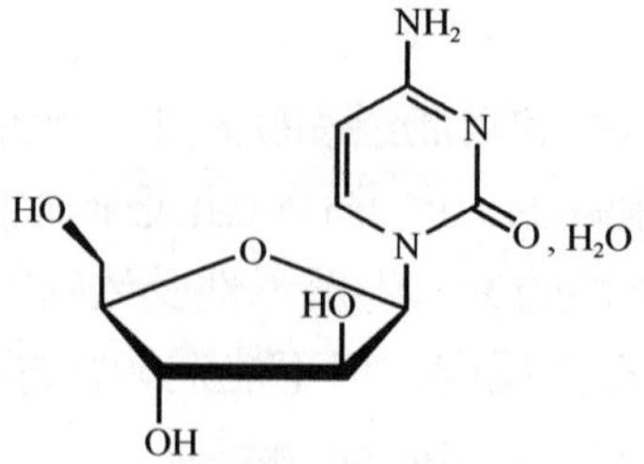

【体内过程】 阿糖胞苷（cytarabine，Ara-C）口服约80%在胃肠道降解，常静脉注射给药。主要在肝脏去氨基成为无活性的阿糖鸟苷，由肾排泄。

【药理作用】 Ara-C在体内先经脱氧胞苷激酶转化为5′-磷酸核苷酸（AraCMP），后者进一步代谢为三磷酸胞苷（AraCTP），AraCTP可强烈抑制DNA的合成。过去认为这是抑制DNA多聚酶的结果，后来研究显示AraCTP可掺入DNA结构阻止DNA链延长。此外发现Ara-C还有降低DNA的模板功能和诱导肿瘤细胞分化的作用。

【临床应用】 主要用于治疗成人急性粒细胞性白血病或单核细胞白血病。对成人急性非淋巴细胞性白血病与蒽环类抗生素合用完全缓解率可达50%。

【不良反应】 主要为骨髓抑制，给药过快时易发生恶心、呕吐，还可见口腔溃疡、血栓性静脉炎和肝脏毒性等。

羟基脲

【体内过程】 羟基脲（hydroxycarbamide，HU）口服易吸收，易通过血脑屏障。主要以原形从肾排泄，$t_{1/2}$约为2小时。

【药理作用】 HU是核苷酸还原酶抑制剂，可破坏该酶的酪氨酰游离基使酶活性降低，阻止胞苷酸转变为脱氧胞苷酸，进而抑制DNA合成。

【临床应用】 主要用于慢性粒细胞性白血病，并对白消安失效或发生急变者也有效。也用于转移性黑色素瘤、头颈部和泌尿生殖系的肉瘤。

【不良反应】 主要为骨髓抑制，停药后一般1～2周可恢复。此外可有轻度胃肠道反应和皮肤反应，还可见肾功能损害、肺水肿及中枢神经系统症状，还可加重放疗时的皮肤红斑。应注意，由于该药可使患者免疫功能受到抑制，故用药期间应避免接种死或活病毒疫苗；同时，也应适当增加液体的摄入量，以增加尿量及尿酸的排泄。

考点：氟尿嘧啶、巯嘌呤、甲氨蝶呤和阿糖胞苷的临床应用和不良反应

二、直接破坏DNA并阻止其复制的药物

（一）烷化剂

这是一类化学性质高度活泼的化合物，具有一或两个烷基，分别称单功能或双功能烷化剂。其中的烷基能与细胞内的DNA、RNA及蛋白质中的亲核基团发生烷化反应，与DNA的两条互补链形成交叉联结或引起脱嘌呤，使DNA链断裂和碱基配对错码，造成DNA的结构和功能受到损害，严重时引起细胞死亡。常用的烷化剂有氮芥类、乙烯亚胺类、亚硝脲类和甲烷磺酸酯类等，均属于周期非特异性药物。

环磷酰胺

【体内过程】 环磷酰胺（cyclophosphamide，CTX）口服吸收好，生物利用度大于75%。在肝脏和肿瘤组织内浓度较高，可通过血脑屏障。主要在肝脏被代谢为4-羟基环磷酰胺，然后在肝脏或肿瘤细胞内进一步氧化灭活。药物原形及代谢物随尿排出，$t_{1/2}$约为7小时。

【药理作用】 CTX可在肿瘤细胞中转变为磷酰胺氮芥和丙烯醛，前者与DNA发生烷化反应，破坏其结构和功能；后者则对泌尿道产生刺激作用。属周期非特异性药物，可杀伤各期细胞，抑制肿瘤细胞的生长繁殖。

【临床应用】 抗肿瘤谱广，抑瘤作用明显而毒性较低，临床应用广泛。对恶性淋巴瘤疗效显著；对急、慢性淋巴细胞性白血病、多发性骨髓瘤有效；对卵巢癌、乳腺癌、睾丸癌、肺癌、神经母细胞瘤等也有一定的疗效。还可用于治疗自身免疫性疾病。

【不良反应】 主要有胃肠道反应和骨髓抑制，还可见脱发、头痛、四肢关节疼痛等。出血性膀胱炎是该药特有的毒性作用，分次给药和采用利尿药，同时应用美司钠（即巯乙磺酸钠），可使代谢产物失活而减轻对膀胱的毒性。此外，大剂量环磷酰胺可引起肺毒性（如肺纤维化）和心脏毒性（如急性出血性心肌炎等）。

噻 替 派

噻替派（thiotepa，thiophosphoramide，TSPA）脂溶性好，脑脊液中药物浓度高，药物原形及其肝代谢物三亚乙基磷酰胺都有烷化 DNA 的作用，可与 DNA 形成交叉联结，对各期细胞均有杀灭作用。主要用于多种实体瘤如乳腺癌、卵巢瘤、膀胱癌、消化道癌的姑息治疗。不良反应主要为骨髓抑制，胃肠道反应较轻。

白 消 安

白消安（busulfan，马利兰）选择性抑制骨髓粒细胞生成，适用于慢性粒细胞性白血病，且疗效显著。对真性红细胞增多症、骨髓纤维变性也有效，对其他恶性肿瘤无效，慢性粒细胞性白血病急性病变时继续使用该药无效。

应用该药时应注意：①主要不良反应为骨髓抑制；②长期应用可致肺纤维化、闭经、睾丸萎缩等；③大剂量使用时，10%的患者引起肝脏静脉闭塞性疾病，癫痫发作、出血性膀胱炎、永久性脱发和白内障。

卡 莫 司 汀

卡莫司汀（carmustine，卡氮芥）为亚硝脲类烷化剂。该药口服无效，需静脉滴注给药，能透过血脑屏障。该药在细胞内形成异氰酸盐和重氮氢氧化物，前者使蛋白质氨甲酰化，还有抑制 DNA 聚合酶的作用，后者则可烷化 DNA。主要用于脑瘤、恶性淋巴瘤、小细胞肺癌，对多发性骨髓瘤、恶性黑色素瘤、头颈部癌、睾丸肿瘤也有效。主要不良反应为消化道反应和迟发性骨髓抑制，也可引起肝、肾功能损伤。

（二）破坏 DNA 的抗生素类

丝 裂 霉 素

丝裂霉素（mitomycin C，MMC）又称自力霉素，进入细胞内由还原酶活化，成为具有双功能或三功能的烷化剂，使 DNA 双链及碱基对形成交联，高浓度时对 RNA 和蛋白质的合成也有抑制作用。抗瘤谱广，对多种实体瘤有效，特别是消化道肿瘤；也用于慢性粒细胞性白血病。常见骨髓抑制和消化道反应；对肺、肾亦有毒性；个别患者可出现脱发、发热、肌肉关节疼痛等反应。

博 来 霉 素

博来霉素（bleomycin，BLM）口服吸收差，需注射给药，皮肤和肺中药物浓度高于其他组织。该药在细胞内与 Fe^{2+}形成复合物，释放氧自由基，干扰胸腺嘧啶掺入 DNA，抑制 DNA、RNA 及蛋白质合成，还能使 DNA 链断裂。主要用于鳞状上皮癌，也可用于睾丸癌和恶性淋巴瘤。

主要不良反应：①显著的皮肤毒性，可见脱发、皮肤色素沉着、角化过度、红斑、溃疡等；②肺毒性也较常见，起始为干咳、细啰音，继而发展为基底浸润、肺纤维化，也可发展为空洞、肺不张，肺萎缩、肺实变。

（三）其他破坏 DNA 的药物

金属铂类化合物

金属铂类化合物包括顺铂（cisplatin，DDP）和卡铂（carboplatin，CBP），为二价铂同两个氯原子和两个氨基结合成的金属配合物。进入细胞内先将 Cl^-解离，然后与 DNA 上的碱基鸟嘌呤、腺嘌呤和胞嘧啶形成交叉联结，从而破坏 DNA 的结构和功能，属细胞周期非特异性药物。单独用于头颈部肺瘤、卵巢癌有效率约 30%，与博来霉素、多柔比星、环磷酰胺等合用可明显提高疗效，与长春碱、博来霉素合用于睾丸癌完全缓解率可达 70%。也用于小细胞肺癌、食管癌、胃癌、膀胱癌等。

主要不良反应包括：①肾毒性，必须同时应用利尿药和 NaCl 溶液进行强力水化；②恶心和呕吐，可用昂丹司琼或格拉司琼止吐；③神经毒性，表现为外周神经障碍和耳毒性，特别是高频听力丧失；④骨髓抑制，主要表现为贫血。

喜树碱类

喜树碱类为我国特有植物喜树中提取的生物碱及其衍生物，包括喜树碱（camptothecine，CPT）和羟喜树碱（hydroxycarmptothecine，10-OH-CPT）。主要作用于拓扑异构酶Ⅰ，导致 DNA 断裂，对 S 期细胞作用强于 G_1 和 G_2 期。对胃癌、绒毛膜上皮癌、恶性葡萄胎、急性和慢性粒细胞性白血病疗效较好，对膀胱癌、大肠癌、肝癌也有一定疗效。泌尿道反应多见，可有尿频、尿急、尿痛、血尿等。也可见胃肠道反应、脱发、皮疹等，骨髓抑制较轻。

鬼臼毒素衍生物

鬼臼毒素衍生物为植物西藏鬼臼中提取的鬼臼毒素的衍生物，包括依托泊苷（etoposide，鬼臼乙叉苷，VP-16）和替尼泊苷（teniposide，鬼臼噻吩苷，VM-26）。抑制 DNA 拓扑异物酶Ⅱ活性，干扰 DNA 结构和功能。主要用于肺癌和睾丸癌，也用于霍奇金病、恶性淋巴瘤、肝癌等，VM-26 易透过血脑屏幕，还常用于颅内恶性肿瘤。常见不良反应有骨髓抑制、消化道反应、脱发等。

考点：环磷酰胺、白消安、丝裂霉素、博来霉素和顺铂等的临床应用和不良反应

三、干扰转录过程和阻止 RNA 合成的药物

柔红霉素

柔红霉素（daunorubicin，正定霉素，DRB）属蒽环类抗生素。口服不吸收，静脉注射后迅速分布全身，心、肾、肺、肝内浓度较高，代谢产物仍有抗癌活性，药物原形 $t_{1/2}$ 仅 45 分钟，而活性代谢产物可达 55 小时。该药可嵌入肿瘤细胞 DNA 双链形成稳定的复合物，干扰 DNA 复制和 RNA 转录，还能抑制拓扑异物酶Ⅱ活性，阻碍 DNA 双链的连接。主要用于各种急性白血病，也用于神经母细胞瘤和淋巴瘤。骨髓抑制发生率达 90%，以白细胞减少较严重；其他反应有恶心、呕吐、腹痛、腹泻、舌炎、脱发等，给药过快或过量还可导致致死性心肌损害。药物漏出血管外还会导致组织坏死。

多柔比星

多柔比星（doxorubicin，阿霉素，ADM）结构与柔红霉素相似，也需静脉注射给药。作用机制与柔红霉素相似，但作用更强，抗瘤谱更广。主要用于各种白血病、恶性淋巴瘤，也可用于神经母细胞瘤、霍奇金病、肾母细胞瘤及消化、呼吸、生殖等系统的实体瘤，是临床最常用的抗肿瘤药物之一。不良反应与柔红霉素相似，但心脏毒性比柔红霉素更突出，可产生与剂量无关的心电图改变和心律失常，还可出现迟发性心肌损害，后者可致急进性心力衰竭而死亡。

放线菌素 D

放线菌素 D（dactinomycin，更生霉素，DACT）为多肽类抗生素。体内以肝、肾浓度最高，也易浓集于血液中有核细胞。该药可嵌入 DNA 碱基之间与 DNA 形成稳定的复合物，阻断了 RNA 多聚酶对 DNA 的转录，还可作用于拓扑异构酶 I 使 DNA 单链断裂。对霍奇金病、绒毛膜上皮癌和肾母细胞瘤疗效较好，对睾丸癌、横纹肌瘤、骨肉瘤和其他软组织肉瘤也有效。骨髓抑制较常见，可见白细胞和血小板同时减少；消化道反应也多见，可有恶心、呕吐、腹痛、腹泻、口腔溃疡、舌炎、胃炎、直肠炎等，还可见脱发、皮肤脱屑等。

考点：放线菌素 D、多柔比星的临床应用和不良反应

四、抑制蛋白质合成的药物

长 春 碱 类

这是一类从夹竹桃科植物长春花中提取的生物碱，包括长春碱（vinblastina，VLB）和长春新碱（vincristine，VCR），长春地辛（vindesine，VDS）和长春瑞宾（vinorelbin，NVB）为长春碱的衍生物。

该类药物可与微管蛋白结合，抑制微管聚合，使纺锤体不能形成，从而阻止肿瘤细胞的有丝分裂。此外还可干扰蛋白质合成和抑制 RNA 多聚酶。对 M 期细胞作用强，属周期特异性药物。VCR 主要用于急性白血病、恶性淋巴瘤和绒毛膜上皮癌；VLB 主要用于儿童急性淋巴细胞性白血病，常与泼尼松作联合诱导缓解；VDS、NVB 均可用于肺癌、乳腺癌、恶性淋巴瘤，VDS 还用于急性白血病和慢性粒细胞性白血病急性病变，NVB 还是小细胞肺癌的一线药物。

毒性反应包括骨髓抑制、神经毒性、消化道反应及脱发等。但长春新碱骨髓抑制较轻。

案例 33-2

患者，女性，47 岁。诊断为左上肺小细胞肺癌。于 2012 年 4 月 21 日行 VCM 方案化疗，4 月 28 日 VCR 2mg，5 月 1 日 CTX 800mg，MTX 20mg；5 月 7 日 VCR 2mg，5 月 8 日出现恶心、腹痛、腹胀，持续未排便排气，X 线显示小肠多发性气液平。诊断为肠梗阻。给予禁食、胃肠减压，温盐水灌肠等处理及口服西沙比利，数日后恢复肠蠕动。

问题与思考：请查阅文献，分析上述案例中肠梗阻产生的原因。

紫 杉 醇

紫杉醇（paclitaxel，紫素）是从短叶紫杉或红豆杉树皮中提取分离的双萜烯成分，1994 年由美国 FDA 批准上市。紫杉特尔（taxotere）是由植物紫杉 *Taxus baccata* 针叶中提取的巴卡丁的衍生物，结构与紫杉醇相似，但原料易得。

该药可与肿瘤细胞微管蛋白结合并促使微管形成，通过抑制微管解聚而使有丝分裂停止。还可激活巨噬细胞对肿瘤细胞的杀伤能力，干扰素可增强这一作用。紫杉醇由于其独特的作用机制和不易形成耐药，是近年来受到大力推崇的抗癌新药，已成为卵巢癌和乳腺癌的一线药物，对一些失去手术机会的晚期实体瘤如肺癌、食管癌、大肠癌、黑色素瘤、子宫内膜癌、膀胱癌、淋巴瘤也有较好疗效，对 HIV 引起的卡波济肉瘤也有效。

不良反应中骨髓抑制和周围神经毒性较常见，且与剂量相关，可见中性粒细胞减少，四肢末梢麻木。还可见过敏反应、心脏毒性和肌肉关节疼痛等。

三尖杉生物碱类

三尖杉生物碱类包括三尖杉酯碱（harringtonine）和高三尖杉酯碱（homoharringtonine），是从三尖杉属植物中提取的生物碱。可抑制蛋白质合成的起始阶段，并使核蛋白体分解。对急性粒细胞性白血病疗效较好，也用于急性单核细胞性白血病、慢性粒细胞性白血病、恶性淋巴瘤等。不良反应包括骨髓抑制、消化道反应、脱发等，偶有心脏毒性。

L-天冬酰胺酶

L-天冬酰胺是肿瘤细胞蛋白质合成的重要氨基酸原料，肿瘤细胞不能合成，需从血液中摄取。L-天冬酰胺酶（L-asparaginase）可使血清中 L-天冬酰胺水解而阻断肿瘤细胞 L-天冬酰胺来源，使蛋白质合成受阻。主要用于急性淋巴细胞性白血病。由于正常细胞能合成天冬酰胺，故该药对正常组织的细胞毒性低，常见不良反应为消化道反应，偶见过敏反应，用药前需做皮试。

考点：长春碱、长春新碱和紫杉醇的临床应用和不良反应；天冬酰胺酶、三尖杉酯碱作用特点

链接 肿瘤治疗新技术——DC-CIK 生物治疗

DC-CIK 生物治疗技术是继手术治疗、放疗、化疗后，被世界认可的第四种治疗癌症的技术，同时也被称为21世纪有望完全战胜癌症的治疗手段。该技术就是在体外培养干细胞，诱导其分化为树突状细胞，再用经抗原刺激的树突状细胞诱导CIK细胞产生特异性肿瘤杀伤作用。DC-CIK生物治疗技术将DC和CIK细胞结合起来，培养双克隆免疫细胞，具备更强大的抗肿瘤特性，能清除体内不同部位的微小残留病灶，防止肿瘤复发与转移，具有安全性高、无毒副作用的优点，被称为瘤学科的“绿色生物疗法”。

五、影响激素平衡的药物

雌激素类

临床应用的主要为己烯雌酚（diethylstilbestrol），该药可反馈性抑制腺垂体间质细胞刺激素分泌，使睾丸间质细胞和肾上腺皮质释放雄激素减少，也可直接对抗雄激素促使的前列腺细胞增生，临床上主要用于前列腺癌和绝经后乳腺癌。

他莫昔芬

他莫昔芬（tamoxifen）已成为当前乳腺癌的一线激素治疗药物。该药的化学结构类似于己烯雌酚，可竞争性拮抗雌激素与雌二醇受体（ER）结合，特异性抑制雌激素的作用。主要用于辅助内分泌治疗雌激素受体阳性和（或）黄体酮受体阳性患者，更耐受于大剂量的雌激素，从而提高转移性乳腺癌患者的生存效果。常见不良反应有胃肠道反应、继发性抗雌激素作用、视力障碍（如白内障）及骨髓抑制等。用药应注意：①有视力障碍、肝肾功能不全者慎用；②对长期服用本品并有血栓栓塞危险的患者，治疗期间应定期检查血象；③当出现异常的阴道出血时，应立即就诊，并进行全面检查，因本品可增加子宫内膜癌发生的危险。

雄激素类

雄激素类包括二甲基睾酮（methyltestosterone）、丙酸睾酮（testosterone propoinate）和氟羟甲酮（fluoxymesterone），反馈抑制腺垂体卵泡刺激素分泌，使卵巢分泌雌激素减少，并有抗雌激素作用。主要用于晚期乳腺癌。

氟他胺

氟他胺（flutamide）是一种合成的具有酰基苯胺结构的非甾体雄激素拮抗药。代谢产生的活性羟基衍生物与雄激素受体结合，阻断睾酮的生理活性。常用于治疗前列腺癌患者。最主要不良反应为男子乳房女性化和胃肠道不适，其他可有失眠、疲劳、肝功能异常、性功能减退、瘙痒、带状疱疹等。

糖皮质激素药

临床应用的主要为泼尼松和泼尼松龙。对骨髓淋巴系列增生有抑制作用，还促使淋巴细胞溶解。主要用于淋巴细胞性白血病和恶性淋巴瘤，也与其他抗肿瘤药合用于霍奇金病和非霍奇金病。用于其他恶性肿瘤时因抑制机体免疫力反而可促使肿瘤生长。

甲羟孕酮

甲羟孕酮（medroxyprogesterone acetate，甲孕酮，MPA）为合成的黄体酮衍生物，作用类似于天然黄体酮，可用于乳腺癌、绒毛膜上皮癌、肾癌等。

氨鲁米特

氨鲁米特（aminoglutethimide，AG）特异性抑制芳香化酶，阻碍雄激素向雌激素的转化，同时诱导代谢雌激素的肝药酶活性，促进雌激素降解。主要用于绝经后晚期乳腺癌。该药还抑制肾上腺皮质激素合成，用于库欣综合征。

考点：氨鲁米特、他莫昔芬和氟他胺的临床应用

六、抗肿瘤靶向药物

吉 非 替 尼

吉非替尼是一种选择性表皮生长因子受体（EGFR）酪氨酸激酶抑制剂。可与受体细胞内激酶结构域结合，竞争酶的底物 ATP，抑制 EGFR 受体酪氨酸的自体磷酸化，从而进一步抑制下游信号传导，阻止 EGFR 依赖的细胞增殖。主要用于晚期或转移的非小细胞肺癌二线治疗。主要不良反应有消化道反应和丘疹、瘙痒等皮肤症状，偶见致死性间质性肺炎。

伊 马 替 尼

伊马替尼是一种小分子蛋白酪氨酸激酶抑制剂。通过抑制 BCR-ABL 酪氨酸激酶和某些 TK 受体激酶激活后介导的细胞行为。主要用于费城染色体阳性的慢性髓性白血病和不能切除或发生转移的恶性胃肠道间质瘤的治疗。主要不良反应有消化道反应、肌肉痛、肌肉痉挛、中性粒细胞减少等。

埃 克 替 尼

埃克替尼是一种 EGFR 酪氨酸激酶抑制剂。主要用于晚期非小细胞肺癌二线治疗。主要不良反应有皮疹、消化道反应和氨基转移酶升高。

利妥昔单抗

利妥昔单抗是一种人鼠嵌合型单克隆抗体，能与 CD20 抗原特异性结合。CD20 抗原位于前 B 和成熟 B 淋巴细胞的表面，利妥昔单抗能与之结合导致 B 细胞溶解，从而抑制 B 细胞增殖，诱导成熟 B 细胞凋亡。临床用于治疗非霍奇金淋巴瘤。不良反应主要是输液相关的体征和症状，并多在首次输注时发生。

曲妥珠单抗

曲妥珠单抗是一种重组 DNA 衍生的人源化单克隆抗体，选择性地作用于人表皮生长因子受体-2（HER2）的细胞外区域。主要通过与 HER2 结合，阻断 HER2 介导的信号通路，抑制肿瘤细胞的生长和转移。临床用于治疗 HER2 过度表达的转移性乳腺癌、已接受过 1 个或多个化疗方案的转移性乳腺癌等。不良反应主要有腹痛、胸痛、肌肉痛、水肿、消化道反应、神经系统反应等。

培 美 曲 塞

培美曲塞是一种抗叶酸制剂，通过在细胞内转化为多谷氨酸的形式来抑制细胞内叶酸合成的必需酶，抑制细胞复制，从而抑制肿瘤的生长。主要用于局部晚期或转移性非小细胞肺癌的一线治疗。主要不良反应有消化道反应、骨髓抑制、皮疹等。

第 3 节　抗恶性肿瘤药的毒性作用和用药原则

一、毒 性 作 用

抗恶性肿瘤药的毒性作用可分为近期毒性作用和远期毒性作用两类：

（一）近期毒性作用

1. 局部反应

（1）局部组织坏死：因静脉滴注时药物漏出血管外所致。早期表现为局部肿胀、剧痛、红斑，2～3 天后出现静脉炎，伴沿线淋巴结肿大、疼痛，严重者可致组织坏死、溃疡。氮芥、丝裂霉素、放线菌素 D、长春碱、蒽环类抗生素等易引起。

（2）栓塞性静脉炎：多数抗恶性肿瘤药刺激性大，经同一静脉分布区域分支反复注射给药可致静脉炎或栓塞。

2. 全身性反应

（1）骨髓抑制：是最常见的全身性反应。以白细胞减少最多见，其次是血小板和红细胞减少，少数可致全血细胞减少，严重的导致再生障碍性贫血。骨髓抑制可呈近期、中期和延缓三种形式。近期在用药后3～4天出现，6～7天后开始回升，烷化剂类大剂量冲击疗法时易发生；中期在用药后10～14天出现，20天后开始回升，见于长春碱、甲氨蝶呤、阿糖胞苷、羟基脲、喜树碱等药物；延缓毒性在用药3周以后出现，4～6周开始回升，多数周期非特异性药物较易引起。

（2）消化道反应：大多数药物均可引起消化道反应，表现为厌食、恶心、呕吐、腹痛、腹泻等，特别是大剂量冲击疗法出现快而重，严重时可致频繁腹泻，甚至血便，为停药指征。黏膜破坏还可引起舌炎、咽炎、口腔溃疡、胃炎等。

（3）免疫抑制：恶性肿瘤本身即能攻击机体免疫系统，抗恶性肿瘤药又可通过骨髓抑制等毒性作用使机体免疫功能进一步下降，从而使患者在化疗过程中抵抗力极端低下，易于并发感染和使感染扩散。这一作用使某些药物可以用来治疗自身免疫性疾病和抗异体器官移植的排异反应。

（4）皮肤、毛发损伤：化疗药物可损伤毛囊结构而使毛发脱落，多与剂量和疗程有关，大多数可以再生，以长春新碱、多柔比星、环磷酰胺、甲氨蝶呤最常见，烷化剂最严重。博来霉素可引起皮肤过度角化、色素沉着等。

（5）内脏毒性：①肝脏损伤，可表现为肝大、疼痛、氨基转移酶升高、黄疸等，以抗代谢药、L-天冬酰胺酶、丝裂霉素、放线菌素D等较常见。②泌尿系统毒性，烷化剂、丝裂霉素、铂配合物易损伤肾实质，甲氨蝶呤除损伤肾实质外，还可在原尿内形成结晶堵塞肾小管。环磷酰胺可致严重出血性膀胱炎。③心脏毒性，表现为心律失常、心力衰竭等，蒽环类抗生素、三尖杉酯碱类、喜树碱和顺铂较常见，特别是多柔比星，可引起致死性心肌毒作用。④肺毒性，博来霉素、白消安、丝裂霉素、甲氨蝶呤等均可致肺毒性，其中博来霉素大剂量长期应用可导致不可逆肺纤维化。

（二）远期毒性作用

1. 致畸和致癌作用 致畸易发生在妊娠3个月以内，故早孕妇女尽可能不做化疗。少数情况下化疗可引起第二种原发恶性肿瘤，其中环磷酰胺引起膀胱癌已由动物实验证明，也有报道长期使用烷化剂后罹患白血病。

2. 生殖功能障碍 大多数抗恶性肿瘤药可对精子产生杀伤作用和抑制卵巢排卵与卵泡成熟，导致生育能力下降，联合用药时更容易影响精子生成，儿童可导致睾丸发育不良。部分药物还有性腺毒性，导致性激素水平紊乱，性征异常。

二、用 药 原 则

1. 从细胞增殖动力学考虑 对生长缓慢的实体瘤可先用周期非特异性药物杀灭增殖各期细胞及部分G_0期细胞，并驱动G_0期细胞进入增殖期，继而使用周期特异性药物杀灭之；对增长快的可先用周期特异性药物，杀灭增殖活跃的细胞，然后用周期非特异性药物杀灭其余肿瘤细胞。

2. 从药物作用机制和毒性作用考虑 不同作用机制的药物联合应用可使疗效提高，但需考虑药物的毒性作用。若有相同的毒性作用则可能因严重不良反应导致化疗失败，因此需尽量选择作用机制不同、毒性作用不叠加的药物联合使用。

3. 从药物的抗瘤谱考虑 应首先选择对所患肿瘤最敏感的药物，如慢性粒细胞性白血病首选白消安，绒毛膜上皮癌应在放线菌素D、5-FU、MTX、长春新碱等药物间联合，卵巢癌应选择紫杉醇、烷化剂、多柔比星等药物联合，急性淋巴细胞性白血病宜首选长春新碱+泼尼松诱导缓解，维持治疗首选甲氨蝶呤+巯嘌呤，次选药物有柔红霉素、L-天冬酰胺酶、环磷酰胺、阿糖胞苷等。对晚期或复发的卵巢癌、乳腺癌，以及对多种抗肿瘤耐药的消化道癌、肺癌、淋巴癌等可选用以紫杉醇为主的姑息治疗。

自测题

一、选择题

【A 型题】

1. 以下对 S 期细胞作用最强的药物是（ ）
   A. 抗代谢类 B. 烷化剂
   C. 抗生素类 D. 生物碱类
   E. 激素类
2. 可导致 DNA 交联的药物有（ ）
   A. 环磷酰胺 B. 巯嘌呤
   C. 放线菌素 D D. 紫杉醇
   E. 长春新碱
3. 慢性粒细胞性白血病的首选药是（ ）
   A. 5-FU B. 白消安 C. 紫杉醇
   D. 多柔比星 E. 泼尼松
4. 出血性膀胱炎发生率最高的药物是（ ）
   A. 甲氨蝶呤 B. 环磷酰胺
   C. 喜树碱 D. 顺铂
   E. L-天冬酰胺酶
5. 作用靶点为微管蛋白并抑制解聚的药物是（ ）
   A. 长春新碱 B. 羟基脲
   C. 塞替哌 D. 紫杉醇
   E. 卡莫司汀
6. 主要作用于 M 期的抗癌药是（ ）
   A. 氟尿嘧啶 B. 长春新碱
   C. 环磷酰胺 D. 泼尼松龙
   E. 柔红霉素
7. 氟尿嘧啶对下列哪种肿瘤疗效好（ ）
   A. 膀胱癌 B. 肺癌
   C. 乳腺癌 D. 恶性淋巴瘤
   E. 急性淋巴细胞性白血病

【B 型题】

（第 8～12 题备选答案）

A. 己烯雌酚 B. 多柔比星
C. 环磷酰胺 D. 长春新碱
E. 氟尿嘧啶

8. 影响激素平衡而发挥抗肿瘤作用的药物是（ ）
9. 影响核酸生物合成的抗肿瘤药物是（ ）
10. 影响肿瘤细胞蛋白质合成的药物是（ ）
11. 破坏 DNA 结构和功能的抗肿瘤药物是（ ）
12. 干扰 RNA 合成和转录的抗肿瘤药物是（ ）

【X 型题】

13. 以下具有骨髓抑制作用的药物有（ ）
    A. 环磷酰胺 B. 羟基脲
    C. 喜树碱 D. 紫杉醇
    E. 三尖杉酯碱
14. 属蒽环类抗肿瘤抗生素是（ ）
    A. 氮芥 B. 丝裂霉素
    C. 多柔比星 D. 博来霉素
    E. 放线菌素 D

二、简答题

1. 抗恶性肿瘤药物联合用药的原则有哪些？
2. 何谓细胞周期特异性抗肿瘤药和细胞周期非特异性抗肿瘤药？各有什么特点？

（苏　岚）

第八篇

实践技能篇

第一部分

药理学基础实验

实验一　给药剂量对药物作用的影响

【目的和原理】

1. 目的　观察不同剂量尼可刹米对小鼠作用的影响。了解药物剂量与药物作用的关系。

2. 原理　药物剂量的大小决定血药浓度的高低，从而决定药理作用强弱。

【药品和器材】

1. 药品　0.5%和 5%尼可刹米溶液。

2. 器材　鼠笼、小烧杯、普通天平、1ml 注射器、计时器。

【实验动物】　体重相近的小鼠 2 只。

【方法和步骤】　取小鼠 2 只，分别称重、标记，观察其正常活动。然后分别腹腔注射不同浓度的尼可刹米溶液：1 号鼠 1.0mg/10g（即 0.5%尼可刹米溶液 0.2ml/10g）；2 号鼠 10.0mg/10g（即 5%尼可刹米溶液 0.2ml/10g）。密切观察各鼠有无出现活动增加、竖尾、阵挛、惊厥甚至死亡等反应，比较各鼠出现反应的时间和程度。

【实验结果】　将实验结果记录于实验表 1-1。

实验表 1-1　不同剂量尼可刹米对小鼠作用的影响

鼠号	体重（g）	剂量（mg/10g）	给药前表现	给药后表现	作用出现时间（秒）
1					
2					

【注意事项】

1. 药物必须注射到腹腔，给药量要准确。
2. 密切观察各个小鼠用药后出现反应的严重程度和发生快慢。
3. 本实验也可用安钠咖溶液代替尼可刹米溶液。

【分析与思考】　分析不同给药剂量对药物效应的影响。药物量-效关系对于药物研究和临床用药有何重要意义？

实验二　给药途径对药物作用的影响

【目的和原理】

1. 目的　观察硫酸镁不同给药途径所产生的药理作用的区别。

2. 原理　给药途径不同，不仅影响到药物作用的快慢、强弱及维持时间的长短，有时还可改变药物作用的性质，产生不同的药理作用。

【药品和器材】

1. 药品　10%硫酸镁（含水）溶液。

2. 器材 鼠笼、1ml 注射器、小鼠灌胃针头、小烧杯、普通天平。

【实验动物】 体重相近的小鼠 2 只。

【方法和步骤】 取小鼠 2 只，称重、标记，观察小鼠的一般活动情况。1 号鼠腹腔注射 10%硫酸镁溶液 0.1ml/10g；2 号鼠灌胃给 10%硫酸镁溶液 0.1ml/10g。观察两只小鼠给药后行为活动等有何变化并记录之。

【实验结果】 将实验结果记录于实验表 2-1。

实验表 2-1 不同给药途径对硫酸镁作用的影响

鼠号	体重（g）	剂量（mg/10g）	给药途径	给药前表现	给药后表现
1					
2					

【注意事项】

1. 掌握正确的小鼠灌胃操作技术，若遇阻力应退出后再插，以免误插气管或插破食管。
2. 注射后作用出现较快，需注意观察与记录。

【分析与思考】 结合实验分析给药途径不同对药物的作用可能会产生哪些影响？

实验三 传出神经系统药物对离体豚鼠回肠的作用

【目的和原理】

1. 目的 观察乙酰胆碱、阿托品对肠管平滑肌的作用。

2. 原理 M 受体是调节肠管平滑肌紧张度的优势受体。乙酰胆碱激动 M 受体，使肠平滑肌收缩；阿托品拮抗乙酰胆碱的效应，使肠平滑肌松弛，降低蠕动的幅度和频率。Ba^{2+}与 Ca^{2+}化学结构相似，可模拟 Ca^{2+}的作用引起肠管平滑肌收缩。

【药品和器材】

1. 药品 台氏液、0.1%硫酸阿托品溶液、0.1%氯乙酰胆碱溶液、1%氯化钡溶液。

2. 器材 生物信号记录分析系统、麦氏浴槽、超级恒温水浴、L 形通气管、张力换能器，双凹夹、铁架台、剪刀、镊子、温度计、培养皿、丝线、1ml 注射器、木槌等。

【实验动物】 豚鼠 1 只。

【方法和步骤】

1. 取豚鼠 1 只，用木槌猛击头部致其昏迷后立即解剖，取出回肠，迅速置冷台氏液中，用台氏液将肠内容物冲洗干净，后置台氏液中保养。

2. 取肠管一段，长约 2cm，置于盛有台氏液的培养皿中，在其两端对角处，分别穿线并打结。一端悬于 L 形通气管的小钩上，放入盛有 25ml 台氏液的麦氏浴槽中，保温 38℃±0.5℃；一端与连接生物信号记录分析系统的张力换能器相连，调节肠肌负荷约 0.5g。调节球胆连接管上的螺旋夹，使由玻璃管通入气泡的速度为 2～3 个/秒。

3. 打开记录装置，待肠肌活动稳定后，描记一段正常收缩曲线。用注射器向浴槽内给药，观察并记录收缩曲线。给药顺序：

（1）加入氯乙酰胆碱溶液（1∶1000）0.1ml，当肠管收缩明显时；

（2）加入硫酸阿托品溶液（1∶1000）0.1ml，当出现预期作用时；

（3）重复给氯乙酰胆碱溶液（1∶1000）0.1ml。更换浴槽中的台氏液 3 次，待基线稳定后；

（4）加入 1%氯化钡溶液 0.5ml，观察其作用。更换浴槽中的台氏液 3 次，待基线稳定后；

（5）加入 0.1%硫酸阿托品 0.1ml，接着加入 1%氯化钡溶液 0.5ml，观察其作用。

【实验结果】 剪下肠管收缩曲线，分析比较其作用。

【注意事项】

1. 实验前1天晚上豚鼠禁食不禁水。

2. 回肠位于小肠的末端，平滑肌层较薄、自律性较低，越靠近回盲部自律性越低，基线越平稳。

3. 实验过程麦氏浴槽中的台氏液温度应保持在38℃±0.5℃。

4. 通入气泡的速度应恒定，不宜过快或过慢，避免人为误差。

5. 加药时用注射器将药物注入浴槽的玻璃管中，勿触动换能器之悬线，勿搅动管内台氏液，以免影响结果。

6. 应在上一个药物作用显出最大强度时，才加下一个药物。

【分析与思考】 用受体学说分析阿托品对肠道平滑肌的作用及其在临床上的意义。

实验四　传出神经系统药物对兔血压的影响

【目的和原理】

1. 目的 观察传出神经系统药物对兔动脉血压的影响及药物之间的相互作用，并根据受体学说初步分析药物的作用机制。

2. 原理 传出神经系统药物通过作用于心脏和血管平滑肌上相应的受体产生心血管效应，导致动脉血压的变化。

【药品和器材】

1. 药品 0.01%盐酸肾上腺素溶液、0.01%重酒石酸去甲肾上腺素溶液、0.05%硫酸异丙肾上腺素溶液、1.0%甲磺酸酚妥拉明溶液、500U/ml肝素溶液、20%乌拉坦溶液。

2. 器材 兔手术台，手术器械1套：手术剪（直、弯）各1把、眼科剪1把、小镊子1把、止血钳4把、手术刀1把，动脉套管1个，动脉夹1个，气管插管1个，压力换能器1套，塑料三通1个，生物信号记录分析系统，1ml注射器2支、5ml注射器1支、20ml注射器1支、头皮针头1个，双凹夹、铁架台、纱布、丝线、玻璃分针等。

【实验动物】 家兔1只。

【方法和步骤】

1. 麻醉与固定动物 取家兔1只，称重。以20%乌拉坦溶液以5ml/kg经耳缘静脉缓慢注射，当动物四肢变软，呼吸变慢变深，角膜反射或皮肤夹捏的反应明显减弱时，表明动物已被麻醉，可以停止注射。麻醉后，将其背位固定于手术台上。

2. 手术

（1）气管插管：剪去颈部毛，沿颈正中线切开皮肤5～7cm，用止血钳沿颈正中线逐层分离皮下组织及肌肉，分离出气管，在喉头下2～3cm处的气管上做一倒“T”形切口，向心脏方向插入气管插管并用线结扎固定。

（2）动脉插管：靠近气管外侧钝性分离一侧颈总动脉，注意不要损伤神经，将远心端用线结扎，近心端用动脉夹夹住，以阻断血流，结扎处与动脉夹之间的动脉越长越好，一般至少3cm左右，在此段血管下穿线一条，以备插管插入后结扎用。用眼科剪刀在尽可能靠近远心端结扎处剪一“V”形口，向心方向插入与压力容器相连并充满肝素溶液的动脉套管，并用线结扎，余线结扎于套管的侧管上，以免套管脱落。打开生物信号记录分析系统调节至血压记录状态，缓慢松开动脉夹，“三通”拨至“通”的状态，描记正常血压。

3. 描记血压变化图形 从耳缘静脉给药，依次观察下列拟肾上腺素药对血压的作用及α受体阻断药对其作用的影响。

（1）1∶10 000盐酸肾上腺素溶液10μg/kg（相当于0.1ml/kg）；

（2）1∶10 000 重酒石酸去甲肾上腺素溶液 10μg/kg（相当于 0.1ml/kg）；

（3）1∶2 000 硫酸异丙肾上腺素溶液 5μg/kg（相当于 0.1ml/kg）；

（4）1.0%甲磺酸酚妥拉明溶液 2mg/kg（相当于 0.2ml/kg），缓缓注入；

（5）5 分钟后，依次重复（1）（2）（3）。

【实验结果】 打印实验图，标记有关实验条件，分析图形变化原因；也可制定表格，将每次给药前后血压变化数值填入表中。

【注意事项】

1. 本实验也可选用大鼠。若选用大鼠，可参考下列剂量：肾上腺素 30μg/kg；去甲肾上腺素 30μg/kg；异丙肾上腺素 7.5μg/kg；酚妥拉明 3mg/kg。

2. 每次给药时，须待前一次药物引起的血压变化基本恢复后再给。

3. 随时注意动物麻醉深度，必要时可补注少量麻醉药。

【分析与思考】 试分析并解释肾上腺素、去甲肾上腺素、异丙肾上腺素对兔血压的影响。

实验五　有机磷农药中毒及解救

【目的和原理】

1. **目的** 观察有机磷农药敌百虫中毒的症状和药物解救效果。

2. **原理** 有机磷酸酯类是难逆性胆碱酯酶抑制剂，与胆碱酯酶牢固结合，使体内的乙酰胆碱堆积而中毒。用 M 受体阻断剂阿托品和胆碱酯酶复活剂氯解磷定可通过不同机制解除有机磷酸酯类中毒。

【药品和器材】

1. **药品** 5%敌百虫溶液，0.1%硫酸阿托品溶液，2.5%氯解磷定溶液。

2. **器材** 兔固定箱、注射器、瞳孔尺。

【实验动物】 家兔 1 只。

【方法和步骤】 取家兔 1 只，称重。观察下列指标：活动情况、体态、呼吸情况（频率、幅度、是否困难）、瞳孔大小、唾液分泌、大小便、肌张力及有无肌震颤等。随后，经耳缘静脉注射 5%敌百虫溶液 1.6ml/kg（80mg/kg），观察上述指标的变化，待中毒现象明显时，立即经耳静脉缓慢注射 0.1%硫酸阿托品溶液 1mg/kg（1ml/kg），观察哪些症状可被消除。约 10 分钟后，再经耳缘静脉注射 2.5%氯解磷定溶液 3ml/kg（75mg/kg），观察症状是否全部消除。

【实验结果】 将实验结果填入实验表 5-1 中。

实验表 5-1　有机磷农药中毒及解救

体重	时间	活动情况	呼吸	瞳孔	唾液分泌	大小便	肌张力
	给敌百虫前						
	给敌百虫后						
	给阿托品后						
	给氯解磷定后						

【注意事项】

1. 测瞳孔大小时应光线适中，每次均于同一光亮下测。

2. 把握解救时机。

【分析与思考】

1. 有机磷农药中毒的机制是什么？

2. 比较阿托品和氯解磷定解救有机磷农药中毒的效果，并分析其作用机制。

实验六　普鲁卡因的传导麻醉作用

【目的和原理】

1. 目的　观察普鲁卡因的传导麻醉作用。

2. 原理　将局部麻醉药注入神经干或神经丛周围组织，阻断神经冲动传导，使用药局部组织痛觉消失。

【药品和器材】

1. 药品　2%盐酸普鲁卡因溶液、0.5%盐酸溶液。

2. 器材　毁髓针、蛙板、蛙腿夹、手术剪、小镊子、铁支架、双凹夹、铁夹、小烧杯、计时器、丝线、玻璃分针、脱脂棉等。

【实验动物】　青蛙或蟾蜍 1 只。

【方法和步骤】

1. 取青蛙或蟾蜍 1 只，用毁髓针从枕骨大孔刺入向上破坏大脑，俯卧位固定于蛙板上，纵向剪开右侧股部皮肤，在股二头肌与半膜肌之间的沟内分离出坐骨神经，穿一细线备用。

2. 用铁夹夹住下颌，悬挂在铁支架上。分别将两后足趾浸入盛有 0.5%盐酸溶液的小烧杯中，观察左、右后肢的屈反射并记录屈反射时间（从足趾浸入盐酸溶液到开始缩腿所需时间），出现反应后立即用清水洗去足趾上的盐酸溶液。

3. 轻轻提起穿在右侧神经干下的细线，在其下垫一小片玻璃纸（或蜡纸），将神经干与周围肌肉隔开，然后用一细棉条包住坐骨神经，在棉条上滴几滴 2%盐酸普鲁卡因溶液，5～6 分钟后，再将两足趾分别浸入盐酸溶液中，测定并记录两后肢屈反射时间。

【实验结果】　将实验结果记录于实验表 6-1 中。

实验表 6-1　普鲁卡因的传导麻醉作用

后肢	用药前屈反射时间（秒）	药物	用药后屈反射时间（秒）
左		未用药	
右		盐酸普鲁卡因	

【注意事项】

1. 将后肢浸入盐酸溶液时，应将整个趾蹼浸入，浸入面积每次应一致。

2. 每次用清水洗去足趾上的盐酸溶液，均应用干纱布将足趾上的水擦干。

【分析与思考】　分析普鲁卡因的局麻作用特点及临床应用。

实验七　苯巴比妥钠的抗惊厥作用

【目的和原理】

1. 目的　熟悉电惊厥模型的制作，观察苯巴比妥钠的抗惊厥作用。

2. 原理　应用药理生理实验多用仪在动物额面或眼球部位放置电极，以强电流通过电极，对脑部进行短时间刺激，诱发动物产生强直性惊厥，可用于模拟癫痫大发作模型。苯巴比妥钠具有较强的抗惊厥作用，可用于治疗癫痫大发作和癫痫持续状态。

【药品和器材】

1. 药品　0.5%苯巴比妥钠溶液，生理盐水。

2. 器材　药理生理实验多用仪，1ml 注射器，托盘天平，鼠笼。

【实验动物】　小鼠 2 只。

【方法和步骤】

1. **筛选小鼠**　将药理生理实验多用仪的后板开关拨向“电惊厥”方位，刺激电钮旋至“单次”，频率置于“8Hz”，电压调节旋钮移至 80V 左右，然后将输出导线插入刺激输出插座，将另一端鱼嘴夹用生理盐水浸润，一只夹在小鼠两耳尖部，另一只夹在下颌皮肤上，接通电源，按下“启动”电钮，当小鼠出现强直性惊厥反应（前肢屈曲，后肢伸直）时，立即停止电刺激，记录电刺激参数及刺激时间。如未能产生强直性惊厥，可逐渐提高电压至 100V，并将频率由 8Hz 转成 4Hz，若仍无典型反应，则应弃去不用。用上法选取小鼠 2 只。

2. **抗惊厥操作**　将小鼠称重，一只腹腔注射 0.5%苯巴比妥钠溶液 0.1ml/10g，另一只腹腔注射等容量生理盐水，记录给药时间。30 分钟后观察各鼠的活动情况，再以原电刺激参数刺激小鼠，观察两鼠发生的反应，记录电刺激参数及刺激时间。

【实验结果】　将实验结果记录于实验表 7-1 中。

实验表 7-1　苯巴比妥钠的抗惊厥作用

组别	体重（g）	剂量（mg/kg）	电刺激参数	刺激时间（药前）	刺激时间（药后）
生理盐水					
苯巴比妥钠					

【注意事项】

1. 刺激所用电压可因动物个体差异有所不同，故应从小到大，选择适当强度。

2. 切勿将后板上的开关拨向“恒温”。

3. 以后肢强直性惊厥为实验观察最终指标。

【分析与思考】　苯巴比妥钠抗惊厥作用机制是什么？

实验八　氯丙嗪的安定作用

【目的和原理】

1. **目的**　观察氯丙嗪的安定作用。

2. **原理**　应用药理生理实验多用仪及其附件激怒盒，使小鼠出现激怒反应（两鼠竖立对峙、互相撕咬），通过测定给药前后小鼠出现激怒反应的阈值电压，判断氯丙嗪是否具有安定作用。

【药品和器材】

1. **药品**　0.1%盐酸氯丙嗪溶液，生理盐水，苦味酸溶液。

2. **器材**　药理生理实验多用仪及其附件激怒盒，注射器，托盘天平，鼠笼。

【实验动物】　小鼠（异笼喂养，雄性）4 只。

【方法和步骤】　取体重相近的小鼠 4 只，称重、标记，随机分为两组。每次取一组放入激怒盒内，接通多用仪电源并打开电源开关，由小到大调节交流电压输出强度，至小鼠出现激怒反应为止（35～60V）。记录两组小鼠出现激怒反应时的阈值电压（V）。然后一组小鼠腹腔注射 0.1%盐酸氯丙嗪溶液 0.1ml/10g（10mg/kg），另一组小鼠腹腔注射生理盐水 0.1ml/10g，给药后 20 分钟分别以给药前的电压刺激，观察两组小鼠给药前后反应的差异。

【实验结果】　将实验结果记录于实验表 8-1 中。

实验表 8-1　氯丙嗪的安定作用

组别	鼠号	体重（g）	药物及剂量	激怒阈值电压（V）	激怒反应（给药前）	激怒反应（给药后）
1	1					
	2					

续表

组别	鼠号	体重（g）	药物及剂量	激怒阈值电压（V）	激怒反应（给药前）	激怒反应（给药后）
2	3					
	4					

【注意事项】

1. 药理生理实验多用仪后面板上的开关拨向激怒，而不能拨向恒温一边。

2. 刺激电压应从小到大，过低不引起激怒，过高易致小鼠逃避，同组小鼠用药前后应一致。

3. 每组小鼠体重不要相差太大，以异笼喂养，雄性为宜。

【分析与思考】 根据实验结果，说明氯丙嗪安定作用的特点与临床应用。

实验九 药物的镇痛作用

一、扭 体 法

【目的和原理】

1. 目的 观察哌替啶、罗通定的镇痛作用，掌握扭体法镇痛实验方法。

2. 原理 腹膜有广泛的感觉神经分布，将某些化学物质（酒石酸锑钾溶液、乙酸溶液等）注入小鼠腹腔可刺激腹膜引起持久的疼痛，致使小鼠产生“扭体”反应，表现为腹部两侧内凹、躯体扭曲、抬臀竖尾和后肢伸展。镇痛药具有镇痛作用，可明显减少“扭体”反应的发生。

【药品和器材】

1. 药品 生理盐水、0.2%哌替啶溶液、0.2%罗通定溶液、1%乙酸溶液。

2. 器材 注射器、大烧杯、托盘天平、鼠笼。

【实验动物】 小鼠 6 只。

【方法和步骤】 取体重相近小鼠 6 只，称重，标记，随机分成 3 组，每组 2 只。观察各鼠活动情况后，第 1 组腹腔注射 0.2%哌替啶溶液 0.1ml/10g，第 2 组腹腔注射 0.2%罗通定溶液 0.1ml/10g，第 3 组腹腔注射生理盐水 0.1ml/10g。给药 30 分钟后，各鼠分别腹腔注射 1%乙酸溶液 0.1ml/10g，观察 10 分钟内各组出现“扭体”反应的动物数。

【实验结果】 将实验结果记录于实验表 9-1 中。

实验表 9-1 扭体法观察哌替啶与罗通定的镇痛作用

组别	药物及剂量	扭体反应鼠数	无扭体反应鼠数
1			
2			
3			

汇总全实验室的实验结果，计算药物镇痛百分率：

$$\text{药物镇痛百分率}(\%)=\frac{\text{实验组无扭体反应的动物数}-\text{对照组无扭体反应的动物数}}{\text{对照组扭体反应的动物数}}\times 100\%$$

【注意事项】

1. 乙酸需临用现配。

2. 结果以班统计，当给药组比对照组的扭体反应发生率减少 50%以上时，才能认为有镇痛效果。

3. 室温以 20℃为宜。

二、热　板　法

【目的和原理】

1. 目的　学习热板法筛选镇痛药的方法；观察哌替啶和罗通定的镇痛作用。

2. 原理　小鼠的足底无毛，皮肤裸露，将小鼠置于温度在55℃±0.5℃的热板上可产生疼痛反应，表现为舔后足、踢后腿等现象。通过测定小鼠痛阈（出现疼痛反应即舔后足时间），比较实验组与对照组小鼠痛阈的差异，判断药物的镇痛作用。

【药品和器材】

1. 药品　0.2%哌替啶溶液、0.2%罗通定溶液、生理盐水。

2. 器材　1ml 注射器、鼠笼、天平、水浴锅、烧杯、计时器。

【实验动物】　小鼠（雌性）。

【方法和步骤】

1. 于电热恒温水浴锅内加适量水，接通电源加热，水温恒定于 55℃±0.5℃。水浴上部放置一个烧杯。

2. 取小鼠数只，依次放入烧杯内，立即用计时器记录时间。记录自放入烧杯至出现舔后足的时间（秒），凡在 30 秒内不舔足或逃避者，弃之不用。以此筛选合格小鼠 6 只。将小鼠随机分为 3 组，各鼠编号后重复测其正常痛阈值一次，将所测两次正常痛阈平均值作为该鼠给药前痛阈值。

3. 第 1 组腹腔注射 0.2%哌替啶溶液 0.1ml/10g，第 2 组腹腔注射 0.2%罗通定溶液 0.1ml/10g，第 3 组腹腔注射生理盐水 0.1ml/10g 作为对照。给药 15 分钟、30 分钟后各测小鼠痛阈值 2 次，将所测两次正常痛阈平均值作为该鼠给药后痛阈值。若放入烧杯内 60 秒仍无反应，应将小鼠取出，痛阈值以 60 秒计。

【实验结果】　将实验结果记录于实验表 9-2 中。

实验表 9-2　热板法观察哌替啶与罗通定的镇痛作用

组别	动物数	给药前平均痛阈值（秒）	给药后平均痛阈值（秒）		痛阈提高（%）	
			15 分钟后	30 分钟后	15 分钟后	30 分钟后
1	2					
2	2					
3	2					

汇总全班的实验结果，计算不同时间的痛阈提高百分率：

$$痛阈提高百分率(\%)=\frac{用药后平均痛阈值-用药前平均痛阈值}{用药前平均痛阈值}\times 100\%$$

【注意事项】

1. 小鼠以雌性为好，因雄性小鼠受热后阴囊松弛触及热板，易致过敏反应。

2. 室温对本实验有一定影响，以 15～20℃为宜，温度过低小鼠反应迟钝，过高则小鼠过于敏感易引起跳跃，影响结果准确性。

3. 正常小鼠放入热板后易出现不安、举前肢、舔前足、踢后肢等现象，这些动作不能作为疼痛指标，只有舔后足才作为疼痛指标。

【分析与思考】　哌替啶与罗通定的镇痛作用有何不同？（从作用机制、作用特点、临床应用三方面进行比较。）

实验十 利尿药和脱水药对兔尿量的影响

【目的和原理】

1. 目的 观察药物对排尿量的影响，掌握利尿实验方法。

2. 原理 呋塞米为强效利尿药，作用于肾脏肾小管髓袢升支粗段髓质及皮质部，通过抑制 Na^{+}-K^{+}-$2Cl^{-}$协同转运体，抑制 NaCl 的重吸收，使肾脏的稀释和浓缩功能均降低，具有强大的利尿作用。高浓度葡萄糖为脱水药，能迅速提高血浆渗透压使组织脱水，有渗透性利尿作用。通过给予呋塞米和50%葡萄糖，比较用药前后尿量，观察药物对排尿量的影响。

【药品和器材】

1. 药品 20%乌拉坦溶液、1%呋塞米溶液、50%葡萄糖溶液。

2. 器材 兔手术台、10 号导尿管、兔灌胃器、输尿管插管、注射器、烧杯、量筒、丝线等。

【实验动物】 家兔（雄性）1 只。

【方法和步骤】

1. 尿道插管法

（1）取雄性家兔 1 只，称重后置于兔箱中，灌胃给温水 40ml/kg。

（2）耳缘静脉注射 20%乌拉坦溶液 5.0ml/kg 麻醉。

（3）背位固定在兔手术台上。将 10 号导尿管尖端用液体石蜡润滑后，自尿道轻而慢地插入，待导尿管通过膀胱括约肌进入膀胱后，即有尿液滴出，然后再插入 2cm（共 8～12cm），用胶布将导尿管与兔体固定。轻轻按兔下腹部将膀胱内的尿液挤出。将最初 5 分钟内滴出的尿液弃去，待滴速稳定后，在导尿管下接一量筒。

（4）记录正常尿量（ml/2min）。

（5）经耳缘静脉注入 50%葡萄糖溶液 5ml/kg，记录给药后 2 分钟、4 分钟、6 分钟、8 分钟、10 分钟、12 分钟、14 分钟、16 分钟、18 分钟和 20 分钟的尿量（ml）。

（6）休息 10 分钟，待尿量恢复正常。

（7）经耳缘静脉注入 1%呋塞米溶液 4mg/kg（相当于 0.4ml/kg），记录给药后 2 分钟、4 分钟、6 分钟、8 分钟、10 分钟、12 分钟、14 分钟、16 分钟、18 分钟和 20 分钟的尿量（ml）。

2. 输尿管插管法

（1）同尿道插管法。

（2）同尿道插管法。

（3）背位固定后剪去下腹部毛，于耻骨联合上方切开皮肤 4～5cm，并沿腹白线剪开肌肉，暴露膀胱，分离出两侧输尿管，结扎膀胱端，向肾脏方向做输尿管插管并用细丝线结扎固定。将最初 5 分钟内滴出的尿液弃去，待滴速稳定后，在插管下接一量筒。然后给药，给药方法同尿道插管法。

【实验结果】 将实验结果记录于实验表 10-1 中，并以每 2 分钟内增加的尿量为纵坐标，时间为横坐标画出尿量变化的直方图。

表 10-1 利尿药和脱水药对兔尿量的影响

给药顺序	药物	剂量	尿量（ml/2min）										
			给药前	给药后（分钟）									
				2	4	6	8	10	12	14	16	18	20
1	50%葡萄糖溶液	5ml/kg											
2	1%呋塞米溶液	0.4ml/kg											

【注意事项】

1. 插胃管时，避免将胃管误插入气管。当胃管插好后，可将导管的外端放入水中，如有气泡，则说明误插入气管中，应拔出重新插。

2. 插导管时，动作应轻巧，插入深度应适当。为避免导尿不畅，可在导尿管的尖端两侧各剪一小孔。

【分析与思考】 根据实验结果，分析利尿药和脱水药的作用机制。

实验十一 肝素、双香豆素及枸橼酸钠的抗凝血作用

【目的和原理】

1. 目的 观察抗凝血药的体外抗凝血作用。

2. 原理 肝素主要通过激活抗凝血酶Ⅲ，促其灭活多种凝血因子而发挥强大的抗凝作用，体内体外均有抗凝作用。双香豆素可与维生素 K 产生竞争性拮抗，抑制活化型凝血因子在肝脏的合成，故只有体内抗凝作用。枸橼酸钠的枸橼酸根与血中钙形成难以解离的可溶性络合物，从而降低血中的钙浓度而发挥抗凝作用。体内给药，因在肝脏迅速氧化而失去结合钙离子的能力，因此只能在体外发挥抗凝作用。

【药品和器材】

1. 药品 3.8%枸橼酸钠溶液、10U/ml 肝素溶液、3%氯化钙溶液、0.5%双香豆素混悬液、生理盐水。

2. 器材 试管、试管架、移液管（1ml）、恒温箱、注射器（5ml、1ml）、针头、记号笔、计时器。

【实验动物】 家兔。

【方法和步骤】

1. 取血准备 家兔麻醉后分离出一侧颈总动脉，上端用线结扎，下端夹上动脉夹，在动脉上剪“V”形切口，插上细塑料管并结扎固定，备用取血。

2. 试管标记并加药 取清洁干燥试管 4 支，标记，分别加入生理盐水、10U/ml 肝素溶液、0.5%双香豆素混悬液、3.8%枸橼酸钠溶液 0.25ml。

3. 取血 快速取血 4ml。

4. 加血样并观察 迅速将血样分别加入上述试管各 1ml，充分混匀后放入 37.5℃恒温水浴中，记录时间。然后，每隔 30 秒将试管轻轻倾斜 90° 观察一次，至液面不再流动为凝。记录凝血时间及各试管出现的现象。

5. 15 分钟后，在未凝血试管中加入 1～2 滴 3%氯化钙溶液，摇匀，再次观察是否出现凝血。

【实验结果】 将实验结果记录于实验表 11-1 中。

实验表 11-1 肝素、双香豆素及枸橼酸钠的抗凝血作用

试管	药物	凝血时间	现象	加入氯化钙后现象
1	生理盐水			
2	肝素			
3	双香豆素			
4	枸橼酸钠			

【注意事项】

1. 试管需管径均匀，清洁干燥。

2. 由动物取血至试管放入恒温水浴的时间不得超过 3 分钟。

3. 凝血时间：以试管轻轻倒转血液不往下流为标准。

【分析与思考】 比较肝素、双香豆素、枸橼酸钠的抗凝作用特点有什么不同？各自的作用机制是

什么？

实验十二　链霉素的毒性反应及其解救

【目的和原理】

1. 目的　观察硫酸链霉素引起肌肉麻痹及氯化钙的对抗作用。

2. 原理　氨基糖苷类抗生素可作用于神经末梢上的电化学门控钙通道，阻滞神经末梢 Ca^{2+}内流，使神经末梢内的囊泡无法释放乙酰胆碱，从而阻碍了肌细胞的收缩，产生肌无力的症状，甚至导致呼吸抑制。氯化钙可以对抗之。

【药品和器材】

1. 药品　25%硫酸链霉素溶液、5%氯化钙溶液、生理盐水。

2. 器材　5ml 注射器 2 支、台式磅秤、剪刀、棉球。

【实验动物】　家兔 1 只。

【方法和步骤】　取家兔 1 只，称重，观察动物的呼吸情况、翻正反射及四肢肌张力。由后肢肌内注射 25%硫酸链霉素溶液 2.4ml/kg，观察其反应。当出现呼吸麻痹、翻正反射消失时，立即耳缘静脉注射 5%氯化钙溶液 1.6ml/kg，观察解救结果。

【实验结果】　将实验结果记录于下实验表 12-1 中。

实验表 12-1　链霉素的毒性反应及其解救

观察时间	呼吸（次/分钟）	翻正反射	肌张力
给药前			
给链霉素后			
给氯化钙后			

【注意事项】　硫酸链霉素溶液肌内注射后，一般在 30～60 分钟出现反应，并逐渐加重。氯化钙溶液应缓慢推注，避免发生高钙惊厥。

【分析与思考】　链霉素急性中毒有哪些症状？为什么用氯化钙解救？

实验十三　糖皮质激素对炎症的影响

一、地塞米松对实验性大鼠足趾肿胀的抗炎作用（容积测量法）

【目的和原理】

1. 目的　学习用蛋清引起大鼠足跖急性炎症的方法，观察地塞米松的抗炎症渗出作用。

2. 原理　大鼠足趾肿胀法是最经典常用的实验性炎症模型，角叉菜胶或鲜蛋清等致炎物质被注入大鼠后肢足跖后，可引起局部血管扩张、通透性增强、组织水肿等炎症反应，最后致足跖体积变大。本法利用毛细管放大原理，将动物足趾容积的变化，通过排水量增加，在毛细管的高度刻度上反映出来。

【药品和器材】

1. 药品　0.5%地塞米松磷酸钠溶液、新鲜鸡蛋清、生理盐水。

2. 器材　1ml 注射器、台秤、容积测定装置、记号笔。

【实验动物】　大鼠 2 只。

【方法和步骤】　取体重相近、最好为同性别大鼠 2 只，称重，以排水法测量两鼠左后足正常容积值（以毫升表示），测量 2 次，取其平均值作为致炎前自身对照。然后两鼠分别腹腔注射 0.5%地塞米松磷酸钠溶液 0.5ml/kg（2.5mg/kg）和等容量的生理盐水。30 分钟后，由两鼠左后足掌腱膜下向踝关节周围注射新鲜鸡蛋清 0.1ml。以后每隔 30 分钟测量两鼠左后足容积，共测 3 次。以左后足给致炎剂前后容积之差，作为踝关节肿胀程度。

容积测定装置如实验图 13-1 所示，排水测量法步骤如下：

（1）三路活塞（D），一端与 5ml 注射器（A）相通，一端与倒置的刻度吸管（B）相通，中间与一玻管（C）相连，玻管内径 2cm、长 8cm（可用 10ml 注射器的外筒代替），其内盛水至刻度处。将水抽入注射器备用。转动三路活塞 D 使 A 与 B 相通，将水推到吸管的“0”点，接着关闭 B 使 A 与 C 相通。

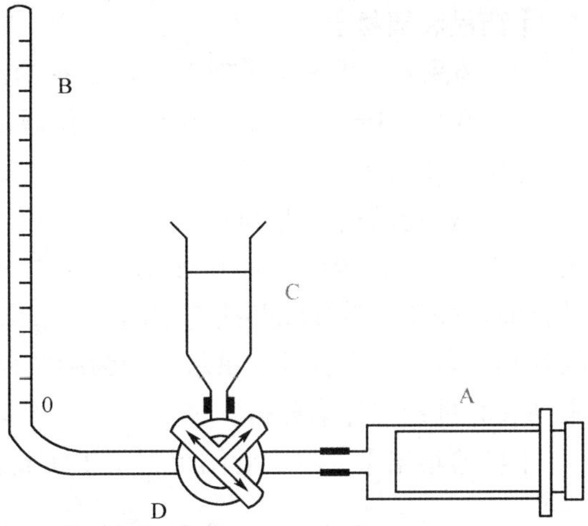

实验图 13-1　容积测量法实验装置示意图

（2）将注射器内的水推完，用吸管调节玻管内水量，使液面与玻管上刻度平齐，并在玻管外面用记号笔做上标记。

（3）为使每次测量位置相同，可先用记号笔或黑漆在实验大鼠左后足画一标记，然后将此左后足置入玻管内，玻管内水面上升，抽动注射器针芯使足标记与玻管上的标记相平行。待玻管内液面与其标记相平行时，立即关闭 C 使 A 与 B 相通，随即取出大鼠后足。

（4）将注射器内液体全部推入吸管内，记录水柱高度。此时吸管内显示的水柱高度即为大鼠后足的容积。

【实验结果】　将实验结果记录于实验表 13-1 中。

实验表 13-1　地塞米松对实验性大鼠足趾肿胀的抗炎作用

组别	致炎前左踝关节正常容积（ml）			给致炎剂后左踝关节容积差值（ml）		
	第 1 次	第 2 次	平均	30 分钟	60 分钟	90 分钟
地塞米松组						
生理盐水组						

将本班或更多班级的实验结果汇总算出平均值，绘制图形：纵坐标表示关节肿胀容积差值（ml），横坐标表示时间（分钟）。

【注意事项】

1. 容积测定装置也可选用 YLS-7A 足趾容积测量仪。

2. 实验时要注意，在每一次测量前，都要调节 C 和 B 的液面到原标记点，因大鼠足会带走一些水分，最后将每次测量结果数据记录于表中。

3. 为减小误差，保证结果的准确性，所使用的容器必须是同一规格。

【分析与思考】

1. 糖皮质激素药物可分为哪几类？其抗炎作用机制如何？临床有哪些用途？

2. 应用糖皮质激素类药物抗炎症的同时应该注意什么？

二、氢化可的松对二甲苯所致小鼠耳郭肿胀的作用

【目的和原理】

1. 目的　观察氢化可的松对二甲苯所致小鼠耳郭急性炎症模型的抗炎作用，同时熟悉小鼠耳郭肿胀炎症模型的实验方法。

2. 原理　二甲苯为无色澄清液体，涂抹于小鼠耳郭两面后，由于其刺激作用，可引起鼠耳局部毛细血管充血，通透性增加，渗出增多，发生水肿。二甲苯的致炎作用又快又强，小鼠耳郭肿胀法不需特殊的设备，简便易行，实验时间短，模型复制成功率高，适用于抗炎药常规筛选。

【药品和器材】

1. **药品** 二甲苯、0.5%氢化可的松溶液、生理盐水。

2. **器材** 1ml 注射器、剪刀、打孔器（8mm）、扭力天平。

【实验动物】 雄性小鼠 2 只。

【方法与步骤】 取雄性小鼠 2 只，用二甲苯 0.05ml 涂于动物左耳前后两面，右耳不做任何处理。30 分钟后于一鼠腹腔注射 0.5%氢化可的松溶液 0.1ml，另一鼠腹腔注射等容量生理盐水。2 小时后将动物断颈处死，沿耳郭基线剪下两耳，在每鼠的两耳相同部位分别用打孔器取一耳片进行称重，每鼠的左耳片重量减去右耳片重量，即为肿胀程度。将更多实验小组的对照鼠与给药鼠的实验数据汇总起来列表并进行统计学分析。

【实验结果】 将实验结果记录于实验表 13-2 中。

实验表 13-2 氢化可的松对二甲苯所致小鼠耳郭肿胀的作用

组别	鼠耳重量（g）		肿胀程度（g）
	左	右	
氢化可的松组			
生理盐水组			

【注意事项】

1. 对照组和给药组涂抹致炎剂的量和被涂抹的面积应一致。
2. 涂致炎剂的部位应与取下的耳片相吻合，且对照组和给药组取下的部位应一致。
3. 打孔器应锋利，取下的耳片面积应相同。
4. 鼠耳肿胀法常用的致炎剂有二甲苯、巴豆油、70%乙醇等。

【分析与思考】 氢化可的松与其他糖皮质激素类药物比较有哪些异同点？

第二部分

药理学设计性实验

实验设计是科学研究计划中关于研究方法与步骤的一项内容，严密合理的实验设计是顺利进行研究工作的保证，同时也能最大限度地减少实验误差，以获得精确可靠的实验结论，甚至可以使研究工作事半功倍。设计性实验的选题要考虑到实验的目的性、实用性、科学性和可行性。

一、设计性实验的基本要求

（一）明确实验研究目的

实验设计，首先应考虑的就是明确实验研究目的。根据实验的中心问题，进行实验内容设计。

（二）确定实验组和对照组

实验组和对照组之间除了处理不同，其他条件均应相同，保持实验条件均衡或齐同条件对比的原则。

（三）确定实验方法、项目和指标

在实验设计中要求观察的指标、项目和方法等都要有明确的规定和说明。要注意选择能反映被研究问题的本质（药物作用及其机制）的关键指标；且能用客观方法，定性或定量地加以测量，取得准确可靠的数据。指标的选定需符合特异性、客观性、重复性、灵敏性、精确性、可行性等原则。

（四）确定实验对象和数量

实验对象的选择十分重要，对实验结果有着极为重要的影响。药理学实验主要实验对象包括整体动物（正常动物、麻醉动物和病理模型）、离体器官、组织及细胞等。根据实验目的、方法和指标的要求决定实验动物、样本及数量。在教学实验中则可以将全部班级实验各组结果合并统计处理，以保证样本数量上的要求。

（五）进行预试验

预试验的目的在于检查实验方法和实验步骤是否切实可行，测试指标是否稳定、灵敏；初步了解实验结果与预期结果是否接近；为正式实验提供补充和修正的意见和经验。通过预试验，可拟出实验记录的内容，以保证正式实验能有条理、按顺序进行，不致遗漏重要的观察项目，便于对结果进行统计分析。

（六）资料整理

每次实验都必须做好记录，每一阶段结束时，都要将记录的资料进行必要的整理、分析，经过正确的统计处理，作出结论，写出报告。

二、设计性实验的基本原则

为了提高研究效率，控制误差和偏倚，药理学实验设计同其他科学研究一样必须遵循三大基本原则，即对照、随机和重复原则。

（一）对照原则

实验设计必须设立对照组。对照组与实验组之间除用以实验的药物给予或不给予处理的区别之外，其他条件，如实验动物、实验方法、仪器、环境及时间等应一致。特别注意在动物实验中对照组与实验组要求挑选种属、性别、窝别、年龄、体重、健康状况等方面相同的动物，实验的季节、时间和实验室的温度、湿度也要一致；操作的手法前后要相同等。

根据实验研究的目的和要求不同，可选用不同的对照形式，常用的对照形式有空白对照（正常对照）、实验对照（阴性对照）、标准对照（阳性对照）、自身对照、相互对照（组间对照）等。

（二）随机原则

随机的目的是将样本的生物差异平均分配到各组，实验中凡可能影响结果的一切非研究因素都应随机化处理，使各组样本的条件尽量一致，消除或减小组间人为的误差，从而使处理因素产生的效应更加客观，实验结果更为可靠。

（三）重复原则

重复是指实验中样本数或实验次数要达到一定的数量，它包含有两方面的意思，即重复性和重现性。重复次数多少，要根据实验要求和性质，主要药效指标稳定的实验，一般重复 2～3 次。实验样本量过少，可能把个别现象误认为普遍现象，把偶然或巧合事件当作必然规律，其结论的可靠性差。若样本过多，不仅增加工作难度，而且造成不必要的人力、物力的浪费。所以，在进行实验设计时要对样本大小作出科学的估计，以满足统计处理的要求。

实验十四　未知物的鉴定

【目的和原理】

1. 目的　通过合理的实验设计，利用离体实验方法快速准确地鉴定未知物。观察传出神经系统药物对离体肠管平滑肌的影响。

2. 原理　乙酰胆碱能够激动肠管平滑肌上 M 受体，使肠管收缩。阿托品为乙酰胆碱竞争性拮抗剂，可以阻断乙酰胆碱对肠管的收缩作用，而单独使用阿托品对正常状态的肠管作用不明显。肾上腺素通过激动平滑肌上 α、β 受体，使肠管松弛。

【药品和器材】

1. 药品　3×10^{-4}mol/L 乙酰胆碱、3×10^{-3}mol/L 阿托品、3×10^{-5}mol/L 肾上腺素（随意编号为 A、B、C）

2. 器材　超级恒温水浴、麦氏浴管、高位吊瓶、L 形通气钩、张力换能器、氧气瓶、剪刀、眼科镊、缝合针、线、平皿、注射器。

【实验动物】　家兔或豚鼠 1 只。

【方法及结果】

1. 合理设计实验方案，以便快速准确地鉴定各未知物（A、B、C）均为何种药物。

2. 按照试验设计，通过离体实验方法确定未知物成分。

【分析讨论】　针对全班各组的实验结果进行分析讨论。

实验十五　钙镁拮抗作用

【目的和原理】

1. 目的　通过合理的实验设计，观察钙镁的拮抗作用。掌握药物的浓度、给药剂量的换算方法及药物的配制方法。

2. 原理　镁中毒可导致呼吸抑制、肌腱反射消失、血压下降。钙离子竞争性对抗镁离子的作用，可解救镁中毒。

【药品和器材】

1. 药品　硫酸镁、氯化钙（学生自己配制）。

2. 器材　兔固定箱、台式磅秤、注射器等。

【实验动物】　家兔。

【方法及结果】 合理设计实验方案，考察钙镁的拮抗作用。

【分析讨论】 针对全班各组的实验结果进行分析讨论。

【注意事项】

1. 注射硫酸镁应缓慢，并注意观察动物所发生的变化。
2. 再次麻痹，应再次给予钙剂。

实验十六　夹竹桃煎出液对离体蛙心的作用

【目的和原理】

1. 目的 通过合理的实验设计，观察夹竹桃煎出液对离体蛙心的作用。掌握离体蛙心制备方法。

2. 原理 两栖类动物的组织器官在离体环境下存活时间较长，而且可以排除各种神经体液的影响。青蛙的心脏离体后，把含有任氏液的蛙心套管插入心室，用这种人工灌流的方法，可维持蛙心有节律地收缩和舒张。强心苷具有强心作用，而夹竹桃的花、茎、叶中都含有强心苷类物质，故通过实验设计可观察夹竹桃煎出液对离体蛙心的作用。

【药品和器材】

1. 药品 夹竹桃煎出液、任氏液、缺钙任氏液、氯化钙溶液（均由学生自己配制）。

2. 器材 生物信息处理系统、张力传感器、蛙板、探针、手术器材、注射器、蛙心套管、蛙心夹、双凹夹、铁架台、万能杠杆等。

【实验动物】 青蛙或蟾蜍。

【方法及结果】 合理设计实验方案，考察夹竹桃煎出液对离体蛙心的作用。

【分析讨论】 针对全班各组的实验结果分析讨论夹竹桃煎出液对离体蛙心的作用并初步分析其作用原理。

【附】　离体蛙心的制备方法

一、八　木　法

1. 破坏大脑、脊髓，仰位固定于蛙板上。

2. 剪开胸廓、心包膜暴露心脏，左、右主动脉及后腔静脉穿线备用。

3. 用小镊子夹住心脏，提起后腔静脉，在远离静脉窦处剪一小口，向心方向插入盛有任氏液的八木静脉套管，用事先穿好的线将其固定，同时左、右静脉也要结扎。结扎后用任氏液冲洗心脏，将心脏内的血液吸出以免凝血。将心脏向下翻转，将动脉套管转至左主动脉侧，在左主动脉远心端剪口，向心方向插入动脉插管，当看到灌流液从其中流出时即用事先穿好的线将其固定，同时左、右主动脉也要结扎。轻轻提起蛙心套管及所连蛙心，把事先穿于两主动脉下的另一根备用线从后腔静脉下绕过并结扎，将除左、右主动脉及后腔静脉以外的血管全部扎住。最后剪断心脏与周围组织的联系，即制成离体蛙心标本。用任氏液反复冲洗出残留血液，直到灌流液呈无色透明为止。

二、斯　氏　法

1. 破坏大脑、脊髓，仰位固定于蛙板上。

2. 剪开胸廓、心包膜暴露心脏，结扎右主动脉，于左主动脉穿线备用。

3. 于左主动脉剪一“V”形小口，将有任氏液的蛙心套管插入，并在心脏收缩时通过主动脉转向左后方插入心室，见到套管内的液面随着心搏上下波动后，即表示已插入心室，将线结扎紧并固定在套管的小钩上。用滴管吸去套管内血液，换 2～3 次任氏液洗净余血，以防止血块堵塞套管。剪断主动脉，持套管提起心脏，自静脉窦以下把其余血管一起结扎（切勿伤及或结扎静脉窦），分离周围组织，在结扎处下剪断血管，离体出心脏。再用任氏液连续冲洗，至无血色，使插管内保留 1.5ml 左右的任氏液。

【注意事项】

1. 蛙心套管一定要插入心室。切勿用力过大，插入过深，损伤心肌。
2. 结扎静脉时，要远离静脉窦（起搏点）。
3. 换液时，任氏液的量要恒定，注意避免空气进入心脏。加药时用吸管充分混匀。
4. 在整个实验过程中，应保持套管内液面高度不变。

第三部分
药理学实训

实训一 药品说明书的解读

【实训目的和要求】

1. 能指导患者读懂药品说明书。

2. 帮助患者正确解读药品说明书中的各项内容。

【实训材料】 药品说明书若干份。

【实训内容】

一、实训前准备

1. 分组 将全班分成若干实训小组（4～5 人一组）。

2. 布置 每组同学准备 2 份药品说明书，阅读并理解每一项内容的含义。

二、实 训 步 骤

1. 实训教师对说明书中各项内容逐一进行简要介绍。

2. 角色分配 每组任意指定两名学生进行工作任务分配：学生甲——药师，学生乙——患者。

3. 情景模拟 实训教师根据各组准备的药品说明书提出问题，请学生进行情景模拟，指导患者对药品说明书内容进行正确解读。

示例：根据学生准备的阿奇霉素片说明书，教师提出如下问题：

问题一：一尿道炎患者，在药店购买了一盒阿奇霉素片，在说明书【用法用量】一项看到："单次口服本品 1.0g" 不解，咨询是不是每天 1 次，一次 1.0g 的意思？

问题二：一急性扁桃体炎患者，在药店购买了一盒阿奇霉素片，对说明书【用法用量】一项中 "第 1 日，0.5g 顿服" 不解，请求指导。

【实训评价】 将实训结果记录于实训表 1-1 中。

实训表 1-1

序号	评价标准	分值（分）	得分
1	表情、体态和语调	10	
2	沟通技巧	10	
3	指导患者正确解读药品说明书	40	
4	主动指导患者正确使用药物（包括用法、用量、注意事项）	20	
5	主动给患者进行用药小常识的介绍	10	
6	患者满意度	10	

实训二 用 药 指 导

【实训目的和要求】

1. 能根据患者的病情特点进行病因分析，并结合药物作用、不良反应及药物之间的相互作用对各类常见病进行药物推荐或提出治疗意见。

2. 能解答与用药相关的问题，普及用药常识，指导合理用药。

【实训材料】 案例若干。

【实训内容】

一、实训前准备

1. 分组 将全班分成若干实训小组（4～5 人一组）。

2. 布置 给每组同学布置一个案例，请同学们准备情景素材。

二、实 训 步 骤

1. 实训教师简要介绍有关用药指导知识。

2. 角色分配 每组任意指定两名学生进行工作任务分配：学生甲——药师，学生乙——患者。

3. 情景模拟 模拟患者购药，根据患者病情特点指导患者选择药物，并解答与用药相关的问题，指导患者合理用药。

示例：教师给出实训素材：男性，46 岁，自称感冒来药店买药。请学生进行用药指导情景模拟训练。

实训要求：

1. 了解基本情况及病情

（1）年龄？性别？职业？何时开始不舒服的？

（2）发热吗？多少度？是突然发高热的吗？几天了？

（3）全身酸痛吗？有头痛、咽干、流鼻涕、打喷嚏等症状吗？

（4）有眼睛红、痒、鼻痒、突发性打喷嚏等情况吗？

2. 根据症状选用药物 注意商品名、通用名、别名，防止重复用药。

（1）疾病评估：若以鼻咽部发干、打喷嚏开始，然后出现流涕、鼻塞等症状，发热较低，全身症状轻者，一般为普通感冒。若发病急，寒战高热（38～39℃），伴有全身不适，肌肉酸痛，上呼吸道症状如鼻塞等比全身症状出现的晚者一般为流感。

（2）对症荐药：若确定为普通感冒，应根据患者感冒症状的不同，选择不同的抗感冒药。

感冒初起，鼻塞、咽干、流涕、打喷嚏等（临床称为卡他症状），可选用复方伪麻黄碱缓释胶囊等。

畏寒、发热、头痛初期，伴有全身肌肉关节痛，可选用含有阿司匹林、对乙酰氨基酚、布洛芬、萘普生、贝诺酯、牛磺酸等的复方制剂如复方对乙酰氨基酚片、处方药复方对乙酰氨基酚片（散利痛）等。

感冒症状较重，发热、头痛、流涕、鼻塞、咽痛、咳嗽、咳痰等，可选用含有伪麻黄碱、马来酸氯苯那敏、二氧丙嗪、人工牛黄、右美沙芬等的复方抗感冒药。

3. 必要的说明 ①建议患者注意卧床休息，多喝水、保持口腔卫生，适当增加营养，补充维生素，室内通风换气。②用药前请仔细阅读药品说明书，并向患者说明药品使用情况。③如患者持续高热不退、咳嗽，伴有黄痰、咽痛、胸痛等，立即到医院就医。

【实训评价】 将实训结果记录于实训表 2-1 中。

实训表 2-1

序号	评价标准	分值（分）	得分
1	表情、体态和语调	10	
2	沟通技巧	10	
3	帮助患者分析病因	20	

续表

序号	评价标准	分值（分）	得分
4	指导患者正确选用药物	30	
5	指导患者正确使用药物（包括用法、用量、注意事项）	20	
6	患者满意度	10	

实训三　处方及处方分析

【实训目的和要求】

1. 掌握处方的定义、格式和书写要求。
2. 熟悉处方调剂操作流程，掌握处方审核要点。
3. 学会分析处方，能正确分析处方中药物配伍的不合理性。

【实训材料】 处方若干。

【实训内容】

一、实训前准备

1. 分组 将全班分成若干实训小组（4～5人一组）。

2. 布置 给每组同学布置处方2个，请同学们分析处方的合理性。

二、实 训 步 骤

1 .实训教师简要介绍处方、处方格式、处方书写要求、处方调剂等知识。

2. 角色分配　每组任意指定学生进行工作任务分配：学生甲——医生，学生乙——药师，学生丙——患者。

3. 根据实训教师准备的处方，学生进行模拟训练。

（1）学生甲以医生的角色给患者开具处方。

（2）学生丙以患者的角色拿着医生开具的处方取药。

（3）学生乙以药师的角色对医生开具的处方进行审核。

（4）学生乙以药师的角色指出处方内容进行分析。

示例：

处方一：某患者患流行性感冒，医生开具处方如下，请分析该处方是否合理，为什么？

××××××医院处方笺

处方编号：［3636150］　门诊号：0000003638645　开方时间：2007020815

姓名：×××　性别：女　年龄：8岁　科别：小儿科　费别：自费

临床诊断：流行性感冒

Rp：

酚麻美敏片（泰诺）	10片/盒	11片
用法：	0.5片　t.i.d.×7	p.o.
对乙酰氨基酚口服液（百服宁）	240mg：10ml×6支	21支
用法：	10ml　t.i.d.×7	p.o.

药品金额：×××　医师：×××　审核、调配：×××　核对、发药：×××

分析：此处方用药不合理。原因：①泰诺为复方制剂，每片主要成分为对乙酰氨基酚、盐酸伪麻黄碱、氢溴酸右美沙芬、马来酸氯苯那敏。与对乙酰氨基酚口服液合用属于重复用药，而对乙酰氨基酚用量过大易造成肝脏损害。②解热镇痛药用于退热其疗程一般不超过3天，用于镇痛其疗程为5天，如症状未缓解或消失应及时到医院就诊查明原因，以免掩盖病情。本处方疗程7天，故不合理。

处方二：某患者幽门螺杆菌感染引起胃炎，医生开具处方如下，请分析该处方是否合理，为什么？

××××××医院处方笺

处方编号：[721376]　　门诊号：0000003638639　　开方时间：20070208

姓名：×××　　性别：男　　年龄：49 岁　　科别：消化内科　　费别：自费

临床诊断：幽门螺杆菌胃炎

Rp：

埃索美拉唑镁肠溶片（耐信）	20mg×7 片/盒	14 片
用法：	20mg b.i.d. ×7	p.o.（a.c.）
阿莫西林胶囊（阿莫灵）	0.25mg×24 粒/盒	56 粒
用法：	1.0mg b.i.d. ×7	p.o.（p.c）
克拉霉素片	250mg × 6 片/盒	28 片
用法：	500mg b.i.d. ×7	p.o.（p.c）

药品金额：×××　　医师：×××　　审核、调配：×××　　核对、发药：×××

分析：此处方合理。①符合治疗幽门螺杆菌感染的三联疗法：胶体铋剂（如枸橼酸铋）或者质子泵抑制剂＋克拉霉素＋阿莫西林或甲硝唑（呋喃唑酮）。②服药时间正确：埃索美拉唑为质子泵抑制剂。这类药物主要可抑制胃酸分泌，促进溃疡病愈合，因此，服药期间宜在饭前半小时。抗菌药物克拉毒素和阿莫西林空腹服用吸收较好，但因空腹服用可以引起胃部不适，宜于饭后半小时服用，用药时间是 1～2 周。

【实训评价】 将实训结果记录于实训表 3-1 中。

实训表 3-1

序号	评价标准	分值（分）	得分
1	讲究沟通技巧	10	
2	热情服务于患者，微笑服务患者，保护患者隐私	10	
3	正确判断处方的前记格式	15	
4	正确判断并分析处方的正文格式及书写内容	15	
5	正确判断处方的后记格式	15	
6	处方分析	30	
7	患者满意度	5	

（王　颖）

参 考 文 献

陈新谦，2018. 新编药物学. 18 版. 北京：人民卫生出版社
樊一桥，2015. 药理学. 3 版. 北京：科学出版社
罗跃娥，2018. 药理学. 3 版. 北京：人民卫生出版社
杨宝峰，2018. 药理学. 9 版. 北京：人民卫生出版社
张虹，2017. 药理学. 3 版. 北京：中国医药科技出版社

教学基本要求

一、课程性质和任务

《药理学》是高职高专药学类相关专业的一门专业核心课程，主要内容包括药物的药理作用、临床应用、制剂和用法、不良反应和用药注意事项等。其主要任务是使学生具备高素质高级技术技能型人才所必需的药理学基本知识和基本技能，为学生学习专业知识和基本技能、提高整体素质、适应职业变革和培养终身学习的能力奠定一定的基础。

二、教学目标

(一)思想教育目标

1. 培养学生严肃认真、一丝不苟、科学求实的态度和对人的生命高度负责的意识。
2. 培养学生热爱本职工作，敬业爱岗，并具有辨证思维的能力。
3. 培养学生救死扶伤，全心全意为患者服务的职业道德素质。

(二)知识目标

1. 理解药理学的基本理论和基本概念。
2. 掌握各类代表药的药理作用、临床应用、常见不良反应及用药注意事项。
3. 了解合理用药、安全用药的有关知识。

(三)能力目标

1. 具有观察临床药物疗效和不良反应的能力。
2. 具有对常用药品外观检查、查阅药物相互作用、检索药物配伍禁忌与准确推算药物剂量的能力。
3. 具有开具或执行处方、医嘱的初步能力。
4. 具有对临床常用药物的用药指导、药物知识咨询和宣教的能力。

三、教学内容和要求

根据药理学教学计划规定，课时设置为102学时，其中理论课68学时，实验课34学时。各章的学时分配仅供参考，各院校可根据不同专业的要求，做适当调整。

教学内容和要求（仅包括理论课部分）

教学内容	教学要求			教学内容	教学要求		
	了解	熟悉	掌握		了解	熟悉	掌握
一、总论				（五）肾上腺素受体阻断药		√	
（一）绪论	√			三、局部麻醉药		√	
（二）药物效应动力学			√	四、全身麻醉药	√		
（三）药物代谢动力学		√		五、镇静催眠药			
（四）影响药物作用的因素		√		（一）苯二氮䓬类			√
二、传出神经系统药物				（二）巴比妥类		√	
（一）概论		√		（三）其他镇静催眠药	√		
（二）胆碱受体激动药及胆碱酯酶抑制药		√		六、抗癫痫药和抗惊厥药			
（三）胆碱受体阻断药			√	（一）抗癫痫药		√	
（四）肾上腺素受体激动药			√	（二）抗癫痫药的用药原则	√		

续表

教学内容	教学要求		
	了解	熟悉	掌握
（三）抗惊厥药	√		
七、抗精神失常药			
（一）抗精神病药			√
（二）抗躁狂症药和抗抑郁症药	√		
八、治疗中枢神经退行性病变药		√	
九、镇痛药			
（一）阿片生物碱类镇痛药			√
（二）合成镇痛药			√
（三）其他镇痛药	√		
（四）阿片受体拮抗药		√	
十、解热镇痛药抗炎药			
（一）解热镇痛抗炎药的基本作用		√	
（二）非选择性环加氧酶抑制药		√	
（三）选择性 COX-2 抑制剂		√	
（四）抗痛风药	√		
十一、中枢兴奋药	√		
十二、抗心绞痛药		√	
十三、抗高血压药			
（一）抗高血压药的分类		√	
（二）常用抗高血压药			√
（三）其他抗高血压药		√	
（四）抗高血压药的应用原则		√	
十四、抗心律失常药			
（一）心律失常的心肌电生理学基础		√	
（二）抗心律失常药物的分类及常用药物		√	
十五、抗慢性心功能不全药			
（一）正性肌力药			√
（二）肾素-血管紧张素-醛固酮系统抑制药		√	
（三）减轻心脏负荷药		√	
（四）β 受体阻断药		√	
十六、抗动脉粥样硬化药		√	
十七、利尿药及脱水药			
（一）利尿药		√	
（二）脱水药	√		
十八、作用于呼吸系统的药物			
（一）平喘药		√	
（二）镇咳药		√	
（三）祛痰药	√		
十九、作用于消化系统的药物			
（一）助消化药	√		
（二）抗消化性溃疡药			√
（三）止吐药	√		
（四）泻药		√	
（五）止泻药	√		
（六）利胆药	√		
二十、作用于血液系统的药物			
（一）抗贫血药			√
（二）抗凝血药和促凝血药		√	
（三）纤维蛋白溶解药	√		
（四）抗血小板药	√		
（五）促进白细胞增生药	√		
（六）血容量扩充药	√		
二十一、子宫平滑肌兴奋药和抑制药	√		
二十二、组胺受体阻断药		√	
二十三、甲状腺激素及抗甲状腺药			
（一）甲状腺激素		√	
（二）抗甲状腺药		√	
二十四、胰岛素和口服降血糖药			
（一）胰岛素			√
（二）口服降血糖药		√	
（三）其他新型降血糖药	√		
二十五、肾上腺皮质激素类药物			
（一）糖皮质激素类药物			√
（二）促肾上腺皮质素及皮质激素抑制药	√		
二十六、性激素类药及避孕药	√		
二十七、抗菌药物概论			√
二十八、抗生素			
（一）β-内酰胺类抗生素			√
（二）大环内酯类、林可霉素类及万古霉素类抗生素		√	
（三）氨基糖苷类及多黏菌素类抗生素			√
（四）四环素类和氯霉素类抗生素		√	
二十九、人工合成抗菌药			√
三十、抗真菌药及抗病毒药	√		
三十一、抗结核病药及抗麻风病药			
（一）抗结核病药			√
（二）抗麻风病药	√		
三十二、抗寄生虫病药	√		
三十三、抗恶性肿瘤药		√	

《药理学》学时分配建议（68 学时）

章节	教学内容	理论课学时数
第 1 章	总论	6
第 2 章	传出神经系统药物	8
第 3 章	局部麻醉药	1
第 4 章	全身麻醉药	1
第 5 章	镇静催眠药	2
第 6 章	抗癫痫药和抗惊厥药	1
第 7 章	抗精神失常药	2
第 8 章	治疗中枢神经退行性病变药	1
第 9 章	镇痛药	2
第 10 章	解热镇痛抗炎药	2
第 11 章	中枢兴奋药	1
第 12 章	抗心绞痛药	2
第 13 章	抗高血压药	3
第 14 章	抗心律失常药	2
第 15 章	抗慢性心功能不全药	2
第 16 章	抗动脉粥样硬化药	2
第 17 章	利尿药及脱水药	2
第 18 章	作用于呼吸系统的药物	2
第 19 章	作用于消化系统的药物	2
第 20 章	作用于血液系统的药物	2
第 21 章	子宫平滑肌兴奋药和抑制药	1
第 22 章	组胺受体阻断药	1
第 23 章	甲状腺激素与抗甲状腺药	2
第 24 章	胰岛素和口服降血糖药	2
第 25 章	肾上腺皮质激素类药物	2
第 26 章	性激素类药与避孕药	1
第 27 章	抗菌药物概论	2
第 28 章	抗生素	3
第 29 章	人工合成抗菌药	2
第 30 章	抗真菌药及抗病毒药	1
第 31 章	抗结核病药及抗麻风病药	2
第 32 章	抗寄生虫病药	1
第 33 章	抗恶性肿瘤药	2
总计		68

自测题选择题参考答案

第1章

1. A　2. D　3. D　4. D　5. D　6. C　7. C　8. B　9. B　10. D　11. D　12. D　13. D　14. A　15. A　16. C　17. D　18. A　19. B　20. C　21. B　22. E　23. A　24. E　25. A　26. E　27. B　28. E　29. C　30. A　31. D　32. ABD　33. BCD　34. ABCDE　35. CE

第2章

1. C　2. B　3. B　4. E　5. A　6. A　7. D　8. E　9. C　10. A　11. C　12. C　13. B　14. B　15. B　16. B　17. D　18. E　19. E　20. E　21. E　22. D　23. A　24. C　25. A　26. E　27. B　28. C　29. D　30. C　31. A　32. E　33. B　34. C　35. A　36. A　37. B　38. C　39. D　40. E　41. ACE　42. ABCD　43. ABC　44. AB　45. ABCD　46. ACE　47. ABD　48. ABCDE　49. ABCD　50. ABCD

第3章

1. B　2. A　3. A　4. E　5. A　6. E　7. E　8. A　9. B　10. B　11. C　12. ACE　13. ABD　14. CDE　15. ABC

第4章

1. D　2. B　3. D　4. D　5. C　6. E　7. C　8. ABCD　9. ABE　10. ABE

第5章

1. B　2. C　3. D　4. D　5. C　6. E　7. B　8. C　9. B　10. D　11. ABE　12. BCD　13. ABCD　14. BCD　15. ABDE

第6章

1. A　2. A　3. D　4. D　5. D　6. D　7. E　8. A　9. B　10. D　11. E　12. ABC　13. ABCD　14. ABCDE

第7章

1. A　2. C　3. E　4. B　5. B　6. B　7. C　8. A　9. B　10. D　11. E　12. CDE　13. ABCDE　14. ABDE　15. ABDE

第8章

1. C　2. A　3. B　4. C　5. C　6. A　7. D　8. A　9. C　10. E　11. B　12. ABCE　13. ABCDE

第9章

1. E　2. A　3. B　4. D　5. A　6. E　7. E　8. D　9. A　10. B　11. E　12. C　13. D　14. ABE　15. ABCDE　16. ABCDE　17. ACDE　18. BDE　19. ACDE

第10章

1. D 2. A 3. D 4. C 5. C 6. B 7. E 8. B 9. D 10. B 11. C 12. E 13. A 14. BD
15. ACDE 16. AC 17. ABCDE 18. ABCDE

第11章

1. C 2. A 3. C 4. D 5. B 6. A 7. C 8. E 9. ABDE 10. ABCDE 11. BDE

第12章

1. B 2. B 3. C 4. B 5. B 6. E 7. C 8. E 9. B 10. A 11. BCDE 12. ABCD 13. ABCDE
14. ABCDE 15. ABCD

第13章

1. E 2. B 3. C 4. C 5. B 6. C 7. D 8. D 9. C 10. B 11. E 12. B 13. C 14. A 15. A
16. E 17. D 18. A 19. AD 20. ABD 21. AB 22. ABCE

第14章

1. D 2. A 3. B 4. D 5. E 6. A 7. D 8. E 9. C 10. A 11. E 12. ABCDE 13. BCDE

第15章

1. C 2. E 3. E 4. B 5. C 6. C 7. E 8. E 9. B 10. A 11. D 12. C 13. ABD 14. ACD

第16章

1. E 2. B 3. E 4. A 5. A 6. D 7. E 8. B 9. E 10. ABCDE 11. ABDE 12. ABCE
13. ABCD

第17章

1. C 2. D 3. B 4. C 5. B 6. A 7. C 8. A 9. B 10. C 11. D 12. ABD 13. ABC 14. ABC
15. ABCD 16. BDE

第18章

1. C 2. E 3. B 4. B 5. D 6. B 7. B 8. B 9. A 10. C 11. E 12. D 13. AC 14. ABC
15. ABC

第19章

1. A 2. B 3. B 4. E 5. A 6. E 7. A 8. D 9. B 10. C 11. B 12. A 13. D 14. E 15. ADE
16. ABCDE 17. BCDE

第20章

1. A 2. B 3. B 4. A 5. A 6. E 7. A 8. C 9. C 10. E 11. A 12. B 13. D 14. D 15. C
16. E 17. ABCE 18. BCD 19. ABCDE 20. ABDE

第21章

1. D 2. D 3. B 4. C 5. D 6. A 7. E 8. ABCD 9. ABCDE

第22章

1. C 2. B 3. B 4. B 5. B 6. A 7. D 8. C 9. ABCDE 10. ABDE

第 23 章

1. C　2. E　3. C　4. B　5. C　6. D　7. E　8. A　9. B　10. AC　11. ABDE　12. ACDE

第 24 章

1. A　2. D　3. B　4. B　5. C　6. B　7. A　8. C　9. D　10. E　11. ABDE　12. ACDE　13. BC　14. BD　15. ABDE

第 25 章

1. C　2. A　3. A　4. D　5. E　6. A　7. D　8. B　9. A　10. A　11. A　12. C　13. D　14. ABC　15. ABD　16. ABCDE

第 26 章

1. C　2. A　3. E　4. D　5. B　6. C　7. B　8. D　9. C　10. A　11. B　12. D　13. ACD　14. BD　15. ABC

第 27 章

1. B　2. E　3. A　4. D　5. B　6. B　7. A　8. B　9. B　10. D　11. E　12. A　13. E　14. D　15. C　16. B　17. AC　18. ABCDE　19. ABCDE　20. ABCDE

第 28 章

1. D　2. B　3. A　4. C　5. B　6. A　7. C　8. E　9. C　10. A　11. A　12. D　13. D　14. B　15. D　16. A　17. E　18. C　19. B　20. D　21. A　22. B　23. D　24. E　25. E　26. BC　27. ACDE　28. ABDE　29. ABCDE　30. ABCDE　31. BCDE　32. BCD　33. ABCDE　34. ABCE　35. ABCDE

第 29 章

1. D　2. B　3. C　4. D　5. B　6. C　7. ABCDE　8. CDE

第 30 章

1. A　2. A　3. B　4. C　5. A　6. B　7. ABDE　8. ABCD　9. ABDE　10. ACE

第 31 章

1. D　2. A　3. C　4. B　5. A　6. A　7. C　8. B　9. ABCDE　10. ABC

第 32 章

1. C　2. B　3. D　4. B　5. C　6. A　7. B　8. C　9. D　10. E　11. ABCDE　12. ABCD

第 33 章

1. A　2. A　3. B　4. B　5. D　6. B　7. C　8. A　9. E　10. D　11. C　12. B　13. ABCDE　14. CD